L. Töpfer (Hrsg.)

Das **M**ündliche **EX**amen

Anästhesie, Intensivmedizin, Notfallmedizin, Schmerztherapie

In der Reihe MEX – Das **M**ündliche **EX**amen sind bislang weitere Titel erschienen:

Allgemeinmedizin

Gynäkologie und Geburtshilfe

Innere Medizin und Chirurgie

Neurologie

Orthopädie und Unfallchirugie

Psychiatrie

Bildgebende Verfahren in der Medizin

Pädiatrie

Lars Töpfer (Hrsg.)

Das Mündliche EXamen

Anästhesie, Intensivmedizin, Notfallmedizin, Schmerztherapie

3. Auflage

Mit Beiträgen von:
Markus Boldte, Dr. Ute Fetzner, Dr. Philipp von Freyberg, Dr. Ulrike Kaiser, Patrick Keppeler, Dr. Philipp Pfeiffer, Dr. André Remus, Dr. Caterina Reuchsel, Dr. Lars Töpfer, Dr. Jens Vater

Unter Mitarbeit von:
Prof. Dr. Jörg W. Oestmann, Dr. Lisa Link (➤ Kap. 1)
Dr. Doris Oberle, Dr. Lisa Link (➤ Kap. 3)

ELSEVIER

Elsevier GmbH, Bernhard-Wicki-Str. 5, 80636 München, Deutschland
Wir freuen uns über Ihr Feedback und Ihre Anregungen an: kundendienst@elsevier.com

ISBN 978-3-437-41823-5

3. Auflage 2022

Wichtiger Hinweis für den Benutzer
Ärzte/Praktiker und Forscher müssen sich bei der Bewertung und Anwendung aller hier beschriebenen Informationen, Methoden, Wirkstoffe oder Experimente stets auf ihre eigenen Erfahrungen und Kenntnisse verlassen. Bedingt durch den schnellen Wissenszuwachs insbesondere in den medizinischen Wissenschaften sollte eine unabhängige Überprüfung von Diagnosen und Arzneimitteldosierungen erfolgen. Im größtmöglichen Umfang des Gesetzes wird von Elsevier, den Autoren, Redakteuren oder Beitragenden keinerlei Haftung in Bezug auf jegliche Verletzung und/oder Schäden an Personen oder Eigentum, im Rahmen von Produkthaftung, Fahrlässigkeit oder anderweitig übernommen. Dies gilt gleichermaßen für jegliche Anwendung oder Bedienung der in diesem Werk aufgeführten Methoden, Produkte, Anweisungen oder Konzepte. Obwohl alle Werbemittel mit ethischen (medizinischen) Standards übereinstimmen, stellt die Erwähnung in dieser Publikation keine Garantie oder Anerkennung der Qualität oder des Werts dieses Produkts oder der Aussagen der Herstellerfirmen dar.

Für die Vollständigkeit und Auswahl der aufgeführten Medikamente übernimmt der Verlag keine Gewähr.
Geschützte Warennamen (Warenzeichen) werden in der Regel besonders kenntlich gemacht (®). Aus dem Fehlen eines solchen Hinweises kann jedoch nicht automatisch geschlossen werden, dass es sich um einen freien Warennamen handelt.

Bibliografische Information der Deutschen Nationalbibliothek
Die Deutsche Nationalbibliothek verzeichnet diese Publikation in der Deutschen Nationalbibliografie; detaillierte bibliografische Daten sind im Internet über http://www.d-nb.de/ abrufbar.

26 27 28 29 9 8 7 6

In ihren Veröffentlichungen verfolgt die Elsevier GmbH das Ziel, genderneutrale Formulierungen für Personengruppen zu verwenden. Um jedoch den Textfluss nicht zu stören sowie die gestalterische Freiheit nicht einzuschränken, wurden bisweilen Kompromisse eingegangen. Selbstverständlich sind **immer alle Geschlechter** gemeint.

Planung und Konzept: Veronika Rojacher, München
Projektmanagement und Herstellung: Sibylle Hartl, München
Redaktion und Register: Dr. Nikola Schmidt, Berlin
Satz: abavo GmbH, Buchloe
Druck und Bindung: Rodona Industria Gráfica, S.L., Pamplona/Spanien
Umschlaggestaltung: SpieszDesign, Neu-Ulm
Titelgrafik: © retrorocket – istockphoto.com
Aktuelle Informationen finden Sie im Internet unter **www.elsevier.com** und **www.elsevier.de**

Vorwort

Die meisten von uns gehen wohl zumindest mit einem mulmigen Gefühl in eine mündliche Prüfung. Im Gegensatz zum schriftlichen Examen bietet diese Form der Prüfung keine Anonymität, was vor allem bedeutet, dass die Prüfer jederzeit unerwartete Nachfragen stellen und so herausfinden können, wie tief das Wissen wirklich reicht. Und trotz aller Versuche, eine Objektivierbarkeit dieser Prüfungsform herzustellen, wird sich eine subjektiv gefärbte Einschätzung des Prüfers wohl nie ganz vermeiden lassen.

Gegen diese Unwägbarkeiten können Sie sich vor allem mit fundiertem Fachwissen wappnen. Allerdings ist die Zeit bis zur Prüfung meist so knapp, dass es unmöglich ist, ein komplettes Lehrbuch von vorn bis hinten durchzuarbeiten. Und schwieriger ist es noch, zu entscheiden, welches Detail gerade für die mündliche Prüfung relevant ist.

Wir haben daher für das MEX zahlreiche (und es waren wirklich viele) Protokolle mündlicher Prüfungen ausgewertet und den nicht prüfungsrelevanten „Ballast" abgeworfen. Das war nicht immer einfach, da wir uns bisweilen eingestehen mussten, dass ein persönliches Lieblingsthema nicht prüfungsrelevant ist. Dafür haben wir uns auf all die Themen konzentriert, die die Prüfer in der mündlichen Prüfung auch tatsächlich abfragen und mit denen Sie Ihre Prüfung meistern werden. Diese Themen haben wir dazu noch in ihrer Tiefe so aufbereitet, wie sie auch typischerweise gefragt werden; manchmal tiefer gehend und manchmal eher auf das Grundverständnis ausgelegt. Durch die Mischung aus Lehrbuchtext, Flussdiagrammen, Fallbeispielen und Fragen und Antworten lernen Sie die komplette Bandbreite der Prüfungsinhalte kennen und werden einige Themen auch noch einmal aus einem anderen Blickwinkel kennen und verstehen lernen.

Für die Rückmeldungen zu den ersten beiden Auflagen möchten wir uns ganz herzlich bedanken. Wir konnten dadurch einen guten Eindruck gewinnen, wo unser Konzept erfolgreich war und wo wir es noch besser machen können. Neben kleineren Anpassungen und Aktualisierungen im gesamten Buch ist dabei ein neues Kapitel (Kap. 6) entstanden, in dem wir alle prüfungsrelevanten Dosierungen der Anästhesie und Schmerztherapie in kompakter Form zusammengetragen haben.

Natürlich freuen wir uns über weitere Anregungen, wie wir das Buch verbessern können. Manchmal bleiben Fehler trotz vieler Menschen, die dieses Buch vor der Drucklegung akribisch durchgesehen haben, und trotz mehrerer Korrekturläufe unerkannt. Deshalb finden Sie auf einer der nächsten Seiten erstmals unter der Überschrift „Fehler gefunden?" einen QR-Code. Hinter diesem verbirgt sich eine Internetseite, auf der wir relevante Fehler korrigieren, sobald sie entdeckt werden.

Und da Fachwissen eben nicht der einzig ausschlaggebende Faktor für eine erfolgreiche mündliche Prüfung ist, erhalten Sie gleich im ersten Kapitel dieses Buches wertvolle Fakten und Tipps, die wir als Studenten auch schon gerne gehabt hätten und die uns spätestens die letzte Nacht vor der Prüfung etwas ruhiger hätten schlafen lassen.

Wir wünschen Ihnen eine möglichst stressfreie Prüfungsvorbereitung, eine erfolgreiche Prüfung und drücken Ihnen die Daumen.

Für die Autoren
Berlin, Herbst 2021
Lars Töpfer

Abkürzungen

A

ACS	akutes Koronarsyndrom
AKI	Acute Kidney Injury
ALS	Advanced Life Support
ARDS	akutes Lungenversagen (Acute Respiratory Distress Syndrome)
ASA	American Society of Anesthesiologists
ASB	Augmented Spontaneous Breathing
ATLS	Advanced Trauma Life Support
AZ	Allgemeinzustand

B

bds.	beidseits, beidseitig
BE	Base Excess
BGA	Blutgasanalyse
BIS	Bispektralindex
BLS	Basic Life Support
BPS	Behavioural Pain Scale
BWS	Brustwirbelsäule

C

CAM-ICU	Confusion Assessment Method for the ICU
cCT	kraniale Computertomografie
Ch	Charrière
COPD	chronisch-obstruktive Lungenerkrankung (Chronic Obstructive Pulmonary Disease)
CPAP	Continuous Positive Airway Pressure
CPP	zerebraler Perfusionsdruck
CPR	kardiopulmonale Reanimation
CRPS	komplexes regionales Schmerzsyndrom (Complex Regional Pain Syndrome)
CSE	kombinierte Spinal-Epidural-Anästhesie
CTG	Kardiotokografie

D

d	Tag/e
DBS	Double Burst Stimulation
DES	Drug Eluting Stent
DIC	disseminierte intravasale Gerinnung
DLT	Doppellumentubus

E

ECMO	extrakorporale Membranoxygenierung
EDA	Epiduralanästhesie
EVLW	extravaskuläres Lungenwasser
EZ	Ernährungszustand

F

FFP	Fresh Frozen Plasma

G

GCS	Glasgow Coma Score/Scale
GEDV	globales enddiastolisches Volumen
GFR	glomeruläre Filtrationsrate
GLOA	ganglionäre lokale Opioidanalgesie
GOT	Glutamat-Oxalacetat-Transaminase
GPT	Glutamat-Pyruvat-Transaminase

H

h	Stunde/n
HBO	hyperbare Oxygenierung
HELLP	Hemolysis, Elevated Liver Enzymes, Low Platelets
HPV	hypoxisch pulmonale Vasokonstriktion
HRST	Herzrhythmusstörung/en
HWS	Halswirbelsäule
HZV	Herzzeitvolumen

I

ICP	intrakranieller Druck
ICU	Intensive Care Unit
ID	Innendurchmesser
i. d. R.	in der Regel
i. m.	intramuskulär
ILMA	Intubationslarynxmaske
insb.	insbesondere
ITN	Intubationsnarkose
i. v.	intravenös

J

J	Joule
J.	Jahr/e

K

KDIGO	Kidney Disease: Improving Global Outcomes
KG	Körpergewicht
KHK	koronare Herzkrankheit

L

l	Liter
LA	Lokalanästhetikum/Lokalanästhetika
LWS	Lendenwirbelsäule

M

MAC	minimale alveoläre Konzentration
max.	maximal
MET	metabolisches Äquivalent
MH	maligne Hyperthermie
Min.	Minute/n
mind.	mindestens
Mon.	Monat/e

N

NDMR	nichtdepolarisierende Muskelrelaxanzien
NIBP	nichtinvasive Blutdruckmessung
NIV	nichtinvasive Beatmungstherapie
NLA	Neuroleptanästhesie
NRS	Numerische Rating Skala
NSAR	nichtsteroidale Antirheumatika
NSTEMI	Non ST-Elevation Myocardial Infarction

O

OSAS	obstruktives Schlafapnoesyndrom

P

PAK	Pulmonalarterienkatheter
PCA	patientenkontrollierte Analgesie (Patient Controlled Analgesia)
PCEA	patientenkontrollierte Epiduralanalgesie (Patient Controlled Epidural Analgesia)
PCI	perkutane koronare Intervention
PDA	Periduralanästhesie
PDK	Periduralkatheter
PEA	pulslose elektrische Aktivität
PEEP	positiver endexspiratorischer Druck
PiP oder P_{insp}	inspiratorischer Spitzendruck
PMR	progressive Muskelrelaxation
p. o.	per os, peroral
PONV	postoperative Übelkeit und Erbrechen
PPSB	Prothrombinkomplexpräparat

R

RASS	Richmond Agitation Sedation Scale
RG	Rasselgeräusche
RR	Blutdruck
RSI	Rapid Sequence Induction

S

SAB	Subarachnoidalblutung
s. c.	subkutan
s. l.	sublingual
SMP	sympathisch unterhaltener Schmerz (Sympathetically Maintained Pain)
SOFA	Sequential Organ Failure Assessment (SOFA-Score)
SPA	Spinalanästhesie
SSRI	selektive Serotonin-Noradrenalin Wiederaufnahmehemmer
STEMI	ST-Elevation Myocardial Infarction
SV	Schlagvolumen

T

TAA	Tachyarrhythmia absoluta
TEE	transösophageale Echokardiografie
TENS	transkutane elektrische Nervenstimulation
TIVA	totale intravenöse Anästhesie
TNS	transitorisch neurologisches Syndrom
TOF	Train of four

V

v. a.	vor allem
V. a.	Verdacht auf
VAP	ventilatorassoziierte Pneumonie
VAS	Visuelle Analogskala
VES	ventrikuläre Extrasystole
VF	Kammerflimmern
VHF	Vorhofflimmern
VT	ventrikuläre Tachykardie

Z

ZAS	zentrales anticholinerges Syndrom
Z. n.	Zustand nach
ZVD	zentraler Venendruck
ZVK	zentraler Venenkatheter

Abbildungsnachweis

Der Verweis auf die jeweilige Abbildungsquelle befindet sich bei allen Abbildungen im Werk am Ende des Legendentextes in eckigen Klammern. Die Flussdiagramme in Kapitel 3 wurden von Henriette Rintelen, Velbert, und Stefan Dangl, München, erstellt.

E437	Salvo, S.: Mosby's Pathology for massage therapists. Elsevier Mosby, 2. Aufl. 2009.
F201-013	Weis, S. et al.: Sepsis 2017. In: Deutsches Ärzteblatt. Deutscher Ärzteverlag Jahrgang 2017 Heft 114(29-30), Seite A-1424. Grafik 2
G196	Wulf, H./Neugebauer, E./Maier C.: Die Behandlung akuter perioperativer und posttraumatischer Schmerzen. Empfehlungen einer Expertenkommission. Thieme, Stuttgart 1997.
G548	Swartz, M. H.: Textbook of Physical Diagnosis. Elsevier, 7. Aufl. 2014.
G633	Deakin, C.: Clinical Notes for the FRCA. Churchill Livingstone. 2011.
L106	Henriette Rintelen, Velbert.
L115	R. Dunkel, Berlin.
L126	Dr. med. Katja Dalkowski, Erlangen.
L127	Jörg Mair, München.
L141	Stefan Elsberger, Planegg.
L157	Susanne Adler, Lübeck.
L231	Stefan Dangl, München.
L235	Willi Schittek, Duisburg.
M500	Prof. Dr. med. Günter W. Kauffmann, Wittnau.
O646	Dr. med. Jens Vater, Heidenheim a. d. Brenz.
O647	Dr. med. Lars Töpfer, Berlin.
O649	Patrick Keppeler, Ansbach.
P572	Dr. med. Ute Fetzner.
V492	abavo GmbH, Buchloe.
W1071-001	European Resuscitation Council (ERC), Guidelines 2021: Lebensrettende Maßnahmen bei Kindern („Paediatric Life Support, PLS"). Patrick Van de Voorde, Nigel M Turner, Jana Djakow, Nieves de Lucas, Abel Martinez, Dominique Biarent, Robert Bingham, Olivier Brissaud, Florian Hoffmann, Groa Bjork Johannesdottir, Torsten Lauritsen, Ian Maconochie.
W1071-002	Jasmeet Soar, Bernd W. Böttiger, Pierre Carli et al.: Erweiterte lebensrettende Maßnahmen für Erwachsene, Abb. 5 © German Resuscitation Council (GRC) und Austrian Resuscitation Council (ARC) 2021.

Fehler gefunden?

An unsere Inhalte haben wir sehr hohe Ansprüche. Trotz aller Sorgfalt kann es jedoch passieren, dass sich ein Fehler einschleicht oder fachlich-inhaltliche Aktualisierungen notwendig geworden sind.
Sobald ein relevanter Fehler entdeckt wird, stellen wir eine Korrektur zur Verfügung. Mit diesem QR-Code gelingt der schnelle Zugriff.

https://else4.de/978-3-437-41823-5
Wir sind dankbar für jeden Hinweis, der uns hilft, dieses Werk zu verbessern. Bitte richten Sie Ihre Anregungen, Lob und Kritik an folgende E-Mailadresse: kundendienst@elsevier.com

Inhaltsverzeichnis

KAPITEL

1

Jörg W. Oestmann und Lisa Link

Mündliche Prüfung: Fakten und Tipps

Im Folgenden finden Sie alle wichtigen Fakten rund um die Mündliche Prüfung. Der Text setzt sich zusammen aus Tipps von einem Prüfling und einem Prüfer.

1.1 Fakten zur Mündlichen Prüfung

Das dritte Staatsexamen bildet den krönenden Abschluss Ihres Studiums: ein Jahr praktische Erfahrung mit dem theoretischen Detailwissen, das man sich bereits für das IMPP im zweiten Staatsexamen aneignen musste, führt nun hin auf die finale Prüfung, in der man seine Kompetenz als zukünftiger Assistenzarzt unter Beweis stellen muss. Für die meisten zählt in der Vorbereitung einfach nur das Bestehen der Ärztlichen Prüfung. Und doch gelingt es vielen, hier ihre Gesamtnote zu verbessern. Das Lernen für diese Prüfung unterscheidet sich deutlich von allen anderen vorhergehenden Prüfungen: Alles, was Sie nun lernen und üben, werden Sie auch in der Klinik benötigen. Nichts ist umsonst.

Die Prüfung wird an zwei aufeinanderfolgenden Tagen abgehalten und umfasst für jeden Prüfling 45 bis 60 Minuten. Am ersten Tag erfolgt die Prüfung als Patientenvorstellung (meist direkt am Krankenbett), anschließend werden klinisch-praktische Aufgaben (z. B. einzelne Organsysteme voruntersuchen) und patientenbezogene Fragen aus den vier Fächern sowie klinisch-theoretische Fragen und Fragen aus den Querschnittsbereichen gestellt.

PLUS

Anforderungen laut aktueller Approbationsordnung:

1. Diagnosegang inklusive Differenzialdiagnostik:
   - Anamneseerhebung
   - Klinische Untersuchung
   - Ärztliche Gesprächsführung
   - Interpretation von Laborergebnissen
2. Kenntnisse der Pathophysiologie
3. Therapieprinzipien
   - Indikationen zu konservativer oder operativer Therapie
   - Pharmaka und Regeln des Rezeptierens
   - Gesundheitsökonomische Aspekte
   - Koordinierung von Behandlungsabläufen
4. Prävention, Rehabilitation und Medizinethik

In Kürze zusammengefasst: Theoretisch können Sie alles geprüft werden, der durchschnittliche Ablauf orientiert sich aber am ersten Tag ganz klar an der Patientenvorstellung am Krankenbett. Der zweite Tag findet meist in einem Seminarraum statt.

1.2 Was bedeutet die Prüfung formal?

Die Zahlenwerte des Physikums, des zweiten und des dritten Staatsexamens werden addiert und die Summe durch drei geteilt. Die Gesamtnote wird bis auf die zweite Stelle hinter dem Komma errechnet.

1.3 Was bedeutet die Prüfung persönlich?

Während man sich auf die schriftlichen Examina mittels Altfragen des IMPP bestens vorbereiten kann, erwartet einen bei mündlichen Prüfungen immer zunächst ein großes schwarzes Loch. Wer wird der Prüfer sein; was verlangt er fachlich, formal, persönlich? Wie setzt sich die Prüfungsgruppe zusammen? Ist sie gut gemischt, hat man Sorgenkinder dabei oder muss man sich an Überfliegern messen lassen? Wie verhalte ich mich selbst in der Prüfung; bin ich souverän, ängstlich oder völlig blockiert?

Gleichzeitig ist das dritte Staatsexamen die letzte Möglichkeit, Einfluss auf die Note und damit den weiteren Karriereverlauf zu nehmen. Für viele Studenten wird erst im PJ wirklich klar, welche Ziele sie ansteuern möchten – sie haben nun die Gelegenheit, diesen auch ein Stück näher zu kommen. Wer eine Unikarriere anstrebt, hat naturgemäß ein großes Interesse an einer guten Abschlussnote; wer eine Stelle im Wahlfach sucht, möchte vielleicht die Chance auf ein Vorstellungsgespräch beim entsprechenden Prüfer erhöhen; und viele wollen nach sechs bis sieben Jahren Studium einfach eine gute Note als Beweis dafür, was sie geleistet haben. Es schadet sicher nicht, sich einmal mit den eigenen Ansprüchen auseinanderzusetzen und einen realistischen Blick walten zu lassen – oft lässt sich der große persönliche Druck dadurch reduzieren.

Darüber hinaus ist die Mündliche Prüfung der letzte Check vor dem Eintritt ins Berufsleben. Bei den allermeisten wird das Ergebnis gut ausfallen und sie können mit Stolz auf dieses Feedback von meist sehr erfahrenen und kompetenten Kollegen zurückblicken.

1.4 Die Prüfungsvorbereitung

Der Brief kommt

Die wirklich heiße Phase der Prüfungsvorbereitung beginnt mit Eintreffen des Briefes. Je nach Universität erfahren Sie etwa zehn Tage vor dem Prüfungstermin die Namen der Prüfer und – neben der Inneren Medizin, der Chirurgie und Ihrem Wahlfach – das zugeloste Fach. An den meisten Universitäten können Sie nun mithilfe der Fachschaft, von Onlineforen oder sonstigen Informationswegen auch die Namen Ihrer Mitprüflinge erfahren. Anschließend besorgen Sie sich umgehend die Protokolle Ihrer Prüfer bei Ihrer Fachschaft. Viele Fachschaften haben hierfür Onlineportale, über die auch die Bezahlung/Kaution abgewickelt wird; wer nach der Prüfung sein eigenes Protokoll abliefert, bekommt die Kaution wieder ausbezahlt. Dies sichert nachhaltig die Solidarität unter den Jahrgängen.

Prüferauswahl

Das jeweilige Landesprüfungsamt schreibt alle potenziellen Prüfer an, die daraufhin angeben, wann sie keine Zeit haben. Zu allen anderen Zeitpunkten können sie eingeteilt werden. Die Hochschullehrer sind zu den Prüfungen gesetzlich verpflichtet – es müssen also alle „ran". Nur außergewöhnliche Belastungen (Dekan, ärztlicher Direktor etc.) werden als Begründung für eine generelle Befreiung akzeptiert. Üblicherweise wird vom Amt auch ein potenzieller Vertreter bestimmt. Kann der Prüfer oder sein Vertreter nicht erscheinen, ist das dem Landesprüfungsamt rechtzeitig mitzuteilen.

Die Zusammensetzung der Prüfungskommission wird nur durch die zu prüfenden Fächer bestimmt, nicht durch Personen. Es gibt also keine „eingespielten" Kommissionen. In kleineren Fakultäten mag das gezwungenermaßen gelegentlich anders ein – etwa, wenn es nur sehr wenige Hochschullehrer für ein Fach gibt. In großen Fakultäten kann es vorkommen, dass sich die Prüfer kaum kennen.

Für beamtete Hochschullehrer sind die Prüfungen Teil ihrer Dienstpflichten. Die anderen Hochschullehrer erhalten eine geringe Kostenaufwandsentschädigung. Mit etwas Glück gibt es allerdings Getränke und Kekse während der Prüfungssitzung.

Die Gruppendynamik innerhalb der Prüfergruppe ist ebenfalls nicht unwichtig. Junge unerfahrene Prüfer stehen unter besonderem Stress und können aus der Rolle fallen – im Benehmen oder in der Auswahl ihrer Fälle. Ein erfahrener Vorsitzender wird dann eingreifen. Jedem Prüfer ist bewusst, dass die eigenen Fragen auch von den Kollegen mit Interesse angehört werden. Nicht selten lernen auch Prüfer selbst etwas über die anderen Prüfungsfächer hinzu.

Kontaktaufnahme mit den Prüfern

Sobald sich alle Prüflinge eingefunden und untereinander kommuniziert haben, sollte man Kontakt zu den Prüfern aufnehmen:

Die Mitglieder der Prüfungsgruppe besuchen den Prüfer auch gemeinsam zu einem Vorgespräch, nachdem Sie per Telefon geklärt haben, ob er das wünscht. Diese Nachfrage sollten Sie keinesfalls unterlassen. Nicht nur, um zu dokumentieren, dass Sie die üblichen Umgangsformen beherrschen, sondern im Wesentlichen, um Informationen über den Prüfer und verschlüsselte Informationen über den Prüfungsinhalt zu bekommen. Der Prüfer und sein Fach kommen in der Prüfung am besten heraus, wenn im entsprechenden Fach besonders viel gewusst wird. Dafür wird so mancher Informationsbrocken im Vorgespräch ausgeworfen. Die Frage „Welches Buch empfehlen Sie uns?" sollte in dem Vorgespräch nicht fehlen. „Welche Aspekte der Prüfung sind für Sie besonders wichtig?" darf ebenfalls gefragt werden, ohne dem Prüfer zu nahe zu treten. Mit etwas Glück werden dann die möglichen Schwerpunkte der Prüfung genannt. Bedauerlicherweise gibt es erstaunlich viele Studenten, die diese mehr oder weniger deutlichen Hinweise weder erkennen noch beherzigen. Wird dies in der Prüfung offenbar, kann mit Mitleid nicht gerechnet werden – der Prüfer wird mit Recht an der Praxistauglichkeit des Prüflings zweifeln.

Manche Prüfer legen auf das Vorgespräch keinen Wert oder meinen, die Zeit dafür nicht erübrigen zu können. Das ist ihnen überlassen. Derjenige, der das Gespräch erwartet, wird in einer Prüfung auf ihm unbekannte Studenten verschnupft reagieren.

Die Prüfungsgruppe

Es bleibt natürlich jedem selbst überlassen, ob er sich lieber allein oder in der Gruppe vorbereitet und ob es die Prüfungsgruppe sein muss oder lieber eine selbst gewählte Konstellation.

Die Vorteile der Vorbereitung in der Prüfungsgruppe liegen jedoch klar auf der Hand:

1. Man kennt sich und hat so im Idealfall ein paar sympathische Leidensgenossen als moralische Stütze im Rücken, wenn es losgeht.
2. Acht Augen sehen mehr als zwei: Sie werden überrascht sein, wie viele Schwerpunkte, Themen und/oder Tipps Sie gemeinsam in den Protokollen entdecken, die Ihnen allein überhaupt nicht aufgefallen wären. Meist hat auch jeder einen individuellen Wissensschwerpunkt, von dem die anderen profitieren können.
3. Sie trainieren Ihre Präsentation und Ausdrucksweise in einer realistischen Prüfungssimulation. Die wenigsten von uns beherrschen das wirklich zufriedenstellend – nutzen Sie diese Chance!

Als Prüfer wird man mit einer studentischen „Prüfungsgruppe" konfrontiert, über die man primär wenig oder gar nichts weiß. Trotzdem entwirft die Gruppe in kürzester Zeit ein Bild von sich, das Gefallen oder Nichtgefallen auslösen kann. Dem Idealbild einer Prüfungsgruppe in der Fantasie des Hochschullehrers entspricht wohl die mehr oder minder befreundete Notgemeinschaft, deren Mitglieder sich zumindest teilweise zusammen vorbereitet haben und einigermaßen harmonieren. Sie gehen freundlich miteinander um, grenzen keinen aus und erscheinen gemeinsam zur Prüfung. Sie haben in einem Korb eine Flasche Sekt und Gläser dabei, um direkt danach kurz zu feiern. Die Prüflinge stützen sich gegenseitig im Rahmen ihrer Möglichkeiten.

Die Vorbereitung

Je nachdem, wie viele Prüfungen der Dozent bereits bestritten hat, bekommen Sie mehr oder weniger Material von Ihren Vorgängern. Alte Hasen können schon mal einen dicken Stapel Protokolle im Archiv haben, junge Prüfer haben gegebenenfalls noch gar keine „Akte".

Lassen Sie sich nicht entmutigen: viele Protokolle benötigen auch viel Zeit zum Durcharbeiten – dafür bekommen Sie oft ein recht genaues Bild, welche Ansätze der Prüfer verfolgt.

Wenige oder gar keine Protokolle verheißen dagegen meist einen jüngeren Prüfer – diese können sich manchmal noch besser erinnern, was man als Student wissen sollte, und was schon zum Facharztkatalog gehört; trotzdem sind sie schwieriger einzuschätzen.

Je jünger die Prüfer sind, desto näher sind sie in der Regel der Forschung – und der eigenen Habilitation. Wer also besonders professionell vorgehen will, der sollte eine Literaturrecherche zu seinen Prüfern machen. Lesen Sie sich in die Thematik ein. Vielleicht ergibt sich die Möglichkeit, in der Prüfung einige Dinge aus diesem Bereich – extrem subtil und wie nebenbei – einzustreuen. Nicht nur wird der Prüfer über Ihr Wissen hocherfreut sein, er wird auch gegenüber seinen Kollegen im Gremium dokumentieren können, welche immense Relevanz sein Forschungsthema hat. Wenn die Fragen zum Thema zu speziell werden, bitten Sie freundlich um Verständnis dafür, nicht ganz in die Tiefe eingedrungen zu sein. Er wird Sie wahrscheinlich etwas behutsamer durch den Rest der Prüfung führen, um den guten Eindruck nicht zu ruinieren. Wenn Sie das Ganze zu plump machen, ist der Effekt natürlich dahin.

Ältere Prüfer mit längerer Erfahrung sowohl in der Klinik als auch im Prüfungsgeschehen bleiben gewöhnlich dicht an den klinisch relevanten Aspekten. Zu ihnen gibt es auch mehr Unterlagen bei den einschlägigen Stellen.

MERKE

Bedenken Sie bei aller Lektüre, dass die Verfasser der Protokolle diese häufig noch unter dem frischen Eindruck der Freude/Enttäuschung formulieren und damit oft wenig objektiv sind. Ein „fieses" Protokoll bedeutet noch lange nicht, dass der Prüfer wirklich bösartig ist!

Prinzipiell kann man sicher sagen, dass die wenigsten Prüfer ein Interesse daran haben, Studenten durchfallen zu lassen. Sie sehen einen eher bereits als zukünftigen Kollegen. Und genau diese Vision dürfte auch in die Bewertung mit einfließen: Wenn dieser Prüfling nächste Woche auf meiner Station anfängt, muss ich um meine Patienten fürchten, oder kann ich mich über diesen Glücksgriff freuen? Versuchen Sie also, Ihre Gedanken klinisch orientiert und strukturiert vorzubringen. **Der Eindruck als „Kollege" zählt.**

Inhaltliche Vorbereitung

Im Idealfall haben Sie nach dem Studium der Protokolle und dem persönlichen Eindruck aus dem Vorgespräch eine gute Vorstellung davon, welche Schwerpunkte Ihr Prüfer setzen wird. Beschränkt er sich auf Teilgebiete oder schließt er ganze Themenfelder aus, ist das natürlich schön – allerdings wird dann auch häufig mehr Detailwissen verlangt. Protokolle und mündliche Aussagen sind in keinem Fall verbindlich; um unangenehme Überraschungen parieren zu können, sollte neben der spezifischen Vorbereitung auf die vier Prüfer also auch noch etwas Platz für Basics aus den anderen Bereichen sein.

MERKE

Als Faustregel gilt: **Notfälle und Definitionen müssen sitzen.** Wer dem Unfallchirurgen nichts zur Appendizitis sagen kann oder sich vor dem Kardiologen mühsam Definition und Management des akuten Abdomens zusammenreimt, hat schnell schlechte Karten – da helfen auch Details zur dynamischen Hüftschraube oder den Antiarrhythmika nichts.

Natürlich hat jeder so seinen Fundus an Fragen und Lieblingsthemen. Je kleiner das Fach ist, desto begrenzter müssen logischerweise die Prüfungsthemen sein, wenn das Ausbildungsziel des Medizinstudiums der Allgemeinmediziner ist. Manche Kollegen haben genaue Vorstellungen, welche wesentlichen Aspekte ihres Faches jeder Allgemeinmediziner wissen und beherzigen sollte. Das können ganz wenige sein. Wenn die beherrscht werden, sind sie hochzufrieden.

Vorbereitung der Präsentation

Was wäre der Worst Case in der Prüfung? Definitiv ein Blackout, da kann auch ein netter Prüfer nichts daraus basteln. Aber auch den Faden zu verlieren oder wichtige Fakten zu vergessen, ist nicht unbedingt hilfreich. Ein anspruchsvoller Prüfer, der die Tiefen des Unwissens auslotet oder einen aus unbekannten Gründen auf dem Kieker hat, zählt sicher auch zu den Schreckensszenarios, die man sich vorher ausmalt.

Nüchtern betrachtet kommt es also auf **Konzentration und die Gunst des Prüfers** an. Beides kann man mit einfachen Mitteln erreichen: eine **klare Struktur.** Wer ein Thema strukturiert vortragen kann, vergisst nichts, wirkt souverän und kann gegebenenfalls manche Schwachstelle unauffällig umschiffen. Gleichzeitig geht man dem Prüfer nicht mit unzusammenhängenden Fakten auf die Nerven und vermeidet auch, Angriffsfläche durch fehlerhafte oder ungenaue Aussagen zu bieten.

Was zählt ist also die **Art und Weise, wie Sie sich präsentieren.** Arrogant, selbstsicher, schüchtern? Ausschweifend, präzise, zu knapp? Schätzen Sie sich selbst ein und bitten Sie um ehrliches Feedback Ihrer Mitprüflinge. Und dann üben: allein, vor dem Spiegel, in der Lerngruppe – egal. Packen Sie die Themen, die potenziell drankommen, in ein Gerüst (z. B. Definition + knappe Ätiologie, Symptomatik, Diagnostik, Therapie) und halten Sie sie als kleine Kurzvorträge, bis Sie sich sicher fühlen.

MERKE

Am Ende sollten Sie in der Lage sein, präzise auf die Fragen Ihres Prüfers einzugehen, ohne starr im Korsett Ihres Schemas hängen zu bleiben. Bleiben Sie flexibel und lassen Sie sich nicht verunsichern: Wenn Sie auf eine Frage gar nicht antworten können, bitten Sie um Hilfestellung. Verlangt ihr Prüfer Schlagworte, fassen Sie sich kurz; stellt er eine offene Frage, nutzen Sie die Chance und präsentieren Sie Ihr Hintergrundwissen. Geben Sie im Zweifel auch einmal zu, etwas nicht zu wissen – das kommt oft besser an und ist geschickter als sich selbst um Kopf und Kragen und den Prüfer um seine Zeit und seine Nerven zu reden.

Spürt der Prüfer bei Ihnen in einem Gebiet große Schwächen, kann er entweder die „Schwäche weiter explorieren" oder zu einem anderen Thema wechseln und Ihnen damit eine neue Chance geben. Diese Entscheidung ist für Sie von großer Relevanz, kleinste Faktoren können dabei den Ausschlag geben. Besser ist es in jedem Fall, ein sympathisches Bild von sich zu entwerfen.

Zum Abschluss ein kleiner Rat: Tauchen Sie in der Prüfungsvorbereitung so tief in das Fach ein, dass Sie die Faszination des Gebietes spüren und dem Prüfer vermitteln können. Dann sind Sie auf dem richtigen Kurs.

1.5 Die Prüfung

Je nach Universität und Prüfungsvorsitz erhalten Sie Ihren Patienten einige Tage bis wenige Stunden vor der Prüfung, manchmal bekommt man ihn auch erst direkt in der Prüfung. Regelhaft handelt es sich um Patienten, die der Prüfungsvorsitzende in seinem Bereich betreut. Gelegentlich sind die Patienten der Prüfung andere als die von Ihnen bereits untersuchten. Die Vorbereitungszeit beeinflusst dementsprechend das Niveau der Fragen: Wer sich einen ganzen Tag in die Diagnosen seines Patienten einlesen konnte, muss mehr liefern als der spontan befragte Prüfling.

Nach Anamnese und körperlicher Untersuchung geht es an die Akteneinsicht und schließlich an das Verfassen des Berichtes. Am ersten Tag wird die Prüfung maßgeblich von Ihrem Fall handeln, bereiten Sie sich also möglichst gut auf die Diagnosen Ihres Patienten vor, falls Sie die Möglichkeit dazu haben.

In **Anamnese und Untersuchung** sollten Sie gezielt alle vier Fachbereiche abfragen, um Ihren Prüfern schöne Stichworte liefern zu können. Vor allem im zugelosten Fach können Sie so die Chancen auf ein von Ihnen vorbereitetes Thema erhöhen und kaschieren damit die eventuell bestehenden Lücken. Ihr chirurgischer Patient hat eine Tochter mit Mammakarzinom und Ihr zugelostes Fach ist Gynäkologie? Sehr schön, das kommt gleich in die Familienanamnese.

Die **Patientenakte** hat der Prüfungsvorsitz normalerweise schon herausgesucht; je nachdem, in welchem Zustand sich diese befindet, ist sie mehr oder weniger hilfreich. Lassen Sie sich aber nicht verunsichern: Nicht Ihre Aktenkenntnis wird beurteilt, sondern vor allem Ihre Anamnese und Untersuchung. Bei Patienten, die Sie in der Prüfung zum ersten Mal sehen, gilt das natürlich ganz besonders. Sie sollten in diesen Fällen nicht versuchen, Aktenwissen vom Patienten zu erfragen, sondern sich auf Ihre originäre Anamnese und Untersuchung konzentrieren. Der Prüfer kann Ihnen natürlich ausgewählte Befunde der Akte zur Beurteilung vorlegen. Die Prüfer interessieren sich ausnahmsweise weniger für den Patienten und mehr für Ihre Fachkompetenz. Und sie haben jeweils nur 15 Minuten, um diese zu beurteilen.

Mit etwas Glück haben Sie noch genug Zeit, sich vor der Prüfung ein wenig mit Ihren Mitprüflingen abzusprechen. Da sich die Nebendiagnosen häufig überschneiden, können Sie z. B. deren Reihenfolge ändern und so die Chancen auf Ihr Lieblingsthema erhöhen. Es werden kaum alle vier etwas zum arteriellen Hypertonus oder der Appendektomie in der Vorgeschichte erzählen dürfen; wenn sich also auch noch ein Diabetes, eine Fettstoffwechselstörung oder eine Cholezystektomie findet, können Sie Ihre Patientenvorstellung im besten Fall entsprechend anpassen.

Den **Bericht** verfassen Sie, wie es der Prüfungsvorsitz im Vorfeld gewünscht hat. Haben Sie dazu keine Informationen, schreiben Sie einen normalen Arztbrief inklusive Anamnese, Diagnose, Prognose, Behandlungsplan und Epikrise. Dieser wird zu Beginn der Prüfung vom Prüfungsvorsitz entgegengenommen und unterzeichnet, er geht in die Note mit ein. Häufig ist er der Ausgangspunkt für die Prüfung des zweiten Tages.

Der erste Tag

Am Tag der Prüfung erscheinen Sie natürlich überpünktlich, seriös gekleidet und mit frisch gebügeltem Kittel. Auf Uhren verzichten Sie besser, Schmuck maximal dezent und nicht an den Händen. Lange Haare sollten Sie geschlossen tragen.

Die praktische Prüfung am Krankenbett am ersten Tag erfolgt im sauberen und gebügelten Kittel, bewaffnet mit Stethoskop, Reflexhammer, Spatel und Untersuchungstaschenlampe. Da man Ihre Hände bei der Untersuchung genau verfolgen wird, sollten Sie auch auf deren makelloses Aussehen achten. Der Kittel sollte bei der Untersuchung geschlossen sein. Etwaige Krawatten und Halsketten sind so zu tragen bzw. zu befestigen, dass sie nicht quer über den Patienten pendeln oder ihn gar berühren.

Wichtig:

- Keine Jeans, keine T-Shirts, keine Sportschuhe; keine sichtbaren Tattoos oder Piercings
- Keine aufdringlichen Parfums oder Gerüche
- Dafür: geputzte Schuhe, gepflegte Frisur, gepflegte Hände
- Für die Herren: gepflegte Rasur; Hose und Jackett, Krawatte (eher schlicht) muss nicht sein, Fliege und Einstecktuch bitte nicht
- Für die Damen: keine tiefen Ausschnitte, keine superkurzen Röcke, kein aufwendiges Make-up, eher kein Nagellack, kein extravaganter Schmuck

Während der Prüfung wandert meist die gesamte Gruppe von einem Patienten zum nächsten. Am ersten Tag werden die Studenten nacheinander eine Stunde am Stück bei Ihrem Patienten geprüft. Der jeweilige Prüfling beginnt mit seiner Fallvorstellung, anschließend muss er die Untersuchung eines Organs oder eine Funktionsprüfung vorführen und Fragen beantworten.

TIPP

Mit einer guten Präsentation haben Sie den größten Teil geschafft – diese sollten Sie also wirklich gut einstudieren. Auch Ihr Umgang mit dem Patienten wird in die Bewertung mit einfließen.

Im Allgemeinen wird der Prüfer während der Patientenvorstellung die Begrüßung des Patienten und die Bitte um Kooperation übernehmen. Trotzdem sollte der Prüfling den Patienten separat ansprechen und während der Vorstellung freundlichen und höflichen Kontakt mit ihm halten. Besonders der Umgang mit hilflosen Patienten ist eine Herausforderung. Im Gespräch mit dem Patienten sollte der Prüfling die Gesprächsführung behalten. Für manche Patienten ist die Prüfungssituation ein Augenblick allgemeiner Aufmerksamkeit, den sie weidlich ausnutzen. Ist der Redefluss eines Patienten nicht zu stoppen, wenden Sie einen Trick an, den mir ein alter Internist verraten hat: Schauen Sie dem Patienten bedeutungsvoll in die Augen und legen Sie ihm die Hand fest auf die Schulter: „Herr Schmidt …" Meist verstummt er dann und Sie können die strukturierte Befragung fortsetzen.

Die Untersuchung sollte einer eingeübten Systematik folgen und durch Erläuterungen begleitet werden. Die Prüfer sind in der Regel Praktiker und schätzen eine schnelle und zielgerichtete Untersuchung durchaus. Schritte, die bewusst ausgelassen werden, etwa um Zeit zu sparen oder weil offensichtlich das Problem nicht in dieser Richtung liegt, sollten verbal kurz angesprochen werden. Der Prüfer wird dann in der Regel einhaken, wenn die entsprechende Untersuchung doch relevant für die weitere Beurteilung ist oder er dem Prüfling auf die Finger schauen will. Eine schlechte klinische Untersuchung hinterlässt einen schlechten Eindruck, der kaum zu korrigieren ist.

Wichtig ist insbesondere Ihre Körpersprache, in der Anamneseerhebung und bei der körperlichen Untersuchung. Wenden Sie sich dem Patienten zu, wenn Sie mit ihm sprechen, blicken Sie ihm in die Augen und begleiten Sie seine Aussagen durch bestätigende Gesten. Bei der Untersuchung zeigen Sie keine Angst vor der normalen Körperberührung, arbeiten Sie nicht mit „spitzen Fingern". Üben Sie Ihre Perkussion und stellen Sie sicher, dass Sie beim Klopfen einen sonoren Ton erzeugen können.

Als Mitprüfling verhält man sich komplett passiv, freundlich und zurückhaltend.
Hier und für die ganze Prüfung gilt:

- Systematik ist superwichtig und muss den Prüfern demonstriert werden!
- Reden Sie, sonst redet der Prüfer!
- Schießen Sie nicht aus der Hüfte, selbst wenn die Diagnose für Sie offensichtlich ist.
- Fordern Sie keine weitergehende Diagnostik, bevor Sie Ihre Schlussfolgerungen aus Anamnese und Untersuchung gezogen haben.
- Die Gesamtzeit der Prüfung an einem Tag beträgt maximal 60 Minuten. Die Zeit sollten vor allem Sie füllen und nicht der Prüfer.

TIPP
Vergessen Sie nicht, sich vor und nach Betreten des Zimmers die Hände zu desinfizieren!

Der zweite Tag

Am zweiten Tag findet in der Regel kein Patientenkontakt statt. Nehmen Sie trotzdem für alle Fälle einen Kittel mit. Dieser Teil der Prüfung ist keine Freizeitbeschäftigung, aber auch kein festliches Abendessen. Die Kleidung sollte einem ernsthaften Geschäftstermin entsprechen, etwa einem Gespräch in der Bank, von dem Sie sich einen höheren Kredit versprechen und das Ihre Bonität klären soll. Sie wollen ja auch etwas von den Prüfern, nämlich eine gute Zensur. Die Prüfer wollen andererseits feststellen, ob Sie als Arzt tragbar sind. Dazu gehört untrennbar die äußere Erscheinung, sie ist ja auch für die Arzt-Patienten-Beziehung wichtig. Im Verlauf der Prüfung kann sich der Eindruck sicherlich vollkommen wandeln, aber nichts spricht dagegen, gleich von Anfang an als jemand zu erscheinen, der sich angemessen zu kleiden weiß. Zudem sollten Sie mit Ihrem eigenen Aussehen zufrieden sein, wenn Sie sich in die ungewisse Prüfungssituation begeben.

Der zweite Prüfungstag findet meist in einem Seminarraum statt und widmet sich mehr der Theorie. Prüfer und Prüflinge sitzen sich in der Regel an einem Tisch gegenüber und die Fragen werden abwechselnd gestellt, sodass jeder Prüfer und jeder Prüfling immer wieder Pausen hat.

Im Allgemeinen beträgt die Zeit pro Fach und Prüfungstag 15 Minuten, egal, ob „großes" oder „kleines" Fach. Das ist so knapp bemessen, dass der Prüfer die Zeit gut nutzen muss. Seine Kollegen werden sich währenddessen nur in Ausnahmefällen zu Wort melden. Die Gesamtzeit pro Prüfling darf 45 Minuten nicht unter- und 60 Minuten nicht überschreiten. Die Prüflinge werden abwechselnd geprüft, sodass Gelegenheit zur Erholung besteht. Das muss nicht immer der offensichtlichen Reihe nach gehen – es gilt also, konstant aufmerksam zu sein.

Für den Prüfer gilt das nur bedingt. Wenn die anderen ihre Fragen stellen, kann er sich entspannen. Auf die Toilette gehen oder sich mit offensichtlich prüfungsfremden Dingen beschäftigen darf er nicht. Auch Telefonate sind in der Prüfungszeit nicht möglich. Dafür muss die Prüfung unterbrochen werden. Wird ein Chirurg für einen Notfall aus der Prüfung gerufen, ist die gesamte Prüfung ungültig. Manchen Kollegen fällt es schwer, nachmittäglich durchgehend wach zu bleiben. Dabei gilt jedoch: Auch Prüfer mit geschlossenen Augen können hoch konzentriert sein!

TIPP
Am zweiten Tag wird nur in Einzelfällen auf den vorherigen Tag Bezug genommen – falls Sie aber am ersten Tag etwas nicht gewusst haben, schauen Sie es unbedingt abends noch einmal nach!

Viele Prüfer geben kleine Fallbeispiele, anhand derer man den gesamten Ablauf Symptome – Diagnostik – Therapie durchspielen kann, häufig steigt man mit einer Bildgebung ein.

Der Prüfer bereitet sich auch auf die Prüfung vor. Das mag sich darauf beschränken, einen Patienten auszuwählen, die Akte noch einmal zu studieren und/oder alte Notizen herauszukramen. Viele haben eine Sammlung typischer Befunde, auf die sie praktischerweise zurückgreifen – unabhängig vom Prüfungspatienten. Bei den Internisten ist das klassischerweise ein EKG, eine Elektrophorese oder ein Blutbild, bei den Anästhesisten vielleicht eine Blutgasanalyse, beim Neurologen ein EEG. Röntgenbilder im weitesten Sinne, also auch MRT und CT, sind beliebt bei Chirurgen, besonders bei Neurochirurgen. Es handelt sich in der Regel um klare, klassische Fälle. Das umso mehr, wenn die anderen Kommissionsmitglieder ebenfalls Fachwissen besitzen könnten. Nur ungern setzt sich ein Prüfer innerhalb der Sitzung oder bei der anschließenden Beratung Nachfragen seiner Kollegen aus.

Am Ende müssen alle Prüflinge den Raum verlassen und werden nach kurzer Beratungszeit zur Notenverkündung wieder hereingerufen.

Die Prüfer realisieren im Allgemeinen, welche Rolle die Prüfungszensur für Ihre beruflichen Pläne spielt. Leichtfertig werden schlechte Zensuren selten vergeben, eher ist das Gegenteil der Fall. Die Diskussion unter den Prüfern dreht sich am Anfang meist darum, ob irgendeiner nach oben oder nach unten aus der Gruppe herausragt. Dann wird die Note für das Mittelfeld bestimmt und die Ausreißer werden darum herum arrangiert. Bekommt ein Prüfling in einem Fach eine schlechtere Note als „ausreichend", so entscheiden allein die Prüfer und im Zweifelsfall der Prüfungsvorsitzende über die endgültige Note. Demnach kann ein Prüfling eine Prüfung bestehen, auch wenn er in einem Fach schlechter als „ausreichend" eingeschätzt wurde. Die Prüfer verstehen sich als Sachwalter der Patienteninteressen. Bei schlechten Prüfungen kommt in der abschließenden Notendiskussion häufig die Sprache darauf, ob dieser oder jener Prüfling als Arzt tragbar ist. Ob man sich ihm anvertrauen könnte, wenn man selbst Patient wäre: „Was mache ich, wenn der mich im Altersheim behandeln will?" Ist diese Phase erreicht, werden die Prüfer grausam.

Der Vorsitzende teilt dem Prüfling das Ergebnis der mündlich-praktischen Prüfung mit. Auf Wunsch des Prüflings muss das Ergebnis dabei begründet werden. Ist die Prüfung nicht bestanden, schlägt die Prüfungskommission dem Landesprüfungsamt vor, ob, wie lange und in welchem Fach oder welchen Fächern der Prüfling erneut an einer praktischen Ausbildung nach § 3 ÄAppO teilnehmen sollte. Die Zeit der Teilnahme beträgt mindestens vier, höchstens sechs Monate. Da die Kommission nie wieder in gleicher Sache tagt, werden Beschlüsse dieser Art sofort gefällt und dem Prüfling in der Regel direkt mitgeteilt. Diskussionen mit dem Vorsitzenden sind zu diesem Zeitpunkt sinnlos.

Die letzte Entscheidung über Art und Dauer der Nachausbildung trifft allerdings das Landesprüfungsamt selbst. In die Nachprüfung gehen die Zensuren der ersten Prüfung rechnerisch nicht ein. Es ist also wirklich eine neue Chance.

Ein Dank an die Prüfungskommission beeinflusst das Ergebnis zwar nicht mehr, ist aber trotzdem eine höfliche Geste, die Sie – genau wie den persönlichen Händedruck mit allen Prüfern – zum Abschied nicht vergessen sollten.

KAPITEL

2 Diagnostik, Methoden und Verfahren in der Anästhesiologie

Lars Töpfer und André Remus

Die Inhalte einer Prüfung in der Anästhesiologie können so vielfältig sein wie das Spektrum der Anästhesie, Intensivmedizin, Notfallmedizin und Schmerztherapie. Viele Prüfer grenzen die Themenbereiche glücklicherweise in einem Vorgespräch ein.

Die wenigsten Anästhesisten teilen eigene Patienten für die Prüfung zu. Seien Sie aber darauf vorbereitet, dass Sie bei den internistischen oder chirurgischen Prüfungspatienten auch Ihr anästhesiologisches Wissen und Ihre Fertigkeiten unter Beweis stellen müssen. Der Schwerpunkt liegt dann oft auf der Vorbereitung einer Narkose. Überlegen Sie sich also, worauf Sie bei der Narkose dieses speziellen Patienten achten würden. Welches Narkoseverfahren ist überhaupt geeignet und warum? Welche Form der Atemwegssicherung würden Sie vorschlagen und wie untersuchen Sie den Atemweg praktisch? Außerdem sollten Sie die anatomischen Landmarken für die Anlage eines ZVK, einer arteriellen Kanüle sowie für die (meist rückenmarksnahe) Regionalanästhesie am Patienten zeigen können.

Natürlich gibt es aber auch Prüfer, die eigene Patienten präsentieren. Dies sind dann je nach Schwerpunkt des Anästhesisten beispielsweise chronische Schmerzpatienten oder Patienten auf der Intensivstation. Werden Patienten noch am Monitor überwacht, sollten Sie wissen, welche Parameter gemessen werden, die Werte und Kurven interpretieren und alle Drainagen und Katheter mit ihrer Funktion benennen können.

Über diese praktischen Voraussetzungen für die Prüfung hinaus werden in diesem Kapitel auch theoretische Themen behandelt, die in früheren Examen häufig Prüfungsinhalt waren.

2.1 Anästhesie

Lars Töpfer

2.1.1 Präoperative Diagnostik und Überlegungen

Jeder Patient muss vor Durchführung eines Anästhesieverfahrens vom Anästhesisten untersucht werden. Diese Prämedikationsvisite stellt für viele Anästhesisten nicht unbedingt den Höhepunkt ihrer täglichen Arbeit dar. Aber

- die Einschätzung des Gesundheitszustands,
- die Beurteilung des Anästhesierisikos und der Narkosefähigkeit,
- die Auswahl des Narkoseverfahrens und
- die rechtsgültige Aufklärung

sind Kernpunkte der anästhesiologischen Tätigkeit und stellen die Weichen für die sichere anästhesiologische Versorgung. Viele Prüfer wollen wissen, ob Sie das „anästhesiologische Denken" verstanden haben. Daher werden in nahezu jeder Prüfung Fragen aus diesem Bereich gestellt.

Anamnese

In der Regel füllt der Patient zunächst selbst einen standardisierten **Anamnesebogen** aus. Aus diesen Informationen ergeben sich erste Anhaltspunkte für die weitere Anamnese. Die anästhesiologisch relevanten Befunde überträgt der Anästhesist in das Prämedikations- bzw. Narkoseprotokoll.

TIPP

Gerade in umfangreichen Patientenakten bietet ein Prämedikations- bzw. Narkoseprotokoll oft einen guten und knappen Überblick über den Gesundheitszustand des Patienten.

Wenn Sie also in der Patientenakte einen bereits ausgefüllten Anamnesebogen finden, haben Sie schon eine Vorstellung, welchen Schwerpunkt Ihre Anamnese haben wird. Um nichts zu vergessen, versuchen Sie aber dennoch, sämtliche **anästhesierelevanten Informationen** zu erfragen (➤ Tab. 2.1).

2

Kardiopulmonale Belastbarkeit

Die kardiopulmonale Belastbarkeit wird in **metabolischen Äquivalenten (MET)** angegeben. 1 MET entspricht dabei dem Ruheumsatz des Menschen. Es reicht aus, die in ➤ Tab. 2.2 groben Kategorien der Belastbarkeit und ihre korrespondierende Angabe in MET zu kennen. Im Allgemeinen gilt, dass Patienten ausreichend belastbar für eine Allgemeinanästhesie sind, wenn sie eine Belastungsfähigkeit ≥ 4 MET (≙ > 100 W) angeben.

TIPP

Wenn Sie aus der Anamnese keine Rückschlüsse zur Belastbarkeit ziehen können, machen Sie mit dem Patienten einen einfachen Belastungstest: gemeinsames Treppenlaufen.

Tab. 2.1 Inhalte der anästhesiologischen Anamnese

Allgemeine Informationen	
Demografische Daten	Alter, Größe, Gewicht
Aktuelle Medikation	z. B. gerinnungshemmende Medikamente, antianginöse Therapie, Schmerzmedikation
Bereits durchgeführte Operationen/Anästhesien und hiermit verbundene Komplikationen oder Probleme	z. B. vermehrte Blutungsneigung (s. u. Blutungsanamnese), verzögertes Aufwachen, Übelkeit und Erbrechen (PONV, s. u.), allergische Reaktionen, Reaktion auf Bluttransfusionen
Kardiopulmonale Belastbarkeit	Körperliche Belastbarkeit (Angabe in MET, s. u.), Treppensteigen (z. B. Etagen ohne anhalten zu müssen), sportliche Aktivität
Allergien/Unverträglichkeiten	z. B. Antibiotika, Lokalanästhetika, nichtsteroidale Antirheumatika → wenn Frage bejaht wird, unbedingt Symptome und Zeitdauer bis zum Auftreten der Symptome erfragen
Erkrankungen oder Anzeichen für Erkrankungen von Organsystemen	
Herz/Kreislauf	Arterielle Hypertonie, Herzrhythmusstörungen, Vitien, Angina pectoris, koronare Herzerkrankung, Herzinsuffizienz (Dyspnoe, Ödeme, Nykturie, Schlafposition)
Lunge/Atmungssystem	Chronisch obstruktive Lungenerkrankung (COPD), Asthma, Pneumonie, Husten, Auswurf
Gefäßsystem	Varikosis, arterielle Verschlusskrankheit, Thrombose, Embolie
Leber/Galle	Hepatitis, Ikterus, Zirrhose, Gallensteine
Niere	Niereninsuffizienz, Dialysepflicht, Nierensteine
Speiseröhre/Magen/Darm	Reflux, Gastritis, Ulkus, Strikturen, Verdauungsstörungen, Ernährungsstatus
Stoffwechsel	Diabetes mellitus, Hyperurikämie
Schilddrüse	Hyperthyreose
Skelettsystem	Skoliose, Arthritis, Einschränkungen der Beweglichkeit
Muskulatur	Myasthenie, familiäre Muskelerkrankungen, maligne Hyperthermie
Nerven/Psyche	Epilepsie, Kopfschmerzen, Parästhesien, Depression
Blutgerinnung	Standardisierte Gerinnungsanamnese (s. u.)
Augen	Katarakt, Glaukom, vorbestehende Pupillendifferenz
Ohren	Hypakusis, Hörgerät
Mund-Kiefer-Gesicht	Lockere Zähne, Prothesen, Brücken, Kronen
Gynäkologie	Bestehende oder mögliche Schwangerschaft
Konsumverhalten	Nikotin (pack years), Alkohol, Drogen

Modifiziert nach: Böhmer AB, Wappler F, Zwißler B: Präoperative Risikoevaluation – von der Routinediagnostik zur patientenorientierten Strategie. Dtsch Ärztebl 2014; 111: 437–46

Tab. 2.2 Körperliche Belastbarkeit in metabolischen Äquivalenten (MET)

Anamnestische Angaben	Korrespondierende MET
Keine Belastung möglich, Ruhe-, Sprechdyspnoe	1
Bewegen nur in der Ebene (100–150 m ohne Pause), geringfügige Tätigkeiten, rasch Belastungsdyspnoe	2–3
Gehen mit normaler Geschwindigkeit, kurze Laufstrecke, 2 Stockwerke ohne Pause und ohne limitierende Dyspnoe	4–5
Sportliche Aktivitäten (Golf, Kegeln, Tanzen)	6–10
Ausdauer-, Leistungssport	> 10
Modifiziert nach: Österreichische Quellleitlinie zur präoperativen Patientenevaluierung, 2011	

Postoperative Übelkeit und Erbrechen (PONV)

Da postoperative Übelkeit und Erbrechen (engl. **post**o**p**erative **n**ausea and **v**omiting) ein relevantes Problem im anästhesiologischen Alltag ist und Patienten zudem die Qualität einer Narkoseführung oft danach beurteilen, existieren überall Empfehlungen zur Prophylaxe und Therapie. Seien Sie also auf Fragen hierzu gefasst. Das Risiko wird einfach mit dem von C. C. Apfel entwickelten Risikoscore (daher „Apfel-Score") beurteilt (➤ Tab. 2.3).

Wie die Prophylaxe und Therapie von PONV aussieht, können Sie in ➤ Kap. 4.22 und ➤ Kap. 5.1.7 nachlesen.

MERKE
Eine TIVA ist bei einem erhöhten Risiko für PONV i. d. R. besser geeignet als eine balancierte Anästhesie.

Tab. 2.3 Risikoscore für PONV nach Apfel

Risikofaktor	Punktwert
Weibliches Geschlecht	1
Nichtraucherstatus	1
Bekannte Reisekrankheit oder früher aufgetretene PONV	1
Erwartete postoperative Opioidgabe	1

Standardisierte Blutungsanamnese

Mit der Blutungsanamnese kann eine verstärkte Blutungsneigung mit hoher Sensitivität und Spezifität detektiert werden. Sie wird standardisiert durchgeführt und umfasst folgende Fragen:

- Ist jemals eine Blutgerinnungsstörung festgestellt worden?
- Sind folgende Blutungsarten beobachtet worden:
  - Nasenbluten ohne erkennbare Ursache?
  - Blaue Flecken oder punktförmige Blutungen ohne erkennbare Ursache?
  - Blutungen in Gelenke, Weichteile oder Muskeln?
  - Längeres Nachbluten nach Schnitt- oder Schürfwunden?
- Kam es zu längerem oder verstärktem Nachbluten bei Zahnextraktionen?
- Kam es zu einer verstärkten Blutung während oder nach einer Operation?
- Ist eine schlechte Wundheilung bekannt?
- Gibt es familiäre Fälle von verstärkter Blutungsneigung?
- Wurden in den letzten zwei Wochen gerinnungsaktive Medikamente eingenommen?
- Werden derzeit Analgetika oder Antirheumatika eingenommen?
- Bei weiblichen Patienten: Ist die Menses verstärkt oder verlängert (> 7 Tage)?

Beantwortet der Patient eine der Fragen mit „Ja", sollte eine weitergehende Labordiagnostik in Erwägung gezogen werden.

Körperliche Untersuchung

Die körperliche Untersuchung entspricht der aus der Inneren Medizin und Chirurgie. Der Anästhesist fokussiert sich v. a. auf die Untersuchung des Atemwegs, der Lunge und des kardiovaskulären Systems. Außerdem inspiziert er Punktionsstellen für erforderliche Gefäßzugänge und die Regionalanästhesie.

Untersuchung des Atemwegs

Die Untersuchung des Atemwegs ist wie die Atemwegssicherung (➤ Kap. 2.1.4) das tägliche Brot des

Anästhesisten. Entsprechend wird Ihnen zu diesen Themenkomplexen sicher eine Frage der mündlichen Prüfung begegnen.

Der Atemweg wird mit verschiedenen Tests untersucht. Jeder ist für sich wenig sensitiv und spezifisch. Erst die Kombination ermöglicht eine sinnvolle Abschätzung. Einige Experten haben diese Tests auch zu Scoresystemen zusammengefügt. Diese sind oft schwierig zu merken und damit wenig praxistauglich. Verwirren Sie also damit weder sich selbst noch die Prüfer.

TIPP

Legen Sie sich unbedingt ein strukturiertes Vorgehen (z. B. anhand von ➤ Tab. 2.4) zurecht und erläutern Sie während der Untersuchung die Tests, die Sie durchführen. So strahlen Sie bei der Demonstration am Patienten Sicherheit aus.

Den **Test nach Mallampati** (➤ Tab. 2.5) müssen Sie unbedingt kennen und am Patienten einschätzen können. Dabei fordern Sie den Patienten auf, bei gerader Kopfhaltung den Mund so weit wie möglich zu öffnen und die Zunge herauszustrecken. Nun beurteilen Sie die Einsehbarkeit von Gaumen und Uvula.

Tab. 2.4 Strukturierte Untersuchung des Atemwegs

Untersuchung	Hinweis für schwierige Atemwegssicherung
Anamnese	• Erschwerte Atemwegssicherung in der Vergangenheit, Anästhesieausweis • Erkrankungen wie HWS-Trauma, Morbus Bechterew
Untersuchung der Mundhöhle und Erheben des Zahnstatus	• Mundöffnung < 4 cm • Mallampati-Status ≥ 3 • Zahnstatus: vorstehende Schneidezähne, lockere Zähne
Beweglichkeit des Temporomandibulargelenks (auch: Oberlippen-Beiß-Test)	• Keine Protrusion des Unterkiefers vor den Oberkiefer möglich • Fliehendes Kinn
Untersuchung des Halses	• Kurzer, kräftiger Hals • Veränderungen der Anatomie (z. B. Hämatom, Abszess, Z. n. Neck dissection, Z. n. Radiatio)? • Eingeschränkte HWS-Beweglichkeit, v. a. Reklination
Thyreomentaler Abstand auch: Patil-Test (➤ Abb. 2.1)	• ≤ 6,5 cm

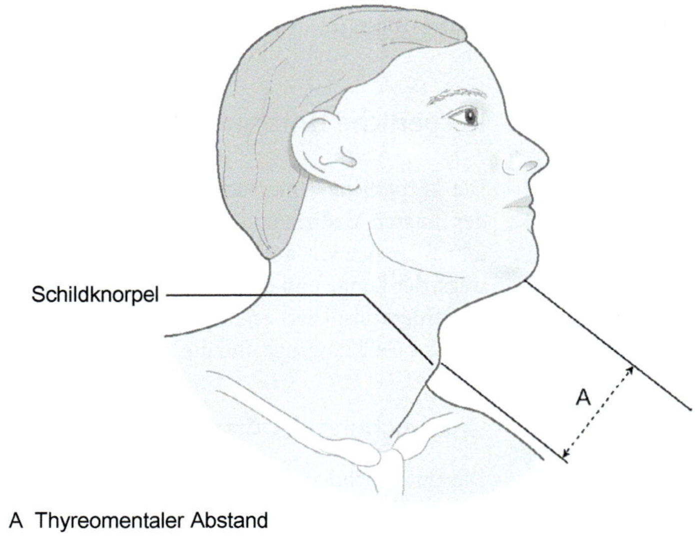

Abb. 2.1 Der thyreomentale Abstand (Abstand Oberkante Schildknorpel bis zum Kinn) wird bei maximal überstrecktem Kopf bestimmt. [G633]

Tab. 2.5 Mallampati-Klassifikation [L106]

	I	II	III	IV
Gaumen sichtbar?	Weicher und harter Gaumen sichtbar			Nur harter Gaumen sichtbar
Uvula sichtbar?	Komplett sichtbar	Spitze nicht sichtbar	Nur Basis sichtbar	Nicht sichtbar
Abbildung	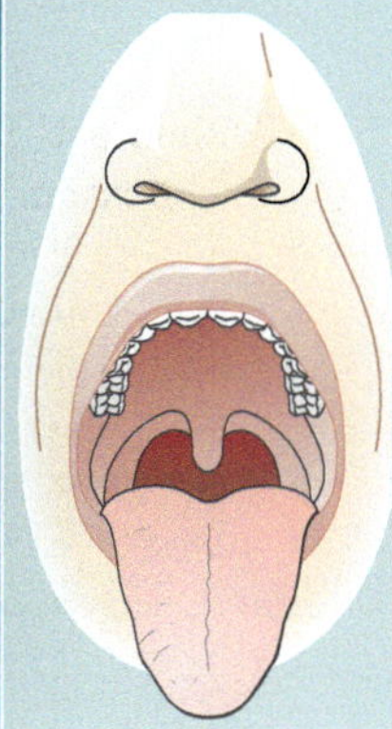	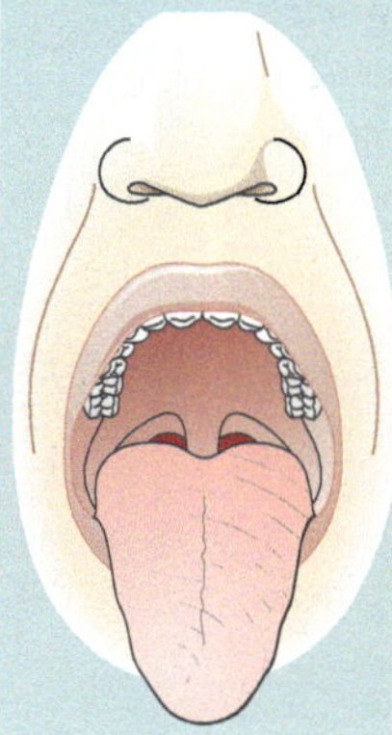	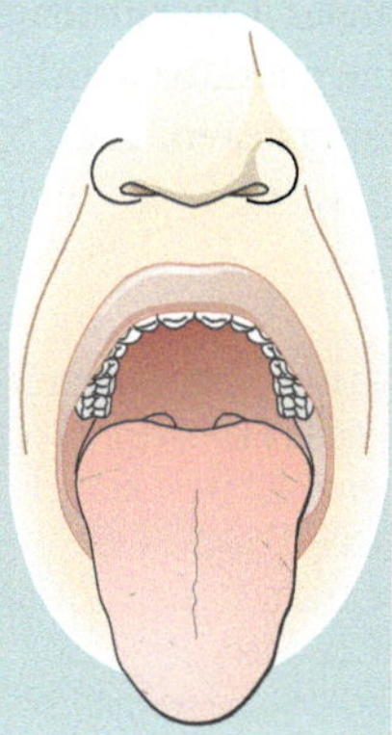	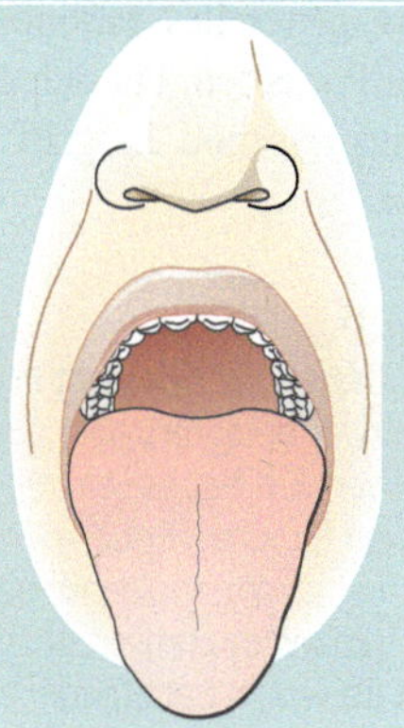

Wichtig ist, dass der Test ohne Phonation durchgeführt wird, der Patient soll also nicht „Ah!" sagen.

Untersuchung von Lunge und Thorax

Für den Anästhesisten steht bei der körperlichen Untersuchung v. a. die Frage nach dem Vorliegen einer **respiratorischen Insuffizienz** im Vordergrund.

Die körperliche Untersuchung sollte folgende Aspekte beinhalten:

- **Inspektion:** Atemfrequenz, Atemrhythmus, Thoraxform (z. B. Fassthorax), Trommelschlägelfinger/Uhrglasnägel, Einsatz der Atemhilfsmuskulatur, Zyanose
- **Palpation:** Stimmfremitus
- **Perkussion:** Klopfschall, Verschieblichkeit der Lungengrenzen
- **Auskultation:** Atemgeräusch

PLUS

Zeichen der Dyspnoe im Säuglings- und Kindesalter sind neben einer Tachypnoe v. a. interkostale, juguläre und sternale Einziehungen bei der Inspiration sowie Nasenflügeln (Mitbewegen der Nasenflügel bei der Atmung).

Erheben Sie die Befunde dabei immer im Seitenvergleich.

TIPP

Fassen Sie die Befunde, die Sie erhoben haben, in Worte und vermeiden Sie verallgemeinernde Aussagen wie „Lunge ohne (pathologischen) Befund". Einen Normalbefund bei der Untersuchung der Lunge könnten Sie z. B. folgendermaßen beschreiben: Eupnoe, Thorax symmetrisch und ohne Deformitäten, seitengleiche Atemexkursionen, keine Zeichen einer Zyanose, seitengleicher Stimmfremitus, sonorer Klopfschall bds., Zwerchfell in regulärer Höhe, bds. 5 cm atemverschieblich, seitengleiche Belüftung, vesikuläres Atemgeräusch bds., keine Rasselgeräusche.

Untersuchung des kardiovaskulären Systems

Neben einer Beurteilung von Herzrhythmus und -frequenz ist von anästhesiologischer Seite v. a. die Untersuchung auf **Zeichen der Herzinsuffizienz** und die Identifikation bislang unbekannter Herzgeräusche von Bedeutung. Der typische Untersuchungsgang umfasst:

- **Inspektion:** Zeichen der Zyanose oder Dyspnoe wie unter Untersuchung von Lunge und Thorax, Stauungszeichen (Ödeme, gestaute Halsvenen)
- **Palpation:** Herzrhythmus, Herzfrequenz, Pulsdefizit, Herzspitzenstoß
- **Auskultation:** Herztöne, Herzgeräusche, Strömungsgeräusche über den großen Gefäßen

Außerdem sollte eine beidseitige Blutdruckmessung erfolgen.

2

Laboruntersuchungen

Laborwerte sollten vor einer Anästhesie nur bestimmt werden, wenn die Anamnese oder körperliche Untersuchung auffällige Befunde gezeigt hat. Ein generelles präoperatives Laborscreening wird für Patienten, die sich einem elektiven nicht kardiochirurgischen Eingriff unterziehen, nicht empfohlen.

TIPP

- Lassen Sie sich nicht in die Irre führen, wenn Sie einen zwar betagten, aber gesunden Patienten vor sich haben. Ein hohes Lebensalter allein stellt keine Indikation für eine „Routine-Blutentnahme" dar! Ebenso wenig ist entscheidend, ob es sich um einen kleinen oder großen operativen Eingriff handelt.
- Bei jedem Laborparameter, den Sie nennen, sollten Sie wissen, warum Sie ihn bestimmen und welche Änderungen am anästhesiologischen Vorgehen ein pathologischer Wert zur Folge hat.

Von den deutschen Fachgesellschaften für Anästhesiologie und Intensivmedizin, Innere Medizin und Chirurgie werden Laboruntersuchungen bei den in ➤ Tab. 2.6 genannten Erkrankungen als Minimalstandard empfohlen.

Untersuchungen der Blutgerinnung sind nur bei einer positiven Gerinnungsanamnese oder bei Medikation mit gerinnungsmodifizierenden Präparaten (z. B. Vitamin-K-Antagonisten) sinnvoll.

PLUS

Erwähnen Sie ruhig, dass durch die Bestimmung der Gerinnungsparameter Thrombozyten, aPTT und Quick/INR eine verstärkte Blutungsneigung (hämorrhagische Diathese) nicht sicher ausgeschlossen werden kann. Sie sollten dann aber auch eine Antwort auf die sicher folgende Rückfrage parat haben: Störungen der Thrombozytenfunktion und des Von-Willebrand-Faktors sind die häufigsten Störungen der Blutgerinnung. Diese Störungen der primären Hämostase werden von den üblichen Laborparametern nicht erfasst.

Sollte Ihr Prüfer dennoch auf der Nennung von Laborwerten beharren, können Sie sich für die Single-shot-Spinalanästhesie z. B. an der „50er-Regel" orientieren: Thrombos > 50.000/μl, Quick > 50 %, aPTT < 50 s. Für die Periduralanästhesie wird eine Thrombozytenzahl > 80.000/μl empfohlen. Allerdings sind diese Grenzen nicht einheitlich definiert, sodass Sie im Zweifel eher etwas höhere Werte angeben sollten.

Tab. 2.6 Empfohlene präoperative Laboruntersuchungen

	(V. a.) Erkrankung von			
	Herz/Lungen	Leber	Niere	Blut
Hämoglobin	X	X	X	X
Leukozyten				X
Thrombozyten		X		X
Natrium, Kalium	X	X	X	X
Kreatinin	X	X	X	X
ASAT, Bilirubin, aPTT, INR		X		

Basierend auf den Empfehlungen der deutschen Fachgesellschaften für Anästhesiologie und Intensivmedizin, Innere Medizin und Chirurgie

Apparative Zusatzuntersuchungen

Wie bei den Laboruntersuchungen gilt, dass ein generelles Screening oder feste Vorgaben wie „EKG bei jedem Patienten über 40 Jahren" nur in seltenen Fällen zusätzliche Erkenntnisse bringen und daher nicht sinnvoll sind.

MERKE

Bei gesunden Patienten müssen keine apparativen Zusatzuntersuchungen durchgeführt werden.

Mit dem Wissen, dass zusätzliche apparative Untersuchungen nur sinnvoll sind, wenn sie Ihnen tatsächlich mehr Informationen über den Zustand des Patienten geben und ihr Befund das anästhesiologische Vorgehen verändern kann (➤ Tab. 2.7), werden Sie die meisten Fragen zu dieser Thematik intuitiv richtig beantworten.

PLUS

Auch bei Patienten mit einem Herzschrittmacher ist ein präoperatives 12-Kanal-EKG nur erforderlich, wenn die regelmäßige Schrittmacherkontrolle nicht eingehalten wurde oder der Patient klinische Symptome aufweist.

Tab. 2.7 Präoperative apparative Zusatzuntersuchungen und ihre Indikationen

Apparative Untersuchung	Indikation
12-Kanal-EKG	• Asymptomatische Patienten, aber – Eingriff mit hohem kardialen Risiko (Aortenchirurgie, große periphere arterielle Gefäßeingriffe) oder – Vorliegen von kardialen Risikofaktoren: Herzinsuffizienz, KHK, pAVK, zerebrovaskuläre Insuffizienz, Diabetes mellitus, Niereninsuffizienz • Symptomatische Patienten mit ischämischer Herzerkrankung, Herzrhythmusstörungen, Klappenerkrankungen, Herzvitien, Herzinsuffizienz, ICD-Träger
Röntgen-Thorax	• Neu aufgetretene oder akut symptomatische Erkrankung, z. B. Pneumonie, Pleuraerguss, Atelektase • V. a. OP- oder anästhesierelevanten Befund, z. B. ausgeprägte Struma oder Thoraxdeformität
Echokardiografie	• Neu aufgetretene Dyspnoe unklarer Genese • Bekannte Herzinsuffizienz und Symptomverschlechterung innerhalb der letzten 12 Monate • Bislang nicht bekanntes oder nicht abgeklärtes Herzgeräusch auch bei normaler Belastbarkeit (umstritten)
Lungenfunktion	• Neu aufgetretene bzw. V. a. akut symptomatische pulmonale Erkrankung zur Einschätzung des Schweregrads und der Therapiekontrolle
Sonografie der Halsgefäße	• Schlaganfall oder TIA in den letzten 6 Monaten • Geplanter großer arterieller gefäßchirurgischer Eingriff

Ist eine Untersuchung erst vor Kurzem durchgeführt worden (i. d. R. ½–1 Jahr) und hat sich der Gesundheitszustand des Patienten nicht verändert, muss sie nicht wiederholt werden.

TIPP

Wenn Ihr Prüfer Sie um die Beurteilung von Röntgenbildern oder EKGs bittet, gehen Sie strukturiert vor, auch wenn Sie den pathologischen Befund sofort sehen.

Bei Röntgenaufnahmen des Thorax könnte eine Reihenfolge beispielsweise sein

- Bildqualität: Strukturen vollständig abgebildet? Schärfe? Belichtung? Gerade Aufnahmeposition? Liegende oder stehende Aufnahme?
- Beschriftung: Datum, Patientenname, Seitenbeschriftung vorhanden?
- Zwerchfell: Lage, Sinus einsehbar?
- Pleura: Ergüsse? Pneumothorax?
- Lungenparenchym: Infiltrate? Wenn ja: Zuordnung zu einzelnen Lungenlappen möglich? Emphysem? Rundherde?
- Lungenhilus: Stauungszeichen?
- Herz: Konfiguration? Verhältnis Herz/Thorax?
- Mediastinum: Größe? Lage der Trachea? Verlauf der Aorta?
- Knöcherner Thorax und Weichteile: Frakturen von Klavikula oder Rippen? Hautemphysem?
- Fremdmaterial: Endotrachealtubus? Katheter? Magensonde? Thoraxdrainagen? Schrittmachersonden?

Beurteilung des Anästhesierisikos

Das Anästhesierisiko wird maßgeblich durch die Vorerkrankungen des Patienten, seine kardiopulmonalen Belastbarkeit, den Umfang des Eingriffs und die dabei zu erwartenden Volumenverschiebungen bedingt. Aus der Zusammenschau von Anamnese, körperlicher Untersuchung und eventuellen Zusatzuntersuchungen beurteilt der Anästhesist das Anästhesierisiko.

MERKE

Folgende Faktoren erhöhen das Anästhesierisiko entscheidend:

- KHK (Angina pectoris und/oder Z. n. Myokardinfarkt)
- Herzinsuffizienz
- Zerebrovaskuläre Insuffizienz (Schlaganfall oder TIA)
- Insulinpflichtiger Diabetes mellitus
- Niereninsuffizienz (Kreatinin > 2 mg/dl)

Unbedingt kennen sollten Sie die **ASA-Klassifikation** (➤ Tab. 5.1). Anhand der von der **A**merican **S**ociety of **A**nesthesiologists (ASA) entwickelten Klassifikation stuft der Anästhesist den Patienten in eine Risikokategorie ein.

2

TIPP

- Überlegen Sie unbedingt, in welche ASA-Kategorie Ihr Prüfungspatient eingeteilt wird. Wenn Sie sich nicht sicher sind, können Sie sich aber trösten: Selbst die Einschätzungen von erfahrenen Anästhesisten stimmen nicht immer überein, wobei im Alltag die größten Unsicherheiten bestehen, ob ein Patient in die Risikogruppe 2 oder 3 eingestuft wird. Wenn Sie Ihre Entscheidung gut begründen können, wird der Prüfer Ihre Antwort als richtig werten, auch wenn er vielleicht anderer Meinung ist.
- Nicht nur Anästhesisten, sondern auch Chirurgen und Internisten kennen die ASA-Klassifikation und fragen bisweilen ebenfalls danach.

Auswahl des Narkoseverfahrens

Der Anästhesist hat die Aufgabe, dem Patienten mögliche geeignete Anästhesieverfahren zu erläutern und ihn damit in die Lage zu versetzen, eine eigenständige Auswahl zu treffen. Die Auswahl hängt dabei sowohl von den patienteneigenen Faktoren (z. B. Vorerkrankungen, Nüchternheit) als auch vom geplanten Eingriff ab (➤ Abb. 2.2). So werden laparoskopische Eingriffe bis auf wenige Ausnahmen in Allgemeinanästhesie durchgeführt. In der Prüfung müssen Sie erläutern können, welche Narkoseverfahren Sie einem Patienten vorschlagen und welche Vor- und Nachteile diese jeweils mit sich bringen.

PLUS

Bei einer Allgemeinanästhesie sollten Sie sich auch über den Atemwegszugang (➤ Kap. 2.1.4) und die Frage, ob bei dem Patienten eine erhöhte Aspirationsgefahr vorliegt, Gedanken machen. Letztere erfordert eine sogenannte Rapid Sequence Induction (Synonyme: Ileuseinleitung, Crush-Intubation, Blitzeinleitung, ➤ Kap. 4.18, ➤ Kap. 5.1.7).

Unabhängig davon, ob Ihnen Ihr Anästhesieprüfer einen eigenen Patienten zugeteilt hat, sollten Sie auch bei den anderen Prüfungspatienten auf die Frage des Anästhesisten vorbereitet sein, was Sie bei der Narkose dieses Patienten beachten müssen (➤ Tab. 2.8).

Umgang mit Dauermedikation

Häufig gefragt wird, wie Sie mit der Dauermedikation des Patienten perioperativ verfahren. Sie können sich merken, dass mittlerweile die meisten Medikamente auch am OP-Tag weitergegeben werden. Vor allem die Gabe von β-Blockern muss wegen der Gefahr einer Rebound-Hypertonie fortgeführt werden.

TIPP

Als Medikamente, die vor einer OP pausiert werden sollen, können Sie sich orale Antidiabetika (**cave:** Metformin ist ein Sonderfall) und irreversible MAO-Hemmer merken.

Bei einigen Medikamenten (z. B. ACE-Hemmern oder AT_1-Blockern) müssen die Risiken von Fortführen und Absetzen abgewogen werden. Wie immer gilt: Wenn Sie Ihre Entscheidung gut begründen können, kann Ihnen keiner „einen Strick daraus drehen".

Das Thema finden Sie ausführlicher in ➤ Kap. 5.1.1.

Rechtsgültige Aufklärung

Einige Prüfer stellen Fragen zu rechtlichen Details bei der Patientenaufklärung. Mit den folgenden Stichpunkten werden Sie die meisten davon beantworten können:

- Jeder Patient muss vor einem Anästhesieverfahren rechtsgültig aufgeklärt werden und in das Verfahren einwilligen. Eine Anästhesie ist sonst eine Körperverletzung. Dies gilt auch für Wiederholungsnarkosen innerhalb eines kurzen Zeitraums. Bei Letzteren kann der Umfang jedoch deutlich geringer ausfallen, wenn sich der Zustand des Patienten nicht verändert hat und der Patient keine erneute Aufklärung wünscht.
- Die Aufklärung muss i. d. R. bis zum Vorabend des Eingriffs erfolgen. Ausgenommen sind Notfalleingriffe, für die – je nach Dringlichkeit – eine Einwilligung unmittelbar vor der Narkose oder ggf. auch keinerlei Einwilligung erforderlich ist. Bei einem bewusstlosen Patienten wird angenommen, dass er behandelt werden will (mut-

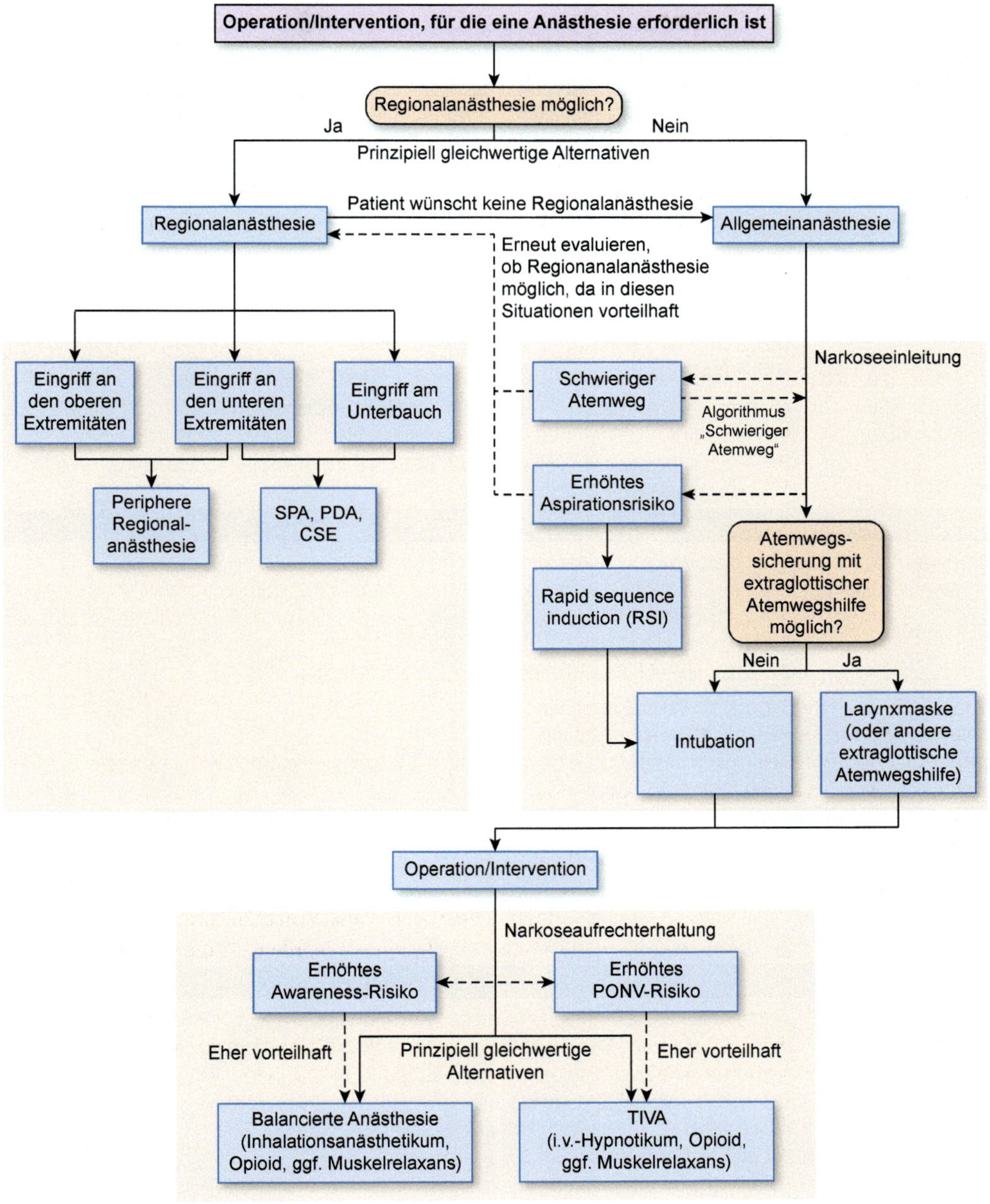

Abb. 2.2 Flussschema zur Auswahl des Narkoseverfahrens [L231]

maßlicher Wille). Es sei denn, es liegt eine anderslautende Verfügung vor.

- Der Anästhesist muss über alle möglichen Anästhesieverfahren informieren, auch wenn diese nicht an dem entsprechenden Krankenhaus durchgeführt werden.
- Nicht die Häufigkeit entscheidet, ob ein Risiko erwähnt werden muss, sondern die Frage, ob die Komplikation für das Verfahren typisch ist. Eine Querschnittslähmung bei einem rückenmarksnahen Anästhesieverfahren ist zum Glück äußerst selten, aber eben typisch und muss deshalb unbedingt

2

Tab. 2.8 Anästhesiologische Besonderheiten bei verschiedenen Vorerkrankungen

Erkrankung	Besonderheiten, Ziele und Vorgehen bei der Anästhesie
Kardiovaskuläre Erkrankungen	
Arterielle Hypertonie, KHK	• Therapie mit Betablockern perioperativ fortführen • Verschobene Blutdruckregulationskurve → Blutdruckabfall und Blutdruckspitzen/Tachykardie (z. B. bei Intubation) vermeiden → ggf. invasive Blutdruckmessung • Intraoperative Überwachung der ST-Strecke mit 5-poligem EKG (Detektion perioperativer Myokardischämien) • Postoperatives Kältezittern (Shivering) vermeiden
Aortenstenose	• (relative) Kontraindikation für rückenmarksnahe Regionalanästhesie aufgrund der durch die Sympathikolyse ausgelösten peripheren Vasodilatation • Tachykardie vermeiden • Suffiziente Vorlast und adäquaten Perfusionsdruck sicherstellen → Volumen/Noradrenalin
Aorten- und Mitralklappeninsuffizienz	• Moderate Tachykardie (Herzfrequenz 90–100/Min. anstreben) • Vermeiden von Hypertonie und Erhöhung der Nachlast • Bei eingeschränkter Hämodynamik Dobutamin und ggf. Phosphodiesteraseinhibitoren (z. B. Milrinon, Enoximon)
Erkrankungen der Atemwege	
Obstruktive Lungenerkrankungen	• „Asthmasprays" mit in den OP geben • Propofol und Ketamin vorteilhaft, Thiopental vermeiden (Gefahr eines Bronchospasmus) • Antagonisierung von Muskelrelaxanzien mit Acetylcholinesterasehemmern vermeiden (lösen Bronchokonstriktion aus) • Bei Beatmung auf ausreichende Exspirationszeit achten
Obstruktives Schlafapnoesyndrom (OSAS)	• Sedierende Medikamente vermeiden • Häufiger erschwerte Intubation • Verlängerte postoperative Überwachung mit Pulsoxymetrie, wenn vorhanden eigenes CPAP-Gerät benutzen
Lebererkrankungen	
Leberinsuffizienz, Leberzirrhose	• Verminderte hepatische Metabolisierung → verzögerter Medikamentenabbau → Medikamente mit geringer hepatischer Metabolisierung bevorzugen (z. B. Remifentanil, Cis-Atracurium) • Verminderte hepatische Synthese → evtl. Gerinnungsstörungen • Bei Aszites erhöhtes Aspirationsrisiko → RSI
Nierenerkrankungen	
Chronische Niereninsuffizienz	• Verminderte renale Exkretion → Medikamente mit organunabhängigem Abbau oder nur geringer Metabolisierung verwenden (z. B. Desfluran, Remifentanil/Sufentanil, Cis-Atracurium) • Nephrotoxische Medikamente meiden (z. B. NSAR) • Gefahr der Hyperkaliämie (**cave:** Succinylcholin) • Ausgeglichenen Volumenhaushalt anstreben • Bei Dialysepflichtigkeit: – Erfragen von: Eigendiurese, Trinkmenge, Dialyseintervall, letzte Dialyse, Shuntarm – Shuntarm nicht punktieren und intraoperativ mit Watte schützen – Regelmäßig Shunt auf charakteristisches „Schwirren" überprüfen
Stoffwechselerkrankungen	
Diabetes mellitus	• Vermeidung von perioperativen Hypo- oder Hyperglykämien → regelmäßige Blutzuckerüberwachung, ggf. Therapie mit Glukose oder Insulin • Gastroparese (Risikofaktoren: länger bestehender/schlecht eingestellter Diabetes mellitus, diagnostizierte Polyneuropathie, Dyspepsie) → erhöhtes Aspirationsrisiko → RSI • Bei Diabetes mellitus Typ 1 Stiff-Man-Syndrom möglich → erschwerte Intubation

Tab. 2.8 Anästhesiologische Besonderheiten bei verschiedenen Vorerkrankungen *(Forts.)*

Erkrankung	Besonderheiten, Ziele und Vorgehen bei der Anästhesie
Adipositas	• Häufig weitere Begleiterkrankungen (metabolisches Syndrom) • Geringere funktionelle Residualkapazität, erhöhte Atemarbeit, erhöhtes Herzzeitvolumen • Maskenbeatmung und Intubation oft erschwert • Intraoperativ PEEP-Beatmung mit (5–)8–10 mbar, prä- und postoperatives Atemtraining, frühestmögliche Mobilisation
Phäochromozytom	• Präoperative Blutdruckeinstellung mit Alphablockern (z. B. Phenoxybenzamin) • Intraoperativ ausgeprägte hämodynamische Schwankungen möglich → invasive Blutdruckmessung, ZVK, kurz wirksame blutdrucksenkende Medikamente (z. B. Glyceroltrinitrat) und Vasopressoren (Noradrenalin) bereithalten
Neurologische Erkrankungen	
Parkinson-Syndrom	• Dauermedikation unbedingt fortführen • Metoclopramid und andere Medikamente mit antidopaminerger Wirkung vermeiden
Myasthenia gravis	• Nichtdepolarisierende Muskelrelaxanzien vermeiden • Postoperativ Überwachungsstation

genannt werden. Das Aufklärungsgespräch sollte dabei neben allgemeinen auf die patientenspezifischen Risiken eingehen, z. B. ein erhöhtes Risiko für eine Aspiration bei einer notwendigen RSI.

- Bei Kindern müssen eigentlich beide Elternteile einwilligen. Bei kleineren Eingriffen reicht es allerdings aus, wenn ein Elternteil die Einwilligung des anderen bestätigt.
- Einwilligungsfähigkeit ist nicht das Gleiche wie Geschäftsfähigkeit. Ab dem Alter von ca. 14 Jahren können Jugendliche bei kleineren Interventionen selbst einwilligen. Der Anästhesist muss sich aber von der Einwilligungsfähigkeit überzeugen (kann der Jugendliche die Tragweite der Entscheidung überblicken) und diese auch entsprechend dokumentieren.
- Bei Patienten, die im Aufgabenkreis der Gesundheitssorge betreut sind, muss der Betreuer in das Anästhesieverfahren einwilligen.

TIPP

Ergibt sich aus den Prüfungsprotokollen, dass Ihr Prüfer Wert auf die juristischen Feinheiten legt, finden Sie zur Vorbereitung im Internet unter dem Suchbegriff „Aufklärungspflichten des Arztes" ausführlichere Informationen und Merkblätter.

2.1.2 Pharmakologie

Pharmakologisches Wissen ist in der Anästhesiologie essenziell, um die am besten geeigneten Medikamente für den Patienten auszuwählen. Für den Prüfer bietet es sich an, jedem Prüfungskandidaten eine Medikamentengruppe zuzuteilen und hierzu ins Detail zu gehen.

Intravenöse Hypnotika

Hypnotika (auch: Narkotika oder Anästhetika) werden verabreicht, um eine Narkose einzuleiten oder aufrechtzuerhalten. Mit Ausnahme von Ketamin weisen die verfügbaren Hypnotika keine analgetische Wirkung auf. Sie müssen daher bei schmerzhaften Eingriffen mit einem Opioid kombiniert werden.

Wenn Sie in der Anästhesie PJ gemacht haben, werden Sie wissen, dass Sie sich v. a. mit dem Hypnotikum **Propofol** beschäftigen sollten. Es ist gegenwärtig das am meisten verwendete i. v. Hypnotikum. Durch seine kurze Wirkdauer und geringe Kumulationsneigung erlaubt es eine gut steuerbare totale intravenöse Anästhesie (TIVA). Zudem wird seine Wirkdauer bei Leber- oder Niereninsuffizienz nur geringfügig beeinflusst. Für die Platzierung einer Larynxmaske ist Propofol anderen Hypnotika überlegen, da es die pharyngealen Atemwegsreflexe gut dämpft. Es weist einen antiemetischen Effekt auf und ist daher bei erhöhtem Risiko für PONV das Hypnotikum der Wahl.

2

MERKE

Propofol führt insbesondere nach Bolusgabe zu einer Hypotonie. Diese ist bei Patienten mit arterieller Hypotonie etwas stärker ausgeprägt als bei Gesunden. Bei Patienten mit Hypovolämie und bei Patienten im Schock kann der Blutdruckabfall sogar ein lebensbedrohliches Ausmaß annehmen. Die sonst empfohlene Einleitungsdosis von 2 mg/kg KG muss bei diesen Patienten oft deutlich reduziert werden (teilweise bis auf 0,5 mg/kg KG). Außerdem sollte der Blutdruck engmaschig gemessen und auf eine Hypotonie frühzeitig medikamentös reagiert werden, z.B. durch Gabe von Akrinor® oder Katecholaminen.
Ganz allgemein gilt, dass sich die Dosierung von Hypnotika immer nach der Wirkung richten sollte. Die in der Literatur angegebenen Dosierungen stellen allgemeine Erfahrungswerte dar.

Propofol ist in Wasser unlöslich und wird deshalb in Sojabohnenöl und Triglyzeriden emulgiert. Die aufgezogene Lösung muss wegen des hohen Kontaminationsrisikos innerhalb weniger Stunden verbraucht werden.

PLUS

- Wird Propofol zur Analgosedierung bei kritisch Kranken hoch dosiert (> 4 mg/kg KG/h) über mehrere Tage verabreicht, sind Fälle von Laktatazidose, Rhabdomyolyse, akutem Nierenversagen, bradykarden Herzrhythmusstörungen und Kreislaufversagen beschrieben. Die Ursache dieses mit hoher Letalität behafteten **Propofol-Infusionssyndroms** (PRIS) ist gegenwärtig unklar. Bei Kindern ist Propofol zur Langzeitanwendung kontraindiziert.
- Einige Prüfer wollen neben dem medizinischen Wissen auch Ihre mathematischen Fertigkeiten prüfen: Zur Narkoseeinleitung wird meist eine 1-prozentige Propofol-Lösung verwendet. Die Frage, wie viel mg in 1 ml enthalten sind, kann einem in einer Prüfungssituation ganz schön den Schweiß auf die Stirn treiben.
  Dabei müssen Sie gar nicht viel rechnen. Multiplizieren Sie die Prozentzahl mit 10 und Sie erhalten die Konzentration in mg/ml. Die 1-prozentige Propofol-Lösung enthält also 10 mg Propofol pro ml; und eine 0,75-prozentige Ropivacain-Lösung entsprechend 7,5 mg/ml Ropivacain.

Zu den anderen i. v. Hypnotika sollten Sie zumindest ein paar Stichpunkte kennen:

- **Thiopental:** Barbiturat; bereits lange erhältlich, daher großer Erfahrungsschatz und auch bei Schwangeren (z. B. zur Sectio caesarea) zugelassen; teils ausgeprägte Hypotonie nach Gabe; keine kontinuierliche Infusion, da dann u. a. sehr lange Wirkdauer; kontraindiziert bei Porphyrie
- **Etomidat:** nur wenig Beeinträchtigungen der Hämodynamik nach Gabe → für kardiale Risikopatienten vorteilhaft; Suppression der Kortisolsynthese in der Nebennierenrinde → keinesfalls in der Sepsis verabreichen und nicht für die kontinuierliche Infusion geeignet; höheres PONV-Risiko
- **Midazolam:** Benzodiazepin, kein echtes Hypnotikum, da auch in hoher Dosierung kein zuverlässiger Bewusstseinsverlust, eher in Kombination mit anderen Hypnotika
- **Ketamin:** NMDA-Rezeptor-Antagonist, als einziges Hypnotikum auch analgetische Wirkung, nur oberflächliche Bewusstlosigkeit nach Gabe, außerdem psychomimetische Nebenwirkungen (weniger beim rechtsdrehenden Enantiomer S-Ketamin) → Kombination mit z. B. Benzodiazepin; nur wenig Beeinträchtigung der Hämodynamik nach Gabe und erhaltene Schutzreflexe → Einsatz in Notfallmedizin, z. B. bei eingeklemmten und unzugänglichen Verletzten; bronchodilatatorische Wirkung

Inhalationsanästhetika

Inhalationsanästhetika vermitteln den Bewusstseinsverlust und die Amnesie bei einer balancierten Anästhesie. Mit Ausnahme von Lachgas wirken sie nicht analgetisch und müssen wie die i. v. Hypnotika für einen operativen Eingriff immer mit einem Opioid kombiniert werden. Da sie dem Inspirationsgasgemisch über spezielle Verdampfer (auch: Vapor) zugeführt werden, sind sie gut steuerbar. Außerdem kann die Gaskonzentration im Gegensatz zu i. v. Anästhetika gemessen werden.

PLUS

Chemisch sind die volatilen Anästhetika mit Fluor oder Chlor halogenierte Kohlenwasserstoffe.

Unter den Begriff Inhalationsanästhetika fallen die
- volatilen (verdampfbaren) Anästhetika und
- Lachgas.

Die volatilen Anästhetika sind bei Raumtemperatur flüssig. Eine Ausnahme bildet Desfluran, das bei Raumtemperatur als Gas vorliegt und daher einen speziellen Vapor benötigt. Gegenwärtig werden in der klinischen Praxis **Desfluran, Isofluran** und **Sevofluran** eingesetzt. Halothan und Enfluran wurden wegen ihres Nebenwirkungspotenzials und der schlechteren Steuerbarkeit abgelöst.

PLUS

Auch das Edelgas Xenon kann als Narkosegas eingesetzt werden. Es besticht unter anderem durch eine herausragende Steuerbarkeit. Der hohe Preis und die damit verbundene Notwendigkeit, das Gas in einem geschlossenen Narkosesystem zu applizieren, verhindern einen Routineeinsatz.

Hier die wichtigsten Eckpunkte zu den einzelnen Inhalationsanästhetika:

- **Desfluran:** gut steuerbar; geringste hepatische Metabolisierung; Siedepunkt bereits bei 23 °C, daher spezieller Verdampfer erforderlich
- **Isofluran:** von den aktuell verfügbaren Inhalationsanästhetika am schlechtesten steuerbar
- **Sevofluran:** gut steuerbar; angenehmer Geruch, daher als einziges zur inhalativen Narkoseeinleitung (v. a. bei Kindern) geeignet; größte hämodynamische Stabilität
- **Lachgas:** gut steuerbar; nur in Verbindung mit anderen (Inhalations-)Anästhetika, da nur geringe Potenz; wirkt als einziges Inhalationsanästhetikum analgetisch; Diffusionshypoxie bei Beenden der Zufuhr → Beatmung mit FiO_2 1,0 für 5 Minuten; Diffusion in luftgefüllte Räume; hohes Risiko für PONV

MERKE

Die volatilen Anästhetika können eine maligne Hyperthermie triggern und sind deshalb bei entsprechender Anamnese absolut kontraindiziert.

TIPP

Sie sollten unbedingt wissen, was der **MAC-Wert** bedeutet: Die Abkürzung MAC steht für minimale alveoläre Konzentration und ist ein Maß für die Wirkstärke eines Narkosegases. Der Wert ermöglicht unter anderem einen Vergleich der Potenz von Inhalationsanästhetika. Per Definition ist 1 MAC die Konzentration eines Inhalationsanästhetikums (Angabe in Volumenprozent), bei der 50 % der Patienten auf einen Hautschnitt nicht mit Abwehrbewegungen reagieren. Der MAC-Wert wird durch zahlreiche Faktoren beeinflusst. Die Gabe von Opioiden oder ein hohes Lebensalter verringern, ein chronischer Alkoholabusus erhöht ihn. Der MAC-Wert wird auch in ➤ Kap. 5.1.2 behandelt.
Außerdem sollten Sie schon einmal etwas vom **Blut-Gas-Verteilungskoeffizienten** gehört haben. Er gibt die Löslichkeit des Gases im Blut an. Je höher der Blut-Gas-Verteilungskoeffizient, umso mehr Anästhetikum wird im Blut gelöst. Es wird dann weniger Wirksubstanz am Gehirn als Wirkort abgegeben. Volatile Anästhetika mit einem hohen Blut-Gas-Verteilungskoeffizienten sind also schlechter steuerbar als solche mit einem niedrigen.

Opioide

Opioide werden aufgrund ihrer analgetischen Wirkung eingesetzt. In der Anästhesie, Intensiv- und Notfallmedizin werden fast ausschließlich reine µ-Agonisten verwendet, die i. v. verabreicht werden. So wirken sie schnell und sind gut steuerbar. Für die Anästhesie sind hauptsächlich folgende Nebenwirkungen von Bedeutung:

- Atemdepression
- Bradykardie, Hypotonie
- Thoraxrigidität (im Extremfall bis zur Unmöglichkeit der Beatmung)
- Sedierung (oft erwünschte Nebenwirkung)

Die weiteren Nebenwirkungen der Opioide sind in ➤ Kap. 2.4.3 zusammengefasst.

MERKE

Wann immer ein potentes Opioid verabreicht wird, muss die Möglichkeit zur Beatmung gegeben sein.

Sie sollten auf jeden Fall **Fentanyl** als Referenzsubstanz kennen. Es hat eine Wirkdauer von ca. 30 Min. Bei wiederholter Gabe kann es allerdings stark kumulieren.

Aufgrund seiner pharmakologischen Besonderheiten sollten Sie auch etwas zum **Remifentanil** erzählen können. Es ist ein ultrakurz wirksames Opioid (Wirkdauer ca. 5 Min.). Der Abbau erfolgt organunabhängig durch Esterasen im Gewebe und Blut. Es kumuliert nicht und ist hervorragend steuerbar. Oft wird es zusammen mit Propofol für eine TIVA verwendet. Eine Bolusgabe ist unüblich, Remifentanil wird i. d. R. als kontinuierliche Infusion verabreicht.

2

2

TIPP

Denken Sie daran, dass schon kurz nach Beendigung der Remifentanil-Gabe keinerlei analgetische Wirkung mehr vorhanden ist. Geben Sie also rechtzeitig vor Narkoseausleitung ein länger wirksames Analgetikum, wenn postoperativ mit dem Auftreten von Schmerzen zu rechnen ist.

Eine Opioidwirkung kann mit **Naloxon** antagonisiert werden.

Muskelrelaxanzien

Muskelrelaxanzien werden im Rahmen einer Allgemeinanästhesie eingesetzt, um bei der Intubation die Sicht auf den Larynx zu verbessern und das Risiko einer Stimmlippenschädigung zu verringern. Intraoperativ sollen sie dem Operateur optimale Eingriffsbedingungen bieten, was insbesondere bei Eingriffen im Thorax oder Bauchraum sowie bei mikrochirurgischer Präparation entscheidend ist.

Muskelrelaxanzien besetzen die Acetylcholinrezeptoren an der muskulären Endplatte, hemmen dort die Erregungsausbreitung und führen zu einer vollständigen Lähmung der quergestreiften Muskulatur.

MERKE

Bevor eine Narkose bei einem Patienten ausgeleitet wird, der ein Muskelrelaxans erhalten hat, muss das Abklingen der Wirkung durch die Relaxometrie (➤ Kap. 2.1.3) überprüft werden.

Sie sollten die Einteilung in depolarisierende (Succinylcholin) und **nichtdepolarisierende Muskelrelaxanzien (NDMR)** kennen.

Succinylcholin hat eine kurze Anschlagszeit (45–60 s) und ist ultrakurz wirksam (5 Min.). Wenn es den Acetylcholinrezeptor besetzt, löst es einmalig ein Aktionspotenzial aus. Dies zeigt sich klinisch durch kurzzeitige Muskelfaszikulationen. Diese kurzzeitige Muskelanspannung erklärt viele Nebenwirkungen und Kontraindikationen von Succinylcholin.

MERKE

Die Kontraindikationen für Succinylcholin sollten Sie unbedingt kennen:

- Hyperkaliämie, da Gabe zu einem (kurzzeitigen) weiteren K^+-Anstieg führt
- Bettlägerige Patienten oder Patienten einige Tage nach Brandverletzung, da sich bei ihnen Acetylcholin-Rezeptoren auch an anderen Stellen außer der motorischen Endplatte (sog. extrajunktionale ACH-Rezeptoren) ausbilden → es kann zu einem abnorm hohen K^+-Anstieg mit nachfolgendem Kreislaufstillstand kommen
- Perforierende Augenverletzungen durch kurzzeitigen Anstieg des Augeninnendrucks
- Anamnese einer malignen Hyperthermie (MH) oder verwandter Krankheitsbilder (➤ Kap. 4.7, ➤ Kap. 5.1.7)

Außerdem sollten Sie wissen, dass es nach Applikation hoher Dosen zur Ausbildung eines sog. Phase-II-Blocks (auch: Dualblock) kommen kann. Succinylcholin weist dann dieselben Charakteristika wie ein Block mit einem lang wirksamen NDMR auf.

Bei den NDMR sollten Sie wissen, dass diese weiter in Benzylisochinoline (Atracurium, Cis-Atracurium, Mivacurium) und Aminosteroide (Pancuronium, Rocuronium, Vecuronium) unterteilt werden. Es empfiehlt sich, einige der NDMR besser zu kennen, z. B.:

- **Cis-Atracurium:** Anschlagszeit 3–5 Min.; mittellange Wirkdauer (45 Min.); organunabhängiger Abbau, daher auch bei Leber- und Niereninsuffizienz sicher einsetzbar
- **Mivacurium:** Anschlagszeit 2–3 Min., kurze Wirkdauer (20 Min.); Metabolisierung über Plasmacholinesterase → stark verlängerte Wirkdauer bei hereditärem oder erworbenem Mangel
- **Rocuronium:** Anschlagszeit 1,5–3 Min., mittellange Wirkdauer (40 Min.), bei hoher Dosierung weitere Verkürzung der Anschlagszeit, damit Alternative zu Succinylcholin bei der RSI, dann jedoch lange Wirkdauer (> 60 Min.); hepatische Metabolisierung → verlängerte Wirkung bei Leberinsuffizienz

Die Wirkung der NDMR kann durch Gabe der Acetylcholin-Esterase-Inhibitoren **(Neostigmin, Pyridostigmin)** antagonisiert werden. Sie verhindern den Abbau von Acetylcholin. Die ansteigende Acetylcholin-Konzentration im synaptischen Spalt verdrängt das NDMR. Acetylcholin-Esterasehemmer werden immer in Kombination mit Atropin verabreicht, da es sonst zu Bradykardie, Bronchokonstriktion und erhöhter Speichel- und Bronchialsekretion kommt.

Für Rocuronium und Vecuronium steht mit **Sugammadex** außerdem ein Medikament zur Reversierung zur Verfügung. Es schließt die freien Relaxansmoleküle aus der Blutbahn irreversibel in seinen zentralen Hohlraum ein. Durch den entstehenden Konzentrationsgradienten werden nun die rezeptorgebundenen Moleküle gelöst und ebenfalls „enkapsuliert".

TIPP

Eine Antagonisierung sollte nur durchgeführt werden, wenn in der Train-of-four-Stimulation (TOF, ➤ Kap. 2.1.3) mindestens zwei Reizantworten nachweisbar sind.

Lokalanästhetika

Lokalanästhetika werden bei zentralen und peripheren Nervenblockaden, zur Infiltrationsanästhesie und auch bei der weniger gebräuchlichen intravenösen Regionalanästhesie eingesetzt. Gerne wird nach dem Wirkmechanismus der Lokalanästhetika gefragt: Sie diffundieren durch die Nervenfasermembran, blockieren dort reversibel spannungsgesteuerte Na^+-Kanäle und verhindern die Entstehung eines Aktionspotenzials. Das Lokalanästhetikum liegt im Körper in zwei Formen vor, die unterschiedliche Eigenschaften aufweisen:

- Ungeladen: lipophil → ermöglicht Diffusion durch Nervenfasermembran (Lipidmembran) zum Na^+-Kanal
- Geladen: hydrophil → Bindung an Na^+-Kanal an der Innenseite der Membran (aktive Form)

Welche Form überwiegt, wird durch den pK_a-Wert (gibt den pH-Wert an, bei dem jeweils zur Hälfte die ungeladene und geladene Form vorliegt) des Lokalanästhetikums bzw. vom pH-Wert des umliegenden Gewebes bestimmt.

Tab. 2.9 Charakteristika wichtiger Lokalanästhetika

	Potenz	Anschlagszeit	Wirkdauer
Bupivacain	Hoch	Lang	Lang
Lidocain	Mittel	Kurz	Mittel
Mepivacain	Mittel	Kurz	Mittel
Prilocain	Mittel	Kurz	Mittel
Ropivacain	Hoch	Lang	Lang

PLUS

Lokalanästhetika wirken in entzündetem Gewebe wegen des niedrigen pH-Werts nicht oder nur schwach. Hintergrund dafür ist, dass sie dann nur in der geladenen Form vorliegen und die Nervenfasermembran nicht durchdringen können.

TIPP

Folgende Faktoren sind für die pharmakokinetischen Unterschiede der Lokalanästhetika entscheidend:

- Lipidlöslichkeit → Potenz
- pK_a-Wert → Anschlagszeit
- Proteinbindung → Wirkdauer

Die einzelnen Lokalanästhetika unterscheiden sich hinsichtlich ihrer Potenz, Anschlagszeit und Wirkdauer (➤ Tab. 2.9).

MERKE

Hohe Prilocain-Dosierungen führen zur Bildung von Met-Hb mit Hypoxie!

2.1.3 Überwachung während der Anästhesie

Körperliche Untersuchung

Auch wenn der Großteil der anästhesiologischen Überwachung mittlerweile apparativ erfolgt, gibt es viele Prüfer, die auf die Beurteilung klinischer Zeichen während der Narkose Wert legen. Wenn Sie also gefragt werden, auf welche **klinischen Zeichen** Sie während einer Anästhesie achten, können Sie Folgendes antworten:

- Beobachtung regelmäßiger seitengleicher Thoraxexkursionen und unauffälliger Auskultationsbefund als Hinweise für eine suffiziente Ventilation
- Veränderungen des Hautkolorits, z. B. Zyanose als (spätes) Zeichen einer unzureichenden Oxygenierung
- Hautturgor, Urinausscheidung, Blutverlust, Rekapillarisierungszeit und Gefäßinjektion der Konjunktiven als Hinweise auf Volumenstatus oder das Vorliegen einer Blutungsanämie

- Vegetative Reaktionen wie Schwitzen, Augentränen oder weite Pupillen als Hinweis auf unzureichende Narkosetiefe
- Überprüfung der Lagerung des Patienten zum Schutz vor Nerven- und Plexusschäden.

Apparative Überwachung

Da die Messwerte der apparativen Überwachung nur sicher verwertet werden können, wenn man weiß, wie diese erhoben werden und welche Fehlerquellen es gibt, gehen viele Anästhesieprüfer auf die **Grundlagen der Monitoringverfahren** ein (➤ Tab. 2.10).

MERKE

Zum **apparativen Basismonitoring,** das bei jeder Allgemein- und Regionalanästhesie sowie bei Analgosedierung und zum anästhesiologischen „Stand-by" durchgeführt wird, zählen:

- EKG
- Blutdruckmessung (je nach Erfordernis nichtinvasiv oder invasiv)
- Messung der Sauerstoffsättigung (SpO_2)
- Messung der Körpertemperatur bei Eingriffen > 1 h
- Relaxometrie bei Anwendung von Muskelrelaxanzien
- Bei Beatmung Messung von FiO_2, $etCO_2$ (Kapnometrie bzw. Kapnografie) sowie des Atemwegsdrucks und der Konzentration von volatilen Anästhetika

Tab. 2.10 Apparative Überwachungsverfahren in der Anästhesiologie

Verfahren	Überwachung von	Messprinzip	Fehlerquellen
EKG	Herzfrequenz und -rhythmus, Auftreten von Myokardischämie (über Analyse der ST-Strecke)	Messung der bei der Erregungsbildung und -leitung auftretenden elektrischen Spannungen (Herzstromkurve) über Hautelektroden	Muskelzittern, Einsatz anderer elektrischer Geräte (z. B. Elektrokauter)
Nichtinvasive Blutdruckmessung (NIBP)	Blutdruck	Messung der beim Ablassen einer luftgefüllten Blutdruckmanschette durch die arterielle Pulsation entstehenden Schwingungen (oszillometrische Messung); die maximale Amplitude entspricht dabei dem arteriellen Mitteldruck	Andere Schwingungen (z. B. während eines Transports oder Kompression der Blutdruckmanschette von außen, z. B. durch den Operateur), falsche Manschettengröße
Sauerstoffsättigung (SpO_2)	Sauerstoffsättigung, Herzfrequenz	Messung der Lichtabsorption zweier Wellenlängen (oxygeniertes Hämoglobin 660 nm, desoxygeniertes Hb 940 nm)	Nagellack, i. v. Injektion von Farbstoffen wie Methylenblau, Kohlenmonoxid, Met-Hb periphere Minderperfusion, Bewegungsartefakte
Kapnometrie, -grafie	CO_2-Konzentration in der Ausatemluft	Messung der Lichtabsorption von Infrarotlicht, Messung findet am Ende der Ausatmung statt (endtidal, daher $etCO_2$); nach dem Ort der Messung unterscheidet man Seitenstrom- und Hauptstrommessung	Undichtigkeit im Beatmungssystem, Tubusverlegung
Neuromuskuläres Monitoring (Relaxometrie)	Wirkung und Abbau von Muskelrelaxanzien	Externe elektrische Stimulation eines Nerven mit spezifischen Stimulationsmustern → Messung der Beschleunigung (Akzelerometrie) am Kennmuskel	M. adductor pollicis nicht repräsentativ für das gesamte muskuläre System (Zwerchfell erholt sich z. B. von neuromuskulärer Blockade schneller) Hypothermie
Invasive Druckmessung	z. B. arterieller Blutdruck, ZVD, Hirndruck (ICP)	Druckwellen werden über einen mit Kochsalz gefüllten luftleeren Schlauch fortgeleitet und an der Membran eines Druckwandlers (auch: Transducer) in elektrische Impulse umgewandelt	Luftblasen im System, fehlerhafter Nullabgleich oder falsches Niveau (z. B. durch Herunterfallen des Druckwandlers)

PLUS

Wenn Sie vor die (hoffentlich nur theoretische) Wahl gestellt werden, welches der Messverfahren Sie als Einziges für eine Anästhesie zur Verfügung haben wollen, entscheiden Sie sich unbedingt für die **Pulsoxymetrie.** Diese ermöglicht in nur einem Verfahren die Beurteilung der Oxygenierung wie auch der Herzfrequenz. Anhand der Kurvenform kann man mit etwas Übung auch Aussagen zur Perfusion und zum Volumenstatus treffen.

Die sogenannte Tonmodulation erlaubt übrigens auch eine Beurteilung, wenn der Anästhesist gerade nicht auf den Monitor schaut. Anästhesiemonitore sind so konfiguriert, dass der Ton bei Normalwerten hoch ist. Sinkt die Sauerstoffsättigung, wird der Ton tiefer.

Neuromuskuläres Monitoring (Relaxometrie)

Durch die Relaxometrie werden Wirkung und Abbau von Muskelrelaxanzien überwacht. Vor der Narkoseausleitung soll damit die sichere Rückkehr der Schutzreflexe überprüft werden.

Intraoperativ kann mit der Relaxometrie eine zu tiefe Relaxierung und damit eine unnötig verlängerte Narkosedauer vermieden werden.

MERKE

Jeder Patient, der ein Muskelrelaxans erhalten hat, muss durch ein neuromuskuläres Monitoring überwacht werden! Dies gilt auch nach Gabe von kurz wirksamen Substanzen, da es nach wiederholter Gabe zur Kumulation gekommen oder der Abbau durch eine veränderte Metabolisierung verlängert sein kann. Die klinische Überprüfung (z. B. Kopf anheben oder Zunge herausstrecken > 5 s) ist nicht zuverlässig genug. Ein postoperativer Relaxansüberhang erhöht wegen der eingeschränkten Schutzreflexe die Rate pulmonaler Komplikationen und kann zu einer psychischen Traumatisierung führen.

In der Regel werden für die Relaxometrie zwei Elektroden am distalen Unterarm über den Verlauf des N. ulnaris aufgeklebt. Der Nerv wird supramaximal elektrisch stimuliert und die Kontraktion des M. adductor pollicis (Beugung und Adduktion des Daumens) ausgewertet. Da die Kraft nur durch aufwendige Apparaturen messbar ist, wird in der Praxis die Beschleunigung gemessen (Akzelerometrie). Diese ist zur Kraft proportional. Die Stimulation ist schmerzhaft und sollte nur am narkotisierten Patienten durchgeführt werden.

Auf jeden Fall sollten Sie etwas zur **TOF-Stimulation** (**T**rain **o**f **f**our) erzählen können, da dieses Muster am häufigsten eingesetzt wird. Dabei werden vier supramaximale Reize in kurzer Folge appliziert. Die Frequenz beträgt 2 Hz, die Reize werden also im Abstand von 0,5 s ausgesandt. Aus dem Verhältnis der vierten zur ersten Reizantwort (T4/T1) wird der sogenannte TOF-Quotient gebildet.

PLUS

Um das Prinzip der bei der Relaxometrie verwendeten Stimulationsmuster zu verstehen, müssen Sie zunächst verstehen, was **„Fading"** bedeutet: Bei einer tiefen Muskelrelaxation durch ein nichtdepolarisierendes Muskelrelaxans (NDMR) sind sämtliche Acetylcholin-Rezeptoren (ACh-Rezeptoren) durch das Relaxans besetzt. Eine elektrische Stimulation führt nicht zu einer Reizantwort. Nach einer Zeit ist aufgrund von Umverteilungsphänomenen nur noch ein Teil der ACh-Rezeptoren (ca. 70 %) durch das Relaxans besetzt. Die Wirkung des Relaxans lässt entsprechend nach, und mit der Relaxometrie ist eine Reaktion am Kennmuskel detektierbar. NDMR blockieren aber neben den postsynaptischen auch präsynaptische ACh-Rezeptoren. Diese sorgen für die Bereitstellung von Acetylcholin, wenn die Speicher aufgebraucht sind. Da ein Teil der ACh-Rezeptoren aber noch mit Muskelrelaxans besetzt sind, steht aber nicht so viel ACh zur Verfügung wie üblich. Werden daher kurz nach einer Kontraktion weitere Reize ausgelöst, nimmt die Kontraktionskraft mit jedem Reiz ab. Dies wird als Fading bezeichnet.

Wird einem narkotisierten Patienten ein NDMR verabreicht, nimmt der TOF-Quotient zunächst von 1,0 (d. h., alle vier Reize sind gleich stark auslösbar) zunächst ab (➤ Abb. 2.3a). Bei tiefer neuromuskulärer Blockade ist keine Kontraktion nachweisbar. Lässt die Blockade nach, sind zunächst ein, später vier Kontraktionen auslösbar. Erst mit dem Vorliegen von vier Reizantworten kann der TOF-Quotient berechnet werden. Sie sollten unbedingt wissen, dass zur Extubation ein TOF-Quotient von > 0,9 erreicht sein muss.

Nach Gabe eines depolarisierenden Muskelrelaxans (Succinylcholin) bleibt ein Fading aus, die Kontraktionsamplituden sind also gleich stark vermindert (➤ Abb. 2.3b). Der TOF-Quotient zeigt den Wert 1 bei beginnender oder nachlassender Blockade bzw. den Wert 0 bei tiefer Relaxation.

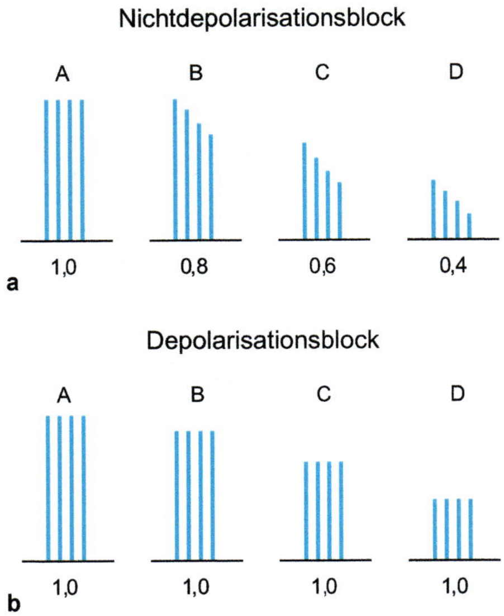

Abb. 2.3 TOF-Stimulation nach Gabe eines NDMR **(a)** und von Succinylcholin **(b)** [L126]

Blutgasanalyse

Während umfangreicher chirurgischer Eingriffe oder bei bestimmten Krankheitsbildern ist eine regelmäßige Blutgasanalyse sinnvoll. Sie gibt Auskünfte über:

- Elektrolytstatus: Na^+, K^+, Ca^{2+}, Cl^-
- Säure-Basen-Haushalt (Normwerte ➤ Tab. 2.11): pH, Bikarbonat, Base Excess, Laktat
- Oxygenierung: paO_2, $paCO_2$, sO_2, bei einigen Geräten auch Anteil der Dyshämoglobine wie CO-Hb, Met-Hb
- Hämoglobin, Hämatokrit
- Glukose

Tab. 2.11 Normwerte des Säure-Basen-Haushalts

Parameter	Normwert
pH-Wert	7,35–7,45
paO_2	70–100 mmHg
$paCO_2$	35–45 mmHg
Base excess (BE)	–3 bis +3 mmol/l
Standard-Bikarbonat (HCO_3^-)	22–26 mmol/l

Die Parameter der Oxygenierung sind nur bei einer arteriellen oder kapillären Blutentnahme sinnvoll verwertbar. Bei periphervenösen Abnahmen, die nach längerem Stauen abgenommen werden, muss der K^+-Wert mit Vorsicht interpretiert und die Messung wiederholt werden, wenn der Wert unplausibel hoch erscheint.

PLUS

Bei der Messung des Säure-Basen-Haushalts werden im Blutgasanalysator der pH-Wert und der pCO_2 direkt gemessen. Die Bikarbonatkonzentration wird anschließend über die Henderson-Hasselbalch-Gleichung berechnet.

PLUS

Der **pH-Wert** beschreibt keinen linearen Verlauf der Wasserstoffionenkonzentration, sondern den negativen dekadischen Logarithmus. Ein Abfall des pH-Werts von 7,4 auf 7,1 bedeutet bereits entsprechend eine Verdopplung der Konzentration an H^+-Ionen. Und ein Abfall des pH-Werts von 7,4 auf 6,4 entspricht einem Anstieg der H^+-Ionenkonzentration von normalerweise 40 auf 400 nmol/l, also einer Erhöhung um das Zehnfache. Ein (längerfristiger) pH-Wert < 7 gilt im Allgemeinen als nicht mit dem Leben vereinbar.

Sie sollten darauf vorbereitet sein, eine **Blutgasanalyse zur Interpretation** vorgelegt zu bekommen. Gehen Sie zur Beurteilung des Säure-Basen-Haushalts folgendermaßen vor:

1. Der erste Blick gilt dem pH-Wert: Azidose (pH < 7,35) oder Alkalose (pH > 7,45)?
2. Danach betrachten Sie den pCO_2: Hypokapnie (pCO_2 < 35 mmHg) oder Hyperkapnie (pCO_2 > 45 mmHg)? Ist der pCO_2 entgegengesetzt zum pH-Wert verändert (pCO_2 ↑ und pH ↓), ist die Störung respiratorisch. Veränderungen in die gleiche Richtung sprechen für eine metabolische Störung.
3. Zuletzt beurteilen Sie den metabolischen Einfluss anhand des Base Excess: Ist der BE gleichsinnig zum pH-Wert verändert (BE ↑ und pH ↑), liegt eine metabolische (oder je nach pCO_2 eine gemischt respiratorisch-metabolische) Störung vor. Andernfalls ist die Störung respiratorisch bedingt.

2.1.4 Anästhesiologische Fertigkeiten

Atemwegssicherung

Die Atemwegssicherung ist eines der Kernthemen (wenn nicht sogar das Kernthema) der Anästhesie. Die in ➤ Tab. 2.12 dargestellten Möglichkeiten der Atemwegssicherung werden sehr gern gefragt. Vielleicht hat Ihr Prüfer auch eine Auswahl an Tuben oder Masken dabei und will von Ihnen wissen, worum es sich dabei handelt und wann sie eingesetzt werden.

PLUS

Sie werden einen guten Eindruck machen, wenn Sie die Besonderheiten im Aufbau und das Vorgehen zur Platzierung des Doppellumentubus kennen.

Aufbau (➤ Abb. 2.5)**:** 2 Lumina unterschiedlicher Länge mit je einem eigenen Cuff. Das proximale Lumen (meist weiß) kommt in der Trachea oberhalb der Carina zu liegen, das distale (**b**lau = **b**ronchial) im Hauptbronchus. Je nach Lage des distalen Lumens unterscheidet man einen links- und rechtsläufigen DLT. Bis auf wenige Ausnahmen wird ein linksläufiger DLT eingesetzt, da der rechte Oberlappen sehr früh abgeht. Bei einem rechtsläufigen DLT besteht daher eine hohe Gefahr, dass nur Mittel- und Unterlappen ventiliert werden.

Tab. 2.12 Möglichkeiten der Atemwegssicherung

Bezeichnung	Beschreibung	Einsatzgebiet
Pharyngealtuben (liegen im Pharynx oberhalb der Glottisebene, bieten keinen Aspirationsschutz)		
Guedel-Tubus	Oropharyngealer Tubus ohne Cuff	Offenhalten der oberen Luftwege beim bewusstlosen oder soporösen Patienten
Wendl-Tubus	Nasopharyngealer Tubus ohne Cuff	Offenhalten der oberen Luftwege beim somnolenten Patienten (wird besser toleriert als ein Guedel-Tubus)
Extraglottische Atemwegshilfen		
Larynxmaske 1. Generation	Maske mit aufblasbarem Randwulst, die im Pharynx vor dem Kehlkopf zu liegen kommt	Allgemeinanästhesie bei geeigneten Eingriffen und Patienten (meist kürzere Eingriffe bei nüchternen Patienten)
Larynxmaske 2. Generation	Wie 1. Generation, aber mit zusätzlichem Kanal zur Platzierung einer Magensonde, außerdem verbesserte Abdichtung des Ösophagus	Wie 1. Generation, aber höhere Atemwegsdrücke (bis ca. 30 statt 20 cmH_2O) möglich, damit bei optimaler Lage auch Eingriffe bei Laparoskopien, in Bauchlage oder bei Adipositas möglich
Larynxtubus	Tubus mit einem unteren Cuff, der ösophageal zu liegen kommt und einem pharyngealen Cuff. Zwischen beiden Cuffs befindet sich das Lumen zur Beatmung.	Ähnlich Larynxmaske, aber in der Anästhesie weniger verbreitet, dafür häufig in der Notfallmedizin und beim schwierigen Atemweg eingesetzt
Endotrachealtuben (liegen unterhalb der Glottisebene in der Trachea)		
Magill-Tubus (➤ Abb. 2.4)	„Standardendotrachealtubus"	Allgemeinanästhesie, bei der eine Larynxmaske kontraindiziert ist, z. B. bei RSI
Woodbridge-Tubus	Wie Magill-Tubus, jedoch mit eingearbeiteter Drahtspirale	Wie Magill-Tubus, aber für bestimmte Eingriffe sinnvoll (z. B. OP in Bauchlage), da der Tubus nicht abknicken kann
Doppellumentubus (DLT)	Tubus mit zwei getrennten Lumina, die jeweils einen eigenen Cuff besitzen. Das distale Lumen wird in einen der Hauptbronchien eingeführt, das proximale liegt in der Trachea	Ein-Lungen-Beatmung in der Thoraxanästhesie oder bei einseitiger bronchialer Blutung
Trachealkanüle	Kanüle, die über ein Tracheostoma eingeführt wird	Bei langzeitbeatmeten Patienten oder nach Laryngektomie

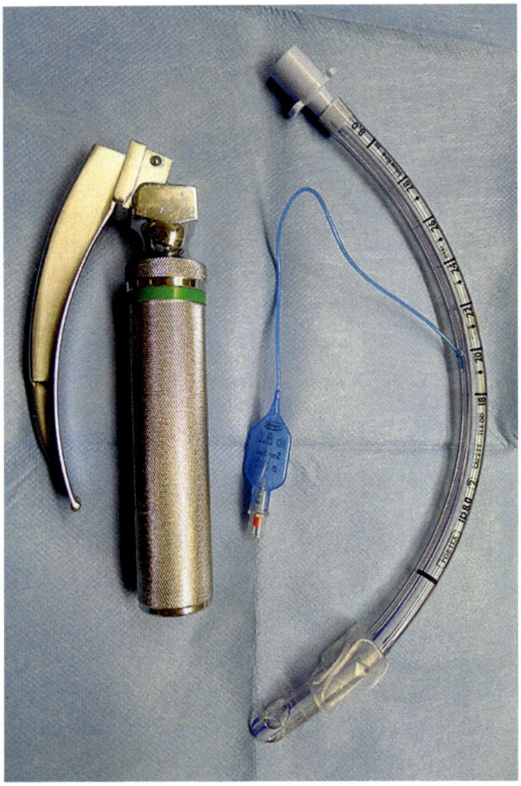

Abb. 2.4 Magill-Endotrachealtubus und Laryngoskop [O647]

Platzierung: Bei der Intubation zeigt das bronchiale Lumen zunächst nach oben. Nach Passieren der Stimmritze wird der Tubus (bei linksläufigen DLT) nach links gedreht und vorgeschoben, bis ein leichter, federnder Widerstand auftritt. Anschließend wird die Lage bronchoskopisch kontrolliert. Bei schlechter Sauerstoffsättigung wird der Tubus zunächst geblockt und der Patient vor Lagekontrolle beatmet. Die Lagekontrolle kann auch auskultatorisch durch wechselndes Blocken des bronchialen und trachealen Cuffs erfolgen.

Endotrachealtuben werden mittels Larnygoskop oder seltener auch fiberoptisch mit einem Bronchoskop platziert. Vor der Intubation erhalten die anästhesierten Patienten i. d. R. ein Muskelrelaxans. Hierdurch verbessern sich die Intubationsbedingungen und die Intubation wird weniger traumatisch. **Extraglottische Atemwegshilfen** werden dagegen blind vorgeschoben. Sie verursachen weniger Atemwegsreizungen. Da die Stimmritze nicht passiert wird, ist keine Muskelrelaxation erforderlich. Sie bieten einen weniger sicheren Aspirationsschutz als ein Endotrachealtubus.

TIPP

Wenn Sie beschreiben, wie Sie einen Patienten intubieren, vergessen Sie nicht zu erwähnen, dass Sie das Laryngoskop in die **linke** Hand nehmen.

PLUS

Sie sollten eine grundsätzliche Vorstellung davon haben, welche Größe der Atemwegszugang typischerweise haben soll: Bei Endotrachealtuben wird der Innendurchmesser (ID) angegeben. Für Erwachsene ist typischerweise ein „7,5er-Tubus" (Innendurchmesser 7,5 mm) geeignet. Für Kinder gilt als Faustregel: Tubusgröße (ID) = Alter/4 + 4,5. Bei Doppellumentuben wird der Außendurchmesser in Charrière angegeben. Für Erwachsene eignen sich meist die Größen 37 Ch (Frauen) oder 39 Ch (Männer). Larynxmasken und Larynxtuben haben andere Größenangaben. Für Erwachsene passen jeweils die Größen 4 oder 5.

Bei der Intubation wird die laryngoskopische Sicht auf die Stimmlippen anhand der **Einteilung nach Cormack und Lehane** beurteilt (➤ Tab. 2.13). Je

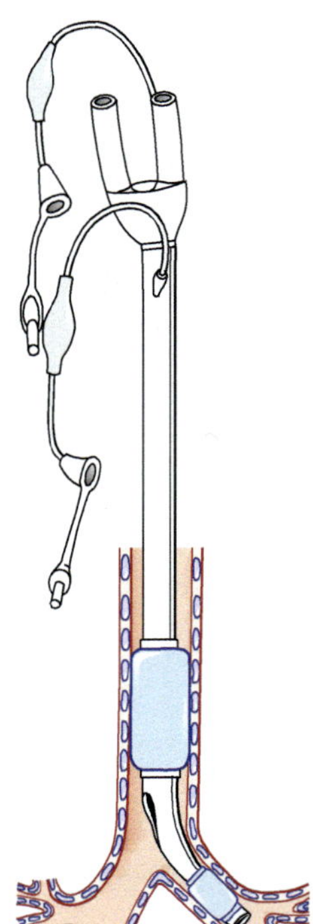

Abb. 2.5 Aufbau eines linksläufigen DLT [L126]

Tab. 2.13 Klassifikation nach Cormack und Lehane [L126]

Grad I	Grad II	Grad III	Grad IV
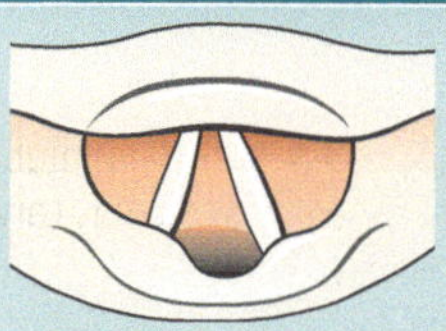	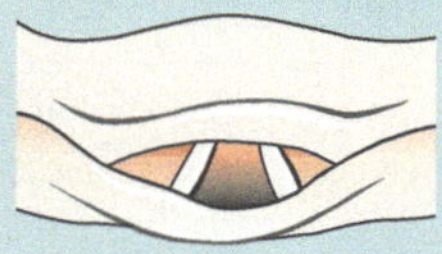	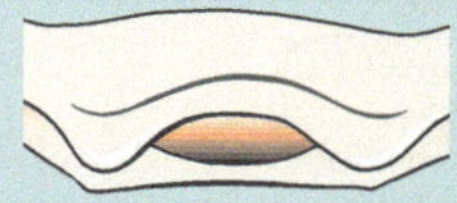	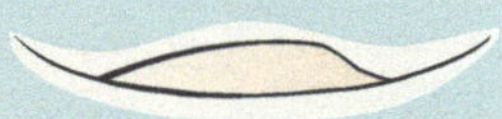
Gesamte Stimmritze sichtbar	Stimmritze nur teilweise sichtbar (hinteres Drittel/ hintere Kommissur)	Stimmritze nicht einstellbar, nur Epiglottis sichtbar	Auch Epiglottis nicht einstellbar, nur Zungengrund sichtbar

höher der Grad, umso schwieriger ist die Laryngoskopie. Sie sollten die Klassifikation gut kennen: Sie wird nicht nur abgefragt, es gibt auch Prüfer, die Ihnen ein Bild von einer Intubationssituation zeigen, das Sie entsprechend beschreiben und zuordnen müssen.

MERKE

Als schwierige Laryngoskopie gelten die Grade III und IV nach Cormack und Lehane.

MERKE

Zur Kontrolle der Tubuslage gibt es zahlreiche unsichere Zeichen. Dazu gehören z. B. Thoraxexkursionen, das Beschlagen des Tubus und auch die Auskultation. Die **3 sicheren Zeichen der korrekten endotrachealen Tubuslage** müssen Sie im Schlaf beherrschen:

- Tubus passiert die Stimmlippen unter Sicht
- Typische Kapnografiekurve
- Sichere Identifikation der Trachea (= sichtbare Knorpelspangen) bei bronchoskopischer Kontrolle

NOTFALLMANAGEMENT

Wenn sich die Oxygenierung bei einem beatmeten Patienten verschlechtert, erhöhen Sie zunächst die FiO_2 auf 1,0. Suchen Sie dann nach der Ursache. Das Akronym „DOPES" hilft Ihnen dabei:

- **D**isplacement → Kontrolle $etCO_2$, Auskultation, Inspektion
- **O**bstruction → Absaugkatheter einführen (Okklusion, Abknicken)
- **P**neumothorax → Auskultation (einseitiges Atemgeräusch?), Perkussion (hypersonorer Klopfschall?)
- **E**quipment → Beatmung mit Handbeatmungsbeutel und O_2 bis zur Klärung eines Gerätedefekts, ggf. Wechsel des Narkosegeräts
- **S**tomach → Anlage Magensonde

Schwierige Atemwegssicherung (Difficult Airway Management)

In jeder Klinik gibt es einen Algorithmus zur Beherrschung des schwierigen Atemwegs. Die Algorithmen unterscheiden sich zwischen einzelnen Kliniken, die Grundzüge sind jedoch identisch. Und auch Sie sollten bei der Prüfung ein **Schema** (➤ Abb. 2.6) im Kopf haben, wie Sie mit einem schwierigen Atemweg umgehen würden. Betonen Sie in der Prüfung, dass durch die präoperative Untersuchung des Atemwegs (➤ Kap. 2.1.1) viele Risikopatienten identifiziert und das anästhesiologische Prozedere schon im Vorfeld im Sinne der Patientensicherheit angepasst werden kann.

Neben der Frage, ob der Atemweg erwartet oder unerwartet schwierig ist, unterteilt man folgende Formen der schwierigen Atemwegssicherung:

- Schwierige Maskenbeatmung
- Schwierige Laryngoskopie und Intubation
- Cannot intubate, cannot ventilate

MERKE

Betonen Sie, dass bei allen Maßnahmen die Sicherstellung der Oxygenierung des Patienten im Vordergrund steht, nicht die Intubation. Außerdem ist es nie verkehrt, wenn Sie sagen, dass Sie sich frühzeitig Hilfe holen.

TIPP

Durch eine gewissenhafte Präoxygenierung haben Sie im Falle eines schwierigen Atemwegs mehr Zeit bis die Sauerstoffsättigung auf kritische Werte abfällt und es zu einer lebensbedrohlichen Notfallsituation kommt.

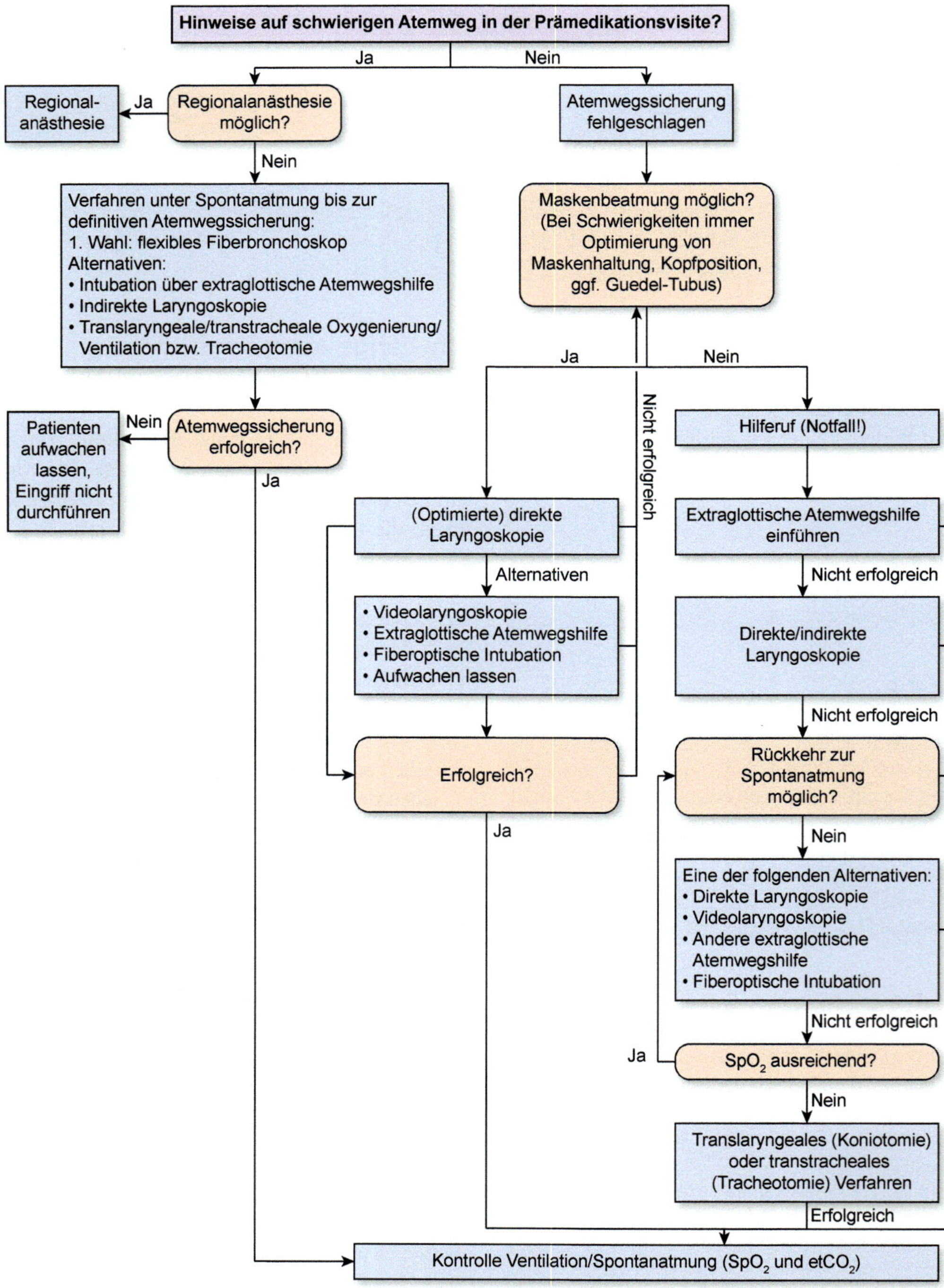

Abb. 2.6 Maßnahmen bei schwierigem Atemweg [L231]

Schwierige Maskenbeatmung

Die folgenden Maßnahmen können die anfänglich erschwerte Maskenbeatmung bei vielen Patienten verbessern:

- Erneute Lagerung mit Reklination des Kopfs und Durchführung des Esmarch-Handgriffs (➤ Abb. 2.7).
- Einlage eines Guedel-Tubus (Wendl-Tubus oft weniger erfolgreich).
- Statt des C-Griffs Abdichten der Maske mit beiden Händen, die Beatmung muss dann durch eine andere Person übernommen werden.
- Ist auch dies nicht erfolgreich, führen Sie eine extraglottische Atemwegshilfe ein.

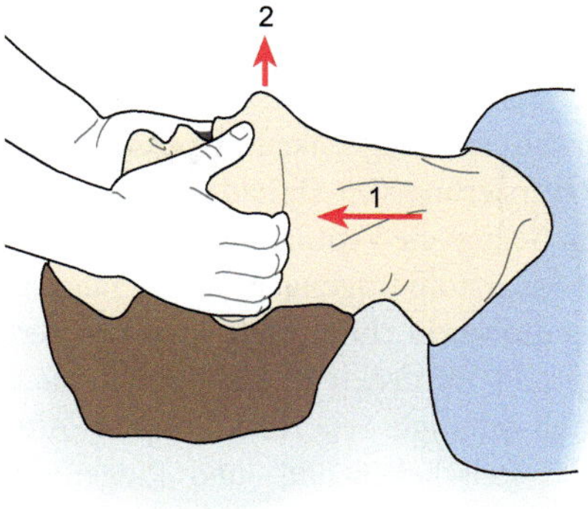

Abb. 2.7 Durchführung des Esmarch-Handgriffs [L106]

Schwierige Laryngoskopie und Intubation

Sind Laryngoskopie oder Intubation nicht möglich, lässt sich der Patient aber über die Maske beatmen, ist die Oxygenierung (zunächst) gesichert und Sie können die nächsten Schritte in Ruhe durchführen. Fordern Sie die Hilfe eines erfahrenen Anästhesisten an. Optimieren Sie immer die Kopfposition des Patienten („verbesserte Jackson-Position") und bitten Sie eine Hilfsperson, während der Intubation das BURP-Manöver (externer Druck auf den Schildknorpel nach hinten-oben-rechts) durchzuführen.

TIPP

Wiederholte Manipulationen an der Larynxschleimhaut führen zu einer Schwellung oder gar Verletzung. Die Intubation und auch die zuvor noch suffiziente Maskenbeatmung werden dadurch noch weiter erschwert oder unmöglich. Vermeiden Sie also zu häufige Intubationsversuche.

MERKE

Durch Videolaryngoskope können viele Situationen einer erschwerten Laryngoskopie „entschärft" werden. Ein Videolaryngoskop soll spätestens nach dem zweiten erfolglosen Intubationsversuch eingesetzt werden.

Gelingt eine Intubation durch diese Maßnahmen nicht, steht eine Reihe weiterer **Hilfsmittel und Strategien** (➤ Tab. 2.14) zur Verfügung. Deren Vielzahl sollte nicht dazu verleiten, alle in einer Akutsituation auszuprobieren. Vielmehr gilt es, sich auf wenige zu beschränken, diese aber sicher zu beherrschen.

Je nach geplanter Operation kann aber auch beschlossen werden, den Eingriff mit einer extraglottischen Atemwegshilfe durchzuführen oder eine Rückkehr der Spontanatmung und ein Erwachen des Patienten abzuwarten und die Narkoseeinleitung zu einem späteren Zeitpunkt wie bei erwartet schwierigem Atemweg durchzuführen.

Cannot intubate, cannot ventilate

Sind weder Maskenbeatmung noch Intubation möglich, liegt eine Notfallsituation vor. Als Erstes sollten Sie versuchen, eine extraglottische Beatmungshilfe einzuführen. Diese kann die Oxygenierung in vielen Fällen sichern. Ist dies nicht erfolgreich, führt ein erfahrener Anästhesist einen erneuten Intubationsver-

Tab. 2.14 Hilfsmittel für den schwierigen Atemweg

Hilfsmittel	Beispiele
Extraglottische Atemwegshilfe	Larynxmaske, Larynxtubus, i-gel®, ösophagotrachealer Kombitubus
Intubationslarynxmaske	LMA Fastrach® (bietet Möglichkeit der blinden Intubation)
Bronchoskop	Flexibles Fiberbronchoskop (erlaubt auch Intubation über liegende Larynxmaske), starres Intubationsendoskop nach Bonfils
Führungshilfen	Aintree®-Katheter, Eschmann-Stab®, Frova-Stab®, Trachlight®
Sonstiges	Blinde nasale Intubation, retrograde Intubation

2

such mit dem Videolaryngoskop durch. Je nach verwendeten Medikamenten ist auch hier an eine Rückkehr der Spontanatmung zu denken. Bedenken Sie dabei auch die Möglichkeit der Antagonisierung bzw. Reversierung von Opioiden und Muskelrelaxanzien. Gelingt die Ventilation weiterhin nicht und fällt die Sauerstoffsättigung, muss die Sauerstoffversorgung durch ein chirurgisch-invasives Verfahren sichergestellt werden. Für die Koniotomie stehen industriell gefertigte Sets zur Verfügung. Alternativ kann das zwischen Schild- und Ringknorpel gespannte Lig. cricothyroideum mit einem Skalpell inzidiert und ein Beatmungstubus (bei Erwachsenen bis 5,0 mm ID) eingeführt werden.

Gefäßkatheter

Wie die Atemwegssicherung sind Gefäßzugänge und -katheter ein Lieblingsthema vieler Prüfer. Sie sollten die **Indikationen für die einzelnen Katheter** kennen (➤ Tab. 2.15) und Detailwissen zu ZVK und arteriellem Katheter haben.

PLUS

Der Durchmesser eines Katheters ist die entscheidende Größe für die Durchflussrate. Aus einer Verdopplung des Durchmessers resultiert eine 16-fach höhere Durchflussrate, aus einer Verdreifachung eine 81-fach höhere Durchflussrate (2^4 bzw. 3^4). Ihr Prüfer wird glücklich sein, wenn Sie wissen, dass diese Zusammenhänge durch das **Gesetz von Hagen-Poiseuille** beschrieben werden.

NOTFALLMANAGEMENT

Schaffen Sie bei einem Patienten mit hohem Volumenbedarf mehrere großlumige periphervenöse Zugänge. Als Zugangsweg bietet sich dabei unter anderem die V. jugularis externa an. Wegen des vergleichsweise geringen Innendurchmessers und der Länge des Katheters ist ein gewöhnlicher ZVK kein „Volumenzugang". Darüber hin-

Tab. 2.15 Übersicht häufig verwendeter Gefäßkatheter in der Anästhesiologie

Gefäßkatheter	Indikation	Typischer Anlageort
Periphere Venenverweilkanüle	„Standardzugang" zum Gefäßsystem	Venen am Handrücken, Unterarm, Ellenbeuge, ggf. auch Fußrücken und Unterschenkel
ZVK	• Längerfristige Applikation kreislaufwirksamer Medikamente, z. B. Katecholamine • Wenn periphere Venenpunktion nicht möglich und Patient längerfristig einen venösen Zugang benötigt • Zufuhr von hochosmolarer Infusionslösung (parenterale Ernährung, Chemotherapeutika?) • Zentralvenöse Blutgasanalyse (insbesondere Bestimmung der $S_{cv}O_2$) • Ggf. langfristige Antibiotikatherapie	V. jug. interna, V. subclavia, V. femoralis, siehe auch ➤ Tab. 2.16
Großlumiger ZVK (z. B. Shaldon-Katheter)	• Temporärer Dialysezugang • (Erwarteter) hoher Volumenumsatz	Wie ZVK
Arterieller Katheter	• Invasive Blutdruckmessung, z. B. bei – kardiovaskulären Risikopatienten – Patienten mit instabiler Hämodynamik, – Eingriffen mit zu erwartendem hohen Volumenumsatz – Eingriffen, bei denen eine genaue Blutdrucksteuerung erforderlich ist, z. B. bei intrakraniellen Eingriffen – Überwachung einer Therapie mit vasoaktiven Substanzen • Arterielle Blutgasanalyse, z. B. bei – Patienten mit respiratorischer Insuffizienz – Eingriffen unter Ein-Lungen-Ventilation	A. radialis (möglichst der nicht dominanten Hand), seltener: A. femoralis, sehr selten: A. brachialis, A. dorsalis pedis
Intraossärer Zugang	• Für Notfallsituationen, in denen kein sonstiger Zugangsweg etabliert werden kann	Proximale Tibia unterhalb der Tuberositas tibiae

aus ist die Anlage aufwendiger als die Anlage einer peripheren Venenverweilkanüle.
Eine weitere Möglichkeit, einen möglichst hohen Durchfluss zu erreichen, ist die Erhöhung des Infusionsdrucks. Soll also einem Patienten rasch Flüssigkeit infundiert werden, werden Druckmanschetten oder Schnellinfusionsgeräte eingesetzt.

Zentraler Venenkatheter (ZVK)

Seien Sie darauf vorbereitet, die Vor- und Nachteile der einzelnen **Punktionsorte** gegeneinander abwägen zu können (➤ Tab. 2.16). Auch wenn heute die meisten zentralvenösen Punktionen unter Ultraschallkontrolle durchgeführt werden, sollten Sie die entscheidenden Landmarken für jeden Punktionsort kennen (➤ Tab. 2.16) und am Patienten demonstrieren können.

MERKE

Wegen der Gefahr eines Pneumothorax darf nach Fehlpunktion der V. subclavia auf einer Seite nicht die V. subclavia der Gegenseite punktiert werden.

Außerdem sollten Sie den **Ablauf einer ZVK-Anlage** mit der üblicherweise verwendeten **Seldinger-Technik** beschreiben können. Vergessen Sie dabei nicht, die vorherige Händedesinfektion zu erwähnen.

1. Indikationsstellung, Auswahl des Zugangswegs, Ausschluss von Kontraindikationen, Aufklärung des Patienten
2. Lagerung des Patienten (bei V. jugularis interna und V. subclavia Kopftieflage zur besseren Venenfüllung, Schutz vor Luftaspiration)
3. Kopfhaube und Mundschutz anlegen, hygienische Händedesinfektion, Anziehen von sterilen Handschuhen und eines sterilen Kittels, Hautdesinfektion, steriles Abdecken, ggf. Sono-Schallkopf steril beziehen
4. Katheter und weitere Materialien vorbereiten
5. Punktion mit einer auf die Kanüle aufgesetzten mit NaCl gefüllten Spritze
6. Bei sicherer venöser Lage Seldinger-Führungsdraht vorschieben
7. Punktionskanüle entfernen, Hautinzision, Aufdilatieren

Tab. 2.16 Typische Zugangswege für die zentralvenöse Katheterisierung mit ihren Vor- und Nachteilen

Zugangsweg	Punktionsort	Vorteile	Nachteile
V. jugularis interna	Auf Höhe des Schildknorpels, lateral der A. carotis in Richtung der ipsilateralen Mamille (➤ Abb. 2.8)	• Rechtsseitig der „Standardzugang" für einen ZVK • Vergleichsweise einfache Punktion	• Risiko der arteriellen Fehlpunktion mit möglichen schweren Komplikationen (Thrombose/Embolie der A. carotis → Schlaganfall) • Verletzung Plexus brachialis (→ Horner-Syndrom), N. vagus
V. subclavia	1–2 cm unterhalb der Klavikula, am Übergang des lateralen zum medialen Drittel oder in der Medioklavikularlinie; Kanüle wird unterhalb der Klavikula mit Knochenkontakt in Richtung des Jugulums vorgeschoben	• Gefäß wird auch bei Volumenmangel offen gehalten • Geringe Infektionsrate • Katheterlage für wache Patienten am angenehmsten	• Pneumothoraxgefahr • Keine Gefäßkompression bei Fehlpunktion möglich • Hämatothorax, bei linksseitiger Punktion Chylothorax • Erhöhtes Risiko einer Luftembolie
V. femoralis	Unterhalb des Leistenbands medial der A. femoralis laufende Vene (Merkhilfe „IVAN": innen, Vene, Arterie, Nerv)	Einfache Punktion	• Hohe Thromboserate • Abknicken des Katheters bei Mobilisation möglich • Keine sinnvolle Bestimmung des ZVD und der $S_{cv}O_2$ möglich • Evtl. erhöhte Infektionsrate
Periphere Venen (z. B. V. basilica)	Direktpunktion der sicht-/tastbaren Venen	Relativ einfache Punktion	• Katheter häufig nur schlecht vorzuschieben • Häufig Fehllagen • Hohe Thromboserate

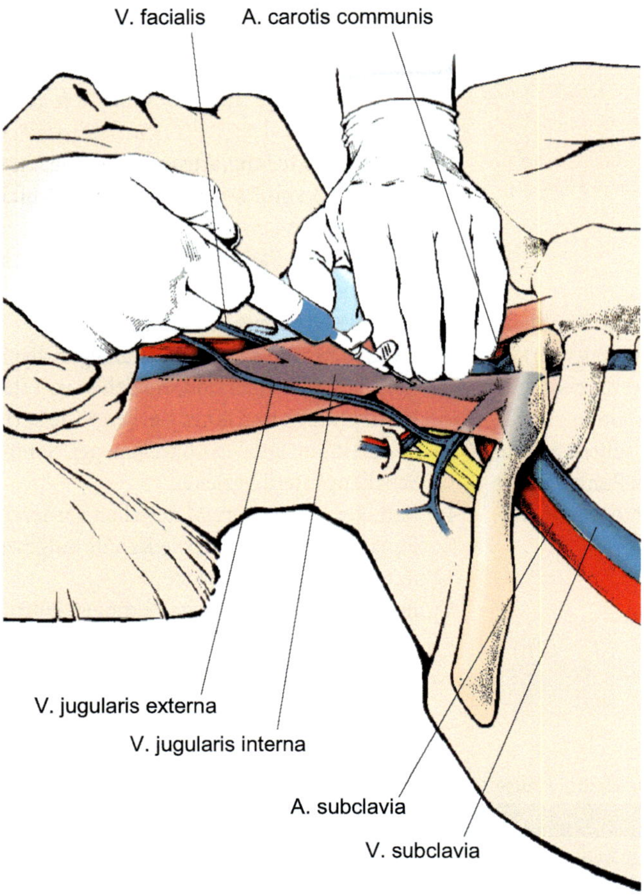

Abb. 2.8 Anlage eines ZVK in die rechte V. jugularis interna mittels Landmarken-Technik. Heutzutage ist die Sonografie-gestützte Anlage die Methode der Wahl. [L106]

8. Katheter über Draht einführen, dabei Draht niemals loslassen, ggf. Lagekontrolle durch EKG (siehe unten)
9. Draht entfernen
10. Katheter fixieren

TIPP

Bevor ein ZVK zur Medikamentengabe benutzt werden darf, müssen Sie folgende Punkte sicherstellen:

- **Sichere intravenöse Lage:** entweder durch sonografische Visualisierung des Drahts bzw. Katheters in der Vene, durch den Nachweis einer venösen BGA aus dem Katheter oder (aufgrund der Sonografie mittlerweile selten) durch Infusionsprobe (Infusion tropft frei; erst beim Absenken unter das Herzniveau fließt Blut zurück)
- **Herznahe Position:** entweder durch anschließenden Röntgen-Thorax oder während der Anlage durch EKG-Ableitung am Seldinger-Draht (z. B. Alphacard®). Dabei werden Katheter und Führungsdraht zunächst so weit vorgeschoben, bis sich die P-Welle am Monitor hoch und spitz darstellt. Anschließend wird der Katheter zurückgezogen bis sich die P-Welle normalisiert hat.

Bei Punktionen der V. subclavia sollten Sie zudem einen Pneumothorax ausschließen. Dieser tritt allerdings oft erst mehrere Stunden nach Anlage auf.

Arterieller Katheter

Durch arterielle Kanülierung kann der Blutdruck invasiv und ohne zeitliche Unterbrechung bestimmt werden. Darüber hinaus kann unkompliziert Blut für regelmäßige arterielle Blutgasanalysen (BGA) und die Labordiagnostik entnommen werden. Über spezielle arterielle Katheter (z. B. PiCCO®-Katheter) ist in Verbindung mit einem ZVK eine Überwachung des Herzzeitvolumens (➤ Kap. 2.2.3) möglich. Auch hier müssen Sie die Indikationen zur Anlage unbedingt kennen (➤ Tab. 2.15).

MERKE

Um eine Thrombosierung zu vermeiden, müssen arterielle Katheter immer an ein Druckspülsystem angeschlossen sein. Sonst besteht im schlimmsten Fall die Gefahr des Verlusts der Extremität.

Auch wenn seine Vorhersagewahrscheinlichkeit eingeschränkt ist, fragen viele Prüfer nach dem **Allen-Test.** Damit überprüfen Sie vor einer arteriellen Punktion die Gefäßversorgung der Hand und simulieren also, was bei einem thrombotischen Gefäßverschluss der A. radialis passieren würde. Hierzu komprimieren Sie die A. radialis und A. ulnaris des Patienten von außen. Der Patient schließt währenddessen mehrfach seine Faust. Wegen der verringerten Perfusion blasst die Hand nun ab. Nun geben Sie die A. ulnaris frei. Zeigt sich die Hand nach < 6 s wieder normal durchblutet, kann die A. radialis punktiert werden, da die Perfusion auch bei einer Thrombosierung des punktierten Gefäßes ausreicht.

TIPP

Die Zeitangaben, wann die Hand bei einem Allen-Test wieder normal durchblutet sein sollte, sind sehr uneinheitlich und reichen von 3–12 s. Es kann also sein, dass Ihr Prüfer hier an eine andere Zahl denkt. Ist er mit Ihrer Antwort nicht hundertprozentig zufrieden, erwähnen Sie, dass Sie unklare Befunde vor einer Punktion immer dopplersonografisch untersuchen würden.

Außerdem sollten Sie einen der großen Fallstricke bei der Beurteilung der gemessenen Werte der arteriellen Blutdruckmessung kennen: Der für die Messung benötigte Druckwandler (➤ Tab. 2.10) muss sich auf Herzhöhe (für neurochirurgische Indikationen äußerer Gehörgang) befinden. Hängt er zu tief, sind die Messwerte zu hoch. Hängt er zu hoch, werden zu geringe Werte angezeigt. In der Praxis ist dies v. a. beim Umlagern oder bei Transporten relevant. Bevor Sie zu Medikamenten greifen, sollten Sie die korrekte Höhe des Druckabnehmers überprüfen und einen Nullabgleich durchführen.

Rückenmarksnahe Regionalanästhesie

Zu den rückenmarksnahen Anästhesieverfahren zählen die **Spinalanästhesie** (SPA) und die **Periduralanästhesie** (PDA, auch Epiduralanästhesie, EDA genannt). Auf jeden Fall sollten Sie die Besonderheiten und Unterschiede der beiden Verfahren kennen (➤ Tab. 2.17). Die Kombination beider Verfahren (kombinierte Spinal-Epidural-Anästhesie, CSE) verbindet deren Vorteile. Bei Säuglingen und Kleinkindern wird außerdem die Kaudalanästhesie, eine spezielle Form der PDA eingesetzt, die allerdings fast nie gefragt wird.

Die Punktionshöhe ist ein entscheidender Faktor bei der rückenmarksnahen Regionalanästhesie. In der Prüfung sollten Sie daher die korrekte **Punktionshöhe** am Patienten demonstrieren können. Bitten Sie dafür den Patienten, sich wie für eine rückenmarksnahe Regionalanästhesie hinzusetzen („Katzenbuckel") und orientieren Sie sich

Tab. 2.17 Unterschiede zwischen SPA und PDA

	SPA	PDA
Punktionshöhe	Ausschließlich lumbal unterhalb L2/3	Zervikal, thorakal, lumbal
Wirkeintritt	Sofort	Ca. 20 min, Blockadehöhe besser steuerbar
Durchführung	Fast immer Single-shot-Verfahren	Fast immer Katheterverfahren
Beeinträchtigung der Hämodynamik	Ausgeprägt	Geringer (abhängig von Dosis und Lokalisation)
Medikamente	Lokalanästhetikum, gelegentlich Opioid	Lokalanästhetikum, häufig Opioid, ggf. andere Zusätze
Dosis des LA	Niedrig	Hoch
Motorische Blockade	Ausgeprägt (dosisabhängig)	Geringer (dosisabhängig)

anhand der folgenden drei Punkte bzw. -linien (➤ Abb. 2.9):

- Vorstehender Dornfortsatz der Halswirbelsäule (Vertebra prominens) → C7
- Linie zwischen den unteren Winkeln der Schulterblätter → Th7
- Verbindungslinie zwischen den Darmbeinschaufeln (interkristale Linie) →: L4 bzw. L4/5

Eine SPA darf aufgrund der Gefahr der Verletzung des Rückenmarks nur unterhalb des Conus medullaris, also ausschließlich unterhalb L2/3 durchgeführt werden. Die PDA kann dagegen auf jeder Höhe durchgeführt werden. Die Punktionshöhe hängt dabei vom operativen Eingriff ab (➤ Tab. 2.18).

Indikationen, Kontraindikationen, der genaue Ablauf einer Punktion sowie die möglichen Komplikationen der Verfahren sind in ➤ Kap. 4.5 und ➤ Kap. 5.1.4 genauer beschrieben.

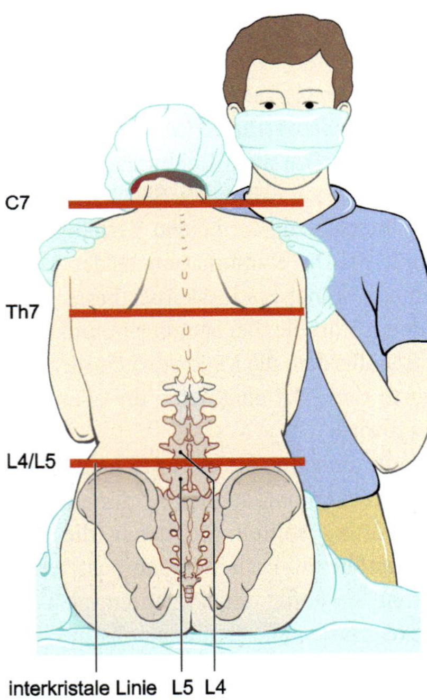

Abb. 2.9 Anatomische Hilfslinien für die rückenmarksnahe Regionalanästhesie [L141]

Tab. 2.18 Empfohlene Punktionshöhen für die PDA in Abhängigkeit vom geplanten Eingriff

Eingriff	Punktionshöhe
Thorakotomie	Th2–6
Laparotomie (Oberbauch)	Th6–10
Laparotomie (Unterbauch)	Th8–10
Geburtshilfliche Analgesie	L2–3
Untere Extremität	L1–4

PLUS

Zur Beurteilung der Muskelkraft der unteren Extremitäten bei einer rückenmarksnahen Regionalanästhesie wird häufig der **Bromage-Score** verwendet:

Grad 0 = keine motorische Blockade, freie Bewegung von Beinen und Füßen

Grad I = gestrecktes Bein kann nicht angehoben werden, nur Knieflexion mit freier Bewegung der Füße

Grad II = keine Knieflexion mit freier Bewegung der Füße

Grad III = komplette motorische Blockade, keine Bein- und Fußbewegung

Die Dokumentation der Muskelkraft ist v. a. bei der PDA zur geburtshilflichen Analgesie entscheidend. Nur bei erhaltener Muskelkraft (Bromage Grad 0) und einer zusätzlichen Kniebeuge dürfen die Frauen in Begleitung umhergehen („walking epidural").

TIPP

Wenn Sie bislang wenig mit der Regionalanästhesie zu tun hatten, sind Sie vielleicht unsicher, wie man die Tuohy-Kanüle (➤ Abb. 4.1), also die spezielle Kanüle für die Periduralanästhesie, ausspricht. Dabei ist es ganz einfach: „Tuhi".

NOTFALLMANAGEMENT

Eine Intoxikation durch Lokalanästhetika (LA) kann durch akzidentelle intravasale Gabe, aber auch durch Akkumulation aufgrund verminderter Metabolisierung oder durch hohe Resorptionsraten vom Wirkort entstehen. Sie äußert sich durch zentralnervöse oder kardiale Symptome (➤ Tab. 2.19).

Je nach Schwere der Intoxikation sind folgende Maßnahmen erforderlich:

- Zufuhr des LA sofort unterbrechen
- Sauerstoffgabe, bei Bedarf Intubation
- Therapie von Krampfanfällen, z. B. durch Gabe von Benzodiazepinen
- Gabe von 20-prozentiger Lipidemulsion erwägen (im Tierexperiment erfolgreich, wirkt wahrscheinlich über eine Umverteilung von lipophilem LA aus den Zellen)
- Bei Kreislaufstillstand CPR

Wird ein Patient wegen einer **Lokalanästhetika-Intoxikation** reanimationspflichtig, sind meist lange Reanimationszeiten erforderlich, da die auftretenden Herzrhythmusstörungen häufig therapierefraktär sind.

Tab. 2.19 Symptome der Lokalanästhetika-Intoxikation

ZNS-Symptome	Kardiale Symptome
• Metallischer Geschmack • Schwindel, Ohrensausen, Übelkeit • Periorales Kribbeln oder Taubheit • „Verwaschene Sprache" • Nystagmus • Somnolenz, Krampfanfall	• Herzrhythmusstörungen, z. B. ventrikuläre Extrasystolen • Initial Hypertonie, im Verlauf Hypotonie • Kreislaufstillstand

Transfusion

Unabhängig davon, in welchem Fach Sie geprüft werden, ist eine Frage zu Bluttransfusionen in der Prüfung sehr wahrscheinlich. Vor allem sollten Sie die **Indikationsstellung** der einzelnen Präparate kennen:

- **Erythrozytenkonzentrate:** Hb-Wert in Kombination mit physiologischen Transfusionstriggern (➤ Tab. 2.20, ➤ Tab. 2.21).
- **Plasma, z. B. FFP (Fresh Frozen Plasma):** manifeste Blutungen oder drohende schwere Blutungen vor invasiven Eingriffen mit Koagulopathie (Nachweis z. B. durch Quick < 50 %, aPTT > 45 s, Fibrinogen < 1 g/l).

Tab. 2.20 Empfohlene Indikationen zur Transfusion von Erythrozytenkonzentraten anhand des Hämoglobin-Werts

Hb-Wert	Transfusion indiziert?
≤ 7 g/dl (≤ 4,3 mmol/l)	• Ja • Bei stabilen Kreislaufverhältnissen, Normovolämie, fehlenden Risikofaktoren und gegebener Überwachungsmöglichkeit sind ggf. auch niedrigere Werte tolerierbar
7–8 g/dl (4,3–5,0 mmol/l)	• Nein, wenn adäquate Kompensation und fehlende Risikofaktoren • Ja, wenn eingeschränkte Kompensation (z. B. kardiochirurgische bzw. ältere orthopädisch-unfallchirurgische Patienten) und Risikofaktoren (z. B. KHK, Herzinsuffizienz, zerebrovaskuläre Insuffizienz) vorliegen • Ja, wenn Hinweise für anämische Hypoxie (➤ Tab. 2.21)
8–10 g/dl (5,0–6,2 mmol/l)	• Ja, wenn Hinweise für anämische Hypoxie (➤ Tab. 2.21)
> 10 g/dl (> 6,2 mmol/l)	• Nein (außer in begründeten Einzelfällen)
modifiziert nach: Querschnitts-Leitlinien (BÄK) zur Therapie mit Blutkomponenten und Plasmaderivaten 2020	

- **Thrombozytenkonzentrate:** bei klinischer Blutungsneigung und Thrombozytopenie; je nach Grunderkrankung Transfusion bei Thrombozytenzahlen zwischen 5.000–20.000/μl; vor invasiven Eingriffen werden höhere Werte von meist > 20.000/μl bis > 100.000/μl angestrebt.

TIPP

Wenn Sie auf einen Prüfer stoßen, der transfusionsmedizinische Details abfragt, lohnt sich zur Vorbereitung ein Blick in die jeweils aktuellen „Querschnittleitlinien zur Therapie mit Blutkomponenten und Plasmaderivaten" der Bundesärztekammer.

Erythrozytenkonzentrate und Plasmapräparate müssen (bis auf seltene Ausnahmen) AB0-kompatibel transfundiert werden, um eine lebensbedrohliche hämolytische Transfusionsreaktion zu vermeiden. Diese **Blutgruppenkompatibilität** sollten Sie unbedingt im Kopf haben (➤ Tab. 2.22).

Tab. 2.21 Physiologische Transfusionstrigger (Hinweise auf anämische Hypoxie)

Kardiopulmonal	• Tachykardie • Hypotonie oder Blutdruckabfall unklarer Genese • Dyspnoe
EKG-Veränderungen	• Neu aufgetretene ST-Senkung oder ST-Hebung • Neu aufgetretene Herzrhythmusstörungen
Echokardiografie	• Neue regionale myokardiale Wandbewegungsstörung
Gemischt- oder zentralvenöse Sauerstoffsättigung	• Gemischtvenös < 50 % • Zentralvenös < 65–70 %
Laktatazidose	• pH-Wert < 7,35 und Laktat > 2 mmol/l

Tab. 2.22 Blutgruppenkompatibilität von Erythrozytenkonzentraten und Plasma

Blutgruppe des Patienten	Kompatible Erythrozytenkonzentrate	Kompatibles Plasma (z. B. FFP)
A	A oder 0	A oder AB
B	B oder 0	B oder AB
AB	AB, A, B oder 0	AB
0	0	0, A, B oder AB

MERKE

In einer Notfallsituation mit unbekanntem Blutgruppenstatus werden Erythrozytenkonzentrate der Blutgruppe 0 und FFP der Blutgruppe AB verabreicht.

Gern gefragt wird auch, wie Sie bei einer **Transfusion vorgehen:**

- Aufklärung des Patienten (wenn noch nicht geschehen)
- Überprüfen, ob Name, Vorname und Geburtsdatum des Patienten mit den Angaben auf dem Blutgruppenbefund und Konservenbegleitschein übereinstimmen
- Überprüfen, ob Konservennummer und Konservenbegleitschein übereinstimmen
- Verfallsdatum und Unversehrtheit des Blutprodukts überprüfen
- Überprüfen, ob Blutgruppenbefund des Patienten identisch bzw. kompatibel mit Blutgruppe des Blutprodukts
- Gültigkeit der Kreuzprobe überprüfen
- Durchführen des Bedside-Test (am Patientenbett!) und überprüfen, ob das Ergebnis mit dem Blutgruppenbefund des Patienten übereinstimmt
- Gabe des Blutprodukts über ein spezielles Transfusionssystem mit Filter über einen separaten i. v. Zugang (sonst Gefahr von Hämolyse oder Gerinnungsaktivierung)
- Während der Transfusion Überwachung auf akut auftretende Nebenwirkungen
- Asservieren des leeren Blutprodukts für 24 Stunden in einem geeigneten Kühlschrank
- Dokumentation von Transfusion und Verlauf

Strukturierte Patientenübergabe

Um beim Wechsel des Anästhesisten oder der postoperativen Übergabe des Patienten an das weiterbehandelnde Personal im Aufwachraum keine wichtigen Informationen zu vergessen, empfehlen die Fachgesellschaften eine strukturierte Übergabe. Dies wird sicher nicht in jeder Prüfung Thema sein, aber Sie sollten zumindest vom **SBAR-Konzept** gehört haben:

- **S**ituation: Name, Alter, Geschlecht, Diagnose, operativer Eingriff/Intervention und Dringlichkeit, Anästhesieverfahren
- **B**ackground: relevante intraoperative Ereignisse, Komorbiditäten und relevante präoperative Befunde, Allergien
- **A**ssessment: aktueller Stand der OP, verabreichte Medikamente (z. B. laufende Perfusoren, letzte Gabe von Opioid, Muskelrelaxans, Antibiotikum) Monitoring, Zugänge, Volumentherapie/Ein- u. Ausfuhr, kumulativer Blutverlust, verabreichte/noch vorhandene Blutprodukte, letzte Laborwerte
- **R**ecommendation: Anordnungen des Operateurs, Lage der Drainagen, geplantes postoperatives Prozedere (Nachbeatmung, Intensivstation), postoperative Schmerztherapie

2.2 Intensivmedizin

Lars Töpfer

Viele Prüfungskandidaten haben Sorge, in der Prüfung einen Intensivpatienten zugeteilt zu bekommen, vor allem, wenn sie während des Studiums oder im PJ wenig Berührung mit der Intensivmedizin hatten. Halten Sie sich aber vor Augen, dass sie das „Handwerkszeug" von Anamnese und klinischer Untersuchung ja gut beherrschen und damit schon gut gerüstet sind. Wenn Sie ein paar Besonderheiten berücksichtigen, sind die Herausforderungen gar nicht mehr so groß.

TIPP

In der täglichen Arbeit auf der Intensivstation unterscheiden sich Anamnese und körperliche Untersuchung natürlich abhängig davon, ob der Patient vital bedroht oder in einem stabilen Zustand ist. Bei instabilen und vital bedrohten Patienten werden die Maßnahmen wie in der Notfallmedizin (➤ Kap. 2.3) priorisiert, wobei Diagnose und Therapie parallel durchgeführt werden. Im praktischen Teil der Prüfung werden Sie aber einen stabilen Patienten zugeteilt bekommen, bei dem Sie einen allgemeinen Untersuchungsgang und die intensivmedizinischen Überlegungen demonstrieren und schildern sollen.

2.2.1 Anamnese

Bei wachen Patienten können Sie wie üblich eine Eigenanamnese erheben. Haben Sie einen bewusstseinsgetrübten oder analgosedierten Patienten vor sich oder kann Ihnen der Patient aus anderen Gründen keine Auskunft geben, müssen Sie sich die Fremdanamnese aus den Akten erarbeiten.

TIPP

Oft hilft Ihnen auch das Stationspersonal bei der Fremdanamnese. Gerade bei Patienten, die schon länger auf der Intensivstation behandelt werden, erhalten Sie oft einen kurzen Abriss der Anamnese, an dem Sie sich beim Aktenstudium entlanghangeln können.

Versuchen Sie zunächst, sich über den eigentlichen **Grund für die Aufnahme** auf die Intensivstation klar zu werden. War dies eine geplante postoperative Überwachung, wie sie meist nach Eingriffen mit dem Risiko für schwere Komplikationen erfolgt (z. B. nach umfangreichen abdominellen Eingriffen, Operationen mit Risiko für Atemwegskomplikationen oder intrazerebralen Eingriffen)? Oder war die Ursache ein akutes Ereignis wie ein schwerer Verkehrsunfall oder ein internistisches Krankheitsbild? Anschließend versuchen Sie herauszufinden, wie der weitere **Verlauf** ausgesehen hat. Einige Patienten müssen noch mehrere Wochen lang intensivmedizinisch behandelt werden, da sich zwischenzeitlich immer wieder Komplikationen entwickeln. Und schließlich sollten Sie sich fragen, warum der Patient **aktuell noch intensivpflichtig** ist.

2.2.2 Körperliche Untersuchung

Die körperliche Untersuchung des stabilen und wachen Intensivpatienten entspricht der üblichen Untersuchungstechnik. Eine Besonderheit stellen die Untersuchung bei Analgosedierung und auf das Vorliegen eines Delirs dar, auf die daher im Folgenden besonders eingegangen wird. Durch die dauerhafte Erhebung der Vitalparameter, die oft kontinuierliche Medikamentengabe und dem Vorhandensein weiterer Befunde erschließt sich Ihnen aber ein umfassenderes Bild Ihres Patienten. Diese Vielfalt an Informationen ist zunächst oft überwältigend. Eine Möglichkeit, die gesammelten Informationen zu strukturieren, ist ein **organbezogenes Vorgehen.** Eine Übersicht zu wichtigen Punkten, die Sie untersuchen und beachten sollten, gibt ➤ Tab. 2.23.

Tab. 2.23 Mögliche organbezogene Untersuchungsinhalte bei der Untersuchung des Intensivpatienten

Organsystem	Untersuchungen, die Sie durchführen können und Befunde, die Sie berücksichtigen sollten
Bewusstsein, Neurologie	Vigilanzniveau, Analgosedierung (RASS), Vorliegen eines Delirs (CAM-ICU), Pupillenstatus, Reflexstatus, Kraftgrade, Meningismus, Paresen
Herz/Kreislauf	Herzfrequenz, Herzrhythmus, Herztöne/-geräusche, Therapie mit Katecholaminen oder anderen vasoaktiven Substanzen, Rekapillarisierungszeit, Zentralisation, zentralvenöse Sauerstoffsättigung ($S_{cv}O_2$), erweitertes hämodynamisches Monitoring, aktuelle Echokardiografie-Befunde
Atmung	Atemtyp bei Spontanatmung (z. B. relevant bei Schädel-Hirn-Trauma), Auskultation, Perkussion, Beatmung invasiv/nichtinvasiv, Atemwegszugang, Beatmungsparameter, Blutgasanalyse, liegende Thoraxdrainage, letzte Thorax-Röntgenaufnahme
Abdomen	Auskultation, Perkussion, Palpation, Rückfluss von Magensaft, Ernährung, letzter Stuhlgang, Anhalt für abdominelles Kompartmentsyndrom, Laborparameter
Niere	Stundenurinportionen, Bilanz, Farbe des Urins, Nierenersatztherapie
Haut, Infektionen	Infektfokus, Wundinspektion, Kathetereinstichstellen von Gefäßzugängen, Effloreszenzen, Operationsnarben, mikrobiologische Befunde (**cave:** Verbände nur nach Rücksprache entfernen)
Sekretdrainagen	Menge, Sekretbeschaffenheit, Anhalt für Komplikationen (z. B. hoher Blutverlust aus einer Drainage)

2

Überprüfen des Vigilanzniveaus und einer Analgosedierung

MERKE

Behandeln Sie jeden Patienten wie einen wachen Patienten. Sprechen Sie auch bewusstseinsgetrübte oder analgosedierte Patienten vorsichtig an. Erläutern Sie immer, was Sie als Nächstes tun oder untersuchen werden. Dies vermittelt ein professionelles Auftreten, das von den Prüfern positiv bewertet wird.

Patienten auf der Intensivstation sind häufig analgosediert. Zum einen sollen sie ein tolerables Schmerzniveau haben oder im Idealfall schmerzfrei sein. Dies können Sie bei wachen Patienten mit der **NRS** (➤ Kap. 2.4.1) erfragen. Ist der Patient nicht ansprechbar, wird die Einschätzung z. B. anhand der **Behavioural Pain Scale** (BPS) durch Beurteilung von motorischen Reaktionen, Gesichtsausdruck und vegetativen Reaktionen (Herz- und Atemfrequenz, Blutdruck, Pupillenweite und Tränenfluss) beurteilt. Zum anderen kann beispielsweise eine Beatmung über einen Endotrachealtubus ohne Sedierung kaum toleriert werden.

Sie wissen sicher, dass Sie das Vigilanzniveau mit dem GCS beschreiben können. Intensivmediziner verwenden zur Überprüfung der Analgosedierung aber noch weitere Scores, z. B. die **RASS** (Richmond Agitation Sedation Scale, ➤ Tab. 2.24). Durch Beobachten des Patienten, Ansprechen und körperliche Reize (z. B. leichtes Schütteln an der Schulter) beurteilen Sie die Sedierungstiefe und teilen dem Grad der Vigilanz einen Scorewert zu. Typisches Ziel ist, dass der Patient wach und kooperativ ist (RASS 0 oder –1). Ausnahmen, die eine tiefere Sedierung erforderlich machen, sind z. B. die Akutphase eines Schädel-Hirn-Traumas mit Hirndrucksymptomatik, die Bauchlage bei schwerem Lungenversagen (ARDS) oder die Unmöglichkeit der Beatmung bei flacher Sedierung.

Tab. 2.24 Richmond Agitation Sedation Scale (RASS)

Scorewert	Bezeichnung	Beschreibung
+4	Aggressiv	Gewalttätig, unmittelbare Gefahr für das Personal
+3	Sehr agitiert	Zieht oder entfernt Tubus, Katheter und Drainagen, aggressive Tendenzen
+2	Agitiert	Häufige ungezielte Bewegung, atmet gegen das Beatmungsgerät
+1	Unruhig	Ängstlich, aber Bewegungen nicht aggressiv oder lebhaft
0	Wach und ruhig	
–1	Schläfrig	Schläfrig, aber erwacht > 10 s auf Ansprache, hält Blickkontakt
–2	Leicht sediert	Erwacht kurz (< 10 s) mit Blickkontakt auf Ansprache
–3	Mäßig sediert	Bewegung oder Augenöffnen auf Ansprache, aber kein Blickkontakt
–4	Tief sediert	Keine Reaktion auf Ansprache, aber Bewegung oder Augenöffnen durch körperlichen Reiz
–5	Nicht erweckbar	Keine Reaktion auf Ansprache oder körperlichen Reiz

Untersuchung auf das Vorliegen eines Delirs

Das Delir ist eine ernste Komplikation schwerer Erkrankungen. Untersuchen Sie Ihren Patienten unbedingt dahin gehend. Während ein hyperaktives Delir i. d. R. schnell auffällt, bleibt ein hypoaktives Delir, das immerhin ca. 40 % aller Delir-Fälle ausmacht, oft unerkannt. Untersuchen Sie Ihre Patienten beispielsweise mit dem **CAM-ICU** (Confusion Assessment Method for the ICU, ➤ Abb. 2.10).

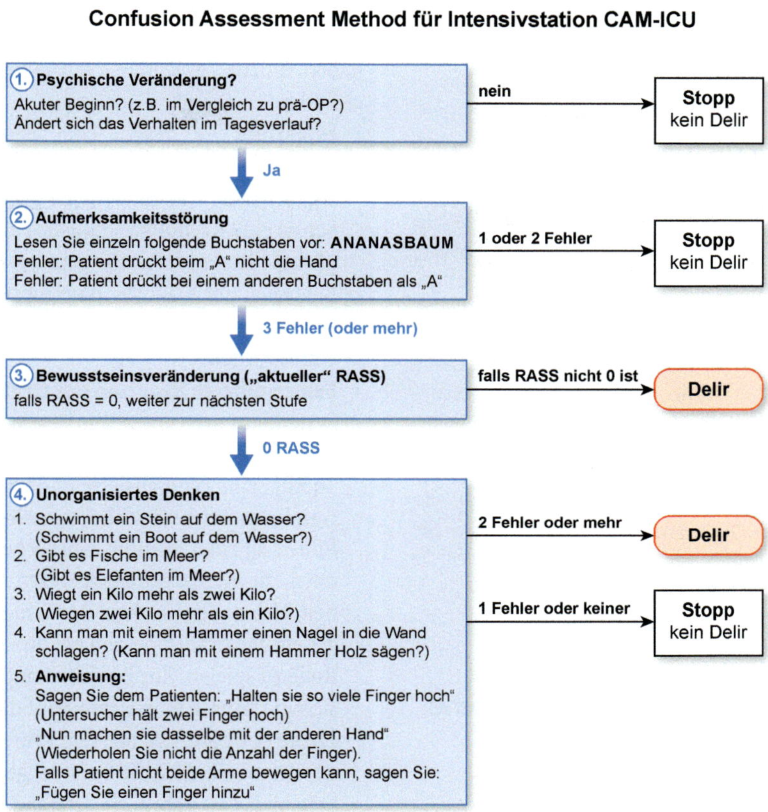

Abb. 2.10 Ablaufschema CAM-ICU [L231]

2.2.3 Apparative Diagnostik und Überwachung

Neben den im ➤ Kap. 2.1.3 beschriebenen Monitoringverfahren wird auf der Intensivstation bei bestimmten Indikationen ein erweitertes hämodynamisches Monitoring durchgeführt.

Erweitertes hämodynamisches Monitoring

Ein erweitertes hämodynamisches Monitoring kann genutzt werden, um den Volumen- und Flüssigkeitshaushalt sowie eine Therapie mit vasoaktiven Substanzen zu steuern. Grundlegendes Ziel ist dabei stets die Optimierung des Sauerstoffangebots im Gewebe. Lange Zeit wurde für die **Messung des Herzzeitvolumens** der Pulmonalarterienkatheter (PAK, Rechtsherz- oder Swan-Ganz-Katheter) verwendet. Da es sich hierbei jedoch um ein Verfahren mit großem Komplikationspotenzial handelt (u. a. Pulmonalarterienruptur mit hoher Letalität), das „Outcome" der Patienten sich in Studien nicht von denen ohne dieses Monitoringinstrument unterschied und in den letzten Jahren zahlreiche weniger invasive Methoden entwickelt wurden, wird der PAK nur noch selten eingesetzt. Fragen hierzu sind entsprechend selten geworden.

Einige der Alternativmethoden erlauben neben der Bestimmung statischer Parameter wie Vor- oder Nachlast auch die Beantwortung der Frage, ob das Herzzeitvolumen nach Volumengabe steigt oder ob dies wegen einer Volumenüberlastung eher schadet **(Volumenreagibilität)**. Beispiele für alternative Techniken sind die PiCCO®-Technologie, der Ösophagusdoppler und insbesondere die Überwachung durch die transösophageale Echokardiografie (TEE).

PLUS

Das PiCCO®-System (Abkürzung für **P**ulse **C**ontour **C**ardiac **O**utput) verbindet die Methode der transpulmonalen Thermodilution mit der Pulskonturanalyse. Dabei wird ein Kältebolus (meist 20 ml gekühltes NaCl 0,9 %) über einen liegenden ZVK verabreicht. Die Injektattemperatur wird über einen Messfühler am Injektionsschenkel des ZVK bestimmt. Der Kältebolus vermischt sich mit dem Blutstrom und gelangt über das rechte Herz, die Lungenstrombahn und das linke Herz in den arteriellen Kreislauf. Hier wird die Temperatur über eine spezielle „PiCCO®-Arterie" gemessen, die gleichzeitig den Blutdruck invasiv bestimmt. Das Herzzeitvolumen kann dann über die Stewart-Hamilton-Gleichung aus der Indikatormenge und der Fläche unter der Temperaturkurve (➤ Abb. 2.11) berechnet werden. Mittels verschiedener mathematischer Algorithmen können außerdem verschiedene Blutvolumina wie das globale enddiastolische Volumen (GEDV), das extravaskuläre Lungenwasser (EVLW) und das Schlagvolumen (SV) bestimmt werden. Die Pulskonturanalyse erlaubt nach der Kalibrierung mit dem Kältebolus eine kontinuierliche Überwachung des HZV.

2.2.4 Spezielle intensivmedizinische Krankheitsbilder

Sepsis

Eine Sepsis ist eine lebensbedrohliche Organdysfunktion, die durch eine fehlregulierte Reaktion des Organismus auf eine Infektion hervorgerufen wird. Diese „offizielle" Definition klingt vielleicht ein bisschen sperrig. Sie können dem Prüfer zeigen, dass Sie sie nicht nur auswendig gelernt, sondern verstanden haben, indem Sie sie in ihre einzelnen Komponenten auflösen:

- **Infektion:** Die Ursache jeder Sepsis ist eine Infektion. Ohne eine Infektion kann also keine Sepsis vorliegen. Halten Sie sich vor Augen, dass eine Sepsis eine Komplikation **jeder,** auch einer zunächst banalen Infektion sein kann. Meist sind Bakterien der Auslöser, eine Sepsis kann aber ebenso durch Viren, Pilze oder Parasiten verursacht werden.
- **Fehlregulierte Reaktion des Organismus:** Das System aus pro- und antiinflammatorischen Mediatoren ist bei einer Sepsis gestört. Einer Infektion folgt eine generalisierte und überschießende Immunantwort. Die dabei ausgelösten Signalwege führen zu einer Störung zahlreicher Körperfunktionen, die im Multiorganversagen münden können. Neben der Virulenz des Erregers scheint eine genetische Prädisposition bei dieser Reaktion eine Rolle zu spielen. Zur Beschreibung der Pathophysiologie könnte man sich bis auf die molekulare Ebene bewegen. Die meisten Prüfer wollen aber nur sehen, dass Sie die Grundzüge des Krankheitsbilds (➤ Tab. 2.25) verstanden haben.
- **Lebensbedrohliche Organdysfunktion:** Das Vorliegen einer Organdysfunktion spricht dafür, dass die Infektion nicht lokal begrenzt, sondern generalisiert und v. a. schwerwiegend verläuft. Sollte der Prüfer fragen, welche Organe betroffen

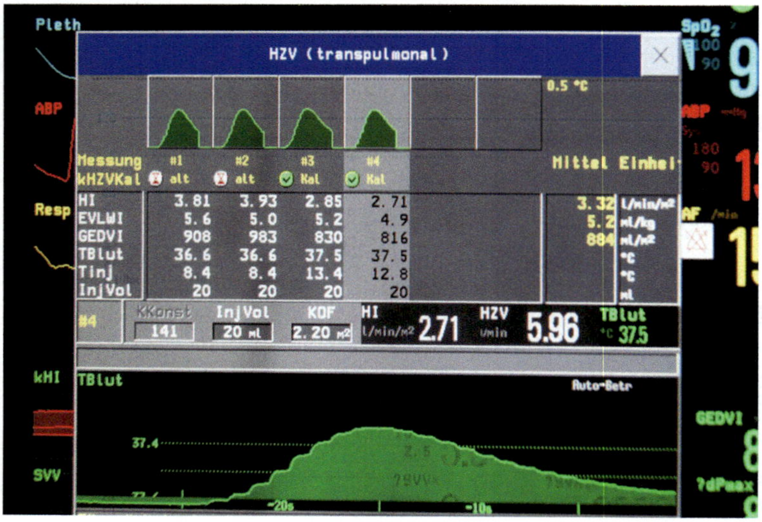

Abb. 2.11 Transpulmonale Thermodilutionskurve [O649]

Tab. 2.25 Pathophysiologie der Sepsis

Störung des/der	Folgen
Gefäßsystems	• Verlust der Integrität der Kapillarmembran („Kapillarleck") → Volumenverschiebung in das Interstitium → intravasaler Volumenmangel → arterielle Hypotonie • Freisetzung von reaktiven Sauerstoffradikalen, vasoaktiven und zytotoxischen Substanzen → Vasodilatation bis zur Vasoplegie → arterielle Hypotonie
kardialen Systems	Septische Kardiomyopathie, dennoch HZV ↑ (hyperdyname Kreislaufsituation)
Mikrozirkulation	Vermindertes Sauerstoffangebot der Organe → Gewebeschädigung
Gerinnungssystems	Disseminierte intravasale Gerinnung (DIC) → zusätzliche Störung der Mikrozirkulation
endokrinen Systems	Störung des Glukosestoffwechsels, relative Nebennierenrindeninsuffizienz
→ Multiorganversagen	

sein können und wie Sie dies klinisch nachweisen, verweisen Sie auf den SOFA-Score (➤ Tab. 2.26), der später noch näher erläutert wird. Übrigens sollte bei jeder nicht näher erklärbaren Organdysfunktion untersucht werden, ob nicht eine Infektion zugrunde liegt.

TIPP

Der früher gebräuchliche Begriff SIRS (Systemic Inflammatory Response Syndrome) und die SIRS-Kriterien sollen seit dem Jahr 2016 nicht mehr für die Diagnose einer Sepsis verwendet werden, da sie zu unspezifisch sind. Auch der Begriff „schwere Sepsis" ist weggefallen. Zeigen Sie dem Prüfer also, dass Sie „up to date" sind und verwenden Sie ausschließlich die aktuelle Definition.

Nach diesen eher theoretischen Überlegungen werden Sie nun aber sicher gefragt, wie Sie eine Sepsis in der Praxis diagnostizieren würden. Gehen Sie bei Ihrer Antwort zunächst auf den Screening-Test, den **qSOFA** (für quick-SOFA-Score) ein, den Sie aus dem Effeff beherrschen sollten.

Ein V. a. auf eine Sepsis wird gestellt, wenn 2 von 3 Punkten des qSOFA erfüllt sind:

- Verändertes Bewusstsein (GCS < 15)
- Atemfrequenz ≥ 22/Min.
- systolischer Blutdruck ≤ 100 mmHg.

MERKE

Der qSOFA ist ein einfacher Screening-Test. Er kommt ohne Laborwerte und aufwendige apparative Diagnostik aus, kann also überall durchgeführt werden. Nur bei Patienten auf der Intensivstation soll er nicht zum Einsatz kommen. Ein positiver qSOFA reicht allein noch nicht für die Diagnose Sepsis aus. Er bedeutet aber, dass bei dem Patienten mit großer Wahrscheinlichkeit eine ernst zu nehmende

Tab. 2.26 Sequential Organ Failure Assessment (SOFA-Score)

Organ	Parameter	Punktzahl			
		1	2	3	4
Lunge	paO_2/FiO_2 [mmHg (kPa)]	< 400 (53,3)	< 300 (40)	< 200 (26,7) mit Beatmung	< 100 (13,3) mit Beatmung
Niere	Kreatinin [mg/dl (µmol/l)] oder	1,2–1,9 (110–170)	2,0–3,4 (171–299)	3,5–4,9 (300–440)	≥ 5,0 (440)
	Diurese [ml/d]	–	–	< 500	< 200
Leber	Bilirubin [mg/dl (µmol/l)]	1,2–1,9 (20–32)	2,0–5,9 (33–101)	6,0–11,9 (102–204)	≥ 12,0 (204)
Herz/Kreislauf	Blutdruck (MAP; mmHg) und Katecholamine	< 70	Katecholamine niedrig*	Katecholamine mittel*	Katecholamine hoch*
Blut	Thombozyten [$1.000/mm^3$]	< 150	< 100	< 50	< 20
ZNS	Glasgow Coma Scale	14–13	12–10	9–6	< 6

* Katecholamindosis:
niedrig = Dobutamin (jede Dosis) oder Dopamin ≤ 5 µg/kg/Min. für mind. 1 h
mittel = Adrenalin/Noradrenalin ≤ 0,1 µg/kg/Min. oder Dopamin > 5 µg/kg/Min.
hoch = Adrenalin/Noradrenalin > 0,1 µg/kg/Min. oder Dopamin > 15 µg/kg/Min.

vitale Bedrohung vorliegt. Bis zum Beweis des Gegenteils sollten Sie deshalb unmittelbar Folgendes unternehmen:
- Sepsistherapie beginnen oder eine bereits eingeleitete Therapie eskalieren
- Intensivieren des Monitorings (z. B. durch Verlegung auf Intensivstation)
- Suche nach Organdysfunktionen mit dem ausführlichen SOFA-Score (➤ Tab. 2.26)

PLUS

Bei Patienten ohne bekannte Organdysfunktion wird eine Punktzahl von „0" als Ausgangswert des SOFA-Scores angenommen.
Bei Patienten, die sich bereits auf einer Intensivstation befinden, sollte die Diagnose ausschließlich mittels SOFA-Score gestellt werden. Dies ist einfach, da er i. d. R. sowieso täglich erhoben wird.

Eine Organdysfunktion liegt bei einem Anstieg des **SOFA-Scores** um ≥ 2 Punkte im Vergleich zum Ausgangswert vor. Kein Prüfer wird von Ihnen verlangen, die einzelnen Punktwerte auswendig zu lernen. Merken Sie sich aber auf jeden Fall, welche Organsysteme der Score umfasst und versuchen Sie ein Gefühl dafür zu entwickeln, was ein Anstieg um ≥ 2 Punkte bedeutet.

Die Kombination aus Infektion und Organdysfunktion bestätigt die Diagnose Sepsis. Sicherlich möchte Ihr Prüfer aber auch noch die Definition für eine Unterform der Sepsis wissen: den **septischen Schock.** Er liegt vor, wenn bei einer Sepsis trotz Ausgleich eines Volumendefizits
- Vasopressoren erforderlich sind, um einen MAP von 65 mmHg zu erreichen und
- das Serum-Laktat ≥ 18 mg/dl (≥ 2 mmol/l) ist.

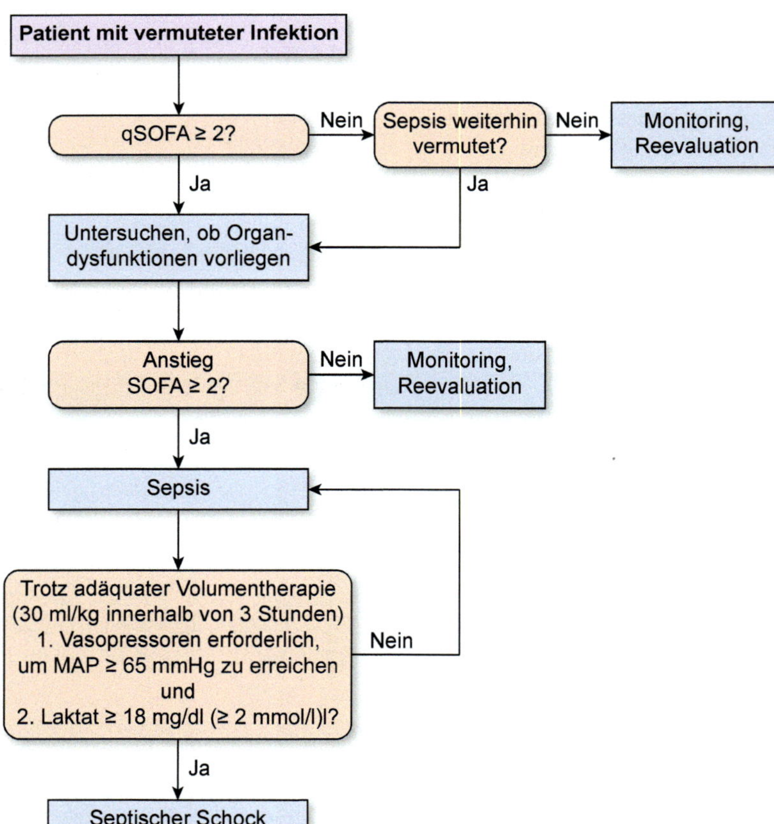

Abb. 2.12 Diagnosealgorithmus von Sepsis und septischem Schock [L231]

Bevor Sie sich auf die Therapie stürzen, sollten Sie versuchen, noch über die Diagnostik bzw. Erregersicherung der Infektion zu reden. Dies wird auch bei anderen Prüfern gut ankommen, da dieses Thema in beinahe jedem Fachgebiet relevant ist. Nennen Sie als allgemeine Maßnahmen unbedingt Anamnese und körperliche Untersuchung sowie das Abnehmen von periphervenösen Blutkulturen. Je nach dem Herd der Sepsis (**„Sepsisfokus"**) können weitere Untersuchungen sinnvoll sein (➤ Abb. 2.12):

- Pneumonien: Röntgen-Thorax, ggf. CT-Thorax, Tracheobronchialsekret
- Infektionen von implantierten Fremdkörpern oder Kathetern: in diesem Fall Abnahme von Blutkulturen aus liegendem Katheter zum Vergleich mit periphervenösen Kulturen
- Harnwegsinfekte: U-Stix, Urinkultur
- Intraabdominelle Infektionen: Sonografie, CT, (intraoperative) Abstriche
- Meningitiden: Lumbalpunktion.

MERKE

Die **Dringlichkeit der Behandlung** einer Sepsis ist mit der eines Myokardinfarkts oder eines Schlaganfalls gleichzusetzen. Zeit ist der entscheidende Faktor für das Überleben des Patienten! Bereits die Verzögerung der Antibiotikatherapie um „nur" 1 Stunde (und die kann im klinischen Alltag sehr schnell vergehen) erhöht die Mortalität der Patienten deutlich. Dass Sie dies verstanden haben, werden Ihnen Ihre Prüfer und v. a. Ihre Patienten danken.

NOTFALLMANAGEMENT

Sepsis

Viele der Maßnahmen, die noch vor einigen Jahren für eine Sepsistherapie empfohlen wurden, haben sich nicht als wirksam erwiesen. Betonen Sie daher, wie wichtig es ist, die verbliebenen Therapien konsequent und zügig durchzuführen:

Kausal:

- Sanierung des Infektionsfokus (innerhalb 6–12 Stunden nach Diagnosestellung): Grundvoraussetzung für eine erfolgreiche Therapie, z. B. Drainage von Abszessen, Laparotomie bei Peritonitis, Entfernung von infizierten Venenkathetern oder Implantaten.
- Antibiotikatherapie (Beginn innerhalb 1 Stunde nach Diagnosestellung): Die meisten Prüfer wollen hier nicht die Namen einzelner Antibiotika aufgezählt bekommen. Meist reicht es aus, wenn Sie das Grundprinzip verstanden haben. Dafür haben sich die Leitsätze der Tarragona-Strategie (➤ Tab. 2.27) bewährt.

Supportiv:

- Hämodynamische Stabilisierung (Ziel-MAP 65 mmHg) durch
  - Infusion von Vollelektrolytlösung (30 ml/kg innerhalb von 3 Stunden)
  - Ggf. Katecholamintherapie mit Noradrenalin

Akutes Lungenversagen (ARDS)

Ein ARDS ist durch eine rasch fortschreitende Störung der Oxygenierung gekennzeichnet, die aufgrund zahlreicher unterschiedlicher Auslöser entstehen kann. Dazu gehören pulmonale Ursachen wie Pneumonien oder die Aspiration von Magensaft oder extrapulmonale Ursachen wie ein Polytrauma oder eine Pankreatitis.

In den letzten Jahren gab es v. a. Neuerungen bei der Diagnosestellung. Sie sollten die seit 2012 verwendete **Berlin-Definition** kennen (➤ Tab. 2.28).

Auf die Frage nach der Therapie können Sie weit ausholen: lungenprotektive Beatmung mit optimalem PEEP, Bauchlagerung oder extrakorporale Lungenersatzverfahren wie die extrakorporale Membranoxygenierung (ECMO). Vergessen Sie allerdings nicht, zuallererst die Therapie der Grunderkrankung, z. B. die Antibiotikatherapie einer Pneumonie zu erwähnen.

Tab. 2.27 Leitsätze der Tarragona-Strategie zur antimikrobiellen Therapie bei Sepsis

Leitsatz	Erläuterung
Look at your patient	Berücksichtigung individueller Risikofaktoren des Patienten
Listen to your hospital	Berücksichtigung der lokalen Resistenzsituation
Hit hard and early	Frühestmöglicher Beginn mit einer intravenösen, hoch dosierten Breitspektrum-Antibiotikatherapie
Get to the point	Auswahl eines Antibiotikums, das eine möglichst hohe Wirkkonzentration am Infektionsherd aufbaut
Focus, focus, focus	Antibiotikatherapie nach Erhalt der mikrobiologischen Befunde und dem bisherigen Verlauf überprüfen: Deeskalation möglich? Umstellung auf orale Therapie möglich? Mit wenigen Ausnahmen (z. B. Endokarditis, Osteomyelitis) wird eine Therapiedauer von 7–10 Tagen empfohlen

2

Tab. 2.28 Berlin-Definition des ARDS

Zeitlicher Verlauf	Beginn innerhalb 1 Woche nach einem auslösenden Krankheitsereignis
Bildgebung	Bilaterale Infiltrate in der Röntgenaufnahme oder Computertomografie des Thorax, die sich nicht allein durch Pleuraergüsse, Atelektasen oder Rundherde erklären lassen
Ursache des Ödems	• Respiratorische Insuffizienz, die sich nicht ausschließlich durch Herzinsuffizienz oder Hypervolämie erklären lässt • Ausschluss eines hydrostatischen Lungenödems (z. B. durch Echokardiografie) erforderlich, wenn das ARDS nicht durch einen typischen Auslöser hervorgerufen wurde
Oxygenierungsstörung	
• Leicht	201–300 mmHg und PEEP/CPAP ≥ 5 cmH_2O, invasive oder nichtinvasive Beatmung
• Mittel	101–200 mmHg und PEEP ≥ 5 cmH_2O, invasive Beatmung
• Schwer	≤ 100 mmHg und PEEP ≥ 5 cmH_2O, invasive Beatmung

PLUS

Dass eine falsche Beatmungstherapie das Überleben von Patienten mit ARDS deutlich verschlechtert, ist seit mehr als einem Jahrzehnt bekannt. Dennoch wird diese verhältnismäßig einfache Maßnahme nicht flächendeckend umgesetzt. Sie werden also gut beraten sein, wenn Sie bei einem intensivmedizinisch orientierten Prüfer die **Kernpunkte der lungenprotektiven Beatmung** erwähnen:

- Einstellen des Tidalvolumens auf 6 ml/kg KG (Idealgewicht!)
- Begrenzung des Plateaudrucks auf 30 cmH_2O
- Unnötig hohe FiO_2 vermeiden, $paO_2 \geq 60$ mmHg bzw. $SpO_2 \geq 90$ % ausreichend
- Einstellung des PEEP in Abhängigkeit von FiO_2 anhand von Tabellen
- Permissive Hyperkapnie (Tolerieren von erhöhten pCO_2-Werten und einer respiratorischen Azidose, wobei pH-Wert dennoch $\geq 7{,}2$ sein sollte)

Akute Nierenschädigung, akutes Nierenversagen

Die akute Nierenschädigung (AKI für **Acute Kidney Injury**) beschreibt einen plötzlichen und meist reversiblen Abfall der glomerulären Filtrationsrate (GFR). Daraus resultiert ein Anstieg von Serumharnstoff, Serumkreatinin und anderer Stoffwechselabbauprodukte, die normalerweise über die Nieren ausgeschieden werden. Die **wichtigsten Symptome** der daraus folgenden Urämie sollten Sie nennen können: Foetor uraemicus, Übelkeit und Erbrechen, therapieresistenter Juckreiz, Perikarditis mit auskultatorisch hörbarem Perikardreiben und urämische Enzephalopathie, die von Somnolenz bis zum Coma uraemicum reichen kann. Aufgrund der Volumenüberladung können die Patienten das Bild eines Lungenödems zeigen.

Bis zu 30 % aller Patienten auf der Intensivstation sind von einer AKI betroffen. Da bereits eine geringe Ausprägung des Krankheitsbilds zu einem schlechteren „Outcome" und einer erhöhten Sterblichkeit führt, wurde der Begriff akutes Nierenversagen zugunsten der Begrifflichkeit akute Nierenschädigung verlassen. Man unterscheidet folgende **Ursachen:**

- Prärenal: absoluter (Exsikkose, Blutverlust) oder relativer Volumenmangel (Herzinsuffizienz, Fehlverteilung mit Ödemen und intravasalem Volumenmangel)
- Renal: meist als Folge von schweren Grunderkrankungen wie einer Sepsis, die u. a. zu einer akuten Tubulusnekrose führt
- Postrenal: Stenosen der ableitenden Harnwege, Prostatahypertrophie, Urolithiasis

Die Diagnose wird anhand eines Anstiegs des Serumkreatinins oder einer abnehmenden Diurese nach der **KDIGO-Definition** (Kidney Disease: Improving Global Outcomes) gestellt (➤ Tab. 2.29).

MERKE

Obwohl das Serum-Kreatinin zur Diagnosestellung der AKI herangezogen wird, ist es kein optimaler Parameter. Es zeigt erst erhöhte Werte, wenn mehr als 50 % der Nephrone geschädigt sind und dann auch erst mit mehrtägiger Verzögerung.

Tab. 2.29 Diagnosekriterien einer akuten Nierenschädigung nach KDIGO

Stadium	Serum-Kreatinin	Urinausscheidung [ml/kg KG/h]
1	> 0,3 mg/dl in < 48 h oder > 50 % in < 7 d	< 0,5 über mehr als 6 h
2	> 100 % in < 7 d	< 0,5 über mehr als 12 h
3	> 200 % oder ≥ 4 mg/dl (mit akutem Anstieg ≥ 0,3 mg/dl in 48 h bzw. Kreatinin-Anstieg ≥ 1,5-fach in 7 d)	< 0,3 über mehr als 24 h oder Anurie über 12 h

Bevor Sie über die Therapie sprechen, betonen Sie, dass der **Prophylaxe** einer AKI ein großer Stellenwert zukommt. Dazu gehören das Aufrechterhalten eines suffizienten intravasalen Volumens, ggf. die Therapie mit Katecholaminen zur Behandlung einer Hypotonie, der Ausschluss reversibler Ursachen und natürlich die Therapie der Grunderkrankung. Außerdem sollten nephrotoxische Medikamente abgesetzt werden, es sei denn, sie sind unbedingt erforderlich.

TIPP

Lassen Sie sich nicht in eine Falle locken, wenn Ihr Prüfer sagt, dass Diuretika ja die Diurese verbessern und damit doch bei einer AKI vorteilhaft sein müssten! Die Verbesserung der Diurese ist nur „Wertekosmetik"! Diuretika verbessern die Nierenfunktion und die Prognose einer AKI nicht. Sagen Sie, dass sie selbst nephrotoxisch sind und daher zurückhaltend eingesetzt werden sollten. Vielleicht möchte Ihr Prüfer doch noch eine Ausnahme wissen, bei der auch bei einer AKI Diuretika indiziert sein können: Bei Patienten mit einer Oligurie können sie durch eine erhöhte Diurese eine Hypervolämie und dadurch z. B. eine Beatmung vermeiden. Bewirkt ein Versuch mit Schleifendiuretika (z. B. kontinuierliche Gabe von 40 mg Furosemid pro Stunde über zunächst 4 Stunden) aber keine Zunahme der Diurese, muss das Diuretikum abgesetzt werden.

Häufig wird bei Vorliegen einer AKI mit erhaltener Diurese ein erhöhter Flüssigkeitsumsatz („Spülen der Nieren") durchgeführt. Dem Patienten werden dabei unter stündlicher Bilanzierung 100–200 ml Vollelektrolytlösung pro Stunde infundiert.

TIPP

Das prärenale Nierenversagen ist die häufigste Ursache einer AKI. Stehen klinisch keine offensichtlichen Symptome der Hypervolämie im Vordergrund, ist es meist gerechtfertigt, versuchsweise 500–1.000 ml Vollelektrolytlösung zu infundieren. Ein erweitertes hämodynamisches Monitoring oder eine Sonografie kann den V. a. das Vorliegen eines Volumenmangels oft erhärten.
Ein postrenales Nierenversagen ist zwar auf der Intensivstation selten, muss aber immer durch eine Lagekontrolle des Blasenkatheters, besser noch durch eine Sonografie von Blase und Nieren ausgeschlossen werden.

PLUS

Zahlreiche Medikamente sind direkt nephrotoxisch oder führen über andere Wege zu einer Verschlechterung der Nierenfunktion. Merken Sie sich folgende Beispiele:
- NSAR wie Diclofenac, Ibuprofen
- Schleifendiuretika wie Furosemid, Torasemid
- Antibiotika wie Aminoglykoside (Gentamicin, Tobramycin) oder Vancomycin
- Jodhaltige Röntgenkontrastmittel
- ACE-Hemmer, AT_1-Antagonisten

In einigen Fällen kann eine Dialyse erforderlich sein. Wenn Sie dieses Stichwort erwähnen, können Sie beinahe sicher sein, dass die nächste Frage darauf abzielt, wann denn ein Patient eine Nierenersatztherapie benötigt. Die **absoluten Dialyseindikationen** sind mit der **AEIOU-Regel** einfach zu merken:
- **A:** Azidose (therapierefraktäre metabolische Azidose mit pH-Wert < 7,1)
- **E:** Elektrolytentgleisung (K^+ > 6,5 mmol/l bzw. K^+ > 6,0 mmol/l, wenn gleichzeitig Herzrhythmusstörungen oder Zeichen der Hyperkaliämie im EKG)
- **I:** Intoxikation (Elimination toxischer Substanzen, sofern über Dialyse/Hämofiltration möglich, z. B. ASS, Barbiturate, Lithium)
- **O:** Ödeme (diuretikaresistente Hypervolämie mit Lungenödem)
- **U:** Urämie (Serum-Harnstoff > 200 mg/dl) mit schweren Symptomen (Enzephalopathie, Neuropathie, Perikarditis)

Kommt die Frage, welche das beste Nierenersatzverfahren ist, können Sie leider keine eindeutige Antwort geben. Bislang ist nicht nachgewiesen, ob ein kontinuierliches Nierenersatzverfahren oder eine diskontinuierliche Hämodialyse wie sie auch bei Patienten mit

2

einem chronischen Nierenversagen durchgeführt wird, vorteilhafter für den Patienten ist.

2.3 Notfallmedizin

Lars Töpfer

In Notfallsituationen muss bei vitaler Bedrohung von der sonst üblichen Reihenfolge aus Anamnese und anschließender körperlicher Untersuchung abgewichen werden. Diagnostik und Therapie laufen dann schematisiert und parallel gemäß dem Leitsatz „treat first what kills first" ab. Erst nach **Stabilisierung der Vitalfunktionen** wird eine weitergehende und ausführlichere Untersuchung durchgeführt.

2.3.1 ABCDE-Schema

Das **ABCDE-Schema** (➤ Tab. 2.30) stammt aus der Versorgung polytraumatisierter Patienten, hat aber auch allgemein Einzug in die Notfallmedizin gefunden. Es wird Ihnen daher in der Prüfung sicher begegnen. Schildern Sie Ihr Vorgehen so strukturiert wie möglich, denn genau so soll es auch in der Praxis ablaufen.

TIPP

Erstaunlich viele Prüfer fragen nach dem Vorgehen bei bewusstlosen Patienten. Gehen Sie bei Ihrer Antwort nach dem ABCDE-Schema vor. Erwähnen Sie dabei aber unter „B" auch einen eventuellen Fötor (Alkohol, Urämie, Aceton) und vergessen Sie unter „D" nicht die Untersuchung auf einen Meningismus.

2.3.2 Anamnese

In einer Situation, in der der Patient vital bedroht ist, können Sie die wichtigsten anamnestischen Informationen anhand des **AMPLE- bzw. SAMPLE-Schemas** gewinnen:

- (Symptoms: Leitsymptome)
- **A**llergies: Allergien
- **M**edications: Dauermedikation
- **P**ast illnesses, Pregnancy: Vorerkrankungen, ggf. Schwangerschaft
- **L**ast meal: letzte Mahlzeit
- **E**vents related to the injury: Wie kam es zu der Notfallsituation

2.3.3 Apparative Diagnostik und Überwachung

Bei jedem Notfallpatienten sollten Sie die **Vitalparameter** Herzfrequenz, Blutdruck, Sauerstoffsättigung und Atemfrequenz bestimmen. Diese Diagnostik ist i. d. R. in einer tragbaren Monitor-Defibrillator-Einheit vereint. Wann immer sinnvoll, ergänzen Sie diese Basisdiagnostik um ein 12-Kanal-EKG, die Bestimmung des Blutzuckers oder der Körpertemperatur.

Tab. 2.30 Erstdiagnostik und Therapie nach dem ABCDE-Schema

	Diagnostik und Therapie
Airway (+ C-Spine)	Inspektion der Atemwege (paradoxe Atembewegung?), ggf. frei machen: Kopf überstrecken (**cave:** nicht beim Trauma), Guedel-Tubus, Absaugen; Intubation (bei Schädel-Hirn-Trauma mit GCS ≤ 8 oder wenn SpO_2 < 90 % trotz O_2-Gabe); Immobilisation der Halswirbelsäule (z. B. Stifneck®)
Breathing	O_2-Gabe, wenn keine Intubation erforderlich; Auskultation; Atemmechanik; Pulsoxymetrie; Zeichen der Dyspnoe oder Zyanose?; bei Beatmung Kapnometrie; Palpation des Thorax auf Instabilität; Thoraxdrainage bei V. a. Pneumothorax
Circulation	Herzfrequenz, Blutdruck, Rekapillarisierungszeit; Anlage von mind. 2 großlumigen Zugängen, Infusionstherapie; Blutstillung (z. B. mit Druckverband)
Disability	GCS; Orientierung zu Ort/Zeit/Person; Pupillenstatus; Motorik und Sensorik im Seitenvergleich, Blutzucker
Exposure & **E**nvironment	(Fremd-)Anamnese erheben (➤ Kap. 2.3.2), orientierende Ganzkörperuntersuchung

EKG

Einige Prüfer werden Ihnen das EKG eines Notfallpatienten zeigen und Sie um Ihre Einschätzung bitten. Meist handelt es sich dabei um lebensbedrohliche Herzrhythmusstörungen (➤ Tab. 2.31) oder um das Bild eines Myokardinfarkts (➤ Kap. 4.3, ➤ Kap. 5.3.2). Wahrscheinlich werden Sie die Diagnose auf den ersten Blick erkennen, gehen Sie aber trotzdem strukturiert vor.

Tab. 2.31 Beispiele für Herzrhythmusstörungen im EKG [L115, O647]

EKG	Beschreibung	Diagnose
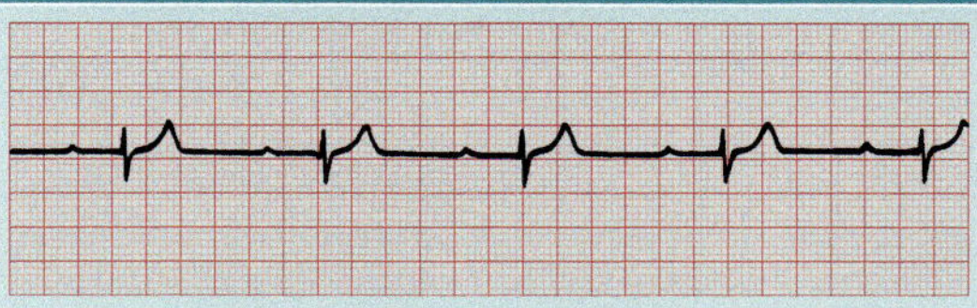	PQ-Zeit verlängert (> 0,2 s)	AV-Block I°
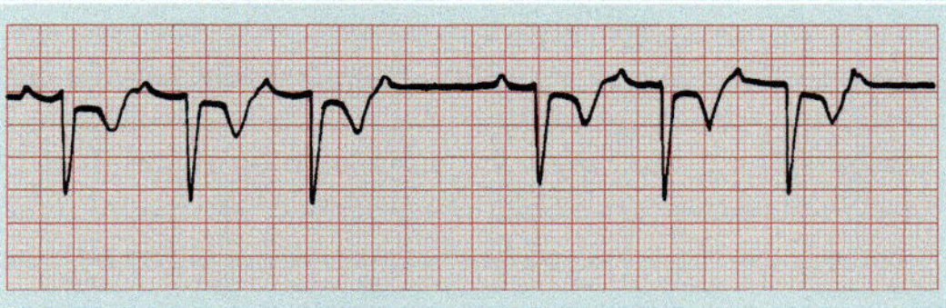	Zunehmend verlängerte PQ-Zeit, eine Herzaktion fällt aus, kompensatorische Pause	AV-Block II° Typ I (Wenckebach)
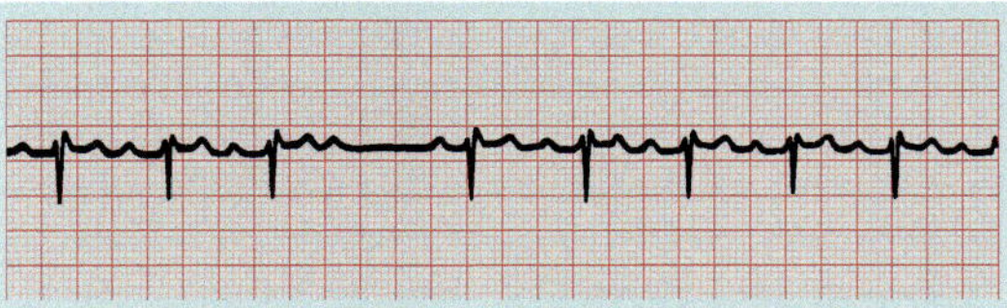	Herzaktion fällt ohne Verlängerung der PQ-Zeit aus, einzelne Schläge werden nicht übergeleitet, evtl. 2:1/3:1/4:1-Block	AV-Block II° Typ II (Mobitz)
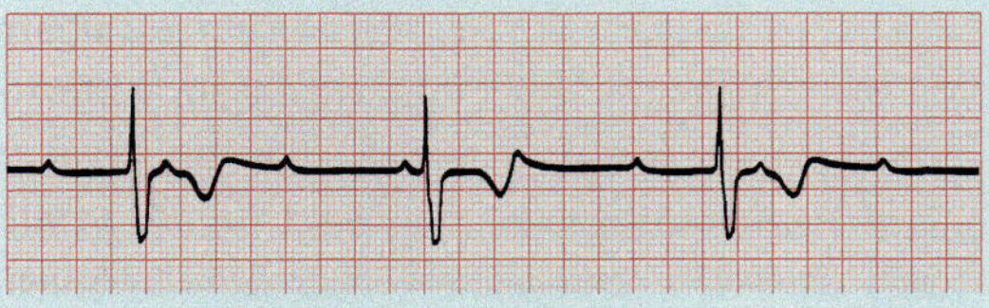	P-Wellen werden nicht durch QRS-Komplexe beantwortet, langsamer Ersatzrhythmus	AV-Block III°
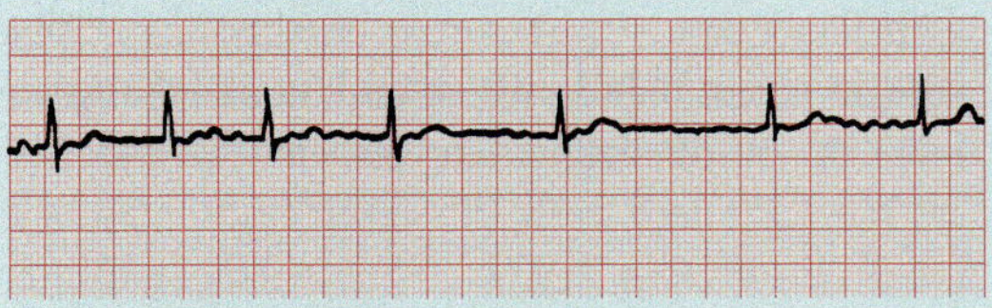	Fehlende P-Wellen, Flimmerwellen, unregelmäßige RR-Intervalle	Vorhofflimmern (VHF), Tachyarrhythmia absoluta (TAA)
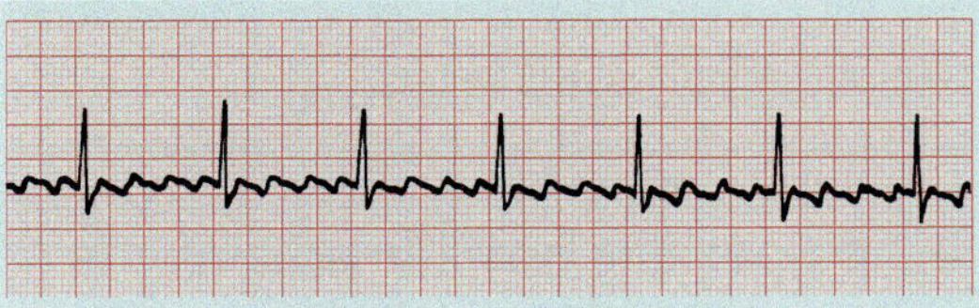	Sägezahnmuster, Flatterwellen	Vorhofflattern
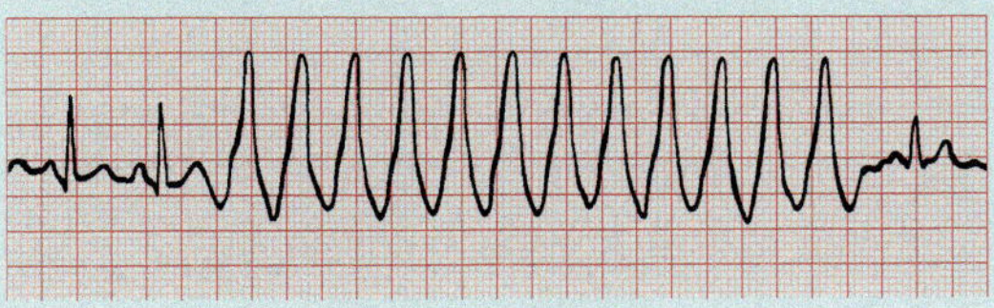	regelmäßige Tachykardie, breite deformierte QRS-Komplexe, keine P-Wellen erkennbar	Ventrikuläre Tachykardie (VT)

Tab. 2.31 Beispiele für Herzrhythmusstörungen im EKG *(Forts.)*

EKG	Beschreibung	Diagnose
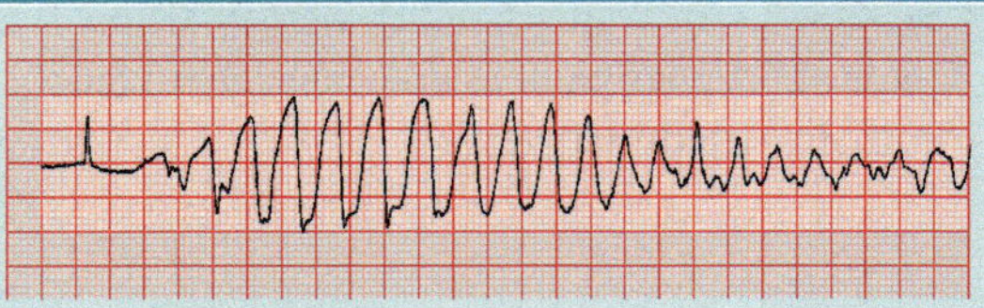	unregelmäßige deformierte Kammerkomplexe mit Zu- und Abnahme der Amplitude	Torsade de pointes
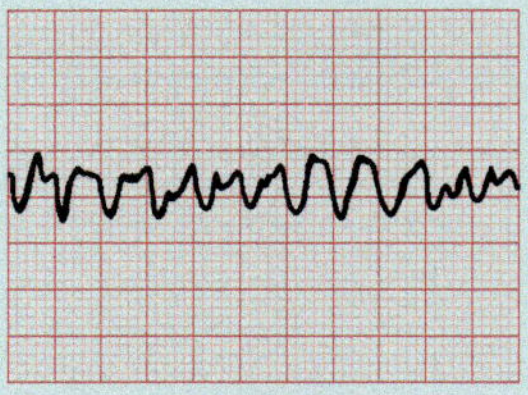	unregelmäßige elektrische Aktivität unterschiedlicher Amplituden mit hoher Frequenz	Kammerflimmern (VF)
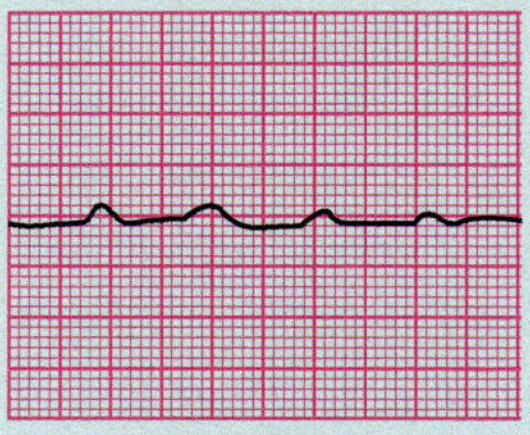	Nulllinien-EKG, allenfalls minimale Ausschläge	Asystolie

TIPP

Häufig will der Prüfer keine komplette internistische Interpretation des EKGs. Das ist auch oft gar nicht möglich, denn meist wird er Ihnen nur eine Ableitung zeigen. Vielmehr will Ihr Prüfer sehen, ob Sie auch unter den eingeschränkten Bedingungen der Notfallmedizin sicher ein EKG beurteilen können. Für die Rhythmusanalyse ist häufig folgendes Schema hilfreich:

- Herzfrequenz/QRS-Komplexe vorhanden? Wenn ja: normal, langsam, schnell?
- QRS-Komplexe regelmäßig oder unregelmäßig?
- QRS-Komplexe schmal oder breit (≥ 0,12 s)?
- Sind P-Wellen vorhanden? Wenn ja: Gibt es einen Zusammenhang zu den QRS-Komplexen?

Bei EKGs, die nicht eindeutig auf den Zustand des Patienten schließen lassen (wie z. B. eine Tachykardie mit schmalen QRS-Komplexen), ist es legitim, die weiteren Vitalparameter zu erfragen bzw. zu fragen, ob der Patient klinisch stabil oder instabil ist.

Sonografie (FAST)

Bei der Versorgung von Traumapatienten wird unmittelbar nach Aufnahme im Schockraum bzw. in einigen Rettungsdienstbereichen auch bereits präklinisch die **FAST-Sonografie** (**F**ocussed **A**ssessment with **S**onography for **T**rauma) durchgeführt. Dabei wird in einem **standardisierten Untersuchungsablauf** an 5(–6) definierten Stellen (➤ Abb. 2.13, ➤ Tab. 2.32) nach freier Flüssigkeit gesucht. So kann innerhalb kürzester Zeit (< 3 Minuten) die Indikation zur Anlage einer Thoraxdrainage oder einer explorativen Laparotomie gestellt werden.

2.3.4 Spezielle notfallmedizinische Krankheitsbilder

Hier sollten Sie v. a. auf Fragen zur **kardiopulmonalen Reanimation** (CPR, ➤ Kap. 4.19, ➤ Kap. 5.3.1) und zum **akuten Koronarsyndrom** (ACS, ➤ Kap. 4.3, ➤ Kap. 5.3.2) vorbereitet sein.

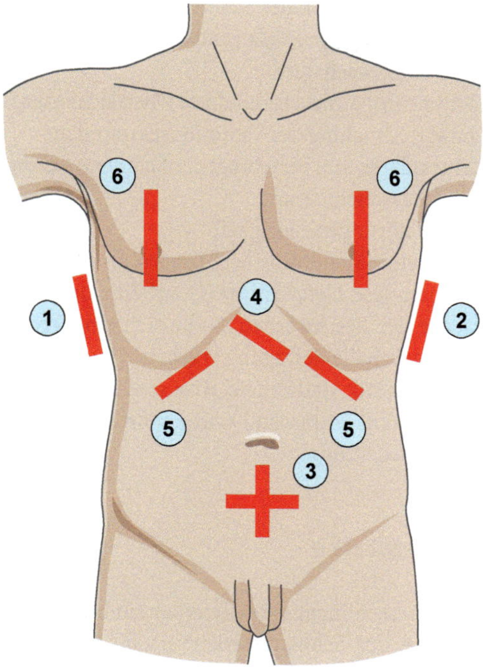

Abb. 2.13 Untersuchungspunkte der FAST-Sonografie [L157]

2.4 Schmerztherapie

André Remus

Die Bedeutung der Schmerztherapie als Teilgebiet der Anästhesiologie wächst. Immer mehr Anästhesisten spezialisieren sich auf diesem Gebiet, die Wahrscheinlichkeit, in der Examensprüfung auf einen anästhesiologischen Schmerztherapeuten zu treffen, ist hoch. Die anästhesiologische Schmerztherapie konzentriert sich auf die Akutschmerztherapie, hierunter fällt auch die postoperative Schmerztherapie, und auf die Therapie chronischer Schmerzen.

Die Schmerztherapie erscheint zunächst unübersichtlich und umfangreich. Bringen Sie Struktur in Ihr Wissen und bedenken Sie, dass sich die anästhesiologische Schmerztherapie auf wenige Krankheitsbilder, Verfahren und Medikamente konzentriert. Diese perfekt zu kennen und zu beschreiben, sichert Ihnen viele Pluspunkte beim Prüfer. Beeindrucken können Sie schon mit der Kenntnis der **wichtigsten Fachtermini.**

Tab. 2.32 Standardschnitte der FAST-Sonografie

Nr. in ➤ Abb. 2.13	Zu untersuchende Strukturen	Fragestellungen
1/5	Pleurarandwinkel rechts und Morison-Pouch	• Hämatothorax • Freie Flüssigkeit perihepatisch oder zwischen Leber und rechter Niere
2/5	Pleurarandwinkel links und Koller-Pouch	• Hämatothorax • Freie Flüssigkeit perisplenisch oder zwischen Milz und linker Niere
3	Harnblase, Douglas-Raum bzw. Excavatio rectovesicalis	Freie Flüssigkeit
4	Herz, (linker Leberlappen, große Gefäße)	Perikarderguss
6	Lunge	Pneumothorax

MERKE

Hyperalgesie: verstärkte Schmerzempfindlichkeit durch überschwellige Reize, z. B. Sonnenbrand

Allodynie: Schmerzauslösung durch taktile Reize, die beim Gesunden keine Schmerzen auslösen würden, z. B. Wattebausch, Luftzug

Dysästhesie: unangenehme Empfindungen, meist Schmerzen, auf einen Reiz, z. B. bei Neuralgien

Parästhesie: Missempfindung im Verlauf eines Hautnervs, Kribbelparästhesien („Ameisenlaufen"), Jucken, z. B. bei Polyneuropathie

Kausalgie: brennender Schmerz durch Störungen der vegetativen Fasern: CRPS

Somatischer Schmerz: Schmerzen durch Aktivierung von Schmerzrezeptoren, gut lokalisierbar, z. B. Wundschmerz, Entzündungsschmerz

Viszeraler Schmerz: durch Kontraktion oder Dehnung eines Organs oder dessen Kapsel ausgelöster Tiefenschmerz: dumpf, drückend, diffus, teilweise krampfartig, schlecht lokalisierbar, z. B.: Pankreatitis, Appendizitis, Gallenkolik

Neuropathischer Schmerz: durch Schädigung peripherer oder zentraler Nervenstrukturen ausgelöster

Schmerz: brennender Dauerschmerz oder einschießende Attacken, sensible Ausfälle möglich, gut lokalisierbar, z. B. Neuralgie, Polyneuropathie, Radikulopathie, Phantomschmerz
Nozizeptoren: Sensoren für schmerzhafte Reize und die zugehörigen afferenten Neurone
Aδ-Fasern: myelinisiert, dünn, schnell: stechend, scharfe Schmerzen
C-Fasern: nicht myelinisiert, langsam: dumpfe, brennende Schmerzen

2.4.1 Akute Schmerzen

Schmerzformen

Sprechen Sie mit Ihrem Patienten und lassen Sie sich die Beschwerden präzise beschreiben. Durch anamnestische Angaben lassen sich Schmerzen schon gut eingrenzen.

Schmerzlokalisation:
- Gut lokalisierbar: Wundschmerz, neuropathischer Schmerz
- Schlecht lokalisierbar: viszeraler Schmerz

Schmerzdauer:
- Attacken (Trigeminusneuralgie)
- Intermittierend (Migräne, Clusterkopfschmerz)
- Dauerschmerz

Schmerzbeginn und -entwicklung:
- Plötzlich bei Neuralgien und Nervenwurzelkompression
- Allmählich bei Tumorschmerzen

Schmerzqualität:
- Neuropathische Schmerzen: einschießend, elektrisierend, brennend, stechend
- Entzündliche Schmerzen: pochend, pulsierend
- Polyneuropathien: kribbelnde Par- und Dysästhesien
- Zoster- oder posttraumatische Neuralgien: Schmerz bei leichtester Berührung, Allodynie

Auslösende, schmerzlindernde oder -verstärkende Faktoren: Ruhe, Belastung, Stress

Begleitsymptome:
- Nervenwurzelkompressionsschmerz: Reflexausfälle, radikuläre Paresen, Sensibilitätsdefizite
- Migräne: Übelkeit, Erbrechen, Lichtscheu, Lärmempfindlichkeit
- Clusterkopfschmerz: einseitige Ptose, Lakrimation, Rhinorrhö
- Komplexes regionales Schmerzsyndrom (CRPS, Morbus Sudeck): livide Hautverfärbungen, Haar- und Nagelwachstum
- Polyneuropathie: verminderte Oberflächensensibilität, Abnahme des Vibrationsempfindens
- Muskulärer und vertebragener Schmerz: Schon- und Ausweichhaltung
- Schlafstörungen, -losigkeit
- Vegetative Symptome bei Tumorschmerzen

Die Anamnese bietet Hinweise auf eine organische Ursache der Beschwerden. Sollte sich ein Verdacht hierfür durch die Befragung ergeben, muss eine weitere Diagnostik stattfinden. Hier spielen bildgebende Verfahren, Ultraschall und Labordiagnostik die zentrale Bedeutung.

Schmerzstärke

Da Schmerzen nicht objektivierbar sind, gibt es zur Erfassung der Schmerzstärke verschiedene Skalen (➤ Abb. 2.14). Etabliert hat sich die **Numerische Rating Skala (NRS),** bei der ein Wert der Schmerzstärke zwischen 0 und 10 (gelegentlich auch 100) angegeben werden muss. Null bedeutet dabei „kein Schmerz“ 10: „maximal vorstellbarer Schmerz“. Wird dieser Wert in einer Skala eingetragen, spricht man von einer **Visuellen Analogskala (VAS).**

MERKE
Beachten Sie, dass die Schmerzskala mit „0“ beginnt, manche Prüfer legen darauf Wert.

Therapie akuter Schmerzen

Akuter Schmerz besitzt eine **Warnfunktion.** Er ist Zeichen einer Gewebeschädigung und lässt mit eintretender Wundheilung oder nach Ausbleiben der Schädigung nach. Der Therapie akuter, perioperativer und posttraumatischer Schmerzen sollte ein hoher Stellenwert beigemessen werden (➤ Tab. 2.33).

Eine unzureichende Akutschmerztherapie erhöht das Morbiditäts- und Mortalitätsrisiko des Patienten! Ein Teil der chronischen Schmerzsyndrome entsteht durch ungenügende Analgesie auch nach scheinbar banalen Eingriffen und kann den Patienten für den Rest seines Lebens schwer beeinträchtigen.

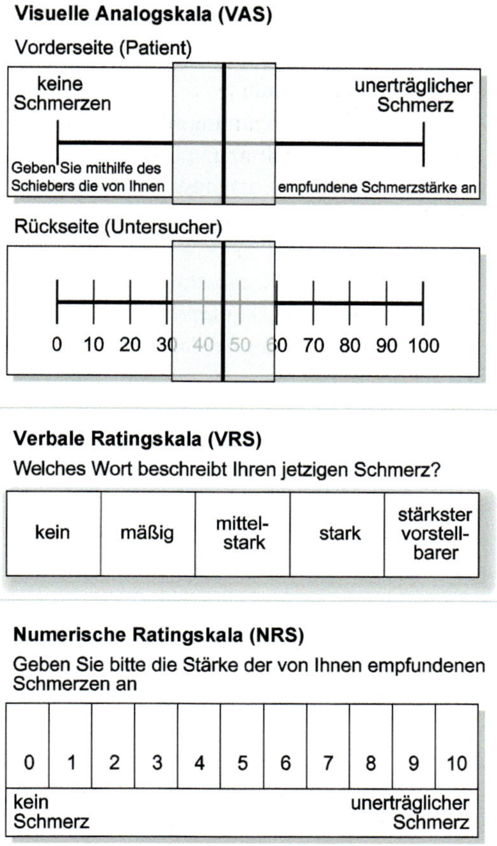

Abb. 2.14 Skalen zur Einschätzung der Schmerzintensität [G196]

Leichte Schmerzen

- Beispiele: Kopfschmerzen, kleine Verletzungen, postoperative Schmerzen nach kleinen Eingriffen
- **Nichtopioid-Analgetika** oft ausreichend
- i. v. Applikation von Paracetamol, Metamizol und Parecoxib möglich

Mittelstarke und starke Schmerzen

- **Opioide** in Kombination mit **Nichtopioid-Analgetika**
- i. v. Applikation z. B. mit Piritramid und Morphin als „Patient Controlled Analgesia“ (PCA) mittels Medikamentenpumpen möglich
- Bolusmenge, Sperrzeit und eine maximale Gesamtdosis zum Schutz vor Überdosierung vorgegeben
- Betreuung durch anästhesiologisch geführten Akutschmerzdienst: Dokumentation der Schmerzen, Information der Patienten, Anpassung der Schmerzmedikation, Kontrolle der Pumpen

TIPP

Die Verfahren, Abläufe und technischen Systeme der Klinik, in der Ihre Prüfung stattfindet, sollten Sie kennen und beschreiben können.

Tab. 2.33 Vergleich von akutem und chronischem Schmerz

	Akuter Schmerz	Chronischer Schmerz
Dauer	Zeitlich begrenzt, Stunden–Tage	Monate–Jahre
Ursache	Akutes Ereignis	Multifaktoriell, körperliche, psychische und soziale Ursachen gleichzeitig
Lokalisation	Meist lokal	Meist mehrere Schmerzorte, wandernd
Verlauf	Besserung durch Therapie	Therapieresistent, oft zunehmende Verschlechterung
Bedeutung	Warnfunktion	Keine physiologische Funktion
Akzeptanz	Groß	Gering
Psychosoziale Bedeutung	Vorübergehende Einschränkung der Lebensqualität	Dauerhafte Einschränkung der Lebensqualität: sozialer Rückzug, Depression, Angst, Vermeidungsverhalten, Durchhaltestrategien

Regionalanästhesie

- Lumbale oder thorakale **Periduralkatheter** zur postoperativen Schmerztherapie
- Vorteile gegenüber der systemischen Schmerztherapie:
  - geringere systemische Nebenwirkungen
  - häufig bessere Analgesiequalität im regional begrenzten Segment
  - Sympathikolyse mit Verbesserung der Darmperfusion und -motilität
- Operationen an den unteren Extremitäten: N.-femoralis- oder N.-ischiadicus-Katheter
- Operationen an den oberen Extremitäten: Blockaden des Plexus brachialis (interskalenär, infraklavikulär oder axial)
- Bestückung der Katheter, analog zu den intravenösen Schmerzverfahren, mit Pumpensystemen
- Betreuung auf den Stationen durch den Akutschmerzdienst.

2.4.2 Chronische Schmerzen

MERKE

Definition chronischer Schmerzen

Chronische Schmerzen haben ihre biologische Warnfunktion verloren. Es wird davon ausgegangen, dass der chronische Schmerz einen eigenen Krankheitswert hat, der als **bio-psycho-soziales Modell chronischer Schmerzen** beschrieben wird. Das heißt, dass neben den **körperlichen** Befunden auch **psychische** und **soziale** Faktoren die Schmerzkrankheit beeinflussen (➤ Tab. 2.33).

Psychische Risikofaktoren:
- Depressivität, negativer Stress, schmerzbezogene Gedankenstrukturen (z. B. Angst-Vermeidungs-Verhalten)
- Passives (Schon-), überaktives und suppressives Schmerzverhalten (starke Schmerzen werden unterdrückt, um körperliche und soziale Anforderungen zu erfüllen)
- Neigung zur Somatisierung (Symptome werden ausschließlich auf körperliche Erkrankungen zurückgeführt)

Berufliche Risikofaktoren:
- Körperliche Schwerarbeit, monotone Körperhaltung, Vibration, geringe berufliche Qualifikation
- Berufliche Unzufriedenheit, Verlust des Arbeitsplatzes, Kränkungen am Arbeitsplatz, chronischer Arbeitskonflikt (Mobbing)

Iatrogene Risikofaktoren:
- Unzureichende Anerkennung einer multikausalen Ursache der Schmerzen
- Übertriebener Einsatz diagnostischer Maßnahmen mit Überbewertung somatischer oder radiologischer Befunde
- Lange unreflektierte Krankschreibung, Förderung passiver Therapiekonzepte

Zur Anamneseerhebung bei Patienten mit chronischen Schmerzen haben sich spezielle Fragebögen, wie der „Deutsche Schmerzfragebogen" der deutschen Gesellschaft für Schmerzmedizin, bewährt. Er beinhaltet eine ausführliche Schmerzanamnese mit Fragen zur Psyche (Depressivität, Angst und Stress) und Angaben zur sozialen und beruflichen Situation. Die Patienten können mit Hilfe einer Zeichnung die Schmerzen lokalisieren (➤ Abb. 2.15).

Multimodale Schmerztherapie

Idealerweise werden alle schmerzauslösenden Faktoren – körperliche, psychische und soziale – gleichzeitig angegangen. Psychologische, physiotherapeutische, ergotherapeutische und ärztliche Schmerztherapeuten erstellen gemeinsam ein Behandlungsprogramm, das aus nichtmedikamentösen, medikamentösen und psycho- oder verhaltenstherapeutischen Elementen besteht. Wichtig ist das Überwinden von Angst und Vermeidung, die häufig zu einer Dekonditionierung des Bewegungssystems und damit zur Abschwächung der Muskulatur und so zur Chronifizierung der Schmerzen geführt haben.

2.4.3 Medikamentöse Therapieverfahren

WHO-Stufenschema

Immer wieder in Prüfungen gefragt – das WHO-Stufenschema. 1986 zur Therapie von Tumorschmerzen etabliert, findet das Stufenschema heute auch Anwendung bei der Therapie anderer akuter

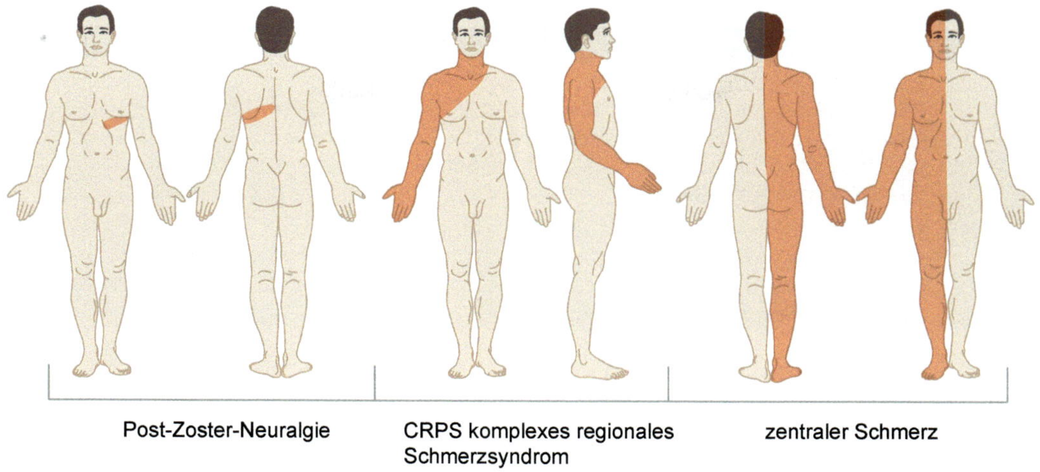

Abb. 2.15 Schmerzzeichnungen [L231]

und chronischer Schmerzformen. Das Prinzip beruht auf einer regelmäßigen „by the clock“, oralen „by the mouth“ und abgestuften Einnahme gemäß dem WHO-Stufenschema „by the ladder“ (➤ Abb. 2.16). Dieses basiert auf einer stufenförmigen Eskalation der Schmerztherapie mit

- Nichtopioidanalgetika,
- niedrigpotenten Opioiden in Kombination mit Nichtopioidanalgetika und
- hochpotenten Opioiden in Kombination mit Nichtopioidanalgetika.

Jede Stufe kann durch Koanalgetika ergänzt werden.

Nichtopioidanalgetika

Die im deutschsprachigen Raum wichtigsten und am häufigsten eingesetzten Schmerzmittel ohne primäre Wirkung an Opioidrezeptoren werden in

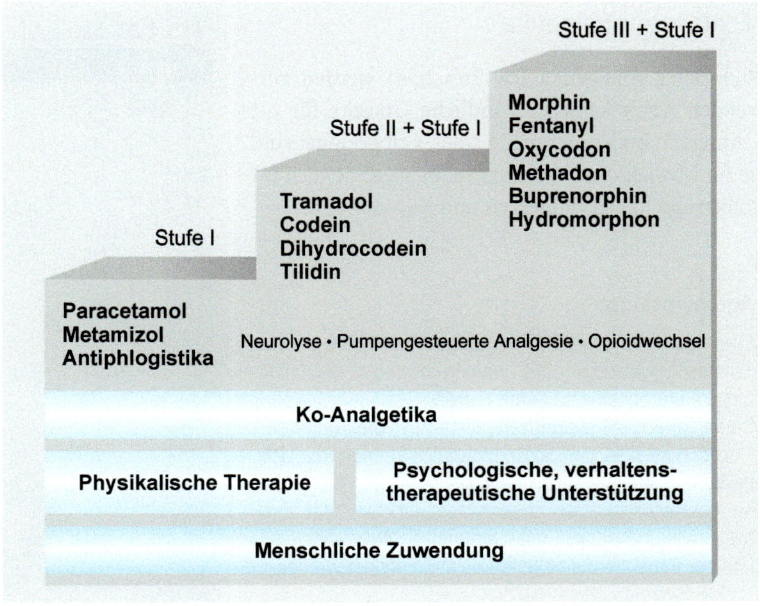

Abb. 2.16 WHO – Stufenschema der Tumorschmerztherapie [L157]

Tab. 2.34 Nichtsaure Analgetika

Präparat	Eigenschaften
Paracetamol	• Schwach analgetisch, gut antipyretisch, aber nicht antiphlogistisch • Bei Intoxikation von über 6 Gramm droht eine Leberzellnekrose mit Leber- und Nierenversagen • Antidot: N-Acetylcystein als SH-Gruppen-Donator Kontraindiziert bei Patienten mit bestehenden Leberschäden und Niereninsuffizienz; relativ kontraindiziert bei Alkoholismus, Mangelernährung
Metamizol	• Hohe analgetische und antipyretische Potenz, nicht antiphlogistisch • Gute spasmolytische Wirksamkeit, bei viszeralen Schmerzen und Koliken indiziert • Blutdruckabfall und anaphylaktoide Reaktion bei zu schneller i. v. Applikation (nur als Kurzinfusion geben) • Leukopenie, sehr selten lebensgefährliche Agranulozytose (< 0,01 %)

Nichtopioidanalgetika mit antipyretischer und antiphlogistischer Wirkung (ASS, Ibuprofen, Diclofenac, COX2-Hemmer) und in Nichtopioidanalgetika mit antipyretischer Wirkung (Paracetamol, Metamizol) eingeteilt.
Alle Nichtopioidanalgetika können allergische Reaktionen auslösen und für einen arzneimittelinduzierten Bronchospasmus (Analgetika-Asthma) verantwortlich sein.

TIPP

Sollten Sie einen Schmerztherapeuten als Prüfer bekommen, sollten Sie alles über die wichtigsten Eigenschaften der gebräuchlichsten Analgetika wissen. Dieses Wissen schadet natürlich auch nicht bei Ihrer zukünftigen Tätigkeit als Arzt.

Nichtsaure Analgetika

Nichtsaure Analgetika (➤ Tab. 2.34) werden verwendet, wenn keine entzündliche Ursache für die Schmerzen im Vordergrund steht. Gut geeignet sind sie für Muskel- und Weichteilschmerz, aber auch für kolikartige Bauchschmerzen und Kopfschmerz.

TIPP

Agranulozytose

Eine sehr seltene Nebenwirkung, bei Anästhesisten und Schmerztherapeuten jedoch immer kontrovers diskutiert und als Prüfungsthema damit beliebt.
Erhält ein Patient Metamizol und zeigt er die Symptome Fieber, Heiserkeit und Schleimhautulzerationen, die sich im Verlauf zu einer Sepsis entwickeln, müssen Sie an eine Agranulozytose als seltene aber lebensbedrohliche Nebenwirkung denken. Das Metamizol muss abgesetzt und der Patient auf eine Intensivstation verlegt werden. Es muss eine Sepsistherapie durchgeführt werden. Zusätzlich erhalten die Patienten granulozytenstimulierende Faktoren. Weitere Medikamente, die eine Agranulozytose auslösen können, sind: trizyklische Antidepressiva, Antikonvulsiva sowie die NSAR.

Saure Analgetika

Als saure Analgetika (➤ Tab. 2.35) werden die nichtsteroidalen Antirheumatika und die Coxibe bezeichnet. Sie sind vorwiegend bei Akutschmerzen des Bewegungsapparats und bei rheumatischen Erkrankungen indiziert, v. a., wenn der entzündungshemmende Effekt genutzt werden soll. Sie wirken analgetisch, antipyretisch und antiphlogistisch.

Tab. 2.35 Saure Analgetika

Präparat	Besonderheiten
Acetylsalicylsäure	Als möglicher Auslöser für das Reye-Syndrom bei Kindern und Jugendlichen kontraindiziert
Ibuprofen	Geringste Rate an gastrointestinalen Nebenwirkungen
Diclofenac	Etwas besser analgetisch wirksam als Ibuprofen; auch als Salben und Gels gebräuchlich
Naproxen	Niedriges kardiovaskuläres, aber hohes gastrointestinales Risiko
Indometacin	Erste Wahl bei akutem Gichtanfall
Celecoxib (Celebrex®)	Kontraindiziert bei Sulfonamidallergie
Etoricoxib (Arcoxia®)	Lang wirksam, Dosisintervall 24 h
Parecoxib (Dynastat®)	Nur zur i. v. Applikation

MERKE

Gruppennebenwirkungen der NSAR

- Magen-/Darmgeschwüre und Blutungen
- Verminderung der Nierenfunktion
- Thromboembolische Ereignisse (Vorsicht bei kardiovaskulären Erkrankungen)
- Thrombozytenaggregationshemmung (irreversibel durch ASS, reversibel durch die übrigen)
- Selten zentralnervöse Nebenwirkungen wie Schwindel, Hör- und Sehstörungen
- Vorsicht bei Schwangeren wegen vorzeitigen Ductus-arteriosus-Verschlusses des Ungeborenen

Coxibe erhöhen das Risiko für Herzinfarkte und Schlaganfälle und sind somit kontraindiziert bei koronarer Herzkrankheit, peripherer arterieller Verschlusskrankheit und zerebrovaskulären Erkrankungen. NSAR sind wegen der Nebenwirkungen für die Dauertherapie von Schmerzen nicht indiziert. Sollte eine längerfristige Therapie geplant sein, werden NSAR mit Protonenpumpenhemmern kombiniert.

Opioide

Opioide werden in niedrig- und hochpotente Opioide eingeteilt. Als Referenzsubstanz gilt das Morphin.

Indikationen für Opioide:

- Akutschmerztherapie nach Traumata und Operationen oder internistischen Erkrankungen wie Myokardinfarkt, Pankreatitis oder ischämischen Schmerzen
- Starker Tumorschmerz
- Chronische, nicht tumorbedingte muskuloskelettale Schmerzen als kurzfristiger Therapieversuch
- Chronische neuropathische Schmerzen, wie diabetische Polyneuropathie oder postzosterische Neuralgie

Keine Indikation für Opioide:

- Kopfschmerzen
- Viele viszerale Schmerzsyndrome, z. B. funktionelle Darmerkrankungen, Kolitis
- Kurzfristige, attackenförmige Schmerzen, z. B. Trigeminusneuralgie
- Psychosomatische Schmerzsyndrome, z. B. Fibromyalgie, Weichteilrheumatismus

MERKE

Nebenwirkungen der Opioide

Häufig gefragt und klinisch relevant, da bei Intoxikationen häufig vorkommend:

- Atemdepression
- Sedierung, Benommenheit, Verwirrtheit, Euphorie
- Hemmung der Darmperistaltik, Übelkeit und Erbrechen, Obstipation
- Tonuserhöhung intestinaler Sphinkteren
- Miktionsstörungen
- Tonuserniedrigung der Blutgefäße (Orthostase, Nachlastsenkung)
- Histaminfreisetzung, Juckreiz, Kopfschmerzen, Asthma
- Hohes Potenzial physischer und psychischer Abhängigkeit

Niedrigpotente Opioide

Niedrigpotente Opioide (➤ Tab. 2.36) haben eine Tagesmaximaldosis, da sie dem Ceiling-Effekt unterliegen. Mit Erreichen der Maximaldosis kann die analgetische Wirkung nicht mehr gesteigert werden, es kommt jedoch zum vermehrten Auftreten von Nebenwirkungen. Bei nicht mehr ausreichender Wirkung muss auf die hochpotenten Opioide übergegangen werden.

Tab. 2.36 Niedrigpotente Opioide

Präparat	Besonderheiten
Tramadol	• 0,1- bis 0,2-fache analgetische Potenz von Morphin • Häufig ausgeprägte Übelkeit und Erbrechen in der Initialphase • Zusätzlich analgetisch wirksam durch zentrale Noradrenalin-Wiederaufnahmehemmung
Tilidin	• 0,1- bis 0,2-fache analgetische Potenz von Morphin • Wird nur in Kombination mit dem Opioidantagonisten Naloxon zur oralen Applikation angeboten • Naloxon wird durch First-Pass-Effekt in der Leber metabolisiert • Bei i. v. Applikation antagonisiert Naloxon sofort die Tilidinwirkung
Codein	• 0,2-fache analgetische Potenz von Morphin • Zu 10 % Metabolisierung zu Morphin • Meist als Kombinationspräparat mit Paracetamol oder Diclofenac (z. B. Voltaren Plus®) • Auch als Antitussivum bei Reizhusten

Hochpotente Opioide

Bei den hochpotenten Opioiden (➤ Tab. 2.37) spielt, mit Ausnahme von Buprenorphin, der Ceiling-Effekt keine Rolle, sodass es hier keine Tagesmaximaldosen gibt.

TIPP

Bei der Dauertherapie mit Opioiden klagen über 80 % der Patienten über Obstipation, sodass eine begleitende Laxanzienprophylaxe durchgeführt werden muss.

Koanalgetika

Koanalgetika sind Substanzen, deren primäres Indikationsgebiet nicht die Schmerztherapie ist, die bei bestimmten Schmerzformen aber dennoch analgetisch wirksam sind.

MERKE

Indikationen für Koanalgetika

- Antidepressiva: brennende neuropathische Schmerzen
- Antikonvulsiva: einschießende neuropathische Schmerzen
- Glukokortikoide: Schmerzen bei Tumoren
- Bisphosphonate: Osteoporose, Knochenmetastasen

Antidepressiva

Schmerztherapeutisch relevant sind trizyklische Antidepressiva wie Amitriptylin und Doxepin sowie Venlafaxin und Duloxetin aus der Gruppe der selektiven Serotonin- und Noradrenalin-Reuptake-Inhibitoren (➤ Tab. 2.38). Wegen der möglichen, v. a. anticholinergen Nebenwirkungen, wird einschleichend mit geringen Dosen begonnen. Alle Antidepressiva können die Krampfschwelle senken.

Tab. 2.37 Hochpotente Opioide

Präparat	Besonderheiten
Morphin	• Zur Akutschmerztherapie 0,5–2 mg i. v. titriert nach Wirkung, auch als patientengesteuerte Analgesie, „Patient Controlled Analgesia" (PCA) möglich • Hoher First-Pass-Effekt bei oraler Aufnahme, i. v. Applikation 3-fach stärker wirksam • **Cave:** Akkumulation wirksamer Metabolite bei Leberinsuffizienz
Piritramid	• Nur in der Akut- und perioperativen Schmerztherapie verfügbar • 0,7-fache analgetische Potenz von Morphin
Hydromorphon	• 5- bis 7-fache analgetische Potenz von Morphin • Keine analgetisch wirksamen Metaboliten, Vorteil bei Leber- und Niereninsuffizienz • Geringere sedierende Wirkung • Geringe Plasmaeiweißbindung, Vorteil bei Multimorbidität und Polypharmazie
Oxycodon	• 1,2–2-fache analgetische Potenz von Morphin • Hohe Bioverfügbarkeit (60–85 %), schneller Wirkeintritt • Keine aktiven Metaboliten, geringere Nebenwirkungen, v. a. Übelkeit und Verwirrtheit
Oxycodon/ Naloxon	• Geringere Obstipation durch antagonistische Naloxonwirkung • Tageshöchstdosis 80 mg, bei höheren Dosierungen systemischer antagonistischer Effekt des Naloxons
Tapentadol	• 0,3- bis 0,5-fache analgetische Potenz von Morphin • μ-Rezeptor-Agonismus und Noradrenalin-Reuptake-Inhibition stärker als bei Tramadol • Durch Noradrenalinrezeptorwirkung, zusätzliche Wirksamkeit bei neuropathischen Schmerzen
Buprenorphin	• 30- bis 40-fache analgetische Potenz von Morphin • Partialagonist: Agonist am μ-Rezeptor mit hoher Affinität: wird weder von Agonisten noch Antagonisten aus der Rezeptorbindung verdrängt, Ateminsuffizienz nicht adäquat durch Naloxon antagonisierbar • Antagonist am κ-Rezeptor: geringere Sedierung und Dysphorie, geringeres Abhängigkeitspotenzial, milderer Entzug • Ceiling-Effekt ab 140 μg/h oder 3,2 mg/d
Fentanyl	• 100-fache analgetische Potenz von Morphin • Als Pflaster für die chronische Schmerztherapie • Schnellwirksame Präparate zur Applikation über die oralen oder nasalen Schleimhäute für Durchbruchschmerzen **nur** bei Tumorschmerzen

Tab. 2.38 Antidepressiva

Präparat	Besonderheiten
Amitriptylin	Dämpfende Wirkung, bei Schlafstörungen gewünscht
Doxepin	Weniger sedierend als Amitriptylin
Venlafaxin	Antriebssteigernde Wirkung
Duloxetin	Antriebssteigernd; zur Schmerztherapie bei diabetischer Polyneuropathie zugelassen

MERKE

Intoxikation

Werden Antidepressiva in hoher Dosis, möglicherweise in suizidaler Absicht eingenommen, treten die **anticholinergen Nebenwirkungen der trizyklischen Antidepressiva** in den Vordergrund: Mundtrockenheit, Obstipation, Harnretention, Akkomodationsstörungen, Müdigkeit, Schwindel, Tremor der Hände, Reizleitungsstörungen am Herzen, Appetitsteigerung.

Antikonvulsiva

Antikonvulsiva werden zur Therapie einschießender, neuralgieformer Schmerzen eingesetzt (➤ Tab. 2.39). Auch sie werden einschleichend dosiert, idealerweise über einen Zeitraum von vier Wochen. Kontraindikationen sind: kardiale Reizleitungsstörungen, hepatische Funktionsstörungen, Schwangerschaft. Carbamazepin wirkt als Natriumkanalblocker, Gabapentin und Pregabalin sind Kalziumkanalmodulatoren.

Tab. 2.39 Antikonvulsiva

Präparat	Besonderheiten
Carbamazepin	• Nebenwirkungen: Somnolenz, Sedierung, Schläfrigkeit, Schwindel, Ataxie, Verwirrtheit, Unruhe, Blutbildveränderungen, anticholinerge Nebenwirkungen • Medikament der Wahl bei Trigeminusneuralgie
Gabapentin	• Nebenwirkungen: Müdigkeit, Schwindel, Gangunsicherheit, Ataxie • Kontraindikation: Pankreatitis
Pregabalin	• Nebenwirkungen wie Gabapentin • Führt nicht zur Erhöhung der Pankreasparameter, soll besser verträglich sein

Kortikosteroide

Bei Tumorerkrankungen mit schlechter Prognose können Kortikosteroide zur Schmerztherapie großzügig eingesetzt werden. Die Dosierungen liegen dann meist oberhalb der Cushing-Schwelle. Die Wirkung erklärt sich durch die abschwellenden, antiödematösen und antiphlogistischen Eigenschaften der Kortikosteroide.

MERKE

Die Nebenwirkungen der Kortikosteroidtherapie wie Blutzuckererhöhung, Gewichtszunahme, Thromboseneigung, Osteoporose, aseptische Knochennekrose, erhöhtes Infektionsrisiko, Magen-Darm-Ulzera und Cushing-Syndrom treten auch in der Schmerztherapie auf.

Die Dosierung erfolgt hier mit initial hohen Dosen, die im Therapieverlauf ausgeschlichen werden.
Indikationen für Steroide bei Tumorschmerz:
- Metastasierende Tumoren, besonders Knochenmetastasen
- Organbefall bei malignen Tumoren
- Kopfschmerz bei erhöhtem Hirndruck durch zerebrale Raumforderungen

Bei Schmerzen, die nicht von einem Tumor verursacht werden, müssen die erheblichen Nebenwirkungen einer Steroidmedikation mit dem möglichen Nutzen abgewogen werden. In Einzelfällen kann der Einsatz für folgende Indikationen gerechtfertigt sein:
- Neuropathische Schmerzen
- Gesichtsschmerzen
- Rücken- und Gelenkschmerzen

Bisphosphonate

Durch den osteoprotektiven Effekt dieser Substanzgruppe wird eine analgetische Wirkung erzielt. Die Dosierung ist abhängig von der Höhe des Serumkalziums. **Indikationen** für eine Therapie mit Bisphosphonaten sind: Tumorosteolysen, ossärer Tumorschmerz, Osteoporose, Morbus Paget.

Hypokalzämien und akutes Nierenversagen können als Nebenwirkungen bei fehlerhaften Applikationen auftreten. Ösophagotitiden, Übelkeit, Erbrechen und Diarrhö sind ebenso als unerwünschte Arzneimittelwirkungen beschrieben. Etidronat, Clodronat, Pamidronat und Alendronat sind erhältliche Bisphosphonate.

Cannabinoide

Die Studienlage zur Wirksamkeit der Inhaltsstoffe der Hanfpflanze ist schwach. Dem gegenüber steht ein großes Interesse der Patienten in den Praxen und Kliniken, sodass auch einige Prüfer das Thema interessiert und es somit gern gefragt wird.

Die wirksamen Bestandteile der Hanfpflanze sind Tetrahydro-Cannabinol (THC) und Cannabidiol (CBD) (➤ Tab. 2.40).

2.4.4 Nichtmedikamentöse Therapieverfahren

Schmerzpsychotherapie

Zum Staatsexamen muss natürlich niemand alle Details der Psychotherapie kennen. Bei der Schmerztherapie geht es um die Wahrnehmung und den Umgang mit den Schmerzen. Die angewandten Verfahren (➤ Tab. 2.41) entstammen zum größten Teil der Verhaltenstherapie. Ziele bei Rückenschmerzen sind z. B.: Bewegungstraining statt Bewegungsvermeidung, Wiederherstellung körperlicher und sozialer Funktionen, Veränderung von depressiven und ängstlichen Einstellungen sowie Veränderung psychosozialer Belastungsfaktoren am Arbeitsplatz.

Tab. 2.40 Cannabinoide

Wirkstoff	Beschreibung
Tetrahydro-Cannabinol (THC)	• Antiemetische, relaxierende, sedierende, aber auch eu- und dysphorisierende Wirkung • Nebenwirkungen: Müdigkeit, Konzentrationsstörungen, Stimmungsschwankungen, Schwindel, Mundtrockenheit, Entwicklung einer Psychose, Abhängigkeit • Gilt als Betäubungsmittel, darf nur unter bestimmten Voraussetzungen verschrieben werden (z.B. BtM-Rezept) • Präparate: Dronabinol, Sativex, Blüten der Cannabispflanze
Cannabidiol (CBD)	• Vermutete antipsychotische, anxiolytische, antiinflammatorische, analgetische, antiemetische und spasmolytische Wirkung • Keine psychotropen Effekte • Nicht rezeptpflichtig • Wird als Nahrungsergänzungsmittel gehandelt

Tab. 2.41 Schmerzpsychotherapeutische Verfahren

Psychotherapeutisches Verfahren	Beschreibung
Entspannungsmethoden	• Progressive Muskelrelaxation (PMR, Jacobson-Training) – Sukzessive An- und Entspannung aller großen Muskelgruppen – Sensibilisierung der Körperwahrnehmung, Stabilisierung des vegetativen Nervensystems, gezielte Entspannung der Muskulatur – Kurzform 10 Min., Langform 20 Min., tägliche regelmäßige Anwendung • Autogenes Training: Entspannung durch Autosuggestion („mein Arm wird schwer") • Yoga. Tiefenentspannung, Atemübungen, Meditationsübungen, Körperübungen
Biofeedback	• Visuelle und akustische Mitteilung von Körperparametern (Muskelspannung, Hauttemperatur, Hautwiderstand, Atmung, Herzfrequenz, EEG usw.) • Bewusstes Verändern durch den Patient: z. B. Muskelspannung lockern, Atmung regulieren
Operante Verfahren	• „Verlernen" von schmerzfördernden Verhaltensweisen, z. B. Immobilität bei muskuloskeletalen Schmerzen
Multimodale kognitive Verhaltenstherapie	• Edukation, Verbesserung der Selbstwahrnehmung, Erlernen schmerzreduzierender Bewältigungstechniken • z. B. progressive Muskelrelaxation, Modifikation körperlicher und sozialer Beeinträchtigungen, Modifikation schmerzbezogener Kognition, Modifikation gesundungsbehindernder Faktoren (Entkopplung von Schmerz und Krankheitsgewinn)

Physikalische und manuelle Therapie

Ein paar Verfahren zur Therapie akuter und chronischer Schmerzen sollte jeder, der zur Schmerztherapie geprüft wird, benennen können (➤ Tab. 2.42).

2.4.5 Spezielle schmerztherapeutische Krankheitsbilder

Tumorschmerzen

Hier gibt es Überschneidungen mit der Palliativmedizin. Rund 75 % der Patienten auf Palliativstationen leiden an Schmerzen. Solide Tumoren verursachen häufiger Schmerzen als hämatologische Erkrankungen. Je weiter fortgeschritten das Tumorstadium und je disseminierter die Erkrankung, desto höher ist die Prävalenz von Schmerzen. Die Therapie von Tumorschmerzen basiert auf mehreren Prinzipien (➤ Tab. 2.43).

Ursachen von Tumorschmerzen:

- Tumorbedingt: z. B. ossäre Metastasen, pathologische Frakturen, Nerven-, Viszeral-, Weichteilinfiltrationen oder -kompressionen, Ulzerationen und Nekrosen von Haut und Schleimhäuten
- Therapiebedingt: Operationen (Nervenläsionen, Stumpf- und Phantomschmerz), Bestrahlung (Strahlenfibrose, Mukositis), Chemotherapie (Mukositis, Mono- und Polyneuropathie)
- Tumorassoziiert: z. B. paraneoplastische Syndrome, Thrombosen, Embolien, Lymphödeme

Neuropathische Schmerzen

Sollten die Prüfer tiefer in die Schmerztherapie gehen, werden sie Details zur Therapie neuropathischer Schmerzen wissen wollen. Eine Domäne der anästhesiologischen Schmerztherapie, v. a. medikamentös.

Tab. 2.42 Physikalische und manuelle Therapie

Verfahren	Beschreibung
Physiotherapie	• Ziel: Verbesserung der Gelenkbeweglichkeit und Körperwahrnehmung, Stärkung von Kraft und Ausdauer • Passive und aktive Bewegungsübungen, sensomotorische Muskelaktivierung, Rücken- und Haltungsschulung
Manuelle Therapie	• Gesamtkonzept aus diagnostischen und therapeutischen Verfahren • Mobilisation, Manipulation, Muskelentspannung
Ergotherapie	• Beschäftigungs- und arbeitstherapeutische Verfahren und Methoden • z. B. Spiegeltherapie zur Behandlung von Phantomschmerzen oder des CRPS
Massage	• Hohe Zufriedenheit beim Patienten, Langzeiteffekt gering • Nachteil: rein passives Verfahren
Wärmetherapie	• Muskelentspannende Wirkung • Packungen, Bäder, Infrarotlicht oder Ultraschall • Kontraindiziert bei akuten, entzündlichen Prozessen
Kältetherapie	• Therapie akuter, entzündlicher und degenerativer Zustände • Eis, Eispackungen, Wickel, Kältegel oder Kältespray • Kontraindiziert bei Durchblutungsstörungen der Extremitäten, Arteriosklerose und bei bewusstseinseingeschränkten Patienten
Elektrotherapie	• z. B. transkutane elektrische Nervenstimulation (TENS) • Aktivierung inhibitorischer Mechanismen im Hinterhorn des Rückenmarks durch Reizung kutaner, schnell leitender Fasern • Reduktion der Aktivität nozizeptiver C-Fasern im gleichen Segment
Aerobes Ausdauertraining	• Herzfrequenz im Bereich der aeroben Stoffwechsellage (60–80 % der maximalen Belastbarkeit). Einstieg: Walking, später: Laufen und Schwimmen • 2–3 Wiederholungen pro Woche bei 30- bis 60-minütiger Dauer • Positiver Effekt bei Fibromyalgie, Rückenschmerzen und Migräne

2

Tab. 2.43 Therapiemöglichkeiten bei Tumorschmerzen

Therapie	Beschreibung
Kausale Therapie	• Reduktion des Tumorwachstums und der Tumormasse durch Bestrahlung, Chemotherapie und Operation • Operative Therapie der lokalen Folgen des Tumors: Stabilisierung pathologischer Frakturen, Umgehungsanastomosen, Drainagen gestauter Hohlorgane, plastische Deckung
Medikamentöse, analgetische Therapie	• Nach WHO-Stufenschema: Nichtopioidanalgetika allein oder in Kombination mit niedrig- und hochpotenten Opioiden; zusätzlich Koanalgetika bei Bedarf • Retardpräparate bei Dauerschmerzen mit festen Dosisintervallen • Bei Schmerzspitzen und zur Dosistitration nichtretardiertes Opioid der gleichen Wirkstufe verwenden • Bei Durchbruchschmerzen schnell und kurz wirkende Zusatzmedikation (z. B.: orale, nasale, bukkale Fentanylpräparate) • Nach stabiler Opioideinstellung Wechsel auf Opioid-Pflastersysteme mit 3- bis 7-tägigem Wechsel möglich
Invasive Techniken der Schmerztherapie	• Nervenblockaden, z. B.: Ganglion stellatum, Blockaden bei sympathisch unterhaltenen Schmerzen • Chemische Neurolysen, z. B. Ganglion coeliacum bei Oberbauchtumorschmerzen (Leber, Galle, Pankreas) CT- oder durchleuchtungsgesteuert mit hochprozentigem Alkohol oder mittels Kryo- oder Thermokoagulation • Kathetertechniken, z. B. Plexus brachialis bei Tumorinfiltration, peridurale/intrathekale Analgesie mit Opioiden mittels implantierten Pumpen
Psychoonkologische Betreuung	Patientenzentrierte Gesprächstherapie, verhaltenstherapeutische Schmerzbewältigungstechniken
Physiotherapie	Krankengymnastik, Lymphdrainage, Massage, physikalische Therapie
Adjuvante Therapie assoziierter Symptome	Therapie von Erbrechen, Appetitlosigkeit, Atemnot, Angst

MERKE

Zur medikamentösen Therapie neuropathischer Schmerzen eignen sich Substanzen folgender Gruppen:
- Antikonvulsiva (Ca-Kanal: Pregabalin, Gabapentin; Na-Kanal: Carbamazepin)
- Antidepressiva (Amitriptylin, Duloxetin, Venlafaxin)
- Opioide (insb.: Tramadol, Tapentadol)
- Topische Therapie mit Lokalanästhetika oder Capsaicin

Nicht ausreichend wirksam und damit – auch aufgrund ihrer schwerwiegenden Nebenwirkungen – nicht indiziert, sind NSAR bei neuropathischen Schmerzen.

Post-Zoster-Neuralgie

Hat durch Reaktivierung von Varizella-Zoster-Viren eine Herpes-Zoster-Radikuloneuritis (Gürtelrose, Gesichtsrose) stattgefunden, kann noch Monate nach Abheilen der Hauteffloreszenzen neuropathischer Schmerz auftreten. Häufig findet sich in den betroffenen Segmenten eine Allodynie, es können aber auch brennende Dauerschmerzen und einschießende, neuralgieforme Schmerzattacken auftreten.

Therapie:
- Antidepressiva: Amitriptylin
- Antikonvulsiva: Pregabalin, Gabapentin
- Opioide
- Topische Therapie mit Capsaicin- und Lidocain-Pflastern
- TENS
- Invasive schmerztherapeutische Verfahren: bei Versagen oder zur Unterstützung der medikamentösen Therapie
  - Blockaden des sympathischen Grenzstrangs oder Opioidinjektionen
  - Interkostalnervblockaden oder Epiduralanästhesie

Schmerzhafte diabetische Polyneuropathie

Durchschnittlich jeder dritte Diabetiker leidet an einer diabetischen Polyneuropathie. 13–26 % davon sind schmerzhaft. Die neuropathischen Gebiete befinden sich an den distalen Extremitäten, v. a. der Füße und Unterschenkel und breiten sich dort strumpf-, bzw. handschuhförmig aus. Typische Symptome sind: Sensibilitätsstörungen, Parästhesien, Dysästhesien und Schmerzen. Diese exazerbieren in Ruhe (nachts) und werden als brennend (Burning Feet), bohrend, stechend oder einschießend beschrieben.

Therapie:

- Kausal: Schmerzreduktion durch Normoglykämie in 3–8 Monaten möglich
- Symptomatisch: Antidepressiva, Antikonvulsiva, Opioide, topische Therapie und TENS wie bei der postzosterischen Neuralgie, Duloxetin als zusätzliche antidepressive Option

Phantomschmerz

Schmerzen, die nach dem Verlust einer Extremität, aber auch einer Brust oder eines Zahns als Deafferenzierungsschmerz auftreten. Ursächlich sind pathologische Umbauprozesse auf zentraler Ebene (zerebral und spinal). Die Schmerzen sind stechend, brennend, einschießend und elektrisierend. Sie treten überwiegend in Ruhe auf.

Therapie:

- Prophylaxe: Schmerztherapie bereits präoperativ beginnen, perioperativer Einsatz von regionalanästhesiologischen Verfahren, Ketamin niedrig dosiert i. v.
- Medikamentös: s. o. (Therapie neuropathischer Schmerzen)
- Nichtmedikamentös: Ergotherapie (Spiegeltherapie), physikalische Therapie (z. B. Thermotherapie, Hydrotherapie), Biofeedback

Zentraler Schmerz

Häufigste Ursachen für zentrale Schmerzen sind Thalamusinfarkte, Syringomyelie und Schädigung von Rückenmark, Hirnstamm und Thalamus bei der multiplen Sklerose. Oft sind große Areale an Rumpf, Extremitäten oder Gesicht betroffen. Es können alle Schmerzqualitäten neuropathischer Schmerzen auftreten. Die Schmerzintensität ist meist hoch. Bei Thalamusläsionen sind halbseitige Sensibilitätsausfälle typisch.

Therapie:

- Medikamentös: s. o. (Therapie neuropathischer Schmerzen)
- Neurochirurgische Therapieoptionen: sondengesteuerte tiefe Hirnstimulation oder neurodestruktive Verfahren

CRPS: komplexes regionales Schmerzsyndrom

Das CRPS hat viele Namen, lassen Sie sich nicht verunsichern. Synonym werden benutzt: Morbus Sudeck, Sudeck-Dystrophie, Kausalgie. Es handelt sich um ein Schmerzsyndrom mit Funktionsverlust und autonomer Störung nach peripheren, gelenknahen Traumata, insbesondere bei distalen Radiusfrakturen. Die Schmerzstärke geht über den durch das Trauma zu erwartenden Schaden hinaus.

CRPS Typ I ohne Nervenverletzung, Typ II mit Nervenverletzung (z. B. Operation). Funktionsstörung des sympathischen Nervensystems, möglicherweise durch postinflammatorische Kopplung sensibler und sympathischer Fasern. Wiederholte Traumatisierung des Gewebes (Repositionsversuche, Operationen), lokale Hypoxie (abschnürende Verbände) und lang anhaltende Schmerzen sind Risikofaktoren. Radiologisch sind fleckförmige Entkalkungen der Knochen typisch.

Stadien und Symptome:

- **Entzündungsstadium:** starke brennende Ruheschmerzen, Funktionsstörungen, Hyperalgesie, Allodynie, gelegentlich auch Hypästhesie, Hyperhydrosis und -trichosis, vermehrtes Nagelwachstum, Haut teigig geschwollen, ödematös, überwärmt, livide durch abnorme Hautdurchblutung, Temperaturunterschied < 2 °C („rotes Stadium“)
- **Dystrophie:** beginnende Gelenkversteifung, Fibrosierung, Weichteil- und Muskelatrophie, blasse, kühle, glänzende Haut („blaues Stadium“)
- **Atrophie:** irreversible Funktionseinschränkung durch Gelenkversteifung, irreversible Muskelatrophie, Weichteil- und Sehnenschrumpfung,

geringe Schmerzen, Haut blass, dünn, atrophisch, zyanotisch („weißes Stadium")

Therapie:

- Medikamentös: Kombination aus antientzündlicher und neuropathischer Schmerzmedikation, zusätzlich Kortikosteroide
- Invasiv: Blockade der sympathischen Ganglien (z. B. Ganglion stellatum) mit Lokalanästhetika oder als ganglionäre lokale Opioidanalgesie (GLOA)
- Begleitend: Physio-, Ergo- und Psychotherapie

Rückenschmerzen

Sollte ihr chirurgischer Prüfer aus der Unfallchirurgie oder gar Orthopädie kommen, sind Fragen zu Rückenschmerzen nicht unwahrscheinlich. Sie sind die häufigste Ursache krankheitsbedingter Fehltage. Unterschieden werden nach der Ursache:

- **Nichtspezifischer Rückenschmerz:** Ursache der Schmerzen unklar, 85 % aller Rückenschmerzerkrankungen
- **Spezifischer Rückenschmerz:** Feststellbare und behebbare Ursache: Infektion, Tumor, Fraktur, Osteoporose, Bandscheibenvorfall

Um spezifische Rückenschmerzen zu erkennen und ggf. kausal zu behandeln, müssen anamnestische Warnsignale „Red Flags" erkannt werden (➤ Tab. 2.44).

Sollten „Red Flags" vorliegen, muss die Diagnostik über die klinische Untersuchung hinaus durch eine Bildgebung (MRT) und Labor erweitert werden. Bei nichtspezifischem Rückenschmerz ist keine Bildgebung notwendig.

Von chronischen Rückenschmerzen spricht man ab einer Dauer von 12 Wochen. Bei 2–7 % der Rückenschmerzpatienten entwickelt sich ein chronischer Rückenschmerz. Um das Risiko einer Chronifizierung zu erkennen, sollten frühzeitig psychosoziale Risikofaktoren ermittelt werden. Diese werden „Yellow Flags" genannt (➤ Tab. 2.45).

Tab. 2.45 Risikofaktoren für die Chronifizierung von Rückenschmerzen, Yellow Flags

Yellow Flags	• Depressivität • Distress (negativer Stress besonders im Berufsleben) • Schmerzbezogene Wahrnehmung (Katastrophisieren, Hilflosigkeit, Angst-Vermeidungs-Verhalten) • Passives Schmerzverhalten (Schon- und Vermeidungsverhalten)

Therapie nichtspezifischer Rückenschmerzen

Das Hauptaugenmerk der Therapie nichtspezifischer Rückenschmerzen muss auf der Vermeidung von Inaktivität des Patienten liegen. So sind aktivierende nichtmedikamentöse Therapieverfahren (Sport, multimodale Schmerztherapie, Verhaltenstherapie) die Verfahren der Wahl. Schmerzmedikamente können hilfreich sein, um Aktivitäten frühzeitig wieder aufzunehmen oder überhaupt erst durchzuführen. Medikamente, die bei Rückenschmerzen verwendet werden, sind:

- Nichtopioid-Analgetika
- Möglichst nur niedrigpotente Opioide für begrenzte Zeit
- Antidepressiva und Antikonvulsiva bei zusätzlicher neuropathischer Schmerzkomponente.

Tab. 2.44 Red Flags zum Erkennen spezifischer Rückenschmerzen

Red Flag	Beschreibung
Fraktur	Zurückliegendes Trauma, Bagatelltrauma bei Osteoporose oder systemischer Kortikoidgabe
Tumor	Höheres Alter, anamnestische Tumorerkrankung, Allgemeinsymptome, Schmerz zunehmend in Rückenlage und nachts
Infektion	Fieber, bakterielle Infektionen, i. v. Drogenabusus, Immunsuppression, konsumierende Grunderkrankung, zuvor durchgeführte Infiltrationen an der Wirbelsäule
Neuropathie/ Radikulopathie	Straßenförmig in die Beine ausstrahlende Schmerzen, Gefühlsstörungen, Kribbelparästhesien im gleichen Gebiet, Lähmungen, bei Kaudasyndrom plötzliche Blasen und Mastdarmstörungen, Inkontinenz. Bei Nervenwurzeltod: Nachlassen der Schmerzen und zunehmende Lähmung sowie Reflexausfall

Kopf- und Gesichtsschmerzen

Kopfschmerzen sind häufig. Über 90 % der Kopfschmerzpatienten leiden unter primären Kopfschmerzen. Hierzu gehören Migräne, Spannungskopfschmerz, Clusterkopfschmerz, Trigeminusneuralgie und andere (➤ Abb. 2.17). Haben Kopfschmerzen eine organische Ursache heißen sie sekundäre oder symptomatische Kopfschmerzen. Hier stehen die Suche nach und die Therapie der Ursache im Vordergrund.

MERKE

Red Flags, die auf sekundären Kopfschmerz hinweisen und schnell abgeklärt werden müssen:
- Plötzliche, heftigste Kopfschmerzen (**cave:** Subarachnoidalblutung)
- Zunehmende Kopfschmerzen
- Zusätzliche fokal neurologische Zeichen (z. B. Aphasie, Hemianopsie, Paresen)
- Hirndruckzeichen (Erbrechen, Stauungspapille, Bewusstseinsstörungen)
- Meningismus
- Krampfanfälle

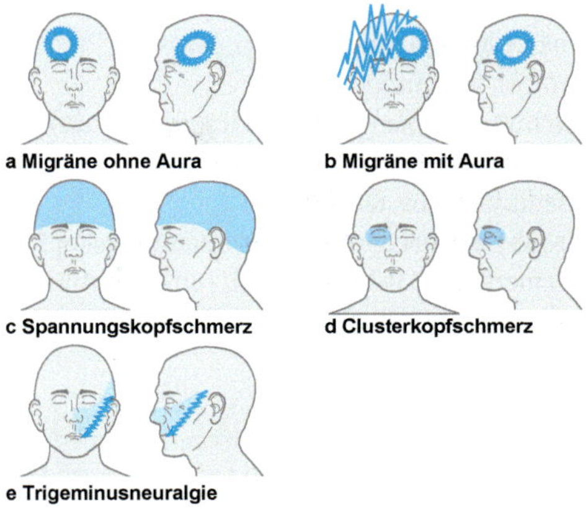

Abb. 2.17 Lokalisation der unterschiedlichen Kopf- und Gesichtsschmerzformen [L235]

Migräne

Kopfschmerzerkrankung mit oder ohne Aura mit einer Lebenszeitprävalenz von über 11 %.

Symptome:
- Einseitig, pulsierend, mittlere oder starke Schmerzintensität, Verstärkung durch körperliche Aktivität
- Attacken dauern ohne Medikation 4–72 Stunden
- Übelkeit und oder Erbrechen, Photo- und Phonophobie während der Attacke

Aura: Vor oder zu Beginn der Kopfschmerzen kommt es zu mindestens einem der folgenden Symptome:
- Visuelle Symptome: flackernde Lichter, Punkte und Linien oder Sehverlust
- Kribbelparästhesien oder Taubheitsgefühle
- Dysphasische Sprachstörungen

Therapie:
- Leichte Migräneattacke: Kombination aus Antiemetikum (Metoclopramid, Domperidon) und Analgetikum (1. Wahl: tNSAR; 2. Wahl: Paracetamol, Metamizol)
- Schwere Migräneattacke: selektive Serotoninrezeptoragonisten (Triptane): vasokonstriktorische Substanzen mit selektiver Wirkung auf kraniale Gefäße (Sumatriptan, Zolmitriptan, Naratriptan usw.), kontraindiziert bei Gefäßerkrankungen, Schwangerschaft und Stillzeit

Prophylaxe:
- Nichtmedikamentös: regelmäßiger Schlaf-Wach-Rhythmus, Ernährung, Sport, Entspannungsverfahren, Vermeidung von auslösenden Faktoren
- Medikamentös: Betablocker (Propranolol, Metoprolol, Bisoprolol), Kalziumkanalblocker (Flunarizin), Antikonvulsiva (Topiramat) und Antidepressiva (Amitriptylin), monoklonale CGRP-(Rezeptor-)Antikörper bei Versagen oder Unverträglichkeit der anderen prophylaktischen Verfahren

Spannungskopfschmerz

Die Prävalenz beträgt 40–50 % für die sporadische Form, damit häufigster Kopfschmerz. 2–3 % Prävalenz für die chronische Form.

Symptome:
- Beidseits, drückend, beengend, nicht pulsierend, leichte bis mittlere Intensität, keine Verstärkung durch körperliche Routineaktivität
- Keine Übelkeit und Erbrechen, Photo- oder Phonophobie kann auftreten, aber nicht gemeinsam

Therapie:
- Lokale Maßnahmen: Kühlen, Massage, Pfefferminzöl, Wärme etc.
- Nichtmedikamentös: Muskelrelaxation nach Jacobson, Stressbewältigung, Sport
- Medikamentös: tNSAR
- Prophylaxe bei chronischem Spannungskopfschmerz (> 15 d/Mon., mind. 180 d/J.): Amitriptylin oder Imipramin

TIPP

Es besteht die Gefahr eines medikamenteninduzierten Kopfschmerzes durch tNSAR und besonders durch Kombinationspräparate. Daher: Analgetika auf 10 d/Mon. begrenzen, bei chronischem Spannungskopfschmerz Analgetika möglichst nur in Ausnahmen.

Clusterkopfschmerz

Trigemino-autonomer Kopfschmerz, Prävalenz: 50/100.000 Personen, Männer > Frauen, periodisch (bes. Frühjahr und Herbst) gehäufte Attacken (Cluster) mit beschwerdefreien Remissionsphasen.

Symptome:
- Einseitig orbital, supraorbital und/oder temporal lokalisierte starke bis sehr starke und heftige Schmerzattacken von 15- bis 180-minütiger Dauer
- Begleitende ipsilaterale konjunktivale Injektion, Lakrimation, Rhinorrhö, Miosis, Ptosis, Ödem des Augenlides
- Unruhiger Patient, läuft umher

Therapie:
- Sauerstoff inhalativ, Sumatriptan s. c. oder nasal, Zolmitriptan p. o. oder nasal
- Opioide und Nichtopioidanalgetika sind wirkungslos

Prophylaxe: Prednisolon, Verapamil

Trigeminusneuralgie

Neuralgieformer Gesichtsschmerz, Altersgipfel 7. und 8. Lebensdekade, Inzidenz: 4/100.000, mögliche Ursache: Kompression der Trigeminuswurzel durch geschlängeltes oder elongiertes Gefäß, am häufigsten A. cerebelli posterior

Symptome:
- Streng einseitige, paroxysmale Schmerzattacken im Bereich eines oder zweier Trigeminusäste
- Dauer: wenige Sekunden bis 2 Minuten, dazwischen schmerzfrei
- Starke Intensität, scharf, oberflächlich, stechend
- Auslösbar über Triggerfaktoren, z. B.: Kauen, Sprechen, Zähneputzen
- Kein neurologisches Defizit

Therapie:
- Medikamentös: Carbamazepin oder Oxcarbazepin; als zweite Wahl: Gabapentin
- Invasiv: Dekompressions-OP nach Janetta: Ablösung der komprimierenden Arterie, Erfolgsrate 70 %; häufigste Komplikation: Hirnnervenläsion, bei ca. 5 % anhaltend, v. a. Hörverlust

KAPITEL

3 Die wichtigsten Leitsymptome

Lars Töpfer, André Remus, Lisa Link und Doris Oberle

3.1 Benutzerhinweise

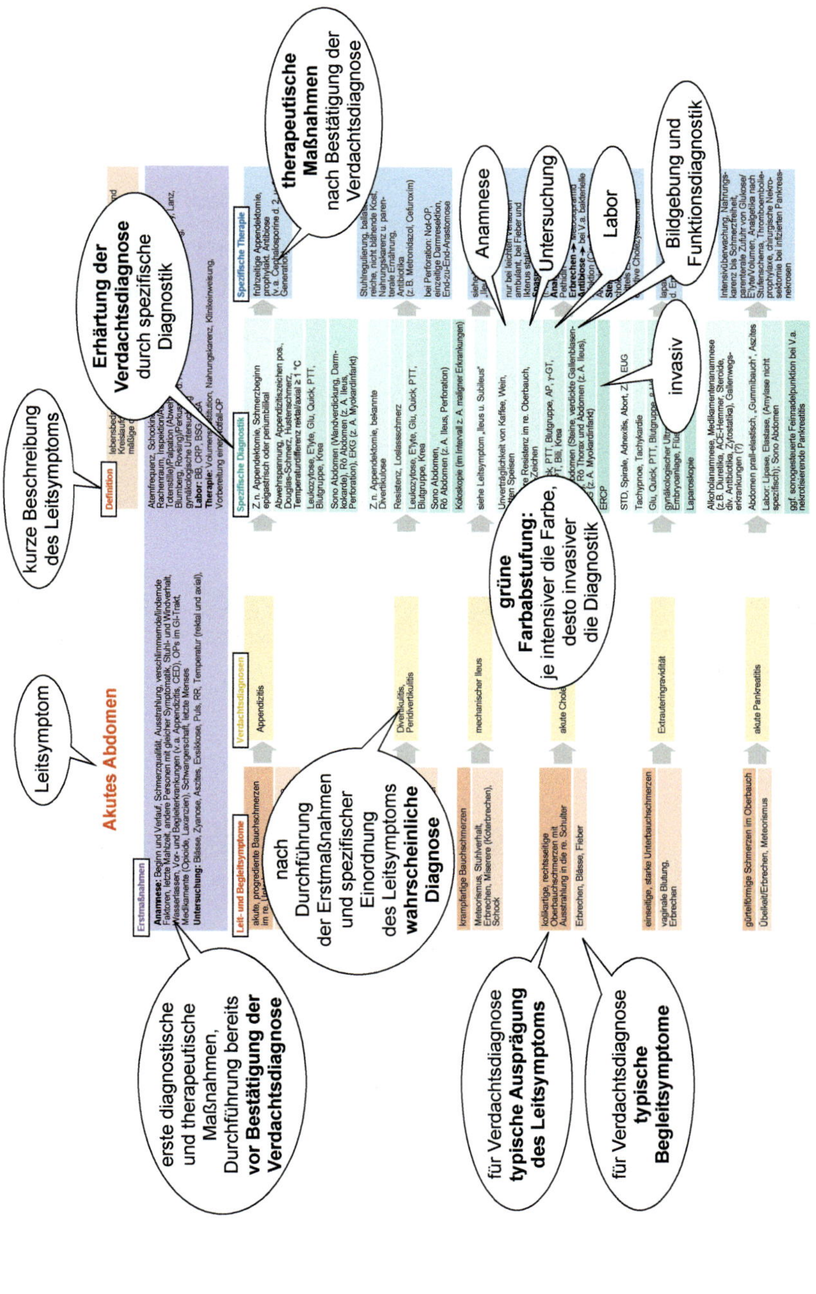

3.2 Anästhesie

3.2.1 Komplikationen bei Allgemeinanästhesie

Lars Töpfer

Erstmaßnahmen

Überprüfen des Atemwegszugangs und des Schlauchsystems, Überprüfen der Narkosetiefe (z.B. vegetative Anzeichen einer zu flachen Narkose wie Augentränen), Überprüfen der Anästhetikazufuhr (i.v.-Zugang oder Vapor), Überprüfen der Anästhetikadosierung, Ausschließen einer Medikamentenverwechslung, Auskultation

Leit- und Begleitsymptome	Verdachtsdiagnose
Anstieg des Beatmungsdrucks	Obstruktion von außen (z.B. Abknicken des Tubus), Obstruktion innerhalb des Lumens (z.B. Sekret), Bronchospasmus, Laryngospasmus, Aspiration, Pressen/Husten/Gegenatmen
Hyperkapnie (Anstieg des $etCO_2$)	Hypoventilation, Maligne Hyperthermie (MH), CO_2-Gasemphysem bei Laparoskopie
Hypertension	zu flache Narkose
Hypotension	zu tiefe Narkose, Hypovolämie, Schock (z.B. akute Herzinsuffizienz, Lungenembolie, Anaphylaxie, Sepsis), bei Schwangeren: Vena-cava-Kompressionssyndrom

Definition

Im Rahmen einer Allgemeinanästhesie auftretendes, unvorhergesehenes Ereignis, das eine Gefährdung des Patienten bedingen kann und zügiger Behandlung bedarf

Spezifische Diagnostik	Spezifische Therapie
Überprüfen von Tubus und Schlauchsystem, Überprüfen der Narkosetiefe, Auskultation ggf. Rö-Thorax Endotracheales Absaugen (nicht bei zu geringer Narkosetiefe)	Erhöhen der FiO_2 auf 1,0, dann je nach Ursache: äußere Obstruktion beseitigen **Bronchospasmus:** Narkose i.v. vertiefen, β_2-Mimetika **Laryngospasmus:** Narkose i.v. vertiefen, bei ausbleibendem Erfolg ggf. Muskelrelaxans **Aspiration** endotracheales Absaugen, Intubation (bei supraglottischem Atemweg), Bronchoskopie, PEEP-Beatmung, ggf. Intensivtherapie **Pressen/Husten/Gegenatmen:** Narkose vertiefen
Überprüfen von Tubus und Schlauchsystem, Überprüfen der Narkosetiefe, Auskultation	je nach Ursache: **Hypoventilation:** Beatmungseinstellungen anpassen **MH:** Gabe von Triggersubstanzen beenden (keine Inhalationsanästhetika, kein Succinylcholin), hoher Frischgasfluss mit FiO_2 1,0 W0, Dantroleninfusion, Eingriff beenden, Intensivbehandlung **CO_2-Gasemphysem:** CO_2-Insufflation beenden, Neuplatzierung der Trokare durch Chirurgen
Überprüfen der Anästhetikazufuhr (i.v.-Zugang oder Vapor) und Dosierung, Ausschließen Medikamentenverwechselung	Narkose vertiefen
Überprüfen der Anästhetikadosierung, Ausschließen Medikamentenverwechselung, Schockzeichen (Zentralisation?), sichtbarer Blutverlust, gestaute Halsvenen, Hautrötung TTE TEE	Anheben des Blutdrucks (z.B. mit Akrinor® oder Noradrenalin) **bei zu tiefer Narkose:** Anästhetikadosierung reduzieren **bei Hypovolämie:** Flüssigkeitsinfusion **bei Schock:** Therapie je nach Ursache **bei Schwangeren:** Linksseitenlage

3.2.2 Postoperative Komplikationen nach Allgemeinanästhesie

Lars Töpfer

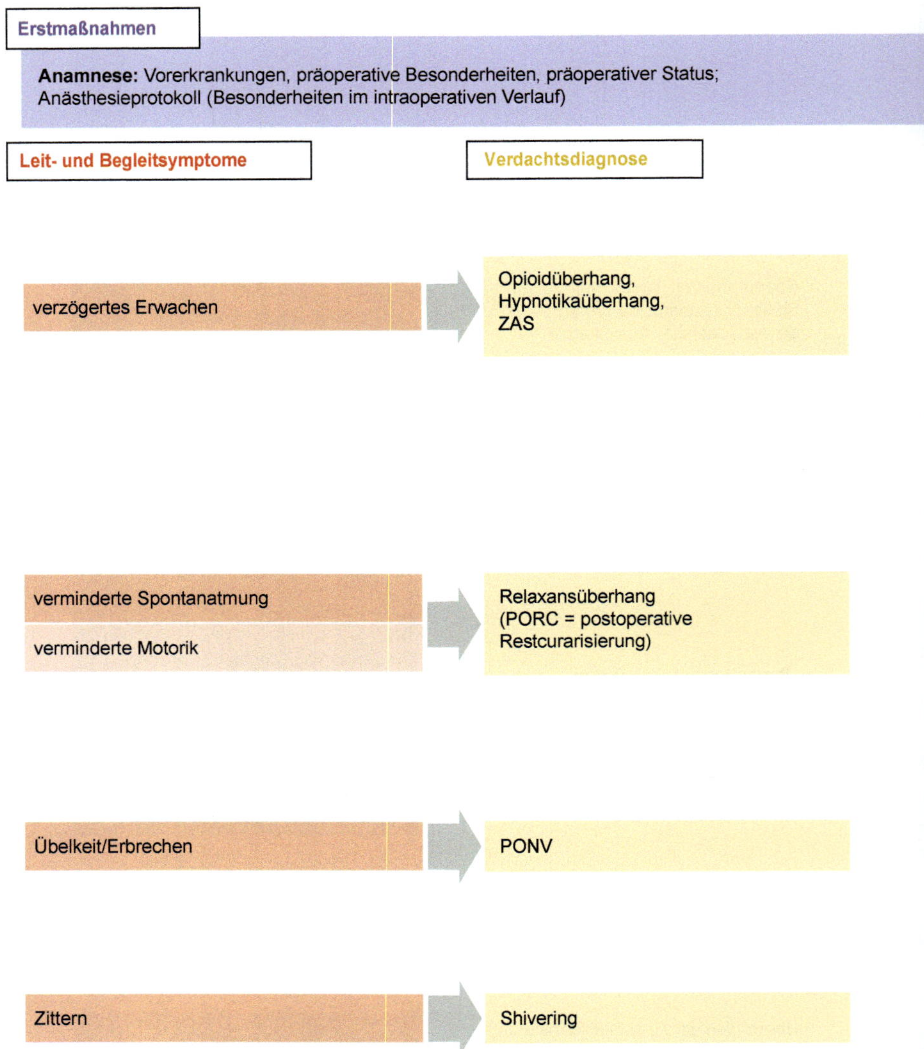

Definition

Unerwünschtes Ereignis, das bei oder nach dem Ausleiten der Allgemeinanästhesie auftritt

Untersuchung: Überprüfen von Vigilanz, Respiration und Hämodynamik, Inspektion des OP-Gebiets

Spezifische Diagnostik	Spezifische Therapie
Anästhesieprotokoll: letzte Gabe von Opioid oder Hypnotikum, weitere verwendete Substanzen (z.B. Atropin bei V.a. ZAS), Organinsuffizienz Vigilanz, Pupillenweite, Atemmuster, Auftreten vegetativer Symptome ggf. Schädel-CT (z. A. Schlaganfall, intrazerebrale Blutung)	je nach Ursache: **Opioidüberhang:** Beatmung fortführen, Abwarten bis Opioid abgebaut, ggf. Antagonisierung (Naloxon) **Hypnotikaüberhang:** Beatmung ggf. fortführen, Abwarten bis Hypnotikum abgebaut **ZAS:** Physostigmin
Anästhesieprotokoll: letzte Gabe des Muskelrelaxans, verwendete Substanz, Ergebnis der Relaxometrie, Organinsuffizienz Kopf anheben, Zunge herausstrecken, Schlucken Relaxometrie (TOF)	Narkose erneut vertiefen unter Relaxometrie Abwarten bis Muskelrelaxans abgebaut ggf. Antagonisierung (Pyridostigmin, Neostigmin) oder Reversierung (Sugammadex, nur bei Rocuronium und Vecuronium)
früher schon einmal aufgetreten, Reisekrankheit	5-HT_3-Antagonist („Setrone“) Antihistaminika (z.B. Dimenhydrinat) Dopaminantagonisten (z.B. Metoclopramid)
Anästhesieprotokoll: intraoperative Körpertemperatur	Wärmeerhalt (zusätzliche Bettdecke), konvektive Wärmezufuhr (Warmluftgebläse), ggf. Clonidin, ggf. Pethidin

3

3.3 Notfallmedizin

3.3.1 Schock

Doris Oberle und Lars Töpfer

Erstmaßnahmen

Anamnese: Beginn und Verlauf, Unfallhergang, auslösendes Ereignis, Vor- und Begleiterkrankungen, Medikamente, Alkohol, Drogen, Gifte, Allergie

Untersuchung: Inspektion (Zyanose, Verletzungen, Insektenstiche, Halsvenen gestaut), Puls, RR, Schockindex (physiol. 0,5), Atemfrequenz, Temperatur, Bewusstseinslage, Inspektion/Palpation/Auskultation d. Thorax und Abdomens

Leit- und Begleitsymptome	Verdachtsdiagnosen
Blässe, flacher Puls, Tachykardie, Hypotonie, periphere Zyanose	hypovolämischer Schock
Dyspnoe, Hypotonie, Tachykardie, flacher Puls, gestaute Halsvenen	kardiogener Schock
Tachykardie, Verwirrtheit, Vigilanzstörung, Kaltschweißigkeit, Krampfanfälle	hypoglykämischer Schock
Pruritus, Urtikaria, Flush, Kopfschmerzen, Hypotonie, Dyspnoe, Larynxödem, Bronchospasmus	anaphylaktischer Schock
Zeichen einer Infektion (z.B. Fieber, Schüttelfrost), Bewusstseinsveränderung (GCS < 15), Atemfrequenz ≥ 22/Min., syst. RR ≤ 100 mmHg, Organdysfunktion oder -versagen	septisch-toxischer Schock
schlaffe Para- oder Tetraplegie, Überlaufblase, Hyperthermie, periphere Vasoparalyse, motorische/sensible Ausfälle	neurogener Schock (Hämatom, Abszess, Fraktur)

Definition

globales Kreislaufversagen, das infolge eines Missverhältnisses zwischen Herzzeitvolumen u. Durchblutungsbedarf der Organe auftritt

Labor: BB, Quick, PTT, Glu, E'lyte, BGA, CK

Bildgebung/Funktionsdiagnostik: Sono Abdomen, Rö Thorax, CT Schädel, Blutzuckerschnelltest

Therapie: Patienten beruhigen, Schocklagerung (Beine hoch, Oberkörper tief, cave: nicht bei kardiogenem Schock!), O_2-Gabe, Intubation/Beatmung, großzügige Flüssigkeitsgabe i.v. (Ringer, cave: nicht bei kardiogenem Schock!), Monitoring von Puls, RR, Atmung, Temperatur und Bewusstsein, ggf. Sedierung und Analgesie

Spezifische Diagnostik	Spezifische Therapie
Trauma, Verbrennung, Dehydratation Krea, Laktat ZVD (erniedrigt), FAST-Sono, Rö Thorax, Rö Becken, Polytrauma-CT	Kompression blutender Wunden, Wundversorgung, Bluttransfusion (EKs, FFP) **medikamentös** → Katecholamintherapie, Korrektur d. metabolischen Azidose **operativ** → Blutstillung
Z. n. Myokardinfarkt, kardiale Vorerkrankungen Myoglobin, Troponin T/I, CK-MB ZVD (erhöht)	Oberkörper hoch lagern, zurückhaltend i.v. Flüssigkeitsgabe **medikamentös** → Nitro, Furosemid, Katecholamine **Myokardinfarkt** → Akut-PTCA, Fibrinolyse
DM, Alkohol, Insulin, Sulfonylharnstoffe, β-Blocker, Salicylate, MAO-Hemmer, Disopyramid, Pentamidin Reflexstatus (Hyperreflexie, evtl. patholog. Reflexe) BZ < 40 mg/dl (2,2 mmol/l), C-Peptid	**medikamentös** → 50 ml Glukose 40% i.v., Infusion Glukose 5–10% stationäre Einstellung des DM, Therapie der Grunderkrankung (z.B. Insulinom)
dosisunabhängiges Auftreten nach Zufuhr von allergenen Substanzen, tierischen Antiseren	Antigenzufuhr stoppen! **medikamentös** → Adrenalin i.m., i.v., inhalativ, Antihistaminika, Bronchospasmolytika, Kortikoide Intensivüberwachung
Fokussuche (Blutkulturen, Antibiogramm, Urin-Stix, Urinkultur) Leukos, CRP, PCT Rö-Thorax, Sonografie, CT Lumbalpunktion, intraoperative Abstriche	Fokussanierung (z.B. Entfernung infizierter Katheter/Implantate), kalkulierte Antibiotikatherapie, supportive Maßnahmen
Auskultation Abdomen (paralytischer Ileus?), neurol. Untersuchung Krea, Laktat Rö Wirbelsäule in 2 Ebenen, CT/MRT Wirbelsäule (Ödem, Höhlenbildung, Nekrose), SEP	waagerechte Lagerung (Vakuummatratze) **medikamentös** → ggf. NASCIS-Schema (Methylprednisolon i.v., umstritten), Thromboseprophylaxe **symptomatisch** → Krankengymnastik, Blasenkatheter oder suprapubische Ableitung **kausal** → operative Therapie

3

3.3.2 Bewusstseins- und Vigilanzstörung

Doris Oberle, Lisa Link und Lars Töpfer

Erstmaßnahmen

Fremdanamnese: Beginn und Verlauf, Auffindesituation, Suizidversuch, Trauma, Krämpfe, frühere Episoden, OPs (neurochirurgische Eingriffe), Vor- und Begleiterkrankungen (Epilepsie), Allergien, Schwangerschaft, Medikamente, Alkohol, Nikotin, Drogen, psychosoz. Anamnese, Berufsanamnese, Gewerbegifte

Untersuchung: Bewusstsein (GCS), Puls, RR, Atemfrequenz, Temperatur, Schockindex, Geruch der Atemluft (Alkohol, Aceton, Urämie, Foetor hepaticus), Inspektion von Haut/Schleimhäuten (Blässe, Zyanose, Ikterus, Petechien, Verletzungen, Zungenbiss), Inspektion/Palpation/Perkussion/Auskultation des Thorax (Herzrhythmus, -geräusch, gedämpfter/hypersonorer KS, RG, abgeschwächtes AG),

Leit- und Begleitsymptome	Verdachtsdiagnosen
Bewusstseinsverlust < 1 h Amnesie, Verwirrtheit, Kopfschmerzen, Übelkeit, Erbrechen	Commotio cerebri
bewusstseinsklares Intervall (min bis d), dann Unruhe, Benommenheit, Koma Kopfschmerzen, Erbrechen, kontralaterale Hemiparese	epidurales/subdurales Hämatom
Synkope, Vigilanzstörung Nackensteifigkeit, Vernichtungskopfschmerz, neurol. Ausfälle, Opisthotonus	Subarachnoidalblutung
rasch fortschreitende Bewusstseinseintrübung hohes Fieber, Kopfschmerzen, Übelkeit, Erbrechen, Empfindlichkeit gegenüber Licht, Lärm und Berührung, Nackensteifigkeit, Opisthotonus	Meningoenzephalitis
schleichende Bewusstseinsstörung Aceton-Atemluft, Hyperventilation, Kussmaul-Atmung	diabetische Ketoazidose
schleichende Bewusstseinsstörung Geruch der Atemluft nach roher Leber, Hyperventilation, Ikterus, Flapping-Tremor	Leberversagen
Apathie, Somnolenz, bis zum Koma weitere Symptome je nach konsumierter Substanz (z.B. Krampfanfall [Amphetamine]	Intoxikation

Definition

qualitative Bewusstseinsstörung → Störung der normalen Abläufe (Bewusstseinstrübung, -einengung, -erweiterung)
quantitative Bewusstseinsstörung → Beeinträchtigung des Schlaf-Wach-Zustandes (Benommenheit, Somnolenz, Sopor, Koma)

neurol. Untersuchung (Pupillenweite, Reaktion auf Schmerzreize, Reflexstatus, Brudzinski-Zeichen, Kernig-Zeichen, Lhermitte-Zeichen, Lasègue-Zeichen, Paresen, Sensibilitätsausfälle), Funduskopie

Labor: Blutzuckerschnelltest, BB, E'lyte, CRP, BSG, Glu, Ca, Krea, Hst

Bildgebung/Funktionsdiagnostik: EKG, Pulsoxymetrie, CT/MRT Schädel, EEG

invasiv: Lumbalpunktion

Therapie: Intubation und Beatmung

Spezifische Diagnostik	Spezifische Therapie
Unfallhergang Rö HWS	Beobachtung über 24 h, wiederholte Überprüfung der Orientierung
Unfallhergang homolaterale Pupillenerweiterung, RR-Schwankungen	**epidurales Hämatom** → notfallmäßige Kraniotomie und Entlastung **subdurales Hämatom** → Entlastung über ein Bohrloch
Familienanamnese für Gefäßkrankheiten transkranielle Doppler-Sonografie Angiographie, Angio-CT	Weiterbehandlung in einer Stroke-Unit, interventionell → Coiling chirurgisch → Clipping nach Ausschalten des Aneurysmas Prophylaxe und Therapie von Vasospasmen (Nimodipin, Anstreben hypertensiver Blutdruckwerte)
vorausgegangener Infekt, HNO-Befund pos. Kernig-Zeichen Blutkulturen, Antibiogramm, Serologie, Erregernachweis CT/MRT Schädel Lumbalpunktion	**Antibiose** → Cephalosporine d. Generation 3a in Kombination mit Aminopenicillin, zunächst kalkuliert, nach Vorliegen des Antibiogramms spezifisch, Dexamethason **Meldepflicht**!
bekannter DM Insulin, HbA_{1c}, Ketonkörper, Autoantikörper (IAA, GADA, IA-2A), BGA	Insulin i. v., Rehydratation, Kalium, medikamentöse Einstellung des Diabetes
Hepatitis, Knollenblätterpilz, Drogen, Paracetamol abnehmende Lebergröße Quick, PTT, Bili, GOT, GPT, Ammoniak, BGA Sono Abdomen Hirndruckmessung	Magenspülung, Einläufe, forcierte Diurese, Kohleperfusion, Plasmapherese Knollenblätterpilzvergiftung → Penicillin + Silibinin Paracetamolvergiftung → Acetylcystein
Alkohol-/Drogen-/Medikamentenabusus (Fremdanamnese!) Miosis (Opioide) Mydriasis (Neuroleptika, Antidepressiva, Amphetamine) Herzrhythmusstörungen Labor: Blutzucker, Drogenscreening, Medikamentenspiegel, Ethanolbestimmung	Intensivüberwachung, Aktivkohle, forcierte Diurese, Alkalisierung d. Urins, ggf. Dialyse, Antidottherapie wenn vorhanden

3.3.3 Thoraxschmerzen

Doris Oberle, Lisa Link und Lars Töpfer

Erstmaßnahmen

Anamnese: Beginn und Verlauf, Charakter, Intensität, Lokalisation, Auslöser (körperliche/seelische Belastung, Kälte, voller Magen), beeinflussende Faktoren, Ansprechen auf Nitrate, Größe, Gewicht, Ernährung, Vor- und Begleiterkrankungen, Medikamente, Rauchen, Alkohol, Kaffee, körperliche Aktivität, Familienanamnese, sozioökonomischer Status

Untersuchung: Puls, RR, Atemfrequenz, Zeichen der Herzinsuffizienz (gestaute Halsvenen, Ödeme, Stauungs-RGs), Inspektion/Palpation/Perkussion/Auskultation d. Thorax

Leit- und Begleitsymptome	Verdachtsdiagnosen
guter AZ, keine Herz-Kreislauf-Beschwerden	muskuloskelettale Schmerzen
Schmerzen, die erstmalig mit zunehmender Häufigkeit, Dauer und Intensität oder in Ruhe/bei geringer Belastung auftreten Dyspnoe, Angst, Schweißausbruch	Myokardinfarkt, instabile Angina pectoris
plötzliche, heftige Schmerzen, Ausstrahlung in Nacken, Rücken, Abdomen, Beine Dyspnoe, Bewusstseinstrübung, Tachykardie	Aortendissektion
schmerzhafte Atmung plötzlich auftretende Dyspnoe, Husten(reiz), Zyanose	Pneumothorax
Schmerzen im Liegen, bei Atmung Dyspnoe, Tachypnoe, Fieber, Unruhe, rasche Ermüdbarkeit, Muskel- und Gliederschmerzen (typisch, aber unspezifisch)	Myokarditis, Perikarditis
akut einsetzende, stechende Schmerzen Dyspnoe, evtl. Hämoptysen, trockener Reizhusten	Lungenembolie
akut einsetzende, heftige retrosternale Schmerzen Hautemphysem, Dyspnoe, Zyanose, explosionsartiges Erbrechen/ Hämatemesis	Boerhaave-Syndrom (= spontane Ösophagusruptur)

Definition Schmerzzustände der rippentragenden Brustwandareale, der Retrosternalregion und des Schultergürtels

Bildgebung/Funktionsdiagnostik: EKG, Belastungs-EKG, TTE, Rö Thorax

Labor: BB, E'lyte, BSG, CRP, Glu, Trigl, Ges, HDL, LDL, TSH, Lipoprotein(a)

Therapie: Beruhigung d. Patienten, Schaffen einer ruhigen Atmosphäre

Spezifische Diagnostik	Spezifische Therapie
unauffällige Herz-Kreislauf-Parameter, Funktionsprüfung Schultergelenke u. Wirbelsäule je nach Schmerzlokalisation Rö Skelettstrukturen, MRT HWS/BWS	NSAR, Krankengymnastik, Wärmebehandlung
Beschwerdedauer, kardiale Vorerkrankungen (KHK, Herzinsuffizienz) Auskultation, 12-Kanal-EKG Labor: Herzenzyme (Troponin T, Myoglobin, CK-MB, GOT, GPT), Herzecho Linksherzkatheter (Goldstandard)	**präklinisch** → O_2-Gabe, Nitro als Spray/sublingual (nicht bei RR syst. < 100!), Heparinbolus i.v., ASS oral/i.v., Clopidogrel, Diazepam, Morphin langsam i.v., Atropin i.v. bei Bradykardie, β-Blocker (cave: NW und KI!), evtl. ACE-Hemmer **stationär** → Klinikeinweisung mit Arztbegleitung unter Reanimationsbereitschaft, Intensivstation, Koronarangiographie mit -intervention (PTCA, Stent), aortokoronarer Bypass
art. Hypertonie, Atherosklerose, bikuspidale Aortenklappe, Marfan-Syndrom, Ehlers-Danlos-Syndrom Schockindex, Abschwächung d. Radialispulses meist stärker li. CT Thorax, Sono Abdomen TEE	O_2-Gabe, Intensivüberwachung mit Herz-Kreislauf-Monitoring, bei Bluthochdruck β-Blocker, Nitro, Analgesie mit Morphin **operativ** → Einsatz einer Prothese mit/ohne künstl. Aortenklappe **interventionell** → Katheterisierung mit Stent
Lungenerkrankungen, früherer Pneu, Trauma, nach Intervention hypersonorer KS, abgeschwächtes AG, asymmetrische Atembewegungen, Hautemphysem CT Thorax	notfallmäßige Entlastung durch Punktion im 2. ICR/MCL oder im 4. ICR/hintere Axillarlinie, Pleurasaugdrainage Tauchsport meiden
vorausgegangener Infekt Perikardreiben Troponin T/I, CK, CK-MB, GOT, LDH, HBDH, Blutkultur, Serologie Langzeit-EKG TEE, Koronarangiographie (z.A. Myokardinfarkt), Myokardbiopsie, Perikardpunktion	O_2-Gabe, Schonung, Monitorüberwachung, Analgesie, β-Blocker **Virusinfektion** → NSAR, Kortikoide **bakterielle Infektion** → Antibiose **Pilzinfektion** → Antimykotika **Autoimmunerkrankung** → Kortikoide **drohende Herzbeuteltamponade** → Perikardpunktion
plötzlicher Beginn, vorangegangene TVT, Immobilisation, Flugreise etc., Schmerzen oft unauffällig, evtl. abgeschwächtes AG Labor: D-Dimere, Gerinnungsparameter, EKG, Herzecho Rö Thorax, CT-Angio, evtl. Rechtsherzkatheter	O_2, Sedierung, halbsitzende Lagerung, Heparin-Bolus; dann **medikamentös/operativ** → Thrombolyse, langfristig antikoagulieren
reichliches Essen und Alkoholkonsum unmittelbar zuvor → heftiges Erbrechen, hoher intrathorakaler Druck (Gewichtheber), Krampfanfall Pulsoxymetrie Rö Thorax, Gastrografin-Schluck	**operativ** → Defektrekonstruktion; **Antibiotika-Prophylaxe** zur Vermeidung einer Mediastinitis/Pleuritis

3.3.4 Dyspnoe

Doris Oberle, Lisa Link und Lars Töpfer

Erstmaßnahmen

Anamnese: Beginn und Verlauf (akut/chronisch, persistierend/paroxysmal, tags/nachts), Fremdkörper, Trauma, Besserung/Verschlechterung durch welche Faktoren (z. B. Oberkörperlagerung, Belastung), Vor- und Begleiterkrankungen, Medikamente, Rauchen

Leit- und Begleitsymptome	Verdachtsdiagnosen
kardial bedingt	
akut einsetzende Dyspnoe AP-Beschwerden, thorakale Schmerzen, Angst	Myokardinfarkt
Dyspnoe akut (Lungenödem)/progredient, Belastungsdyspnoe Zyanose, Tachykardie, Nykturie	Linksherzinsuffizienz
akut einsetzende Dyspnoe evtl. Hämoptysen, trockener Reizhusten	Lungenembolie
pulmonal bedingt	
akute Dyspnoe Husten, stechende, einseitige Schmerzen, Zyanose, obere Einflussstauung	Pneumothorax
Dyspnoe akut, rezidivierend Husten, zäher Auswurf, Zyanose, Hyperventilation, exspiratorischer Stridor, verlängertes Exspirium	Status asthmaticus/COPD
andere Ursachen	
Dyspnoe persistierend, verstärkt bei Belastung Blässe, Zungenbrennen, Mundwinkelrhagaden, Palpitationen, Müdigkeit, Leistungsminderung	Anämie
Dyspnoe akut, rezidivierend Parästhesien, Karpopedalspasmen, Fischmaulstellung, Angst, Laryngospasmus	Hyperventilations-Syndrom

Definition mit subjektiver Atemnot einhergehende erschwerte Atemtätigkeit

Untersuchung: Atmung, Blässe/Zyanose, Uhrglasnägel, Trommelschlägelfinger, Einsatz d. Atemhilfsmuskulatur, Thoraxexkursion/-deformitäten, Aszites, Adipositas, Puls, RR, Inspiration/Palpation/Perkussion/Auskultation Thorax

Bildgebung/Funktionsdiagnostik: Lufu, EKG, Rö Thorax

Therapie: Beruhigung, angenehme Lagerung (z. B. Sitzen), O_2-Gabe

Spezifische Diagnostik	Spezifische Therapie
Beschwerdedauer, kardiale Vorerkrankungen (KHK, Herzinsuffizienz) Auskultation, 12-Kanal-EKG Labor: Herzenzyme (Troponin T, Myoglobin, CK-MB, GOT, GPT), Herzecho Linksherzkatheter (Goldstandard)	akut: MONAH **M**orphin **O**$_2$-Nasensonde **N**itrate sublingual **A**SS **H**eparin in der Klinik: Antikoagulation, β-Blocker, Statine, ACE-Hemmer, Akut-PTCA mit/ohne Stent-implantation
Herzerkrankungen, Schlafen mit erhöhtem Oberkörper, Dyspnoe bei Belastung/ in Ruhe (NYHA) 3. Herzton, basale RGs BB, Troponin T/I, CK, CK-MB, Myoglobin, BNP, BGA TTE, Pulsoxymetrie, Kardio-MRT/-CT ZVD, Koronarangiographie	Gewichtsreduktion, Nikotinkarenz, ACE-Hemmer, β-Blocker, Diuretika **Lungenödem** → medikamentöse Vorlastsenkung (z.B. Nitro s.l.), nichtinvasive Beatmung, evtl. Intubation, Intensivtherapie
plötzlicher Beginn, vorangegangene tiefe Venenthrombose, Immobilisation, Flugreise, Schmerzen oft unauffällig, evtl. abgeschwächtes AG Labor: D-Dimere, Gerinnungsparameter, EKG, Herzecho Rö Thorax, Angio-CT, evtl. Rechtsherzkatheter	O_2, Sedierung, halbsitzende Lagerung, Heparin-Bolus; dann medikamentös/operativ Thrombolyse, langfristig antikoagulieren
Trauma, medizinische Intervention, früherer Pneumothorax einseitig aufgehobenes AG, hypersonorer KS BB, BGA Pulsoxymetrie	**spontan/traumatischer P.** → Klinikeinweisung, Thoraxdrainage, evtl. Thorakoskopie **Spannungs-P.** → Entlastungspunktion im 2. ICR/MCL mit großlumiger Kanüle, Pleurasaugdrainage, Klinikeinweisung mit NA
evtl. Fremdanamnese, Häufigkeit d. Anfälle, Auslösefaktoren, Allergien, Nikotinanamnese Pulmo: hypersonorer KS, trockene RGs, Giemen, Brummen, Zwerchfelltiefstand, Pulsus paradoxus, Tachykardie BB, E'lyte, Ges.-IgE, spez. IgE-Ak, BGA, pH-Wert Pulsoxymetrie, Lufu	Salbutamol-Spray, Prednisolon und evtl. Theophyllin i.v., nichtinvasive Beatmung, Intubation
Menorrhagien, CED, Ulcus ventriculi, Schwangerschaft, Ernährung (vegetarisch), ethn. Herkunft, Antikoagulation, Familienanamnese Systolikum über Aortenklappe, neurolog. Status (Ataxie, Parästhesien) Diff.-BB, Fe, Ferritin, Retikulozyten, Vit. B_{12}, Folsäure, Haemoccult-Test Sono Abdomen	**Eisenmangel** → Substitution und/oder kausale Therapie, z. B. Beseitigung einer Blutungsquelle **Vit.-B_{12}-Mangel** → Substitution und/oder kausale Therapie **Folsäuremangel** → Substitution und/oder kausale Therapie
psychische Belastungssituation Hyperventilationsversuch, neurolog. Untersuchung (Chvostek-Zeichen, Fibulariszeichen, Trousseau-Zeichen) BB, Ca, BGA, pH-Wert (respiratorische Alkalose), PTH EMG (Dupletts, Tripletts), EEG (unspez. Allgemeinveränderungen)	Patient in Plastiktüte/ Handflächen atmen lassen, Diazepam, Psychotherapie **Hypokalzämie** → Kalziumglukonat

3

3.3.5 Akutes Abdomen

Doris Oberle und Lisa Link

Erstmaßnahmen

Anamnese: Beginn und Verlauf, Schmerzqualität, Ausstrahlung, verschlimmernde/lindernde Faktoren, letzte Mahlzeit, andere Personen mit gleicher Symptomatik, Stuhl- und Windverhalt, Wasserlassen, Vor- und Begleiterkrankungen (v. a. Appendizitis, CED), OPs im GI-Trakt, Medikamente (Opioide, Laxanzien), Schwangerschaft, letzte Menses

Untersuchung: Blässe, Zyanose, Aszites, Exsikkose, Puls, RR, Temperatur (rektal und axial),

Leit- und Begleitsymptome	Verdachtsdiagnosen
akute, progrediente Bauchschmerzen im re. Unterbauch Erbrechen, Übelkeit, belegte Zunge, Fieber	Appendizitis
Schmerzen im li. Unterbauch Völlegefühl, Übelkeit, Erbrechen, Tenesmen, Änderung d. Stuhlgewohnheiten (Diarrhö, Obstipation), Blasenentleerungsstörungen, Fieber	Divertikulitis, Peridivertikulitis
krampfartige Bauchschmerzen Meteorismus, Stuhlverhalt, Erbrechen, Miserere (Koterbrechen), Schock	mechanischer Ileus
kolikartige, rechtsseitige Oberbauchschmerzen mit Ausstrahlung in die re. Schulter Erbrechen, Blässe, Fieber	akute Cholezystitis
einseitige, starke Unterbauchschmerzen vaginale Blutung, Erbrechen	Extrauteringravidität
gürtelförmige Schmerzen im Oberbauch Übelkeit/Erbrechen, Meteorismus	akute Pankreatitis

Definition lebensbedrohliche, akute Baucherkrankung mit Abwehrspannung und Kreislaufdekompensation, die rasche Abklärung und meist notfallmäßige operative Therapie erfordert

Atemfrequenz, Schockindex = Puls/RR syst (physiologisch 0,5), Inspektion Mund-/Rachenraum, Inspektion/Auskultation (klingende hochgestellte Darmgeräusche, Totenstille)/Palpation (Abwehrspannung, Resistenzen, Bruchpforten, McBurney, Lanz, Blumberg, Rovsing)/Perkussion d. Abdomens, digital-rektale Untersuchung, gynäkologische Untersuchung
Labor: BB, CRP, BSG, BGA
Therapie: Volumensubstitution, Nahrungskarenz, Klinikeinweisung, Vorbereitung einer Notfall-OP

Spezifische Diagnostik	Spezifische Therapie
Z. n. Appendektomie, Schmerzbeginn epigastrisch oder periumbilikal Abwehrspannung, Appendizitiszeichen pos., Douglas-Schmerz, Hustenschmerz, Temperaturdifferenz rektal/axial ≥ 1 °C Leukozytose, E'lyte, Glu, Quick, PTT, Blutgruppe, Krea Sono Abdomen (Wandverdickung, Darmkokarde), Rö Abdomen (z. A. Ileus, Perforation), EKG (z. A. Myokardinfarkt)	frühzeitige Appendektomie, prophylakt. Antibiose (v. a. Cephalosporine d. 2. u. 3. Generation)
Z. n. Appendektomie, bekannte Divertikulose Resistenz, Loslassschmerz Leukozytose, E'lyte, Glu, Quick, PTT, Blutgruppe, Krea Sono Abdomen, Rö Abdomen (z. A. Ileus, Perforation) Koloskopie (im Intervall z. A. maligner Erkrankungen)	Stuhlregulierung, ballaststoffreiche, nicht blähende Kost, Nahrungskarenz u. parenterale Ernährung, Antibiotika (z. B. Metronidazol, Cefuroxim) bei Perforation: Not-OP, einzeitige Darmresektion, End-zu-End-Anastomose
siehe Leitsymptom „Ileus u. Subileus"	siehe Leitsymptom „Ileus u. Subileus"
Unverträglichkeit von Kaffee, Wein, fetten Speisen tastbare Resistenz im re. Oberbauch, Murphy-Zeichen Glu, Quick, PTT, Blutgruppe, AP, γ-GT, GOT, GPT, Bili, Krea Sono Abdomen (Steine, verdickte Gallenblasenwand), Rö Thorax und Abdomen (z. A. Ileus), EKG (z. A. Myokardinfarkt) ERCP	nur bei leichten Verläufen ambulant, bei Fieber und Ikterus stationär! **Spasmolyse** → Butylscopolamin (i. v. oder Supp.) **Analgesie** → Metamizol oder Pethidin **Erbrechen** → Metoclopramid **Antibiose** → bei V. a. bakterielle Infektion (Ciprofloxacin, Amoxicillin, Metronidazol) **Stein** im Ductus cysticus oder choledochus → Extraktion mittels ERCP, elektive Cholezystektomie
STD, Spirale, Adnexitis, Abort, Z. n. EUG Tachypnoe, Tachykardie Glu, Quick, PTT, Blutgruppe, β-HCG, Krea gynäkologischer Ultraschall (ektope Embryoanlage, Flüssigkeit im Douglas) Laparoskopie	laparoskopische Entfernung d. Embryoanlage
Alkoholanamnese, Medikamentenanamnese (z. B. Diuretika, ACE-Hemmer, Steroide, div. Antibiotika, Zytostatika), Gallenwegserkrankungen (?) Abdomen prall-elastisch, „Gummibauch", Aszites Labor: Lipase, Elastase, (Amylase nicht spezifisch); Sono Abdomen ggf. sonogesteuerte Feinnadelpunktion bei V. a. nekrotisierende Pankreatitis	Intensivüberwachung, Nahrungskarenz bis Schmerzfreiheit, parenterale Zufuhr von Glukose/E'lyte/Volumen, Analgetika nach Stufenschema, Thromboembolieprophylaxe, chirurgische Nekrosektomie bei infizierten Pankreasnekrosen

3.3.6 Ileus und Subileus

Doris Oberle und Lisa Link

Erstmaßnahmen

Anamnese: Beginn und Verlauf, letzte Mahlzeit, letzter Stuhlgang, Wind- und Stuhlverhalt, Ernährungsgewohnheiten, Vor- und Begleiterkrankungen (CED, Tumoren), OPs am GI-Trakt, Radiatio, Medikamente (Opioide), Alkohol, Drogen, Gewerbegifte

Untersuchung: Hautkolorit, Puls, RR, Schockindex (Puls/RR syst, physiologisch 0,5), Temperatur, Inspektion/Auskultation/Palpation/Perkussion d. Abdomens (aufgetriebener Bauch/Hyper-, Hypoperistaltik, hochgestellte DG/DS, Abwehrspannung, Resistenzen, Bruchpforten/tympanitischer KS), Inspektion d. perianalen Gebietes, digital-rektale Untersuchung

Leit- und Begleitsymptome	Verdachtsdiagnosen
plötzlicher Beginn, mechanischer Ileus akutes Abdomen mit krampfartigen abdominellen Schmerzen, (Kot-)Erbrechen, Meteorismus, Stuhl- und Windverhalt, peranale Blutung	Briden, Adhäsionen
plötzlicher Beginn, mechanischer Ileus Erbrechen, Bauchschmerzen, Meteorismus, Stuhl- und Windverhalt	Volvulus
plötzlicher Beginn, paralytischer Ileus charakteristische Bauchschmerzen (6 h akute Schmerzattacke, dann schmerzfreies Intervall, zuletzt Durchwanderungsperitonitis), Stuhl- und Windverhalt	Mesenterialinfarkt
plötzlicher Beginn, paralytischer Ileus starke Bauchschmerzen, Meteorismus, Stuhl- und Windverhalt, hohes Fieber, Schock	toxisches Megakolon (Komplikation bei CED, pseudomembranöse Kolitis)
langsam progredienter Subileus Schmerzen im re. Unterbauch, Übelkeit, Erbrechen, Obstipation	distales intestinales Obstruktionssyndrom (DIOS)
langsam progredienter Subileus länger bestehende Stuhlunregelmäßigkeiten, B-Symptomatik	Karzinom

Definition

Ileus → komplette Unterbrechung der Darmpassage
Subileus → inkomplette Unterbrechung der Darmpassage

Bildgebung/Funktionsdiagnostik: Sono/Röntgen Abdomen (stehend/Linksseitenlage, Spiegel, freie Luft)

Labor: Diff.-BB, CRP, BSG, E'lyte, Krea, Hst, Quick, PTT

Therapie: Intensivüberwachung, nasogastrale Magenablaufsonde, i. v. Flüssigkeitszufuhr, OP-Vorbereitung

Spezifische Diagnostik	Spezifische Therapie
RF: Peritonitis, Endometriose, abdominal-chirurgische Eingriffe, genetische Disposition pralles, druckschmerzhaftes Abdomen, Abwehrspannung, walzenförmige Resistenz, sichtbare (Pendel-)Peristaltik, hochgestellte DG retrograder Kolonkontrastmitteleinlauf, CT Abdomen	**Notfall-OP** → Wiederherstellen der Darmpassage durch operative Lösung der Briden oder Adhäsionen
frühere Episode, symptomfreies Intervall pralles Abdomen	**OP** → Wiederherstellung der richtigen Lage des betroffenen Darmabschnittes (Derotation), Resektion untergegangener Darmabschnitte, Pexie des zurückgedrehten Darms, vorübergehende Anlage eines Anus praeter
Gefäßerkrankung oder unklare Bauchbeschwerden in der Vorgeschichte, Durchblutungsstörungen in anderen Gefäßregionen weicher Bauch, Totenstille Farbduplexsonographie DSA	**Notfall-OP** → Embolektomie bzw. Desobliteration, ggf. Darmresektion
M. Crohn, Colitis ulcerosa, Antibiose (Ampicillin, Clindamycin) pralles Abdomen, Totenstille	**Notfall-OP** → Darmentlastung durch Anlage eines Ileostomas oder einer Transversum-/Sigma-fistel, Radikaloperation (Proktokolektomie)
RF: Mukoviszidose, Mekoniumileus in der Vorgeschichte im re. Unterbauch derber, walzenartiger Tumor palpabel	**medikamentös** → Polyethylenglykol oral/als Koloneinlauf, N-Acetylcystein oral (bei chronischem DIOS), Prokinetika i.v./oral **Prophylaxe** → ausgewogene, faserreiche Ernährung, reichlich Flüssigkeitszufuhr, regelmäßige körperliche Aktivität
Karzinome in der Familie, bekannte Polypen, B-Symptomatik, Blut im Stuhl (?) evtl. tastbarer Tumor, harter Bauch, digital rektale Untersuchung CT Abdomen	stadiengerechte Therapie d. Grunderkrankung

3.4 Schmerztherapie

3.4.1 Kopfschmerzen

Doris Oberle, Lisa Link und André Remus

Erstmaßnahmen

Anamnese: Beginn (plötzlich/schleichend), Schmerzqualität (dumpf-drückend/pulsierend/spitz-stechend), Schmerzintensität (visuelle Analogskala), Lokalisation (einseitig/beidseitig), Ausstrahlung, Auslöser (Stress, Wetterumschwung), lindernde u. verstärkende Faktoren, Menstruation, Häufigkeit (Tagebuch), Dauer, pos. Familienanamnese, Vor- und Begleiterkrankungen (art. Hypertonie, Erkältung), SHT, Lumbalpunktion, OPs, Medikamente (Analgetika), Nikotin, Alkohol, Drogen, psychosoziale Anamnese

Leit- und Begleitsymptome	Verdachtsdiagnosen
in Nacken und Schultern ausstrahlende beidseitige Kopfschmerzen, Dauer 30 min bis 1 Woche milde Übelkeit	Spannungskopfschmerz
ubiquitärer dumpfer Kopfschmerz selten vegetative Erscheinungen (Übelkeit, Erbrechen)	arzneimittelinduzierter Kopfschmerz
einseitiger, drückender, pulsierender Kopfschmerz meist frontal, Dauer d. Attacken 4–72 h Aura (dem Kopfschmerz vorausgehende neurologische Symptome, z. B. Flimmerskotom), vegetative Symptome (Übelkeit, Erbrechen, Licht- u. Lärmscheu)	Migräne
einseitige heftigste Schmerzen hinter dem Auge/temporal Rötung des Gesichts, Lidödem, Tränenfluss, Rhinorrhö, Miosis, Ptosis	Cluster-Kopfschmerz
abh. von Grunderkrankung: B-Symptomatik, Fieber, Meningismus	sekundärer Kopfschmerz Verursacht durch: Entzündung (u.a.: Meningitis, Sinusitis, Arteriitis temporalis), Herz/Kreislauf/Gefäße (u.a.: hypertensive Krise, Sinusvenenthrombose, Infarkt), Raumforderung (u.a.: Tumor, Blutung), Trauma (u.a. Schädel-Hirn-Trauma, Fraktur)

Definition

Schmerzempfindung im Bereich des Kopfes

Untersuchung: Puls, RR, Atemfrequenz, Temperatur, Pupillenreflex, Meningismus, Hirnnerven

Labor: BB, E'lyte, CRP, BSG, Quick, PTT

Bildgebung/Funktionsdiagnostik: CT/MRT Schädel, EEG

Therapie: klassische Analgetika (seltener als 10 Tage/Monat), keine Opioide

Spezifische Diagnostik	Spezifische Therapie
Zahl d. Kopfschmerztage pro Jahr (periodisch: < 180, chronisch: ≥ 180 bzw. mind. 15 Tage im Monat innerhalb von 6 Monaten) Myogelosen der Schulter-Nacken-Muskulatur	**Phytotherapeutika** → Pfefferminzöl lokal applizieren **Analgetika** → ASS, Paracetamol, Metamizol und NSAR, Massagen und Physiotherapie bei Verspannung **Prophylaxe** → Antidepressiva (Amitriptylin)
Analgetikagebrauch an > 15 Tagen pro Monat, Nitrate, Kalziumantagonisten, Ergotamin, Östrogene Krea, Hst, Urinstatus	Absetzen aller Analgetika, Amitriptylin für einige Monate, dann ausschleichen
pos. Familienanamnese, psychische Belastung, Verstärkung bei körperlicher Aktivität Kopfschmerzkalender EEG: Delta-Fokus über dem jeweiligen Kortexareal während der Attacke	Reizabschirmung **Analgetika** → z.B.: ASS (auch in Kombination mit Paracetamol und Coffein), Paracetamol, Ibuprofen, Naproxen in doppelter üblicher Dosierung, Serotoninrezeptoragonisten (Triptane) **Antiemetika** → Metoclopramid, Domperidon, Dimenhydrinat **Prophylaxe** → β-Blocker, Flunarizin, Antiepileptika, Botulinumtoxin, CGRP-Inhibitoren (monoklonale Antikörper)
Tränenfluss u. Nasensekretion während der Attacke, Auslöser: Nikotin, Alkohol	Inhalation von 100%igem O_2 **Analgetika** → Sumatriptan s.c. oder nasal, Zolmitriptan nasal **Prophylaxe** → Verapamil, Kortikoide hoch dosiert
ophthalmol., HNO-ärztliche, zahnärztl., neurol. Untersuchung Glu, Serologie, Tumormarker bei bek. Tumorleiden, Liquoranalyse CT/MRT Schädel, HWS, NNH Lumbalpunktion, Biopsie d. A. temporalis	Behandlung der Grunderkrankung, Schmerztherapie

3.4.2 Rückenschmerzen

Doris Oberle, Lisa Link und André Remus

Erstmaßnahmen

Anamnese: Beginn (akut/einschleichend) und Verlauf (konstant andauernd/intermittierend/progredient), Schmerzcharakter (dumpf/scharf messerartig), -intensität, -lokalisation, -ausstrahlung, -frequenz, Auslöser (körperliche Betätigung, Tragen von schweren Lasten, abrupte Bewegung), verstärkende und lindernde Faktoren (Ruhe oder Bewegung), sensible oder motorische Störungen, Beschwerden bei Miktion oder Stuhlgang, Vor- und Begleiterkrankungen, Malignomanamnese, Trauma, OPs, körperliche Aktivität, Berufsanamnese, psychosoziale Belastungsfaktoren, subjektive Krankheitsvorstellungen

Leit- und Begleitsymptome		Verdachtsdiagnosen
plötzlich auftretender, persistierender stechender Schmerz in der LWS, ausstrahlend in Glutealregion und Bein eingeschränkte Beweglichkeit der Wirbelsäule, Schonhaltung, Steifheit im unteren Rückenbereich	→	Lumbago („Hexenschuss“)
wiederkehrende Schmerzen mäßiger Intensität, Schmerzen beim Liegen	→	Degenerative Veränderungen: Spondylose/Osteochondrose/ Spondylarthrose
plötzlich auftretender Schmerz mit radikulärer Ausstrahlung sensomotorische Ausfälle, Blasen-Mastdarmstörungen	→	Nervenwurzelschädigung durch Bandscheibenprolaps
nächtlicher Rückenschmerz länger als 30 min andauernde Morgensteifigkeit	→	M. Bechterew
chronische Rückenschmerzen Frakturneigung, Körpergrößenabnahme, Rundrücken	→	Osteoporose
chronische Rückenschmerzen, auch in Ruhe B-Symptomatik	→	Wirbelkörpermetastasen V.a. • Mamma-CA • Bronchial-CA • Prostata-CA

Definition Schmerzen im Bereich der Wirbelsäule und der Rückenmuskulatur

Untersuchung: Inspektion (Stand, Körperlot, Gangbild, Flachrücken, Hohlkreuz, Rundrücken, Skoliose, Rippenbuckel, Becken- und Schulterschiefstand, Muskelatrophien, Muskelfibrillationen), Palpation und Perkussion der WS (Muskeltonus, Muskel hartspann, lokalisierte Druckdolenzen), Kinn-Jugulum-Abstand, Bewegungsumfang von HWS nach der Neutral-Null-Methode, Finger-Boden-Abstand, Untersuchung der Wirbelsäulenbeweglichkeit nach Schober und Ott, neurol. Untersuchung (Zehen- und Hackenstand, Lasègue-Test, Patellar-, Achillessehnenreflex, Sensibilität)
Therapie: Gewichtsreduktion, körperliche Aktivität, Wärme-/Kältetherapie, TENS, Krankengymnastik, Rückenschule, Rückentraining, Akupunktur, Entspannungstherapie, medikamentöse Schmerztherapie (Paracetamol, NSAR, Muskelrelaxanzien, Opioide, Antidepressiva, topische Antiphlogistika und Hyperämika, Lokalinfiltration mit Anästhetika und Kortikoiden)

Spezifische Diagnostik	Spezifische Therapie
Auslöser, meist schnelle Drehbewegung der LWS Verspannung der Rückenmuskulatur, Druckschmerz, neurol. Untersuchung o. B.	s. o.
Verschlimmerung bei Belastung der Wirbelsäule Druck- und Klopfschmerzhaftigkeit der Wirbel, Muskelhartspann, neurol. Untersuchung o. B. Rö WS: Spondylophyten	s. o.
Lasègue-Zeichen pos., Dermatombezogene sensible und motorische Ausfälle (Kennmuskel, Muskeleigenreflexe) zugeordnete motorische Ausfälle, Inkontinenz CT/MRT WS	**Operativ** → Nukleotomie (Ektomie der Bandscheibenanteile aus dem Rückenmarks- oder Spinalnervenkanal)
Besserung der Beschwerden bei Bewegung Untersuchung der ISG-Gelenke: Mennell-Handgriff HLA-B27, Entzündungswerte Rö/MRT LWS, ISG-Gelenke	**Medikamentös** → NSAR, TNF-Blocker, Sulfasalazin, MTX, monoklonale Antikörper **Operativ** → Stabilisierung bei Fraktur
pathologische Frakturen in der Anamnese, Alter, Menopausenstatus, Medikamente (Steroide!) Rundrücken, Tannenbaumphänomen (Hautfalten am Rücken), klopfschmerzhafte Wirbelsäule Rö WS, Knochendichtemessung, Labor: alkalische Phosphatase, Vitamin D, PTH, Östrogen, Testosteron	**Kausal** → auslösende Medikamente (Steroide, Opioide usw.) absetzen, Basistherapie mit Vitamin D- und Kalzium-Substitution, antiresorptive und osteoanabole Medikation (z.B. Bisphosphonate) **Frakturprophylaxe** → Physiotherapie, Sturzprophylaxe, Rauchen und Alkoholkonsum einstellen, Untergewicht vermeiden **WK-Fraktur** → minimalinvasive Vertebroplastie
Tumoranamnese, B-Symptomatik, WK-Fraktur in der Anamnese, lokalisierter Schmerz starke Klopfschmerzhaftigkeit über dem betroffenen Bereich MRT, CT WS, Knochenszinti Probeexzision	**Kausal** → stadiengerechte Therapie der Grundkrankheit, Radiatio **Symptomatisch bei neuraler Symptomatik** → Dekompression, Stabilisation **Medikamentös** → nach WHO-Schema, zusätzlich Bisphosphonate **Palliativ** → minimalinvasive Vertebroplastie

KAPITEL

4

Markus Boldte, Ute Fetzner, Philipp von Freyberg, Nicole Herrmann, Ulrike Kaiser, Patrick Keppeler, Lars Töpfer und Jens Vater

Die wichtigsten Fälle der AINS

4.1 Spinalanästhesie

Anamnese

In Ihrer OP-Einleitung liegt ein 30-jähriger Patient zur ambulanten Knie-Arthroskopie in Spinalanästhesie. Laut Akte hat er keine nennenswerten Vorerkrankungen (ASA I), eine unauffällige Blutungsanamnese und nimmt keine Medikamente ein.

Fragen und Antworten

Was ist eine Spinalanästhesie und welche Strukturen durchstechen Sie dabei?

Unter einer Spinalanästhesie versteht man die **Injektion eines Lokalanästhetikums und/oder Opioids in den Liquor cerebrospinalis** mit dem Ziel, eine sensorische (ggf. auch motorische) Nervenblockade in einem bestimmten Bereich zu erzielen. Um im Rahmen der Spinalanästhesie Zugang zum Intrathekalraum zu erhalten, müssen folgende Strukturen von außen nach innen durchstochen werden (➢ Abb. 4.1):

- Haut
- Subkutanes Fettgewebe
- Ligamentum supraspinale
- Ligamentum interspinale
- Ligamentum flavum
- Epiduralraum
- Dura mater
- Arachnoideae
- Subarachnoidalraum

Wie wird eine Spinalanästhesie praktisch durchgeführt?

Die richtige **Lagerung** des Patienten ist für eine erfolgreiche Spinalanästhesie essenziell. Die Punktion kann in sitzender Position oder Seitenlage erfolgen. In beiden Positionen ist es wichtig, dass die Wirbelsäule gerade und nicht verdreht gelagert wird (gerade Schulter- und Beckenverbindungslinie, z. B. Kopfkissen in Seitenlage). Außerdem soll durch Inklination des Kopfes, Anziehen der Beine und Herausdrücken eines Rundrückens der Raum zwischen den Wirbelkörpern für die Punktion erweitert werden.

Anschließend erfolgen das Aufsuchen und Markieren der **Punktionsstelle.** Als Landmarken dienen hierbei die Oberkanten der Beckenschaufeln, auf deren Verbindungslinie der 4. Lendenwirbelkörper bzw. der Wirbelkörperzwischenraum **LWK4/5** liegt. Primäre Punktionsstelle ist der Wirbelkörperzwischenraum LWK3/4 in der Medianlinie. Bei Punktionsschwierigkeiten auf dieser Ebene kann alternativ auch auf Höhe LWK4/5 punktiert werden. Da das Rückenmark bei 3 % der Patienten bis auf Höhe LWK 2/3 herunterreicht, sollte nur in absoluten Ausnahmefällen auf dieser Höhe punktiert werden.

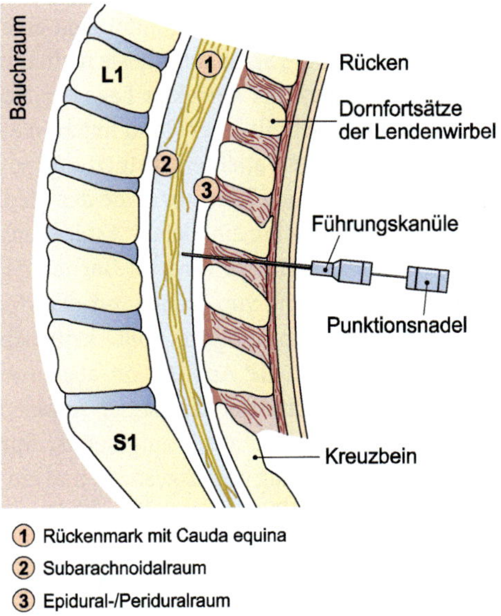

Abb. 4.1 Bei der Spinalanästhesie durchstochene Strukturen [L141]

Die Punktionsstelle wird gemäß den Richtlinien des RKI desinfiziert. Der durchführende Anästhesist hat eine hygienische Händedesinfektion durchzuführen und muss bei einer Single-Shot-Spinalanästhesie einen Mund-Nase-Schutz und sterile Handschuhe tragen. Auch die Anästhesieassistenz hat einen Mund-Nase-Schutz zu tragen.

Nach sterilem Vorbereiten des Equipments und sterilem Abdecken erfolgt nach erneutem Tasten eine Lokalanästhesie der Punktionsstelle und des Stichkanals. Hierdurch kann bereits eine erste Beurteilung der Stichrichtung erfolgen. Anschließend wird die Führungskanüle auf der Punktionshöhe in der Medianlinie horizontal eingeführt. Insbesondere bei sehr dünnen Patienten ist es sinnvoll, die **Führungsnadel** nach 1,5 cm Einführtiefe mit einem hängenden Tropfen zu versehen. Sollte bereits der Epiduralraum mit der Führungsnadel erreicht werden, wird der Tropfen in die Nadel eingesaugt und eine Punktion der Dura mater kann verhindert werden. Ist die Führungsnadel positioniert, wird hierüber die **Spinalanästhesienadel** eingeführt. Nach Perforation der Dura mater, häufig als zarter Klick empfunden, wird der **Mandrin** der Spinalanästhesienadel **entfernt.** Nun muss am Konus der Nadel **klarer Liquor** austreten. Austritt von Blut spricht für eine intravasale Lage, anfänglich blutig tingierte Liquortropfen, die im Verlauf dann klar werden, sind kein Problem. Bei trübem Liquor liegt eine Infektion vor, sodass die Spinalanästhesie nicht durchgeführt werden darf. Bei korrekter Lage der Nadelspitze wird die Nadel mit einer Hand fixiert, die sich selbst am Rücken des Patienten abstützt und so stabilisiert. Zu Beginn und kurz vor Ende der Medikamentenapplikation sollte ein kleiner Aspirationstest durchgeführt werden. Dies wird als **Barbotage** bezeichnet (Vermischung von Liquor mit dem Medikament). Ist dies nicht möglich, sollte keine Applikation erfolgen bzw. die Applikation abgebrochen werden. Nach vollständiger langsamer Applikation werden die beiden Nadeln mit aufgesetzter Spritze zusammen in einem Zug herausgezogen und ein steriler Verband auf die Punktionsstelle geklebt.

Welche Spinalanästhesienadel würden Sie wählen?

Prinzipiell wird zwischen traumatischen und nichttraumatischen Nadeln unterschieden.

Die traumatischen Nadeln (z. B. **Quincke-Kanüle**) sind an der Spitze geschliffen und schneiden sich durch das Gewebe. Diese Nadeln sollten so eingeführt werden, dass der Schliff der Nadel die longitudinal verlaufenden Durafasern nicht durchtrennt, sondern „nur" auseinanderdrängt. Hierdurch wird das iatrogen erzeugte Duraloch nicht so groß und das Risiko eines postspinalen Kopfschmerzes geringer.

Die atraumatischen Nadeln (z. B. **Whitacre-Kanüle, Sprotte-Kanüle**) haben dagegen eine konische Spitze, sodass sie „stumpf" die Dura durchbohren und ein relativ kleines Loch zurücklassen. Das Medikament wird über eine seitliche Öffnung freigesetzt. Deshalb ist es sinnvoll, die Kanüle mit dem Loch nach oben einzuführen, damit der Liquor durch die hydrostatische Säule in die Kanülenöffnung gedrückt und eine schnelle Identifizierung der spinalen Lage möglich ist.

Auch durch die Wahl einer dünnen Kanüle (z. B. 25 G) kann das Duraloch und damit das Risiko eines postspinalen Kopfschmerzes reduziert werden. Da allerdings damit auch die Stabilität der Nadeln abnimmt, ist bei diesen Größen der Einsatz von Führungskanülen erforderlich.

Aufgrund der Vorteile und des jungen Alters des Patienten würde sich eine 80 mm lange 25-G-Sprotte-Kanüle empfehlen.

Welche Lokalanästhetika gibt es und wodurch unterscheiden sie sich? Welches Lokalanästhetikum würden Sie für diese Operation einspritzen?

Chemisch unterscheidet man Lokalanästhetika in ältere Substanzen vom **Ester-Typ** (z. B. Kokain, Procain) und neuere vom **Amid-Typ** (z. B. Bupivacain, Ropivacain). Heute verwendet man hauptsächlich Lokalanästhetika vom Amid-Typ, da Ester-Lokalanästhetika zu p-Aminobenzoesäure abgebaut werden, die schwere allergische Reaktionen auslösen können. Die heute verwendeten Substanzen unterscheiden sich v. a. durch die Geschwindigkeit des Wirkbeginns und die Wirkdauer. Die kürzer wirksamen Lokalanästhetika Lidocain, Mepivacain und Prilocain weisen dabei eine schnelle Anschlagzeit auf, die lang wirksamen Lokalanästhetika Bupivacain und Ropivacain dagegen eine langsame Anschlagzeit.

Außerdem gibt es noch die Unterscheidung der **Barizität.** Durch Zusatz von Glukose zum Lokalanästhetikum wird es **hyperbar,** d. h. es sinkt der

Schwerkraft folgend im Liquor ab. Hierdurch kann die kraniokaudale Ausbreitung relativ gut gesteuert werden. Lässt man den Patienten nach Einspritzen z. B. ca. 10 Min. sitzen, dann bleibt das Lokalanästhetikum kaudal und erzeugt einen sog. **Sattelblock.** Durch Hinlegen des Patienten bzw. vorsichtiger Kopftieflage kann mittels Schwerkraft eine kraniale Ausbreitung relativ genau gesteuert werden. Lässt man den Patienten nach Injektion 10 Min. auf einer Seite liegen, kann man z. B. auch nur ein Bein betäuben **(Halbseitenspinalanästhesie).** Wichtig ist, dass die Zeit, bis das hyperbare Lokalanästhetikum endgültig fixiert ist, deutlich variieren und es durch intraoperative Lagerungsmanöver zu einer sekundären Ausbreitung kommen kann. Lokalanästhetika ohne Zusätze bezeichnet man als **isobar.** Sie verbleiben nach Injektion im Subarachnoidalraum an Ort und Stelle und haben eine schnellere Fixierungszeit als die hyperbaren.

Da es sich bei der Kniespiegelung um einen ambulanten Eingriff handelt, sollte ein kurz wirksames Lokalanästhetikum verwendet werden, z. B. Prilocain hyperbar.

Wie beurteilen Sie vor Beginn der Operation, ob die Spinalanästhesie eine ausreichende Wirkung entfaltet hat?

Jedes Rückenmarksegment hat ein zugeordnetes Hautareal (Dermatom), das es sensibel versorgt (➤ Abb. 4.2). Aus dieser fixen Zuordnung lässt sich aus dem Areal auf die Ausbreitungshöhe des Lokalanästhetikums schließen. Man testet die Ausbreitung aus, indem man einen Kältereiz (Alkoholspray) setzt. Fühlt der Patient z. B. auf Höhe des Nabels die Kälte des Desinfektionssprays nicht, ist die Blockade bis mindestens Th10 angestiegen. Steigt das Lokalanästhetikum höher als Th5 (Mamillen sind nicht mehr sensibel), ist mit einem Blutdruckabfall zu rechnen.

MERKE

Bei Schwangeren kann der Widerstand beim Durchstechen der Dura mater durch Wassereinlagerung ganz entfallen, bei sehr sportlichen oder älteren Patienten mit kalzifizierten Bändern kann der Durchtritt zum Liquorraum schwierig, wenn nicht sogar unmöglich sein.

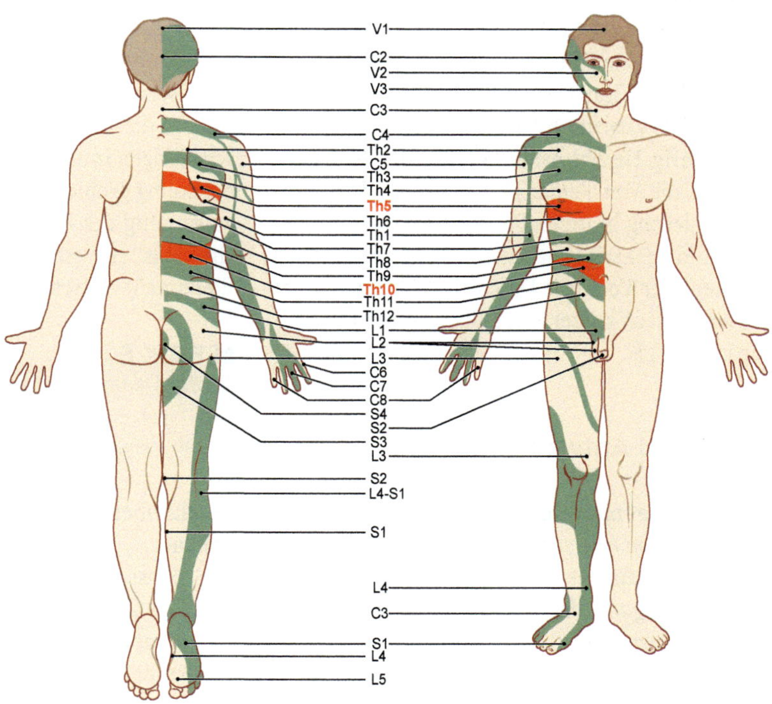

Abb. 4.2 Dermatomkarte [L126]

MERKE

Für eine Operation an den unteren Extremitäten reicht eine Blockade bis Th12 aus, für eine Sectio caesarea muss die Anästhesiehöhe von Th6 erreicht werden.

ZUSAMMENFASSUNG

Bei der **Spinalanästhesie** wird ein Lokalanästhetikum/Opioid in den Subarachnoidalraum injiziert. Durch die Wahl einer atraumatischen dünnen Spinalanästhesiekanüle kann das Risiko eines postspinalen Kopfschmerzes reduziert werden. Durch die Wahl des richtigen **Lokalanästhetikums** können die Wirkungsdauer und die Ausdehnung beeinflusst werden. Die **Analgesiehöhe** wird durch Austesten der Dermatome festgestellt.

4.2 Intubationsschwierigkeiten

Anamnese

Sie lösen einen Kollegen zur Mittagspause ab. Er übergibt Ihnen schnell einen 43-jährigen Patienten zur laparoskopischen Cholezystektomie in Intubationsnarkose. Der Patient hat laut Prämedikationsprotokoll außer einem BMI von 38 kg/m² keine signifikanten Narkoserisiken. Laut Narkoseprotokoll ist der Patient ASA III, hat keine Allergien, nimmt keine Medikamente, raucht 5 Zigaretten am Tag und hat einen Mallampati 2. Die Vitalwerte vor der Einleitung waren RR 140/80 mmHg, Herzfrequenz 85/Min., SaO_2 97 %.

Nach Gabe von Fentanyl und Propofol in typischer Dosierung beatmen Sie den Patienten mit der Maske und spritzen ihm das Muskelrelaxans, doch trotz mehrerer Versuche lässt sich der Patient nicht intubieren. Nach kurzer Zeit fällt die Sauerstoffsättigung unter 90 %.

Fragen und Antworten

Wie bezeichnet man eine solche Situation?

„Eine Intubation ist erst dann schwierig, wenn die direkte und vollständige Sicht auf den Kehlkopf trotz optimaler Beugung des Halses und Streckung des Kopfs, mehrerer Versuche, Einsatz unterschiedlicher Laryngoskopspatel, äußeren Drucks auf den Kehlkopfeingang, kompletter Muskelrelaxierung des Patienten und Hinzuziehen weiterer erfahrener Anästhesisten nicht erreicht werden kann." Diese Definition des schwierigen Atemwegs von R. Larsen umfasst bereits die Diagnose und Therapie dieser nicht seltenen Anästhesiekomplikation (bis zu 8 % der Fälle).

Man unterteilt das Auftreten eines schwierigen Atemwegs nach dem Stadium der Anästhesie:

- Schwierige Laryngoskopie/Intubation (engl. *cannot intubate situation*)
- Schwierige Maskenbeatmung (engl. *cannot ventilate situation*)
- Unmöglichkeit von Maskenbeatmung und Intubation (engl. *cannot intubate, cannot ventilate*)

Was tun Sie in der akuten Situation?

Ist eine konventionelle Intubation nicht möglich, kann man sich mit kleinen Tricks den zweiten Versuch erleichtern:

- **Optimierung der Kopfposition:** Der Kopf muss zwingend erhöht liegen **(verbesserte Jackson-Position)**, ein Ablegen des Kopfes direkt auf den OP-Tisch sorgt zwar für eine bessere Streckung des Halses, verschiebt aber die Anatomie innerhalb des Halses so, dass man nur auf den Ösophagus sieht.
- Man kann den Kehlkopf mit dem **BURP-Manöver** (*backwards, upwards, rightwards pressure*) nach oben rechts hinten manövrieren und ihn so besser in das laryngoskopische Blickfeld rücken.

Gelingt die Intubation auch so nicht, ist von einer schwierigen Intubation auszugehen. Da die Maskenbeatmung problemlos war, stellen Sie die Sauerstoffversorgung des Patienten mit Maskenbeatmung sicher, bis ein erfahrener Kollege und geeignetes Equipment eintreffen.

MERKE

„Jeder Anästhesist weiß, dass Patienten nicht daran sterben, dass sie nicht intubiert werden konnten, sondern daran, dass sie nicht beatmet wurden." Williamson 1993

Beschreiben Sie die Einteilung nach Cormack und Lehane.

Die Klassifikation von Cormack und Lehane (➤ Tab. 2.13) wurde 1984 eingeführt, um den laryngoskopischen Situs des Kehlkopfes während der Intubation zu beschreiben. Sie bezieht sich auf die Sichtbarkeit der Kehlkopfanteile. 1987 wurde die

Klassifikation von Samsoon und Young modifiziert; diese Einteilung hat heute noch Gültigkeit.

Beschreiben Sie das weitere Vorgehen.

Wenn die Intubation nicht gelingt, der Patient aber mit der Maske sicher zu oxygenieren ist, kann man überlegen, die Operation in Maskennarkose durchzuführen. Dies ist hier nicht möglich.

Zunächst sollte ein erfahrener Kollege hinzugezogen werden. Zeitgleich sollte das Equipment für den schwierigen Atemweg bereitgestellt werden:

- **Intubationslarynxmaske (ILMA):** Zunächst wird die spezielle Larynxmaske ganz normal eingeführt, ggf. wird der Patient darüber beatmet. Muss dennoch intubiert werden, kann man den speziellen Endotrachealtubus durch die ILMA hindurchschieben. Eine kleine Zunge in der ILMA hebt beim Durchtritt des Tubus die Epiglottis an, sodass dieser problemlos in die Trachea gleitet. Unter Fixierung des Tubus wird nun die Larynxmaske entfernt und der Patient beatmet. Wenn gewünscht, ist nun auch eine Lagekontrolle mittels Bronchoskop möglich.
- **Combitube®:** Dieser ebenfalls supraglottische Atemweg wird wie die ILMA eingeführt und hat zwei Lumen, von denen eine Öffnung nach blinder Einführung auf jeden Fall vor der Trachea liegt. Am trachealen Lumen vorbei kann dann fiberoptisch nasal intubiert werden.
- **Hebellaryngoskop nach McCoy:** Ein Hebel am Griff kippt die Spitze des Laryngoskops nach oben und hebt somit die Epiglottis an.
- **Videolaryngoskopie:** Durch eine am Spatelende befindliche Kamera kann der Kehlkopf eingesehen werden und mit einem vorgeformten Führungsstab oder einer anderen Führungshilfe unter Kamerasicht intubiert werden.
- **Fiberoptische Intubation:** Sie erfolgt, sofern die vorgenannten Hilfsmittel nicht zum Ziel führen. Im „Notfall" – bei einem bereits anästhesierten Patienten – erfordert dies große Erfahrung mit dem Verfahren.
- **Notkoniotomie:** erfolgt bei schwerer Hypoxie und Versagen aller vorgenannten Verfahren.

In jeder Klinik sollten ein Algorithmus und ein Equipment „schwieriger Atemweg" vorhanden sein. ➤ Abb. 2.6 zeigt beispielhaft einen solchen standardisierten Algorithmus aus dem Krankenhaus.

Wie identifizieren Sie bereits präoperativ mögliche Intubations- oder Beatmungsschwierigkeiten?

Der prämedizierende Anästhesist kann aufgrund einfacher Parameter Hinweise auf eine erschwerte Atemwegssicherung eruieren:

- **Mallampati-Klassifikation ≥ 3** (➤ Tab. 2.5, ➤ Kap. 5.1.3, ➤ Tab. 5.2).
- **Patil-Klassifikation ≤ 6,5 cm** (➤ Abb. 2.1, ➤ Kap. 5.1.3, ➤ Tab. 5.3).
- **HWS-Reklination unmöglich oder erschwert:** z. B. bei Stiernacken, Morbus Bechterew, Z. n. HWS-Operation, kann die Einstellung des Larynx bei der Intubation erschweren.
- **Mundöffnung < 4 cm:** Bei so kleiner Mundöffnung ist das Einführen des Laryngoskops extrem erschwert. Bei einer kleinen Mundöffnung kann auch die Einführung eines Videolarynoskops erschwert sein.
- **Unfähigkeit, das Kinn auf die Brust zu legen**

Für jedes der oben genannten Kriterien wird ein Punkt vergeben. Bei mehr als 2 Punkten ist mit hoher Wahrscheinlichkeit mit Problemen bei der Maskenbeatmung oder der Intubation zu rechnen.

Einfacher ist es, wenn bei dem Patienten bereits früher eine schwierige Intubation oder Maskenbeatmung aufgetreten ist. In diesem Fall hat er einen sog. **Anästhesieausweis** erhalten, in dem das Problem und die Problemlösung dokumentiert werden. Der Patient soll den Ausweis bei sich führen und bei evtl. anstehenden Narkosen dem Anästhesisten vorlegen.

Wie hätten Sie verfahren können, wenn Sie gewusst hätten, dass der Patient schwierige Atemwege hat?

Am sichersten ist bei schwierigem Atemweg ein Regionalanästhesieverfahren, sofern operativ möglich. Ist eine Vollnarkose erforderlich, sollte der Patient über die **fiberoptische Wachintubation** aufgeklärt werden.

Dabei wird der Patient zunächst normal vorbereitet, zusätzlich wird die Nasenschleimhaut mit Lokalanästhetikagel gleitfähig gemacht und der Rachen mit Lokalanästhetikum besprüht. Dann wird er analgosediert (z. B. mit Propofol und Remifentanil), sodass der Patient noch Spontanatmung hat, aber eine **nasale Intubation** toleriert. Anschließend wird ein normaler Endotrachealtubus (ID ~7,0 mm) auf das Bronchoskop aufgefädelt. Schläft der Patient, wird das Bronchoskop über ein Nasenloch eingeführt und anschließend der Kehlkopfeingang fiberoptisch sondiert. Befindet sich die Spitze des Bronchoskops sicher in der Trachea, wird dem Patient die volle Einleitungsdosis Hypnotikum, Opioid und Muskelrelaxans injiziert und der Tubus in die Trachea vorgeschoben. Nach endoskopischer Lagekontrolle des Tubus wird das Bronchoskop aus dem Tubus entfernt und der Patient wie gewohnt beatmet.

Für die **Extubation** müssen folgende Voraussetzungen erfüllt sein:
- Vollständige Rückbildung der Muskelrelaxierung (TOF > 90 %)
- Rückkehr von Husten- und Schluckreflex
- Patient ist wach (öffnet auf Ansprache die Augen und hebt den Kopf).
- Re-Intubationsbereitschaft mit im Saal bereitliegendem Bronchoskop
- Verlängerte Beobachtungszeit im Aufwachraum

ZUSAMMENFASSUNG

Das Auftreten eines schwierigen Atemwegs wird nach dem Stadium der Anästhesie eingeteilt. **Akutmaßnahmen** sind das BURP-Manöver und die verbesserte Jackson-Position. Des Weiteren sind **Hilfsmittel** verfügbar (z. B. Hebellaryngoskop nach McCoy, Videolaryngoskop und Intubationslarynxmaske). Bei zu erwartendem schwierigem Atemweg soll der Patient über eine Regionalanästhesie oder eine **fiberoptische Wachintubation** aufgeklärt werden. Die fiberoptische Wachintubation wird durch die Verfügbarkeit der Videolaryngoskopie zunehmend seltener, sollte aber immer noch regelmäßig geübt werden. Patienten mit einem schwierigen Atemweg dürfen nur vollständig wach und mit erhaltenen Schutzreflexen extubiert werden.

4.3 Plötzliche Luftnot und Thoraxschmerzen

Anamnese

Sie werden morgens um 6.30 Uhr als Notarzt zu einem 49-jährigen Patienten mit akuter Dyspnoe gerufen. Er gibt an, dass er kaum einatmen könne und zudem seit etwa 45 Min. stärkste Brustschmerzen habe, die in den Unterkiefer ausstrahlen würden. Die Schmerzen seien aus dem Schlaf heraus aufgetreten und jetzt habe er Todesangst. Die Ehefrau berichtet, dass er seit einigen Wochen bei körperlicher Belastung schnell erschöpft sei und sich dann an die Brust fassen würde. An Vorerkrankungen habe er nur einen Hypertonus, gegen den er Ramipril einnehme. Außerdem rauche er etwa 40 Zigaretten täglich und habe in seinem Beruf als Filialleiter viel Stress.

Untersuchungsbefund

49-jähriger Patient, blass, kaltschweißig und kaum ansprechbar. RR 110/60 mmHg, Herzfrequenz 123/Min., SaO_2 89 % (➤ Abb. 4.3).

Fragen und Antworten

Befunden Sie das EKG und stellen Sie eine präzise Diagnose.

Im EKG sieht man in den Extremitätenableitungen II und III (nach Einthoven) und in den Brustwandableitungen V_4–V_6 (nach Wilson) deutliche ST-Streckenhebungen (➤ Abb. 4.4). Daher lautet die Diagnose **akuter Myokardinfarkt,** genauer gesagt, ein akuter **ST-Streckenhebungsinfarkt** (**STEMI,** engl. **ST-E**levation **M**yocardial **I**nfarction). Fehlende ST-Hebungen schließen einen Infarkt nicht aus. Bei typischer Symptomatik lautet die Diagnose bei positiven Laborparametern für einen Herzinfarkt (Troponin, Kreatininkinase) Nicht-ST-Streckenhebungsinfarkt **(NSTEMI,** engl. **N**on **ST-E**levation **M**yocardial **I**nfarction). Diese Diagnose wird erst in der Klinik gestellt.

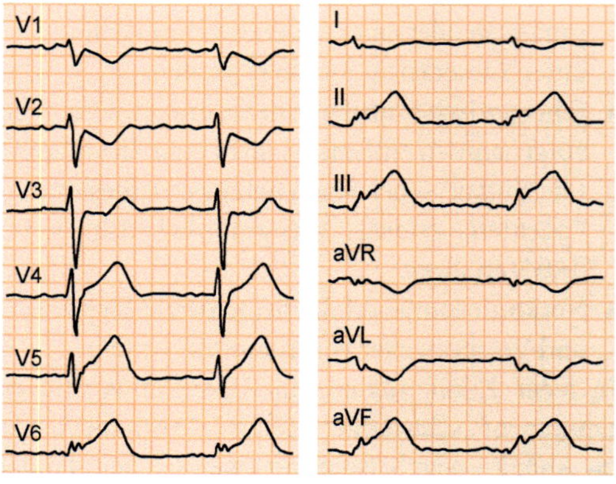

Abb. 4.3 EKG des Patienten [L141]

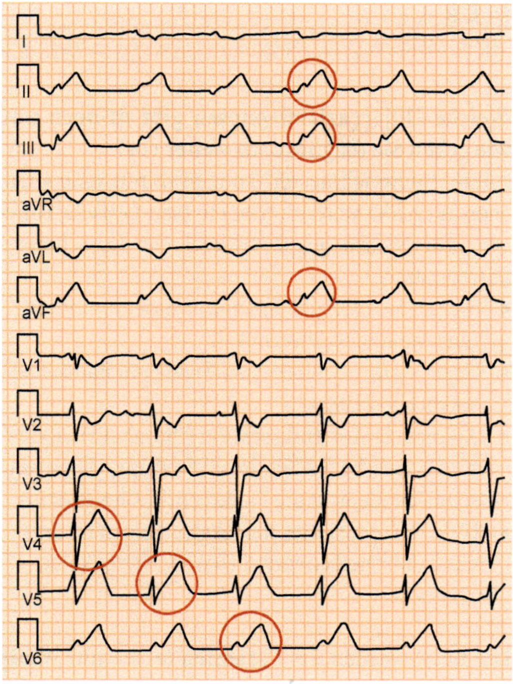

Abb. 4.4 Typisches Infarkt-EKG [L141]

Aus den EKG-Veränderungen lassen sich Rückschlüsse auf das verschlossene Gefäß und das geschädigte Areal ziehen (➤ Tab. 4.1).

MERKE

Bei jedem V. a. ein akutes Koronarsyndrom ist noch am Notfallort das Schreiben eines 12-Kanal-EKGs obligat.

Interpretieren Sie die klinischen Symptome unter Berücksichtigung der aktuellen Nomenklatur.

Die angegebenen Symptome sind typisch für ein **akutes Koronarsyndrom (ACS).** Dieser Begriff bezeichnet alle typischen Angina-pectoris-Beschwerden, die länger als 20 Min. bestehen. Sie werden durch einen akuten Sauerstoffmangel im Myokard aufgrund einer Minderperfusion infolge einer Stenose oder eines Verschlusses eines oder mehrerer Koronargefäße verursacht.

Als **Angina pectoris** („Brustenge") bezeichnet man einen thorakalen Schmerz, der meist anfallsartig auftritt und typischerweise in den linken Arm ausstrahlt. Dazu kommen Kaltschweißigkeit, Atemnot, Engegefühl und daraus resultierend starke Angst. Häufig strahlen die Schmerzen auch oder nur in den Unterkiefer, den Oberbauch oder den Rücken aus, sodass sie als „akutes Koronarsyndrom" nicht sofort zu erkennen sind.

Ein **Myokardinfarkt** ist ein absolut lebensbedrohliches Krankheitsbild, bei dem der Herzmuskel durch Verschluss eines Koronargefäßes von der Sauerstoffversorgung abgeschnitten ist. Aufgrund des Sauerstoffmangels stirbt das Myokard nach einer bestimmten Zeit ab.

MERKE

Jeder akute Schmerz in der Thoraxgegend muss auch an eine kardiale Ursache denken lassen.

Welche Akutmaßnahmen ergreifen Sie? Erläutern Sie deren Wirkung.

Ziel der Infarkttherapie ist es, den Myokardschaden so klein wie möglich zu halten, um eine schwere

Tab. 4.1 Infarktlokalisation im EKG

Lokalisation	Ableitung mit ST-Hebung oder Q	Infarktgefäß
Anterolateral	V_5–V_6 (I, aVL)	LAD (Ramus diagonalis)
Anteroapikal	V_3–V_4 (I)	LAD (distal)
Anteroseptal	V_1–V_3	LAD (septale Äste)
Anterior (groß)	I, aVL, V_1–V_5	LAD (proximal)
Lateral	aVL, V_6–V_8	RCX (Ramus marginalis)
Inferolateral	II, III, aVF, V_5–V_6	RCX (Ramus marginalis)
Strikt posterior	ST-Senkungen in V_2–V_3, R/S > 1 in V_1	RCX (distal, Ramus posterolateralis)
Inferior	II, III, aVF	Meist RCA, seltener RCX oder LAD (distal)
Rechtsventrikulär	V_1–V_2, V_{3R}–V_{5R}	RCA (proximal)

Herzinsuffizienz oder gar einen kardiogenen Schock zu verhindern. Um weiteren schädigenden Stress und Zeitverlust zu vermeiden, sollten folgende Therapieschritte vor bzw. während des Transports zügig und ruhig durchgeführt werden:

- **Zugang i. v.:** wird zügig gelegt und im Idealfall direkt Blut abgenommen, damit man in der Klinik anhand der Blutwerte die Zeit des Infarkts und den bereits eingetretenen Myokardschaden abschätzen kann.
- **Acetylsalicylsäure** (75–250 mg i. v.): wird in hoher Dosierung zur Thrombozytenaggregation benutzt, um ein weiteres Fortschreiten des Koronarverschlusses zu verhindern.
- **Heparin** (5.000 IE i. v.): soll eine weitere Organisation des thrombotischen Materials verhindern.
- **Morphin** (z. B. 2–5 mg i. v.): wird als Schmerzmittel der Wahl zur Schmerztherapie eingesetzt. Es bekämpft die thorakalen Schmerzen schnell und reduziert so den Stress des Patienten. Zusätzlich kann es sedierend wirken, was den myokardialen Sauerstoffverbrauch ebenfalls weiter vermindert.
- **Sedierung (z. B. Benzodiazepine i. v.):** zur Beruhigung, Stressreduktion und für reduzierten Sauerstoffverbrauch. Nach Morphingabe meist nicht mehr notwendig, da die Symptome abklingen oder bereits verschwunden sind.
- **Sauerstoff** (über Maske oder Nasensonde): wenn die periphere O_2-Sättigung ≤ 90 % ist. Dient dann dazu, dem geschädigten Myokard Sauerstoff anzubieten und reduziert die subjektive Atemnot.
- **Nitroglycerin** (1–2 Hübe sublingual): erweitert die Koronarien und senkt die Vorlast des Herzens, da es auch auf andere Gefäße direkt dilatierend wirkt. Bei systolischen Blutdruckwerten < 100 mmHg ist die Nitrogabe kontraindiziert. Bei gleichzeitiger Betablockertherapie muss der Blutdruck engmaschig überwacht werden. **Cave:** Medikamenteninteraktion mit Viagara® u. a.
- **Antiemetikum** (z. B. Ondansetron 4 mg i. v.): reduziert die Übelkeit, die durch die Schmerzen und durch die Opioidgabe ausgelöst werden können.

Zusätzlich kann – falls vorhanden und die Patienten nicht unter Übelkeit oder Erbrechen leiden – auch Ticagrelor p. o. verabreicht werden. Hat der Patient hypertone Blutdruckwerte und eine Tachykardie, gibt man einen **Betablocker** (z. B. Metoprolol) langsam i. v.

MERKE
Time is muscle.

Welche Differenzialdiagnosen gibt es noch und wie gehen Sie diagnostisch weiter vor?

Akute Thoraxschmerzen können durch viele Ursachen ausgelöst werden. Hier ein paar typische Differenzialdiagnosen, gegliedert nach Ort der Schmerzausstrahlung:

- Thorax/retrosternal: Spannungspneumothorax, Lungenembolie, Pneumonie
- Linker Arm: Schulter-Arm-Syndrom, Bandscheibenvorfall (HWS)
- Oberbauch: Aortendissektion (thorakal bis abdominal), Boerhaave-Syndrom, Gastritis, Ulcus ventriculi/duodeni, akute Pankreatitis, Cholezystitis
- Rücken: rupturiertes thorakales Aortenaneurysma, Bandscheibenvorfall (BWS), Nierenkolik, Herpes zoster

Die Beschwerden des Patienten lassen nur wenig nach. Wie ist Ihr weiteres Vorgehen?

Da der Patient einen STEMI hat, ist ein unverzüglicher Kliniktransport indiziert. Gemäß derzeit gültigen Richtlinien soll ein Patient mit STEMI innerhalb von 120 Min. nach Diagnosestellung mittels 12-Kanal-EKG einer **Reperfusionstherapie** zugeführt werden. Der Zeitpunkt der Diagnosestellung ist als **Zeitpunkt null (t0)** definiert. Der Notarzt, der die Diagnose Herzinfarkt stellt, muss also schnellstmöglich mit der Rettungsleitstelle das nächstgelegene Krankenhaus mit dienstbereitem Herzkatheterlabor identifizieren und dieses nach Voranmeldung anfahren. Der Transport erfolgt mit Sonderrechten (**Blaulicht** und **Martinshorn**).

Bei der **perkutanen koronaren Intervention** (PCI), dem Goldstandard der Reperfusionstherapie, erfolgt eine Herzkatheteruntersuchung, während der das verengte oder verschlossene Gefäß mit einem dünnen Draht sondiert und dann mit einem Ballon aufdilatiert wird. Um einen erneuten Verschluss zu verhindern, wird meist ein **Stent** implantiert und eine Antikoagulationstherapie fortgesetzt.

Was spricht für, was gegen eine prähospitale kausale Therapie und wie würde sie erfolgen?

Ist innerhalb von etwa 120 Min. nach Diagnose eines STEMI kein Krankenhaus mit freiem Herzkatheterlaborplatz erreichbar, besteht bei diesen Patienten (nicht mit NSTEMI, das ist eine Klinikdiagnose) die **Indikation zur prähospitalen Lysetherapie.** Dabei wird ein Plasminogenaktivator (rTPA), z. B. Alteplase (Actilyse®) i. v. verabreicht, um den Thrombus aufzulösen, der das Koronargefäß verschließt. Da dieses Medikament alle frischen Thromben im Körper auflöst, darf der Einsatz nur nach strenger Risiko-Nutzen-Abwägung erfolgen, da gravierende Nebenwirkungen in Form von unstillbaren und potenziell tödlichen Blutungen auftreten können.

Kontraindikationen für eine Lysetherapie:

- Hirnblutung oder Schlaganfall unklarer Ursache in der Anamnese
- Ischämischer Schlaganfall in den letzten 6 Mon.
- Hirntumor
- Chirurgische Eingriffe oder Traumata in den letzten 3 Wo.
- Gastrointestinale Blutung im letzten Monat
- Bekannte Blutgerinnungsstörung
- Aortendissektion

ZUSAMMENFASSUNG

Länger als 20 Min. anhaltende thorakale Schmerzen werden als **akutes Koronarsyndrom** (ACS) bezeichnet. Die **Diagnose STEMI** wird mittels eines 12-Kanal-EKGs gestellt. Dieser Zeitpunkt wird als **Zeitpunkt null (t_0)** bezeichnet. Ab diesem Zeitpunkt sollte der Patient innerhalb von **120 Min.** in einer Klinik mit **Herzkatheterlaborbereitschaft** eingeliefert werden. Ist das nächste geeignete Krankenhaus weiter als 120 Min. entfernt, muss eine **prähospitale Lysetherapie** in Betracht gezogen werden.

4.4 Raucher mit Atemnot

Anamnese

Sie werden als Notarzt um 4 Uhr in der Nacht mit dem Stichwort „akute Atemnot" in die Wohnung eines 66-jährigen Mannes gerufen. Die Ehefrau begrüßt Sie an der Tür mit den Worten: „Bei meinem Mann hat sein Asthma wieder zugeschlagen." Sie betreten die Wohnung, in der es stark nach abgestandenem Zigarettenrauch riecht.

Im Schlafzimmer sehen Sie den Patienten sitzend mit aufgestützten Armen. Er berichtet, dass er seit 2 Tagen zunehmende Atemnot und für den heutigen Tag einen Termin bei seinem Hausarzt vereinbart habe. Er muss das Sprechen immer bereits nach wenigen Worten unterbrechen, um Luft zu holen und deutet auf einen Ordner mit Arztbriefen. Während das Rettungsdienstpersonal das Basismonitoring anlegt, blättern Sie den Ordner kurz durch und finden Arztbriefe mehrerer Klinikaufenthalte, die aufgrund von Exazerbationen einer COPD erforderlich waren.

Untersuchungsbefund

Vitalparameter: HF 113/Min., Blutdruck 140/85 mmHg, SpO_2 ohne Sauerstoff 85 %, Atemfrequenz 26/Min.

Adipöser Patient (175 cm, ca. 100 kg) mit **Lippenzyanose** und starkem Einsatz der **Atemhilfsmuskulatur.** Auskultatorisch deutlich **verlängertes Exspirium,** in- und exspiratorisch hören Sie lautes **Brummen und Pfeifen,** die Perkussion ergibt einen hypersonoren Klopfschall. Ihnen fallen ebenfalls Uhrglasnägel und Trommelschlägelfinger auf.

Fragen und Antworten

An welcher Form des „Asthmas" leidet der Patient?

Bei dem Patienten deutet vieles darauf hin, dass kein Asthma bronchiale vorliegt, sondern eine chronisch obstruktive Lungenerkrankung (COPD). Obwohl dies **unterschiedliche Erkrankungen** sind, werden sie im allgemeinen Sprachgebrauch nicht immer differenziert.

Ein **Asthma bronchiale** kann zwar in jedem Lebensalter auftreten, ist aber häufig bei Kindern oder Jugendlichen anzutreffen. Auf dem Boden einer bronchialen Hyperreagibilität kommt es typischerweise durch bestimmte Auslöser wie Allergene zu einer Atemwegsobstruktion. Diese ist aber i. d. R. vollständig reversibel.

Die **COPD** tritt meist im späteren Lebensalter auf und wird häufig durch Tabakrauch ausgelöst. Die Obstruktion ist nicht vollständig reversibel und schreitet üblicherweise auch unter Therapie progredient fort. Anfangs tritt eine Dyspnoe v. a. bei Belastung auf, später auch in Ruhe. Die Patienten leiden in unterschiedlichem Ausmaß an einem Lungenemphysem und einer chronischen Bronchitis.

4

Bei der COPD gibt es zwei typische klinische Phänotypen. Kennen Sie diese?

Die klinischen Formen sind **Blue Bloater** und **Pink Puffer** (➤ Abb. 4.5). Allerdings handelt es sich dabei um Extremformen, die nicht genau so vorkommen müssen. Zudem gibt es Mischformen. Einen Überblick über die Charakteristika dieser Patienten gibt ➤ Tab. 4.2.

Der Patient im Fallbeispiel ist eher ein Blue Bloater, wobei die Dyspnoe hier aufgrund einer Exazerbation deutlich symptomatisch ist.

Was versteht man unter dem Begriff Exazerbation?

Übersetzen könnte man den Begriff mit Krankheitsschub. Gemäß Leitlinie ist eine Exazerbation definiert als akute, über mind. 2 Tage anhaltende **Verschlechterung der respiratorischen Symptome** mit der Notwendigkeit einer Intensivierung der Therapie. Typisch sind eine Zunahme von Dyspnoe, Husten und/oder Auswurf. **Ursachen** sind häufig bakterielle oder virale Infekte, oft bleibt der Auslöser aber auch unklar.

Manchmal hört man noch, dass man Patienten mit einer COPD keinen Sauerstoff geben solle. Woher kommt dies und wie beurteilen Sie diese Empfehlung?

Üblicherweise wird der Atemantrieb beim Menschen am stärksten durch einen Anstieg des $paCO_2$ stimuliert. Patienten mit einer länger bestehenden respiratorischen Globalinsuffizienz sind an eine Hyperkapnie gewöhnt. Bei ihnen wird die Atmung stärker über den paO_2 reguliert. Erhalten diese Patienten Sauerstoff, wird dem Gehirn eine ausreichende Atmung vorgetäuscht.

Die Befürchtung ist, dass der Patient durch die Erhöhung des Sauerstoffanteils im Blut hypoventilieren und durch die zunehmende Hyperkapnie bewusstlos werden könnte.

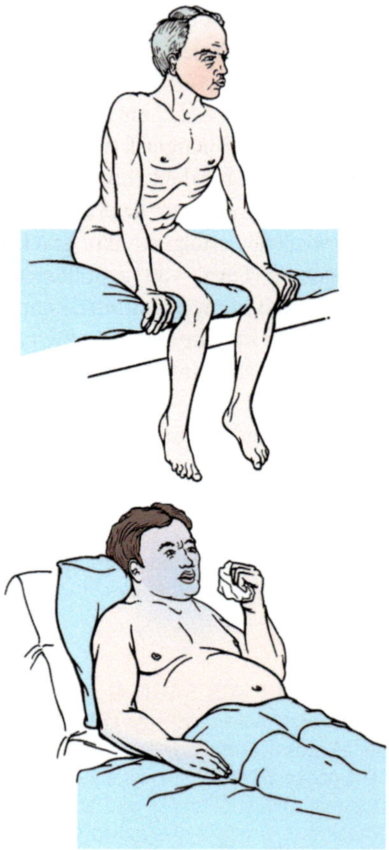

Abb. 4.5 **a)** Pink Puffer, **b)** Blue Bloater [E437]

In der Notfallsituation und v. a. unter Monitoring gilt, dass ein Patient mit **Hypoxie** ($SpO_2 < 90\,\%$) **oder Atemnot** Sauerstoff erhalten soll, wenn sich die Symptomatik hierdurch verbessern lässt. Dabei

Tab. 4.2 Charakteristika der Phänotypen Blue Bloater und Pink Puffer

	Blue Bloater	Pink Puffer
Konstitution	Adipös	Normal bis kachektisch
Hautfarbe	Zyanose, typisch sind blaue Lippen und blaue Hände	Kaum Zyanose, eher rosig („pink")
Gasaustausch	Respiratorische Globalinsuffizienz (Hypoxämie und Hyperkapnie)	Respiratorische Partialinsuffizienz (Hypoxämie)
Dominierende COPD-Komponente	Obstruktion	Emphysem
Dyspnoe	Keine oder nur mäßig	Stark
Husten	Produktiver Husten	Trockener Husten

sollten **keine Normalwerte** angestrebt werden. Eine SpO_2 zwischen 90 und 92 % ist i. d. R. ausreichend.

Wie behandeln Sie diesen Patienten?

Grundsätzliches Ziel der Therapie ist eine Verbesserung der Oxygenierung. Dies wird erreicht durch:

- **Basismaßnahmen:** z. B. atemerleichternde (halb-)sitzende Position bzw. die Position, in der der Patient am besten atmen kann
- **Medikamentöse Bronchodilatation:**
  - Zunächst jeweils 2 Hübe eines kurz wirksamen **β_2-Sympathomimetikums** (z. B. Salbumatol) und eines **Anticholinergikums** (z. B. Ipratropiumbromid), bei unzureichender Besserung wiederholen
  - Wenn kein Erfolg: kurz wirksames β_2-Sympathomimetikum und Anticholinergikum über Verneblermaske
  - Wenn kein Erfolg: intravenöse Gabe von Reproterol oder subkutane Gabe von Terbutalin
- **Kortikoidgabe:** z. B. 40 mg Prednisolon-Äquivalent i. v.
- **Sauerstoffgabe** über Gesichtsmaske (s. o.)

Bei Zeichen der respiratorischen Erschöpfung oder abnehmender Vigilanz:

- **Beatmung:**
  - Zunächst Versuch der **nichtinvasiven Beatmung** (NIV), die mit den meisten modernen Notfallrespiratoren über festsitzende Mund-Nasen-Maske möglich ist
  - Einstellung z. B. assistierte Spontanatmung, PEEP 5 mbar, Druckunterstützung 5 mbar; wenn der Patient dies toleriert, PEEP schrittweise auf 10 mbar erhöhen, ggf. Druckunterstützung erhöhen.
  - Gabe von 1–2 mg Morphin kann dem Patienten oft die Angst nehmen und das Gefühl der Dyspnoe verringern.
  - Ist unter NIV keine ausreichende Oxygenierung zu erreichen und zeigt der Patient weiter Zeichen einer respiratorischen Erschöpfung oder eine weiter abnehmende Vigilanz, ist eine **endotracheale Intubation** erforderlich. Bei einer Narkoseeinleitung mit Ketamin kann dessen bronchodilatatorische Wirkung ausgenutzt werden.

Der Patient ist vital bedroht und muss stationär behandelt werden. Im Krankenhaus wird entschieden, ob eine **Antibiotikatherapie** erforderlich ist.

MERKE

Bei fehlender Spontanatmung oder Schnappatmung darf **keine** nichtinvasive Beatmung durchgeführt werden. In diesen Situationen ist eine endotracheale Intubation erforderlich.

ZUSAMMENFASSUNG

Asthma bronchiale und COPD sind zwar beide **obstruktive Lungenerkrankungen,** sie unterscheiden sich aber in grundsätzlichen Punkten. Beide Erkrankungen sind in der Notfallmedizin häufig anzutreffen. Das Leitsymptom ist die **akute Atemnot.** Bei Patienten mit einer bekannten COPD ist diese meist durch eine Exazerbation bedingt. Therapeutisches Ziel ist es, die Hypoxämie durch **medikamentöse Bronchodilatation** und Kortikoide zu verbessern. Die Patienten erhalten **Sauerstoff** per Maske. Je nach Schweregrad können auch eine **nichtinvasive Beatmung** oder eine **Intubation** erforderlich sein.

WAS WÄRE, WENN …

- … Sie einen Patienten mit einem Asthma bronchiale vor sich gehabt hätten, bei dem Sie bei der Auskultation der Lunge nicht das typische Giemen, sondern keine Atemgeräusche gehört hätten **(Silent Lung)?**
  - Dann müssten Sie auf alles vorbereitet sein. Bei dieser Symptomatik sind die Bronchien fast vollständig verschlossen, es findet keine Ventilation mehr statt. Es besteht **absolute Lebensgefahr** und es muss mit einem Herz-Kreislauf-Stillstand gerechnet werden.

4

4.5 Periduralanästhesie im Kreißsaal

Anamnese

Sie werden morgens um 5 Uhr zu einer 29-jährigen Frau in den Kreißsaal gerufen. Wegen eines entgleisten Gestationsdiabetes ist sie seit einer Woche stationär in der Klinik aufgenommen. Zudem besteht eine familiäre Häufung von Thrombosen, weswegen die Patientin in den letzten Tagen 1 × täglich mit 3.000 Anti-Xa-Einheiten Certoparin (Monoembolex®) s. c. zur Thromboseprophylaxe versorgt worden war. Die letzte Dosis wurde ihr am Vorabend um 19 Uhr verabreicht. Wegen einer prolongierten Eröffnungsperiode und starken Schmerzen unter Wehen soll nun eine Periduralanästhesie angelegt werden.

Untersuchungsbefund

Die Patientin befindet sich in der 39. + 4. SSW, ist 165 cm groß und wiegt 92 kg. **Laborwerte:** Hb 14,3 g/dl, Thrombozyten 245/nl, Quick-Wert 109 %, PTT 24 s, Fibrinogen 4,5 g/l.

Fragen und Antworten

Welche Informationen und ggf. Laborparameter sind zur Katheteranlage für Sie von Belang? Begründen Sie.

4

Vor Durchführung einer Regionalanästhesie ist es zwingend erforderlich, sich über den Gerinnungsstatus des Patienten zu informieren. Die **periduralen Venenplexus** sind **physiologische Umgehungskreisläufe** und können bei intraabdominaler Stauung (z. B. gravider Uterus) extrem dilatieren. Die versehentliche Punktion einer solchen Vene kann bei nicht adäquaten Gerinnungsbedingungen zu ausgeprägten **epiduralen Hämatomen** und eventuell auch **neurologischen Schäden** führen. Bei unauffälliger hämostaseologischer Eigen- und Familienanamnese (Eltern und Geschwister sind relevant) bis dato normalem Schwangerschaftsverlauf (**cave:** HELLP-Syndrom) kann auf die Labordiagnostik inzwischen verzichtet werden. Aus medicolegaler Sicht ist es ausreichend, wenn Thrombozytenzahl, Quick und PTT im Normbereich sind, wenn Laborwerte bestimmt wurden.

Aufgrund der physiologischen Veränderungen am Ende der Schwangerschaft ist eher mit einer gesteigerten Hämostase zu rechnen, sofern keine Komplikationen vorliegen, die zu einer hämorrhagischen Diathese führen.

Wann dürfen Sie aufgrund der Gabe von NMH mit der Katheteranlage beginnen? Gilt das für alle Antikoagulanzien?

Für die Anlage einer rückenmarknahen Regionalanästhesie (Spinal- oder Epiduralanästhesie) sind unter gerinnungshemmenden Medikamenten Mindestzeitintervalle einzuhalten. Da die Patientin weniger als 12 h zuvor die letzte Dosis eines niedermolekularen Heparins erhalten hat, muss mit der Katheteranlage noch mind. 2 h gewartet werden (➤ Tab. 4.3).

Tab. 4.3 Mindestabstände von Regionalanästhesie und Antikoagulanziengabe

Wirkstoff	Letzte Gabe vor Punktion oder Katheterentfernung[1]	Erneute Gabe nach Punktion oder Katheterentfernung[1]	Laborkontrolle
Heparine und Heparinoide			
Unfraktionierte Heparine (Prophylaxe, ≤ 15.000 IE/d)	4 h	1 h	Thrombozyten bei Therapie > 5 d
Unfraktionierte Heparine (Therapie)	4–6 h	1 h (keine i. v. Bolusgabe)	aPTT, (ACT) Thrombozyten
Niedermolekulare Heparine (Prophylaxe)	12 h	2–4 h	Thrombozyten bei Therapie > 5 d
Niedermolekulare Heparine (Therapie)	24 h	2–4 h	Thrombozyten, (anti-Xa)
Fondaparinux (Prophylaxe, ≤ 2,5 mg/d)	36–42 h	6–12 h	(Anti-Xa)
Thrombozytenaggregationshemmer			
Acetylsalicylsäure (100 mg)[2]	Keine	Keine	
Clopidogrel, Ticlopidin	7–10 d	Direkt nach Katheterentfernung	
Prasugrel	7–10 d	6 h nach Katheterentfernung	
Ticagrelor	5 d	6 h nach Katheterentfernung	
NSAID	Keine	Keine	

Tab. 4.3 Mindestabstände von Regionalanästhesie und Antikoagulanziengabe *(Forts.)*

Wirkstoff	Letzte Gabe vor Punktion oder Katheterentfernung[1]	Erneute Gabe nach Punktion oder Katheterentfernung[1]	Laborkontrolle
Orale Antikoagulanzien			
Vitamin-K-Antagonisten	INR < 1,4		INR
Apixaban	2 × 2,5 mg: 26–30 h 2 × 5 mg: 40–75 h	5–7 h	PT, kalibrierter Anti-Xa-Spiegel
Edoxaban	30 mg: 20–28 h 60 mg: 40–60 h	6–7 h	PT, kalibrierter Anti-Xa-Spiegel
Dabigatran	1 × 150/220 mg: 28–34 h 2 × 150 mg: 56–85 h	6 h	aPTT, ECT, TT[++]
Rivaroxaban	1 × 10 mg: 22–26 h 2 × 15 oder 1 × 20 mg: 44–65 h	Ca. 5 h	PT, kalibrierter Anti-Xa-Spiegel
Sonstige			
Argatroban[3]	4 h	2 h	aPTT, ECT, ACT
Hirudine (Lepirudin, Desirudin)	8–10 h	2–4 h	aPTT, ECT

[1] Alle Zeitangaben beziehen sich auf Patienten mit einer normalen Nierenfunktion.

[2] Bei Kombination: andere Antikoagulanzien 4–5 HZW pausieren, ASS weiter.

[3] verlängertes Zeitintervall bei Leberinsuffizienz

++ Normale TT schließt Dabigatran-Effekt aus.

Über welche speziellen Risiken der Periduralanästhesie müssen Sie die Patientin aufklären? Begründen Sie.

Neben den typischen allgemeinen Risiken wie allergischen Reaktionen und Kreislaufreaktionen sind folgende spezielle Risiken relevant:

- Rückenschmerzen
- Kopfschmerzen, als postpunktioneller Kopfschmerz bei akzidenteller Duraperforation
- Indirekte Rückenmark- oder Nervenschäden bzw. neurologische Ausfälle durch Infektion oder Hämatom bis zur Querschnittslähmung
- Spinale Wirkung bei Duraperforation (auch sekundär durch den Katheter)
- Vorübergehende Lähmungserscheinungen der Beine und Blasen-Mastdarm-Störungen

Was versteht man unter der Loss-of-Resistance-Methode? Gibt es Alternativen?

Die **Loss-of-Resistance-Methode** ist der Goldstandard zum Aufsuchen des Periduralraums. Nach Infiltrationsanästhesie von Haut und Stichkanal wird die Tuohy-Kanüle (➤ Abb. 4.6) zunächst in das subkutane Fett vorgeschoben und anschließend der Mandrin entfernt. Nun setzt man eine mit Kochsalz gefüllte leicht gängige Spritze auf den Konus der Kanüle auf und schiebt diese unter leichtem Stempeldruck weiter in die Tiefe vor. Da die Wirbelsäulenbänder, insbesondere das Lig. flavum, einen deutlichen höheren Widerstand darstellen als das lockere Fettgewebe von Subkutis und Periduralraum, lässt sich hier kaum Kochsalzlösung injizieren. Das „Gefühl“ im gelben Band entspricht in etwa einem Radiergummi. Tritt die Tuohy-Nadel mit dem Auge aus dem Bandapparat in das epidurale Fett aus, verringert sich der Widerstand schlagartig (Loss of Resistance) und Kochsalz kann in das Gewebe appliziert werden (➤ Abb. 4.6).

Als alternative Methode kann der **hängende Tropfen** angewandt werden, um den Periduralraum zu identifizieren: Durch den Unterdruck im Periduralraum zieht sich ein am Konus der Tuohy-Kanüle hängender Tropfen in die Nadel zurück, sobald die Nadelspitze in den Epiduralraum eintritt.

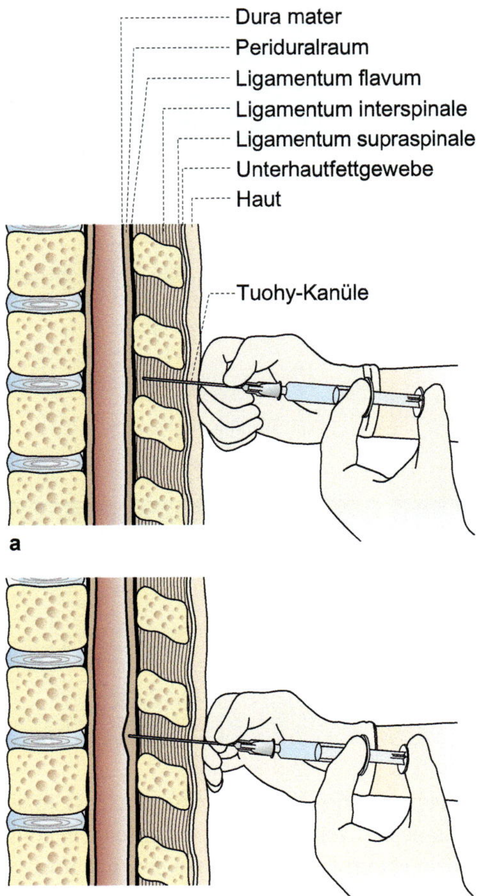

Abb. 4.6 Loss-of-Resistance-Methode. [L106]
a) Punktion bei der Periduralanästhesie; **b)** Aufsuchen des Periduralraums mittels Widerstandsverlust.

Welches Lokalanästhetikum eignet sich für die Verwendung bei der Periduralanästhesie? Wie viel verabreichen Sie?

Ziel der geburtshilflichen PDA ist eine gute Analgesie bei erhaltener Motorik, sog. **Walking-PDA.** Für diesen Zweck eignen sich insbesondere **lang wirksame Lokalanästhetika.** Sie werden in geringen Konzentrationen eingesetzt, um lediglich eine Blockade der sensorischen Fasern zu erzielen, wie Ropivacain (z. B. Naropin®) 0,2 % und Bupivacain (z. B. Carbostesin®) 0,125–0,25 %. Bei **nicht schwangeren Patienten** werden für jedes zu blockierende Segment altersabhängig bis zu 1,5 ml des Lokalanästhetikums injiziert. **In der Geburtshilfe** kann diese Dosis um ein Drittel reduziert werden. Während der **Eröffnungsperiode** reicht eine Betäubung von Th10 bis L1 i. d. R. aus. Obwohl hier nur vier Rückenmarksegmente ausgeschaltet werden sollen, müssen i. d. R. dennoch 10–12 ml Lokalanästhetikum (mit Opioid) verabreicht werden, da die Verteilung häufig eher nach kaudal erfolgt. Durch den **Zusatz von Sufentanil epidural®** kann die **Wirkung** zusätzlich **verstärkt** werden. Der dumpfe Eingeweideschmerz wird durch den Opioidzusatz auf spinaler Ebene zusätzlich blockiert.

Kann die Periduralanästhesie auch bei einer Sectio caesarea verwendet werden? Gibt es Besonderheiten?

Auch die Sectio caesarea ist in Periduralanästhesie möglich. Hierfür werden allerdings **höhere Konzentrationen und Dosen** (15–20 ml) **des Lokalanästhetikums** benötigt, da für eine vollständige Empfindungslosigkeit der Patientin auch höhere thorakale Rückenmarksegmente (Th4–6) betäubt sein sollen und die tiefen sakralen Segmente (S3–5) weiterhin eingeschlossen sein müssen. Zum Einsatz kommen entweder Ropivacain 0,75 % oder Bupivacain 0,5 %. Die Anschlagzeit ist bei bereits liegender PDA mit 10–15 Min. ausreichend kurz, sodass die Wirkung bei dringlicher Indikation zum Kaiserschnitt rechtzeitig eintritt.

MERKE

Bei vitaler Bedrohung für Mutter oder Kind wird die Notfallsectio in Intubationsnarkose (als Rapid Sequence Induction) durchgeführt.

ZUSAMMENFASSUNG

Vor Anlage einer Periduralanästhesie müssen das Vorliegen einer relevanten Hämostasestörung ausgeschlossen und die Sicherheitsintervalle im Fall einer gerinnungshemmenden Therapie eingehalten werden. Zu den wichtigen speziellen **Risiken** gehören der postspinale Kopfschmerz, neurologische Schäden und die spinale Wirkung der PDA. Goldstandard zum Aufsuchen des Epiduralraums ist die **Loss-of-Resistance-Methode.** Durch Verwendung von höher konzentrierten Lokalanästhetika kann die PDA auch im Rahmen einer **Sectio caesarea** zum Einsatz kommen.

4.6 „Umgekippt"

Anamnese

Sie kommen als Notarzt zu einer Konzertveranstaltung und werden dort von einer sehr aufgeregten, besorgten jungen Frau in Empfang genommen, die Sie zum Patienten führt.

Der Patient ist 20 Jahre alt, liegt auf dem Rücken, die Beine auf einer Kiste hochgelegt. Sie erfahren, dass er und die junge Frau schon seit mehreren Stunden auf den Einlass gewartet haben, dann sei ihm plötzlich so komisch geworden, er habe verschwommen gesehen, ein Druckgefühl im Bauch verspürt und sei dann einfach umgefallen. Die Frau berichtet von krampfartigen Zuckungen an den Extremitäten.

Fragen und Antworten

Welche Verdachtsdiagnose stellen Sie?

Aufgrund der Umgebungssituation, den Prodromi und Symptomen muss am ehesten von einer vasovagalen Synkope ausgegangen werden.

Wie können Sie die aufgeregte Frau beruhigen und über das Ereignis aufklären?

Die **Synkope** (Kreislaufkollaps) ist ein kurzer, spontan reversibler Bewusstseinsverlust aufgrund gestörter Durchblutung des Gehirns. Sie geht mit einem Verlust der Haltungskontrolle einher.

Synkopen sind sehr häufig, etwa 40 % der Bevölkerung kippen im Laufe ihres Lebens einmal um. Nur bei 1 von 10 Patienten liegt eine potenziell gefährliche Ursache zugrunde. Bei bis zu einem Fünftel der betroffenen Patienten kommt es in den ersten 30 Tagen nach einer Synkope zu einem relevanten gesundheitlichen Ereignis.

In der **Altersgruppe bis 20 Jahre** treten bei einem Viertel der jungen Männer und fast jeder zweiten Frau Synkopen auf. Mit zunehmendem Alter „verwächst" sich diese Neigung. In diesem Alter gelten Synkopen als **harmlos** und stellen eine physiologische Reaktion dar. Ein Zusammenhang mit einem späteren Auftreten von kardialen Synkopen besteht nicht.

Häufig tritt bei Synkopen eine **Myoklonie** auf, die auch den Anschein eines Krampfanfalls ergeben kann.

Zur Abschätzung des kurzfristigen Risikos kann die **San Francisco Syncope Rule (SFSR)** verwendet werden. Aus insgesamt 50 Prädiktoren wurden 5 Risikofaktoren abgeleitet:

- Herzinsuffizienz in der Vorgeschichte
- Dyspnoe in der Vorgeschichte
- Hämatokrit < 30 %
- Systolischer Blutdruck bei Notfallaufnahme < 90 mmHg
- Abnorme Befunde im 12-Kanal-EKG oder kardialen Monitoring (neu aufgetreten oder Nichtsinusrhythmus)

Liegt keiner dieser Faktoren vor, ist eine Entlassung aus dem Krankenhaus möglich und als sicher zu betrachten.

So können Sie die medizinischen Fakten verpacken: Sprechen Sie mit der besorgten Frau, fragen Sie sie, was passiert ist und lassen Sie sie ausreden. Erklären Sie ihr mit ruhiger, fester Stimme, was Sie als Nächstes tun werden und warum. Wenn Sie sich mit der Diagnose sicher sind, sagen Sie ihr dies auch so und nehmen Sie ihr damit die Sorge, dass es etwas Schlimmes sein könnte. Damit können Sie die Situation entspannen.

Welche verschiedenen Formen und Ursachen dieser Erkrankung gibt es?

Es können fünf Typen von Synkopen unterschieden werden ➤ Tab. 4.4.

Darüber hinaus gibt es auch Synkopen unklarer Genese.

Als **Differenzialdiagnosen** müssen ausgeschlossen werden:

- Hypoglykämien (metabolischer Bewusstseinsverlust)
- Krampfanfälle
- Narkolepsie
- Transitorisch ischämische Attacke (TIA)

Wie ist das weitere diagnostische Vorgehen?

Etwa die Hälfte aller Synkopen kann mittels einer strukturierten Anamnese aufgeklärt werden (➤ Tab. 4.5). Häufig weisen typische anamnestische Befunde direkt auf eine Diagnose hin.

Tab. 4.4 Einteilung Synkopen nach Ursachen

Vaskulär	Kardial	Neurogen[1]	Medikamentös	Psychogen
Orthostatische Hypotonie	Herzrhythmusstörungen (Tachyarrhythmien, Bradyarhythmien, Sick-Sinus-Syndrom, WPW-Syndrom)	Neurokardiogene Synkope	Antiarrhythmika	Emotionssynkopen
Stenosen der Hirnarterien	Schrittmachersyndrom	Karotissinussynkope	Antihypertensiva	
Subclavian-Steal-Syndrom („Drop Attack")	Herzinfarkt	Viszerale Reflexsynkopen: • Miktionssynkope (meist im Stehen bei nächtlicher Vagotonie) • Postprandiale Synkope • Schmerzsynkope • Pressorische Synkopen (Defäkationssynkope, Hustensynkope, Niessynkope) • Schlucksynkope • Strecksynkope		
Takayasu-Arteriitis	Hypertrophe, obstruktive Kardiomyopathie (HOCM)	Reflexsynkope bei Aortenstenose		
Aneurysma der Arteria carotis interna	Herzklappenfehler (Aortenstenose)	Basilarismigräne		
	Vorhofmyxom			

[1] Neurogene Synkopen werden auch als vasovagale oder Reflexsynkopen bezeichnet.

Tab. 4.5 Anamnestische Daten, die eine Diagnose ausreichend sichern können

Anamnese/Befund	Sichere Diagnose
• Unmittelbar nach dem Aufstehen • Bei Blutdruckmessung im Stehen Abfall des systolischen Blutdrucks von > 20 mmHg oder auf < 90 mmHg	Orthostatische Synkope
• Angst, Schmerz oder andere emotionale Stresssituationen vor der Synkope • Langes Stehen mit prämonitorischen Symptomen wie „weiche Knie" oder „flauem Gefühl im Bauch"	Vasovagale Synkope
Im EKG folgende pathologische Befunde (ohne negative inotrope Medikamente, wie z. B. Betablocker): • Sinusbradykardie < 40/Min. • Sinusknotenstillstand > 3 s • AV-Block Grad II/III (Typ Mobitz) • Wechselnder Links- und Rechtsschenkelblock	Rhythmogene Synkope (Adam-Stokes-Anfall)

Zur Erhärtung vermuteter Diagnosen werden dann apparative Methoden eingesetzt (➤ Tab. 4.6).

Zur Abklärung von rhythmogenen Synkopen kann die Implantation eines Loop- oder Event-Rekorders notwendig sein.

MERKE

Anamnese von Patienten mit unklaren Synkopen

- Begleitumstände:
  - Körperposition
  - Aktivität
  - Besondere Ereignisse, Umgebungssituation

Tab. 4.6 Auswahl gezielter Tests zur Abklärung vermuteter Diagnosen

Vermutete Diagnose	Test
Orthostatische Synkope	Schellong-Test
Vasovagale Synkope	Kipptisch-Untersuchung
Kardiale Synkope/rhythmogene Synkope (Adam-Stokes-Anfall)	• Echokardiografie • Langzeit-EKG • Belastungstests (EKG, Echo) • Herzkatheterzuntersuchung/elektrophysiologische Untersuchung • Externer Loop-Rekorder

- Beginn:
  - Prodromi
  - Dauer
  - Reorientierung
- Vorgeschichte:
  - Frühere Synkopen
  - Strukturelle Herzerkrankung
  - Plötzliche familiäre Todesfälle
  - Medikation

Welche therapeutischen Optionen gibt es für die verschiedenen Formen dieser Erkrankung?

Die Therapie erfolgt in Abhängigkeit der Auslöser und Ursachen.

Mögliche Maßnahmen können u. a. Ausdauertraining, die Anpassung der Medikation bis zur Implantation eines Herzschrittmachers oder automatischen implantierten Defibrillators (AICD) sein (➤ Abb. 4.7).

ZUSAMMENFASSUNG

Synkopen sind kurze und meist ungefährliche Bewusstseinsstörungen. Es werden 5 Typen unterschieden: vaskuläre, kardiale, neurogene, medikamentöse und psychogene Synkopen. Daneben gibt es Synkopen unklarer Genese.

Etwa jede zweite Synkope lässt sich ohne apparative Diagnostik nur aus der Anamnese heraus diagnostizieren.

WAS WÄRE, WENN …

- … der Patient länger bewusstlos gewesen wäre?
  - Dann handelt es sich um ein Koma. Hier sind zusätzliche Differenzialdiagnosen zu beachten.
- … der Patient unter Diabetes mellitus leiden würde?
  - Dann müsste eine Blutzuckerentgleisung zusätzlich abgeklärt werden.
- … ein angeborener Herzfehler bekannt wäre?
  - Dann muss der Patient zur weiteren Überwachung und Re-Evaluation in eine Klinik.
- … es zu tonisch-klonischen Muskelentäußerungen gekommen wäre?
  - Dann handelt es sich um einen Krampfanfall. Erstereignisse müssen stationär abgeklärt werden.

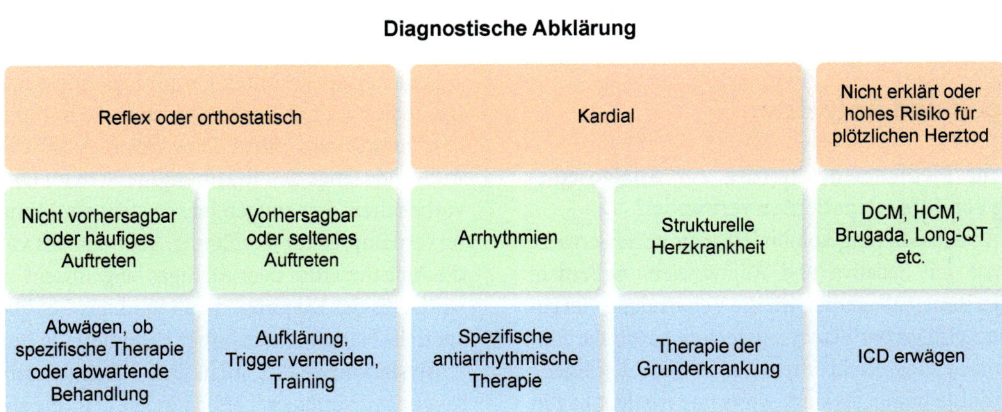

Abb. 4.7 Diagnostische Abklärung und Therapie bei Synkopen [O646, L231]

4.7 Analgosedierung auf der Intensivstation

Anamnese

Als diensthabende Ärztin auf der operativen Intensivstation übernehmen Sie aus dem Unfall-OP einen polytraumatisierten Motorradfahrer. Der 21-jährige Patient war bei überhöhter Geschwindigkeit von der Fahrbahn abgekommen und in einen Straßengraben gestürzt. Die notfallmäßig durchgeführte Computertomografie zeigte eine Symphysensprengung und eine offene Femurfraktur zweiten Grades rechts sowie ausgeprägte Lungenkontusionen beidseits. Die Frakturen wurden intraoperativ reponiert und mit Fixateur externe versorgt. Schädel-CT und Abdomen-CT sind unauffällig.

Untersuchungsbefund

21-jähriger Patient, analgosediert, intubiert und druckkontrolliert beatmet (FiO_2 0,3, PEEP 10 cmH_2O, PiP 20 cmH_2O, Atemfrequenz 18/Min., SpO_2 97 %). Pupillen: eng, isokor, Lichtreaktion positiv. Lungen: seitengleich belüftet, keine Nebengeräusche. Herz: Herztöne auskultatorisch unauffällig, Sinusrhythmus, Frequenz 73/Min. Abdomen: weich, kein Druckschmerz, keine Resistenzen, keine Darmgeräusche auskultierbar. Extremitäten: warm, rosig, Fußpulse beidseits tastbar. Nieren: Urin (500 ml) klar, Nierenlager nicht klopfschmerzhaft (soweit bei Analgosedierung beurteilbar).

Fragen und Antworten

Welche Medikamente werden zur Analgosedierung von Intensivpatienten verwendet?

Zur Analgosedierung kombiniert man normalerweise Opioide mit Sedativa und Adjuvanzien. Außerdem spielen Basismaßnahmen wie die Verwendung von patientengetriggerten Beatmungsgeräten sowie die Einhaltung des Tag-Nacht-Rhythmus eine wichtige Rolle.

- **Opioide** bilden als stark wirksame Analgetika die Basis der Analgosedierung. Der Patient sollte während des Intensivaufenthalts keine bis kaum Schmerzen erleiden. Die Dosierung hängt von der Schwere der Erkrankung ab. In Deutschland werden i. d. R. Fentanyl, Sufentanil, Oxycodon und Remifentanil verwendet.
- **Sedativa** sind neben den Benzodiazepinen auch Propofol, Dexmedetomidin und ggf. Barbiturate:
  - **Benzodiazepine** wie Midazolam oder Lorazepam können bolusweise bei Bedarf oder auch kontinuierlich über Perfusor gegeben werden.
  - **Propofol** ist in Deutschland ab dem 16. Lebensjahr für max. 7 d zur Sedierung auf der Intensivstation zugelassen. Die Höchstdosis beträgt 4 mg/kg KG/h. Hintergrund ist das gefürchtete Propofolinfusionssyndrom (Symptome sind Herzrhythmusstörungen, Rhabdomyolyse, Laktatazidose, Elektrolytstörungen, akutes Nierenversagen). Deshalb sollten regelmäßig Laktat und pH-Wert kontrolliert werden.
  - **Dexmedetomidin** (Dexdor®) ist ein seit 2011 in Deutschland zugelassenes Medikament zur Sedierung erwachsener, intensivmedizinisch behandelter Patienten. Bezüglich Sedierungstiefe und Sedierungsdauer ist es besser steuerbar als Benzodiazepine und für Langzeitanwendungen, im Gegensatz zu Propofol, geeignet. Des Weiteren zeigen sich ein deutlich geringerer Gewöhnungs- oder Abhängigkeitseffekt wie bei Opioiden oder Benzodiazepinen. Die Anwendung kann jedoch zu Bradykardie und Hypotension führen und ist bei Hypotonie, AV-Block II°–III° und akuten zerebrovaskulären Ereignissen kontraindiziert.
  - **Barbiturate** werden wegen zahlreicher Nebenwirkungen (Leberfunktionsstörungen, Immunsuppression, myokardiale Depression, arterielle Hypotonie) nur als Ultima Ratio zur Senkung des erhöhten Hirndrucks eingesetzt.
- Die Sedierung mit **Narkosegasen** (z. B. Isofluran, Sevofluran) war aufgrund des hohen technischen Aufwands lange den Beatmungsgeräten im OP vorbehalten. Seit einigen Jahren steht ein Miniaturverdampfer zur Verfügung, über den das volatile Anästhetikum dem Atemgas beigemischt wird. Aus der Exspirationsluft wird das Gas über spezielle Narkosegasabsorber eliminiert, da Intensivstationen i. d. R. nicht über Narkosegasabsaugungen verfügen. Laut aktueller Leitlinie stellt dies jedoch immer noch einen Off-Label-Use dar und liegt in der ärztlichen Eigenverantwortung.

- **Adjuvanzien:** Hierzu gehören die **Nichtopiodanalgetika,** die in Kombination mit Opioiden das Analgesieniveau verbessern. Durch die frühzeitige Gabe von **Clonidin** lässt sich der Analgetika- und Sedativaverbrauch deutlich reduzieren, außerdem wird es zur Prophylaxe und Therapie von Entzugssymptomen eingesetzt.
- Eine neuromuskuläre Blockade **(Relaxierung)** sollte **nur in Ausnahmefällen** erfolgen, wenn konventionelle Analgesie- und Sedierungsmaßnahmen nicht zum gewünschten Erfolg führen.

Welche Eigenschaften hat ein ideales Analgosedativum?

Idealerweise haben Medikamente, die zur Analgosedierung verwendet werden, einen **schnellen Wirkungseintritt** und eine **kurze Wirkdauer.** Die Anwendung sollte einfach und eine **Titration nach Bedarf** möglich sein. Organinsuffizienzen sollten die Metabolisierung nicht beeinträchtigen und es sollten **keine aktiven Metaboliten** entstehen. Ungünstig ist auch eine **Akkumulation** bei längerer oder wiederholter Anwendung. Die Auswirkungen auf das kardiopulmonale System sollten zudem nicht schwerwiegend sein und keine Tendenz zur **Toleranz- und Suchtentwicklung** bestehen.

Keines der derzeit im Handel befindlichen Medikamente erfüllt alle diese Anforderungen. Deshalb werden in aller Regel **Kombinationen verschiedener Medikamente** in der geringstmöglichen Dosierung verwendet, um das vorgegebene Sedierungsziel zu erreichen. Die Auswahl der Substanzen richtet sich außerdem nach der voraussichtlichen Dauer der Sedierung:

- Bei kurzen postoperativen Nachbeatmungen kommen vorzugsweise kurz wirksame, gut steuerbare Medikamente wie Propofol und Piritramid-/Oxycodonbolusgaben zur Anwendung.
- Bei Patienten im septischen Schock oder mit Polytrauma kann man auch Pharmaka verwenden, deren Wirkdauer weniger gut steuerbar ist (Midazolam, Fentanyl). Zum Weaning wird dann das Sedierungsregime auf besser steuerbare Medikamente umgesetzt.

Was versteht man unter der kontextsensitiven Halbwertszeit?

Unter dem Begriff kontextsensitive Halbwertszeit versteht man die Zeit, bis die Plasmakonzentration einer Substanz um 50 % abgefallen ist, nachdem man die kontinuierliche Zufuhr beendet. Medikamente verteilen sich bei kontinuierlicher Gabe nicht nur im Blutkreislauf und kommen so an den Wirkort, sondern es kommt auch zu Umverteilungsvorgängen in andere Gewebe, z. B. Muskulatur und Fett. Man kann diese Gewebe also als „Speicher" bezeichnen, aus denen das Medikament nach Beendigung der Zufuhr wieder in den Blutkreislauf freigesetzt wird. Die Wirkdauer (➤ Abb. 4.8) hängt in diesem Fall nicht nur von der Aufnahme und Elimination ab, sondern auch von Umverteilungsvorgängen.

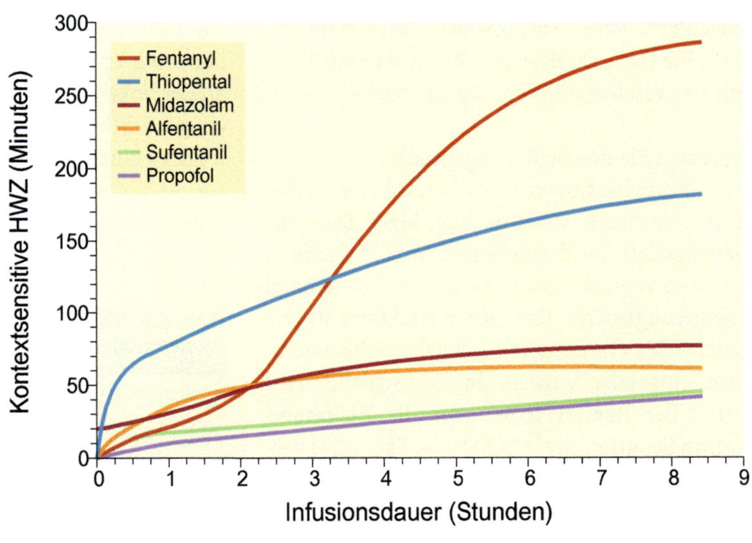

Abb. 4.8 Kontextsensitive Halbwertszeit verschiedener Analgosedativa [L141]

Welche Ziele werden mit der Analgosedierung verfolgt?

Die wichtigsten Ziele der Analgosedierung sind eine ausreichende **Analgesie** bei Schmerzen, die **Anxiolyse** sowie die **vegetative Abschirmung.** Der Patient sollte wach und kooperativ sein, die intensivmedizinisch notwendigen Maßnahmen tolerieren und im Rahmen seiner Möglichkeiten aktiv unterstützen.

Durch eine adäquate Analgosedierung verbessert sich die pulmonale Funktion, treten weniger kardiale Komplikationen auf, gibt es weniger Selbstextubationen und lassen sich delirante Phasen reduzieren. Auch werden eine Verbesserung der Wundheilung und eine Reduktion der Mortalität diskutiert.

Welche Komplikationen können bei zu tiefer bzw. zu flacher Analgosedierung auftreten?

Es ist wichtig, den Grad der Sedierung an das Krankheitsbild des Patienten anzupassen. Sowohl eine unzureichend flache als auch eine zu tiefe Sedierung können gravierende Nebenwirkungen haben:

- Bei **nicht ausreichend analgosedierten** Patienten führen Angst und Stress zu Kreislaufbelastungen. Die Folge sind Hypertonie, Tachykardie und eine erhöhte Atemarbeit. Außerdem kommt es vermehrt zu Selbstextubationen und Katheterdislokationen.
- Bei **zu tiefer Analgosedierung** kommt es häufig zu Hypotonie, Bradykardie und venöser Stase. Die Patienten sind komatös und der Atemantrieb ist mangelhaft, was das Weaning verzögern kann. Auch treten vermehrt Sinusitiden und nosokomiale Pneumonien auf. Opioide bewirken außerdem eine Darmparalyse, welche die enterale Ernährung erschwert bis unmöglich macht.

Wie messen Sie den Sedierungsgrad?

Um die Komplikationen einer inadäquaten Sedierung zu reduzieren, ist es wichtig, **klare Ziele zur Sedierungstiefe zu formulieren.** Am einfachsten und besten reproduzierbar geschieht dies anhand von Sedierungsscores. Inzwischen sind über 40 verschiedene Sedierungsscores publiziert, die uneinheitlich eingesetzt werden. In Deutschland wird meistens der Ramsay-Score oder die **Richmond Agitation Sedation Scale** (RASS, ➤ Tab. 2.24) verwendet. Letzterer ermöglicht neben der Beurteilung des Sedierungsgrades auch eine Aussage über Unruhezustände. Der RASS-Score korreliert zudem mit den verwendeten Analgetika- und Sedativadosen.

ZUSAMMENFASSUNG

Das **Ziel der Analgosedierung** ist ein schmerzfreier, wacher, ansprechbarer Patient, der auch unter Beatmung aktiv in die Therapie (z. B. Physiotherapie) eingebunden werden sollte. Um Komplikationen zu vermeiden, sollte die **Sedierungstiefe** festgelegt (z. B. RASS) und regelmäßig kontrolliert werden. Generell wird zunächst die Analgesie optimiert und erst dann die Sedierung angepasst. Clonidin und andere **Zusatzmedikamente** sowie **Regionalverfahren** kommen frühzeitig zum Einsatz, um Analgetika und Sedativa einzusparen. Eine **Relaxierung** sollte nur in Ausnahmefällen erfolgen.

4.8 Blutspenderausweis?

Anamnese

Sie werden im Dienst von einem neuen Kollegen aus der Unfallchirurgie angerufen, weil am nächsten Morgen ein Patient mit pathologischer rechtsseitiger hüftgelenknaher Fraktur noch auf den OP-Plan kommen soll.

Der Patient, Herr W., ist 78 Jahre alt, in altersentsprechendem Allgemein- und Ernährungszustand, kardial mit 4 MET belastbar. Wegen eines intermittierenden Vorhofflimmerns nimmt er Edoxaban ein. Vor 6 Jahren wurde Herr W. bei komplikativem Verlauf nach endoprothetischer Versorgung mehrfach an der linken Hüfte operiert und hatte damals auch einige Erythrozytenkonzentrate erhalten. Seitdem trage er einen „Blutspenderausweis" im Geldbeutel (➤ Abb. 4.9). Vor 2 Jahren wurde er wegen eines Prostatakarzinoms operiert (➤ Tab. 4.7).

Tab. 4.7 Medikationsplan für Herrn W.

Medikament	Verordnung
Metoprololsuccinat 95 mg	1–0–1
ASS 100 mg	0–1–0
Edoxaban 60 mg	1–0–0
Ramipril 2,5 mg	1–0–1

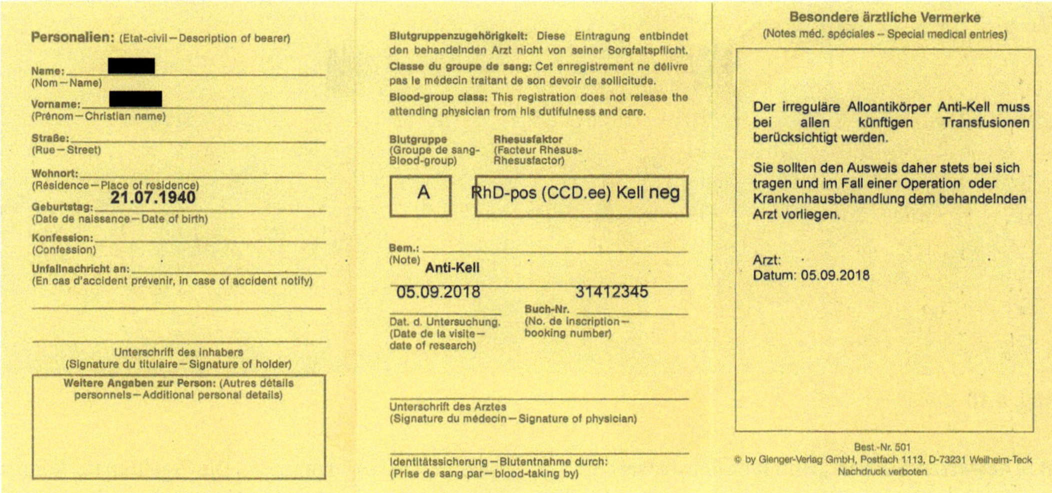

Personalien: (Etat-civil – Description of bearer)

Name: [redacted]
(Nom – Name)

Vorname: [redacted]
(Prénom – Christian name)

Straße:
(Rue – Street)

Wohnort:
(Résidence – Place of residence)

Geburtstag: 21.07.1940
(Date de naissance – Date of birth)

Konfession:
(Confession)

Unfallnachricht an:
(En cas d'accident prévenir, in case of accident notify)

Unterschrift des Inhabers
(Signature du titulaire – Signature of holder)

Weitere Angaben zur Person: (Autres détails personnels – Additional personal details)

Blutgruppenzugehörigkeit: Diese Eintragung entbindet den behandelnden Arzt nicht von seiner Sorgfaltspflicht.
Classe du groupe de sang: Cet enregistrement ne délivre pas le médecin traitant de son devoir de sollicitude.
Blood-group class: This registration does not release the attending physician from his dutifulness and care.

Blutgruppe (Groupe de sang- Blood-group): A

Rhesusfaktor (Facteur Rhésus- Rhesusfactor): RhD-pos (CCD.ee) Kell neg

Bem.: (Note) Anti-Kell

05.09.2018
Dat. d. Untersuchung. (Date de la visite – date of research)

Buch-Nr. (No. de inscription – booking number) 31412345

Unterschrift des Arztes
(Signature du médecin – Signature of physician)

Identitätssicherung – Blutentnahme durch:
(Prise de sang par – blood-taking by)

Besondere ärztliche Vermerke
(Notes méd. spéciales – Special medical entries)

Der irreguläre Alloantikörper Anti-Kell muss bei allen künftigen Transfusionen berücksichtigt werden.

Sie sollten den Ausweis daher stets bei sich tragen und im Fall einer Operation oder Krankenhausbehandlung dem behandelnden Arzt vorliegen.

Arzt:
Datum: 05.09.2018

Best.-Nr. 501
© by Glenger-Verlag GmbH, Postfach 1113, D-73231 Weilheim-Teck
Nachdruck verboten

Abb. 4.9 „Blutspenderausweis" [O646]

Ihr unfallchirurgischer Kollege hat nun einige Fragen zu den OP-Vorbereitungen, insbesondere wegen der Bereitstellung von Blutprodukten. Können Sie ihm helfen?

Fragen und Antworten

Müssen für die Operation Blutkonserven zur Verfügung stehen?

Je nach geplanter OP-Technik (Gelenkersatz per Duokopfprothese, pertrochantärer Femurnagel) sind entweder mindestens zwei Erythrozytenkonzentrate für den Patienten fest einzukreuzen oder wenigstens die Blutgruppe (AB0 und Rhesus) und ein Antikörpersuchtest anzufordern.

Aufgrund der Antikoagulation mit einem direkten oralen Antikoagulans (DOAK), dessen Wirkung in Abhängigkeit der Nierenfunktion erst nach 2–6 Halbwertszeiten abgeklungen ist, muss mit einem erhöhten Blutverlust gerechnet werden. Bei der beschriebenen Tumoranamnese in Verbindung mit der zu versorgenden pathologischen Fraktur, die womöglich auf eine Knochenmetastase zurückzuführen ist, ist ein autologes Verfahren nur nach Bestrahlung möglich.

Da Herr W. bereits mehrfach Fremdblutkonserven erhalten hat, besteht durchaus auch ein erhöhtes Risiko für einen irregulären Antikörper, der im Fall einer neuerlichen Transfusion berücksichtigt werden muss.

Welche Untersuchungen sind für die Bereitstellung von Blutprodukten notwendig?

Es sind inzwischen 36 Blutgruppensysteme und über 300 Blutgruppenantigene nach ISBT definiert. Die drei wichtigsten, und transfusionsmedizinisch relevanten sind das **AB0-System,** das **Rhesus-** und das **Kell-System.** Bevor ein Patient ein Blutprodukt erhält, müssen diese drei wichtigen Blutgruppen bestimmt werden, um eine passende Konserve auswählen zu können.

In modernen automatisierten Laborgeräten werden die Blutgruppen mittels Gelkartentechnik bestimmt (➤ Abb. 4.10). Bei Problemen mit der Bestimmung legen die MTAs selbst Hand an und führen die Bestimmung auch im Röhrchen oder auf Tüpfelplatten aus.

Um auszuschließen, dass der Empfänger in seinem Plasma oder gebunden auf seinen Blutkörperchen Antikörper trägt, werden zusätzlich ein **Antikörpersuchtest** (= indirekter Coombs-Test) und ein **direkter Coombs-Test** durchgeführt. Ist die Blutgruppe bekannt und liegen keine Antikörper vor (AKS und DCT negativ) kann eine Konserve für den Patienten ausgewählt und „verkreuzt" werden. Bei dieser **Verträglichkeitsprobe** wird das Empfängerblut mit der ausgewählten Konserve gemischt. Kommt es hierbei zu einer Agglutination, ist die Konserve **nicht** verträglich und darf diesem Patienten nicht transfundiert werden.

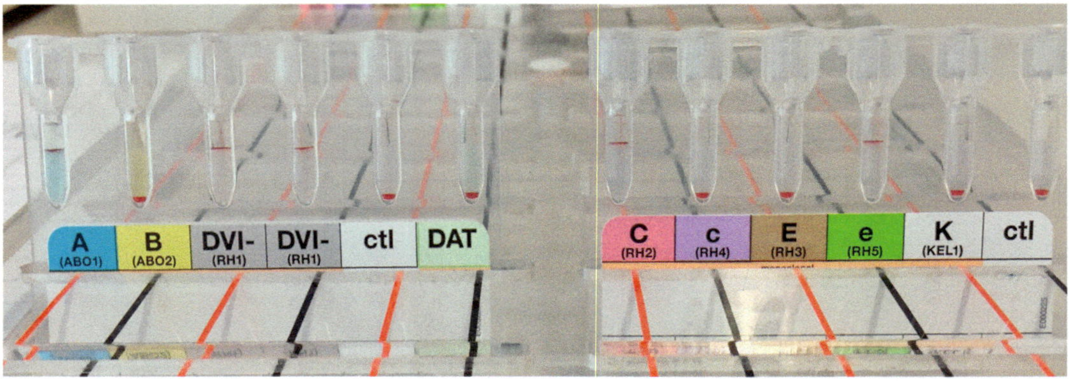

Abb. 4.10 Gelkarten [O646]

4

Wie bewerten Sie den „Blutspenderausweis"?

Der irrtümlich als „Blutspenderausweis" identifizierte Notfallausweis des Patienten weist ihn als Träger eines **antierythrozytären Alloantikörpers** aus.

Er wird – ähnlich wie der Ausweis zum schwierigen Atemweg oder ein Prothesen- oder Schrittmacherpass – ausgestellt, um den behandelnden Arzt v. a. in Notfallsituationen auf ein mögliches Problem aufmerksam zu machen.

Im Gegensatz zu den **Isoagglutininen,** die als reguläre Antikörper im Plasma vorkommen und gegen „fremde" AB0-Merkmale gerichtet sind, gibt es auch irreguläre antierythrozytäre Antikörper. Sie entstehen meist durch eine frühere Transfusion oder Schwangerschaft und sind gegen die Blutgruppenantigene eines anderen Blutgruppensystems – außer AB0 – gerichtet.

Irreguläre Antikörper aus dem Rhesus-System können z. B. einen **Morbus hämolyticus neonatorum** auslösen und zu akuten hämolytischen Transfusionsreaktionen führen.

Im vorliegenden Fall hat der Patient durch die früheren Transfusionen einen Antikörper gegen das Merkmal „K" aus dem Kell-System entwickelt. Dieser Antikörper muss, auch wenn er im Rahmen des AKS nicht mehr nachweisbar sein sollte, unbedingt beachtet werden. Sonst kann es zu einer Boosterungsreaktion des Empfängers kommen. Die Folge wäre eine **verzögerte hämolytische Transfusionsreaktion.**

Kälteagglutinine (Kälteautoantikörper, KAAK) gehören zur Klasse der IgM-AK und führen zu in der Wärme reversibler Agglutination. In der Folge kann es durch Hämolyse zu einer autoimmunhämolytischen Anämie (AIHA) kommen. Die Agglutinate können Mikroembolien v. a. in den Akren verursachen.

Wärmeagglutinine (Wärmeautoantikörper, WAAK) gehören zur Klasse der IgG-AK und haben ihr Reaktionsoptimum bei Körpertemperatur. Sie treten häufig im Rahmen von Lymphomen oder beim Lupus auf. WAAK können zu einer AIHA führen.

MERKE

Bei bekannten irregulären Antikörpern oder früheren Transfusionszwischenfällen frühzeitig Kontakt mit der Blutbank aufnehmen, da die Austestung der Blutgruppe bzw. Antikörper und die Bereitstellung von verträglichen Konserven hier häufig mehr Zeit (bis zu 2 Tage!) in Anspruch nehmen kann.

Was müssen Sie vor einer Transfusion zwingend überprüfen?

Bevor eine für einen Patienten eingekreuzte Blutkonserve verabreicht werden darf, muss der transfundierende Arzt die **Indikation** für die Transfusion gestellt haben. Die **Konserve** selbst muss auf Unversehrtheit und Haltbarkeit **geprüft** werden. Die Verträglichkeitsprobe muss noch gültig sein, die Präparatnummer von Konserve und Begleitschein müssen übereinstimmen und die Blutgruppe von Empfänger und Produkt müssen identisch/kompatibel sein.

Als letzter Sicherheitscheck erfolgt der **Bedside-Test** (➤ Abb. 4.11): Einige Tropfen Empfängerblut werden auf einer Testkarte mit Anti-A- bzw. Anti-B-Serum gemischt und so dessen AB0-Blutgruppe nochmals getestet, um eine mögliche Verwechslung auszuschließen. Manche Bedside-Test-Karten enthalten ein zusätzliches Testfeld für das Rhesusmerk-

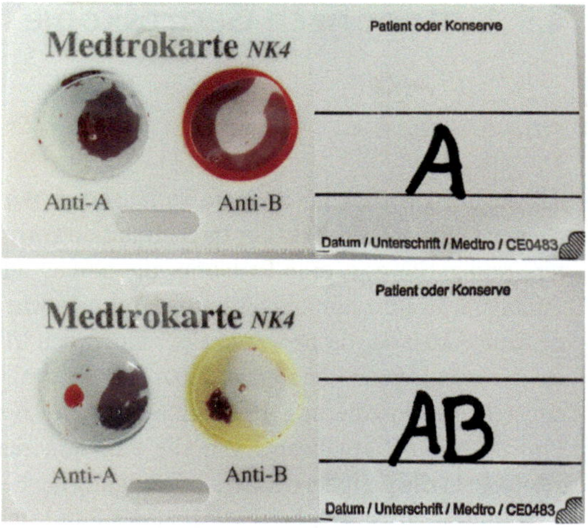

Abb. 4.11 Bedside-Test [O646]

mal „D“. Das Ergebnis des Bedside-Tests muss mit der zu transfundierenden Konserve übereinstimmen/kompatibel sein. Welche Konservenblutgruppen mit welchen Empfängerblutgruppen kompatibel sind, zeigt ➤ Abb. 4.12.

MERKE

Der Bedside-Test heißt so, weil er **bettseitig beim Patienten** durchgeführt wird!
Eine Identitätsüberprüfung des Patienten ist obligat. Hierbei keine **Ja-Nein-Fragen** verwenden (nicht: Sind Sie Herr XY?), sondern: Wie heißen Sie? Wann sind Sie geboren?
Das **Unterlassen des Bedside-Tests** gilt (auch im Notfall bei vitaler Indikation) als **Kunstfehler!**

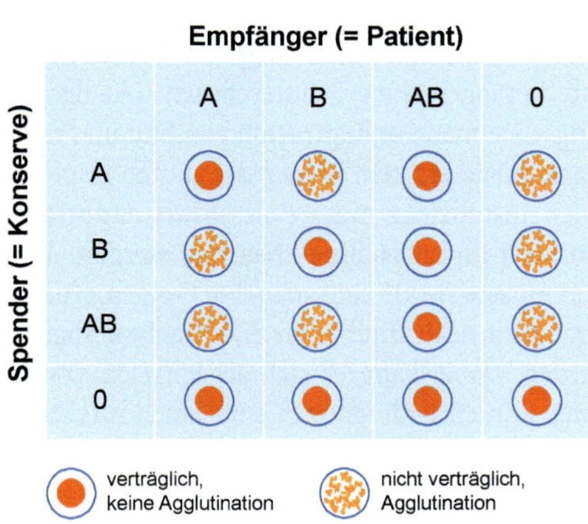

Abb. 4.12 Kompatible Blutgruppen im AB0-System [O646]

Wie gehen Sie bei einer Transfusionsreaktion vor?

Grundsätzlich sind Reaktionen vom Sofort-Typ von verzögerten Reaktionen zu unterscheiden (➤ Tab. 4.8).

Treten Symptome einer Transfusionsreaktion noch während der Transfusion auf, so ist diese sofort zu stoppen und gegen eine Elektrolytinfusion zum Offenhalten des Infusionszugangs auszutauschen. Die Konserve ist samt Transfusionsbesteck steril zu verschließen.

Die weitere **Therapie erfolgt symptomatisch:**

- Schocksymptome: kreislaufunterstützende Maßnahmen
- Allergische Reaktion: Steroide und Antihistaminika, ggf. Adrenalin i. v.
- Schmerzen/Fieber: antipyretische Analgetika
- Monitoring der Vitalfunktionen, bei schweren Ereignissen Verlegung auf eine IMC/ITS

Zur weiteren Abklärung wird dem Patienten Blut (i. d. R. 9 ml EDTA-Blut) abgenommen und zusammen mit der Restkonserve und einem entsprechenden Protokoll zum Ereignis an die Transfusionsmedizin/Blutdepot/Labor gesandt. Die genauen örtlichen Gegebenheiten sind im QM-Handbuch Hämotherapie oder der transfusionsmedizinischen Dienstanweisung der Klinik hinterlegt.

Eine vollständige Übersicht zu den Transfusionsreaktionen findet sich auf der Internetseite des Paul-Ehrlich-Instituts (www.pei.de) in der aktuellen „Richtlinie Hämotherapie“.

Tab. 4.8 Transfusionsreaktionen – Formen und Symptome (Auswahl!)

Typ	Symptome
Hämolytische Transfusionsreaktion	Schock, Verbrauchskoagulopathie, akutes Nierenversagen, retrosternale Schmerzen, Flankenschmerzen
Febrile nichthämolytische Transfusionsreaktion	Fieber, Schüttelfrost, Hypotonie, Juckreiz, Urtikaria, Dyspnoe
Pyrogene bakterielle Reaktion	Schock, häufig Hämolyse, Fieber, evtl. Sepsis

ZUSAMMENFASSUNG

Die wichtigsten Blutgruppensysteme sind **AB0-, Rhesus und Kell.** Wegen ihrer starken Antigenität müssen Konserven blutgruppenidentisch bzw. mindestens verträglich verabreicht werden, sonst kann es zu schweren (hämolytischen) Transfusionszwischenfällen kommen.
Im Rahmen der Blutgruppenbestimmung werden immer auch ein Antikörpersuchtest (indirekter Coombs-Test) und ggf. ein direkter Coombs-Test durchgeführt.
Bei der **Kreuzprobe** (= Verträglichkeitsprobe) wird die Verträglichkeit von Empfängererythrozyten und -plasma mit den zu transfundierenden Konservenerythrozyten überprüft.
Als letzte Identitätskontrolle dient der Bedside-Test.

WAS WÄRE, WENN …

- … der Patient vor einem elektiven Eingriff mit zu erwartendem vermehrtem Blutverlust stünde?
  - Ein elektiver Eingriff müsste bis zur Bereitstellung von verträglichen Erythrozytenkonzentraten in einer ausreichenden Anzahl verschoben werden.
- … der Patient notfallmäßig sofort operiert werden müsste, weil Lebensgefahr bestehen würde?
  - Bei vitaler Indikation können Erythrozytenkonzentrate mit negativer Kreuzprobe in der sensitiven Gelkartentechnik verabreicht werden. Die transfundierten Erythrozyten sollen dabei idealerweise nicht das zum irregulären Antikörper korrespondierende Antigen tragen, um eine Boosterung der Antikörperbildung zu vermeiden.
- … bei dem Patienten kein tumorchirurgischer Eingriff geplant wäre?
  - Eine gute Alternative zur Fremdblutgabe ist die Anwendung der maschinellen Autotransfusion, also das Auffangen, Waschen und Retransfundieren von Wundblut. Die Anwendung ist intra- und postoperativ möglich. Bei tumorchirurgischen Eingriffen muss das gewonnene und gewaschene autologe Erythrozytenkonzentrat dagegen erst bestrahlt werden, um zu vermeiden, dass sich Tumorzellen im restlichen Körper absiedeln.

4.9 Luftnot nach Gastroskopie

Anamnese

Als Sie am Dienstag nach einem verlängerten Wochenende Ihren Dienst auf der Intensivstation antreten, finden Sie dort eine Patientin, die bereits am Freitagnachmittag notfallmäßig aufgenommen wurde. Laut Akten wurde sie wegen eines blutenden Ulcus ventriculi gastroskopiert und hatte unter großzügiger Analgosedierung fulminant aspiriert. Bei Eintreffen des Notfallteams war die Patientin tief zyanotisch, die periphere Sauerstoffsättigung lag bei 73 %, die Herzfrequenz bei 124/Min., der Blutdruck betrug 85/50 mmHg. Über der Lunge hörte der diensthabende Kollege laute, brodelnde Rasselgeräusche. Sie erfahren, dass die Patientin seit Freitag intubiert ist und sich der Gasaustausch seitdem kontinuierlich verschlechtert hat.

Untersuchungsbefund

50-jährige, massiv adipöse Patientin. **BGA:** paO_2 62 mmHg, pCO_2 65 mmHg, FiO_2 70 %. Die angefertigte **Röntgenaufnahme** zeigt fleckige, bilaterale, schmetterlingsförmige Verschattungen.

Fragen und Antworten

Welche Akutmaßnahmen hatte der Kollege am Freitag ergriffen?

Die Patientin hatte unter abgeschwächter Vigilanz und herabgesetzten Schutzreflexen (Analgosedierung) eine **massive Aspiration** von Blut und saurem Mageninhalt erlitten. Wegen der akuten respiratorischen Insuffizienz musste sie **sofort endotracheal intubiert** und **maschinell beatmet** werden. Außerdem musste sie für eine adäquate Oxygenierung unverzüglich nach Intubation endotracheal abgesaugt werden. Dabei kann es sich als hilfreich erweisen, unter sterilen Bedingungen eine Trachealsekretprobe für die mikrobiologische Untersuchung zu asservieren, um eine gezielte antibiotische Therapie der häufig folgenden **Aspirationspneumonie** zu ermöglichen. Andererseits sollte in der Akutsituation dadurch nicht unnötig Zeit verloren gehen, zumal Magensaft i. d. R. bei einem sauren pH-Wert steril ist.

Da außerdem die gastrale Blutung noch nicht gestoppt war, musste anschließend die zuvor unterbrochene Gastroskopie fortgeführt werden, um einen lebensbedrohlichen Blutverlust zu verhindern. Parallel dazu erfolgten **kreislaufstabilisierende Maßnahmen** mit Volumensubstitution, bei einem bei Hb < 7 g/dl, bestehender akuter Blutung und Hypotonie wurden Erythrozytenkonzentrate gegeben. Außerdem wurde eine Katecholamintherapie begonnen, um den mittleren arteriellen Blutdruck > 65 mmHg anzuheben. Bei Anzeichen einer Verbrauchskoagulopathie wurden FFP transfundiert und ggf. Gerinnungsfaktoren und Thrombozytenkonzentrate verabreicht. Aufgrund der Schwere des Krankheitsbilds wurden ein **ZVK** und eine **invasive Blutdruckmessung** angelegt.

Wie lautet Ihre Verdachtsdiagnose bezüglich der aktuellen Situation? Wie begründen Sie sie?

Die Patientin leidet unter einem akuten Lungenversagen (engl. **ARDS).**

Die Diagnose des ARDS ist an klare Kriterien gebunden:

- Akuter Beginn: **innerhalb 1 Woche** nach einem auslösendem Krankheitsereignis.
- Bildgebung: **bilaterale Verschattungen** in der Röntgenaufnahme oder CT des Thorax.
- Ursache des Ödems: Die respiratorische Insuffizienz lässt sich **nicht durch kardiale Ursachen oder Hypervolämie** erklären.
- Hochgradig **eingeschränkte Oxygenierung:** Der Quotient aus arteriellem pO_2 und der Konzentration des eingeatmeten Sauerstoffs (FiO_2) beträgt (Horovitz-Index):
  - Leichtes ARDS: 201–300 mmHg bei CPAP oder PEEP $\geq$ 5 cmH_2O
  - Mittelgradiges ARDS: 101–200 mmHg bei PEEP $\geq$ 5 cmH_2O
  - Schweres ARDS: $\leq$ 100 mmHg bei PEEP $\geq$ 5 cmH_2O
  - **In diesem Fall:** pO_2 = 62 mmHg, FiO_2 = 0,7 (= 70 %), Quotient = 88,6 (schwere Oxygenierungsstörung)

MERKE

Ein ARDS ist durch eine Hypoxie aus nichtkardialer Ursache bzw. Hypervolämie, einen akuten Beginn sowie den Nachweis von bilateralen Verschattungen in der Bildgebung gekennzeichnet. Das Ausmaß der Oxygenierungsstörung determiniert den Schweregrad.

Welche Ursachen kann das vermutete Krankheitsbild noch haben?

- **Direkte Lungenschädigung:** durch Pneumonie, Aspiration von Magensaft, Süß- oder Salzwasser, Lungenkontusion, Inhalationsverletzung (z. B. Rauchgasvergiftung)
- **Schädigung durch extrapulmonale Prozesse:** Schock, Sepsis, Pankreatitis, Drogenintoxikation, Massivtransfusion oder TRALI

Welche Pathogenese hat das vermutete Krankheitsbild?

Durch Trauma (Einblutung ins Parenchym), Schock (Minderperfusion der Alveolen) oder toxische Substanzen (Lipase, Rauchgase, Süßwasser) kommt es zur **Störung der Alveolarschranke** und **erhöhter Permeabilität der Lungenkapillaren.** Im darauf folgenden **interstitiellen Lungenödem** strömen neutrophile Granulozyten ins Alveolarbett. Während der unspezifischen Entzündungsreaktion wird durch weitere Entzündungsmediatoren das kapilläre Leck vergrößert, es kommt zum **alveolären Lungenödem.** Durch Proteasen, Sauerstoffradikale etc. wird Surfactant, das die Alveolen durch Herabsetzen der Oberflächenspannung offen hält, zerstört. Durch die Menge an kollabierten Alveolen kommt es zu großen **Atelektasen** (nicht belüftete Lungenareale) und dadurch zur Hypoxie.

Durch den **Euler-Liljestrand-Mechanismus** (hypoxisch-pulmonale Vasokonstriktion) werden nicht belüftete Lungenbezirke auch von der Perfusion ausgenommen. Das Blut wird zugunsten der noch belüfteten Areale umverteilt und der pulmonalarterielle Druck steigt an, was zu einer **Rechtsherzbelastung** führt (➤ Abb. 4.13).

Wie behandeln Sie dieses Krankheitsbild?

- **Kausale Therapie:** Die auslösende Ursache muss konsequent behandelt werden (z. B. Antibiotikatherapie bei einer Pneumonie). Bei einer Aspiration ist bis auf das Absaugen des Sekrets in der Frühphase keine weitere kausale Therapie möglich.
- **Lungenprotektive Beatmung:** Frühzeitige Beatmung mit
  - ausreichend hohem **PEEP** (*Positive End Expiratory Pressure*), um ein Atelekttrauma zu verhindern (die Alveolen werden ständig gegeneinander verschoben, kollabieren und werden wieder aufgedehnt; die dabei auftretenden Scherkräfte können durch Einblutung in die Alveolarmembran weitere Schäden verursachen).

4

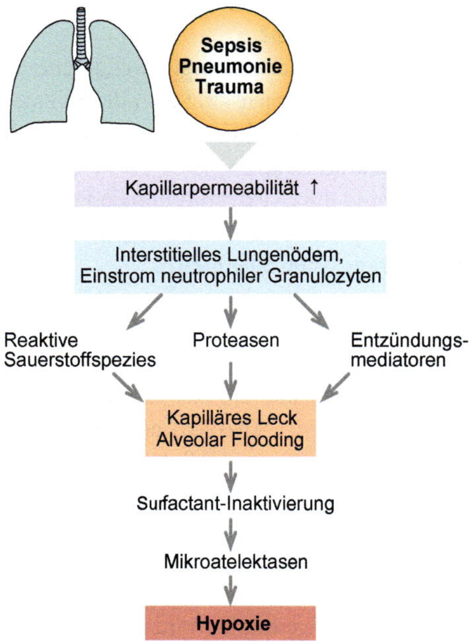

Abb. 4.13 Pathogenese des ARDS [L157]

- **niedrigem Tidalvolumen** von max. 6 ml/kg KG (Idealgewicht). Bei höheren Volumina kann es zu einem Volutrauma kommen.
- einem **Spitzendruck < 30 cmH_2O,** um die Lunge vor einem Barotrauma zu schützen.
- Anpassung der FiO_2 auf den Zielwert **paO_2 ≥ 60 mmHg** bzw. SaO_2 90–95 %

- **Permissive Hyperkapnie:** Durch diese Einstellungen kann es zu pCO_2-Erhöhungen kommen. Wenn keine Kontraindikationen, wie erhöhter Hirndruck, vorliegen, wird dies toleriert, solange der pH-Wert > 7,2 bleibt. Sobald möglich, sollte auch die **Spontanatmung** des Patienten einbezogen werden.
- **Unterstützende Therapie:**
  - **Lagerungstherapie:** Wechsel von Bauch- und Rückenlagerung etwa alle 8–12 h mit dem Ziel, die Belüftung aller Bezirke zu garantieren.
  - **Flüssigkeitsbilanzierung** zur Vermeidung weiterer pulmonaler Flüssigkeitsansammlung
  - **Inhalative NO-Gabe:** führt in den belüfteten Lungenarealen zu einer pulmonalen Vasodilatation und verringert somit den Shunt und erniedrigt die Rechtsherzbelastung. In Studien wurde bislang allerdings keine Reduktion der Sterblichkeit nachgewiesen, weshalb die Gabe von NO kein Standardverfahren darstellt.
  - In schwersten Fällen kann die **extrakorporale Membranoxygenierung** (ECMO) erwogen werden. Dabei wird das Blut nach venovenöser Kanülierung außerhalb des Körpers oxygeniert und das CO_2 eliminiert.

MERKE

Neben der kausalen Therapie ist die **lungenprotektive Beatmung** der Grundpfeiler der ARDS-Therapie! Die Beatmung mit einem niedrigen Tidalvolumen von 6 ml/kgKG ist eine der wenigen Maßnahmen, für die bei einem ARDS tatsächlich eine Reduktion der Sterblichkeit nachgewiesen werden konnte.

Wie gehen Sie vor, um diese Patientin vom Beatmungsgerät zu entwöhnen?

Die Beatmung sollte täglich mit einem **Weaning-Protokoll** evaluiert werden, um frühzeitig den Zeitpunkt für eine mögliche Extubation herauszufinden. Es hat sich in zurückliegenden Studien als vorteilhaft erwiesen, Patienten mit ARDS oder anderen schwerwiegenden pulmonalen Störungen frühzeitig zu tracheotomieren. Nach der **Tracheotomie** kann die Entwöhnung vom Beatmungsgerät beginnen.

Nachteil des Endotrachealtubus:

- Vom wachen Patienten nicht toleriert (Hustenreiz und Würgereiz wegen Larynx- und Glottisreizung) → hoher Bedarf an Sedativa (unerwünschte Arzneimittelwirkungen möglich).
- Bei langer Liegedauer des Tubus Ulzerationen und Infektionen im Mund-Rachen-Raum
- Nasale Tubuslage ist mit einer hohen Inzidenz an Sinusitiden vergesellschaftet → weitere Sepsisquelle.
- Spontanatmung aufgrund des hohen Totraums kaum möglich → frühzeitige Erschöpfung.

Vorteile der Tracheotomie:

- Heutzutage mit geringem Aufwand als perkutane Punktions- oder Dilatationstracheotomie auf der Intensivstation durchführbar
- Kann die Beatmungsdauer und somit den Aufenthalt auf der Intensivstation verkürzen
- Auch wenn die pulmonale Störung noch besteht, kann der tracheotomierte Patient im wachen Zustand eine apparative Beatmung tolerieren.
- Nahrungsaufnahme möglich

Am Ende der Respiratortherapie kann ein sog. **„T-Stück"** auf die Trachealkanüle aufgesteckt werden, über das der Patient spontan atmend O_2 erhält. Toleriert der Patient das für mehr als 24 h, kann er dekanüliert werden.

ZUSAMMENFASSUNG

Ein ARDS ist eine lebensbedrohliche respiratorische Erkrankung, die durch eingedrungene Noxen und die nachfolgende Entzündungsreaktion an der alveolokapillären Membran zu Flüssigkeitseinstrom und Gasaustauschstörung führt. Die **Diagnose** der akut auftretenden Erkrankung stützt sich auf den radiologischen Nachweis von Infiltraten, einen pathologischen Oxygenierungsindex sowie die typische Klinik des Lungenödems. Die **Therapie** erfolgt frühzeitig v. a. mit einer konsequenten Bekämpfung der auslösenden Ursachen und einer lungenprotektiven Beatmungsstrategie. Dies umfasst vor allem niedrige Tidalvolumina und ein adäquates PEEP-Niveau. Das **Weaning** ist ein langsamer Prozess, der eine tägliche Reevaluation des Patienten erfordert.

4.10 Vorfahrt missachtet

Anamnese

Sie kommen als Notarzt zu einem schweren Verkehrsunfall außerorts. Ein Pkw hat ein Motorrad beim Einbiegen in eine Vorfahrtstraße übersehen und ihm die Vorfahrt genommen. Der Motorradfahrer ist gegen das Heck des Pkws geprallt und über diesen geflogen. Er trägt Schutzkleidung und sein Helm liegt neben ihm auf der Straße. Dem Pkw-Fahrer fehlt auf den ersten Blick nichts, er war angeschnallt. Die Polizei ist bereits vor Ort, der Rettungswagen kommt parallel mit ihnen an.

Untersuchungsbefund

Etwa 20-jähriger Patient, keinerlei Reaktion auf Schmerzreiz, Pupillen mittelweit, isokor, Lichtreaktion beidseits vorhanden. Der Patient atmet nach Platzieren eines Guedel-Tubus selbstständig, Atemfrequenz 21/Min., SpO_2 87 %, Palpation: Instabilität und Knistern linker Hemithorax, Auskultation: abgeschwächtes Atemgeräusch links. Herz und Kreislauf: RR 85/40 mmHg, Herzfrequenz 106/Min., auskultatorisch leise Herztöne. Abdomen: hart, gespannt, keine Darmgeräusche. Becken: gibt bei Druck von ventral nach. Extremitäten: pathologische Stellung des rechten Oberschenkels, linkes Bein und beide Arme unauffällig.

Fragen und Antworten

Welche Erstmaßnahmen ergreifen Sie beim Eintreffen am Unfallort?

- Sie verschaffen sich einen **Überblick über die Unfallstelle** und überlegen, ob **Maßnahmen zum Selbst- und Fremdschutz** notwendig sind. Hierzu gehören das Absichern der Unfallstelle und die Klärung, ob Gefahrgut beteiligt ist oder Explosions- oder Feuergefahr besteht. Gegebenenfalls sind entsprechende Rettungsmittel (Feuerwehr, Technisches Hilfswerk) nachzufordern. Um das Absichern der Unfallstelle müssen Sie sich wahrscheinlich nicht kümmern, da die Polizei bereits vor Ort ist.
- Sie **beurteilen die Unfallsituation** und **sichten den Patienten:** Unfallmechanismus, Anzahl der beteiligten Personen, Schwere der Verletzungen.
- **Orientierende Erstdiagnostik** und sich daraus ergebende **lebensrettende Sofortmaßnahmen.** Ergibt sich hierbei eine unmittelbare Gefährdung des Patienten durch äußere Umstände oder nicht sofort behebbare Störungen der Vitalfunktionen, muss ggf. eine Notfallrettung durchgeführt werden. Bei eingeklemmten Personen erfolgen je nach Dringlichkeit der Rettung die Kreislaufüberwachung und -stabilisierung vor, parallel zur oder nach der Rettung.
- Möglichst früh sollte die Halswirbelsäule mit einer Halskrause immobilisiert werden, z. B. mit einem Stifneck®, um Folgeschäden zu vermeiden. Die weitere **Immobilisation** erfolgt mit entsprechenden Hilfsmitteln wie Schaufeltrage, KED-System und Vakuummatratze.
- Erst nach Durchführung dieser Basismaßnahmen erfolgen eine **differenzierte Befunderhebung** und **leitsymptomabhängige Notfallmaßnahmen** (s. u.).
- Abschließend finden der Transport in eine geeignete Zielklinik und die Übergabe an die weiterbehandelnden Kollegen statt.

4

Welche Parameter beurteilen Sie zur Abklärung einer akuten Lebensgefahr?

Zur schnellen Abklärung einer akuten Bedrohung der Vitalfunktionen werden die Vigilanz, die Atmung und die Kreislaufsituation beurteilt:

- **Vigilanz:** wird durch Ansprechen und Anfassen des Patienten und dessen Reaktion darauf beurteilt. Reagiert der Patient nicht auf Ansprache oder Berührung, wird ein Schmerzreiz gesetzt. Die **Glasgow Coma Scale** (➤ Tab. 4.9) hilft, den Schweregrad der Vigilanzminderung zu beurteilen und liefert reproduzierbare Ergebnisse.
- **Atmung:** eventuelle Atemstörungen werden durch Inspektion der Atemwege (frei oder verlegt) und der Atembewegungen sowie anhand einer Dyspnoe, Zyanose und der Sauerstoffsättigung erfasst. Sind die Atemwege verlegt, wird ein Guedel-Tubus platziert. Atmet der Patient trotz Guedel-Tubus nicht und ist keine Maskenbeatmung möglich, muss der Patient notfallmäßig unter Stabilisierung der Halswirbelsäule intubiert und beatmet werden.
- **Kreislauf:** Blutdruck, Herzfrequenz und Pulsoxymetrie-Kurve liefern einen Überblick. Spritzende arterielle Blutungen müssen durch Kompression gestillt werden.

MERKE

In der Unfallsituation darf der Kopf wegen einer eventuellen Beteiligung der Halswirbelsäule nicht zur Intubation überstreckt werden.

Wie lauten Ihre Verdachtsdiagnosen?

Die Untersuchungsbefunde legen folgende Diagnosen nahe:

- Schädel-Hirn-Trauma: Glasgow Coma Scale von 3 (keinerlei Reaktion auf Schmerzreiz)
- Thoraxtrauma mit Rippen(serien)fraktur: Instabilität des linken Hemithorax
- Hämato- und/oder Pneumothorax: abgeschwächtes Atemgeräusch links mit Hautemphysem (Knistern)
- Abdominaltrauma eventuell mit innerer Blutung: hartes gespanntes Abdomen mit Kreislaufinsuffizienz
- Beckenfraktur: Aufklappen des Beckens bei Druck von ventral
- Femurfraktur rechts: pathologische Beinstellung
- Schock bei Hypovolämie durch Blutung: innere Blutung bei Abdominaltrauma, Becken- und Femurfraktur rechts

Betrachtet man die Schwere der Verletzungen, handelt es sich um einen polytraumatisierten Patienten, da sowohl einzelne Verletzungen (Abdominaltrauma) als auch die Summe der Verletzungen lebensbedrohlich sind.

Welche Maßnahmen ergreifen Sie?

- Es sollten großlumige Zugänge etabliert werden (ggf. auch an einen ossären Zugang denken). Den bestehenden Volumenbedarf mit Kristalloiden ausgleichen. Nach neueren Erkenntnissen sollte der Blutdruck auf einem niedrigeren Niveau sta-

Tab. 4.9 Glasgow Coma Scale

Augen öffnen	Spontan Auf Ansprache Auf Schmerzreiz Kein	4 3 2 1
Verbale Antwort	Orientiert Verwirrt, desorientiert Einzelne Worte (unzusammenhängend) Unverständliche Laute Keine	5 4 3 2 1
Motorische Antwort	Befolgt Aufforderungen Gezielte Schmerzabwehr Ungezielte Schmerzabwehr Beugesynergismen Strecksynergismen Keine	6 5 4 3 2 1

bilisiert werden. Ausnahme bei Schädel-Hirn-Trauma, hier im Normbereich.

- Zügige **Intubation,** da die Schutzreflexe bei einem GCS-Score von 3 nicht mehr erhalten sind und die Oxygenierung schlecht ist (SpO_2 87 %). Dies geschieht unter Stabilisierung der Halswirbelsäule als sog. **In-Line-Immobilisation.** Die Halskrause wird hierfür vorsichtig gelockert und der Kopf von einem Helfer unter Zug in kranialer Richtung stabilisiert. Die Intubation sollte, wenn möglich, mit einem Videolaryngoskop erfolgen. Nach Intubation wird die Halskrause sofort wieder angelegt.
- **Thoraxdrainage** links legen, da V. a. einen Hämato- und/oder Pneumothorax besteht und sich sonst durch die Beatmung ein **Spannungspneumothorax** entwickeln kann. Dieser entsteht, wenn durch einen Ventilmechanismus Luft in den Pleuraspalt gelangt, diese aber nicht wieder entweichen kann. Unter maschineller Beatmung kann daraus sehr schnell eine lebensbedrohliche Situation entstehen, wenn es zur Verschiebung des Mediastinums mit Abknicken großer Blutgefäße kommt (klinisches Bild: obere Einflussstauung).
- Beckenfrakturen können zu einem sehr großen Blutverlust führen. Zur Kreislaufstabilisierung und Immobilisation ist deshalb neben der Lagerung auf einer **Vakuummatratze** die **Beckenkompression** durch einen Gurt o. Ä. indiziert.
- Mit der Rettungsleitstelle sollte frühzeitig eine geeignete Zielklinik und ein ggf. notwendiger Transport mit einem RTH geklärt werden. Vor Transportbeginn sollte **die aufnehmende Klinik** durch die Leitstelle **informiert werden,** damit bei Ankunft ein Schockraumteam mit entsprechenden Ressourcen bereitsteht.

MERKE
Zu den wichtigsten Maßnahmen bei einem polytraumatisierten Patienten gehört neben der Sicherung der Atemwege und der Oxygenierung die Kreislaufstabilisierung. Daher sollten rasch mindestens zwei großlumige Gefäßzugänge gelegt und großzügig Kristalloide gegeben werden.

Während des Transports fällt die Sauerstoffsättigung ab. Welche Differenzialdiagnosen und Therapien kommen infrage?

Bei der Fehlersuche hilft das Merkwort **DOPES,** es steht für Displacement, Obstruction, Pneumothorax, Equipment Failure, Stomach:

- **Lage des Tubus:** eine Fehlintubation in den Ösophagus oder eine zu tiefe Intubation in einen Hauptbronchus (Lagekorrektur)
- **Obstruktion des Tubus** mit Schleim, Blut (Absaugen) oder Abknicken (Korrektur)
- **(Spannungs-)Pneumothorax** vor allem bei steigenden Beatmungsdrücken, oberer Einflussstauung, Kreislaufproblemen und fehlendem oder abgeschwächtem Atemgeräusch (notfallmäßige Punktion und Thoraxdrainage)
- **Equipment Failure:** Bei Übernahme der Schicht muss die Ausrüstung kontrolliert werden. Trotzdem können auch hier Fehler auftreten und zu Beatmungsproblemen mit Sättigungsabfällen führen. Im Notfall muss der Patient mit Beatmungsbeutel beatmet werden, bis ein Ersatzgerät zur Verfügung steht oder man das Krankenhaus erreicht. Ein weiteres Problem sind **Bedienfehler** durch mangelnde Gerätekenntnis. Deshalb ist nicht nur die Einweisung nach Medizinproduktegesetz vorgeschrieben, sondern auch das regelmäßige Üben im Umgang mit den Geräten sinnvoll.
  Auch der Cuff eines Tubus könnte bei der Intubation beschädigt oder mit einem zu geringen Volumen geblockt werden. In beiden Fällen entweicht ein Teil des Atemzugvolumens über die entstehende Leckage und steht so dem Gasaustausch nicht zur Verfügung.
- **Voller oder geblähter Magen:** behindert gerade bei Kindern oft die Zwerchfellexkursion und beeinträchtigt dadurch Atmung bzw. Beatmung. Im Zweifelsfall sollte man eine Magensonde legen.

Außerdem kann der Abfall der Sauerstoffsättigung folgende weitere Gründe haben:

- Durch die schlechte Kreislaufsituation kann es zur **peripheren Minderperfusion** mit schlechter bzw. nicht mehr messbarer Sauerstoffsättigung kommen. Hier ist die Kreislaufunterstützung durch Volumengabe und eventuell auch medikamentös mit Vasopressoren (Akrinor® oder Noradrenalinperfusor) die Therapie der Wahl.

- **Kämpft der Patient gegen den Respirator,** schränkt dies die Ventilation ein und eine Vertiefung der Analgosedierung ist indiziert.
- Hat man bei der Intubation den Verdacht, dass eine **Aspiration** vorliegt, sollte man vor Beatmung endotracheal absaugen.

ZUSAMMENFASSUNG

Beim **Eintreffen an einer Unfallstelle** beurteilt man zuerst die Unfallsituation, klärt, ob Maßnahmen zum Eigen- und Fremdschutz notwendig sind, sichtet die Patienten und fordert entsprechend Verstärkung an. In der Notfallsituation betreibt man gleichzeitig Diagnostik und Therapie. Eine **akute Vitalbedrohung** wird mithilfe des ABCDE-Schemas schnell verifiziert. **A**irway (Atemwegsmanagement/HWS-Stabilisierung), **B**reathing (Beatmung/Ventilation), **C**irculation (Kreislauf/Blutungskontrolle), **D**isability (neurologischer Status) und **E**xposure/Environmental Controle (Entkleidung und Wärmeerhalt). Mit diesem Schema sind lebensbedrohliche Situationen schnell zu erkennen und man kann ggf. lebensrettende Sofortmaßnahmen einleiten. Erst nach diesen Basismaßnahmen erhebt man differenzierte Befunde und ergreift dann symptomabhängige Notfallmaßnahmen. Bei Beatmungsproblemen an **DOPES** (Displacement, Obstruction, Pneumothorax, Equipment Failure, Stomach) denken und die einzelnen Punkte abklären.

4.11 Patientenübergabe

Anamnese

Sie betreuen heute den gynäkologischen OP-Saal. Gegen 10.30 Uhr kommt zu Ihnen eine Patientin in die Narkoseeinleitung, die eine elektive laparoskopische totale Hysterektomie bei Uterus myomatosus bekommen soll. Sie betrachten sich das Prämedikationsprotokoll und erhalten folgende relevante Informationen:

- 64-jährige Patientin, 165 cm, 85 kg, ASA III, Zähne fest, nüchtern
- 3-Gefäß-KHK mit Z. n. mehrfach PTCA mit Drug-Eluting-Stents, letztmals vor 2 J., seither keine kardiale Beschwerdesymptomatik, > 4 METs belastbar, regelmäßige kardiologische Kontrollen unauffällig (letztmals vor 2 Mon.), im 12-Kanal-EKG bekannter Linksschenkelblock mit konsekutiven Erregungsrückbildungsstörungen
- Arterielle Hypertonie, Hyperlipoproteinämie, fortgesetzter Nikotinabusus mit 40 py, NIDDM Typ 2, Hypothyreose
- Allergien: Latex
- Vornarkosen: lap. Cholezystektomie, diagnostische Laparoskopie, Knie-TEP rechts, Katarakt-OP bds. (bek. Anisokorie rechts > links), bisher keine Narkoseprobleme bekannt
- Dauermedikation: ASS 100 mg 1–0–0, Metoprolol 47,5 mg 1–0–1, Simvastatin 40 mg 0–0–1, Metformin 1000 mg 1–0–0, L-Thyroxin 75 µg 1–0–0

Sie fragen bei der Patientin nochmals die Identität, die Operation und die Nüchternheit ab. Des Weiteren vergewissern Sie sich, dass sie von Ihrem Kollegen korrekt für eine Allgemeinanästhesie aufgeklärt wurde und sie keine Fragen mehr hat. Anschließend führen Sie die Narkoseeinleitung durch. Die Maskenbeatmung ist mit einem Guedel-Tubus sicher möglich und die Intubation bei einem Cormack-Lehane 2-Situs routiniert durchführbar. Die Operation verläuft so weit problemlos. Da sich die Operation langsam dem Ende neigt, lassen Sie die nächste Patientin bestellen und verabreichen der Patientin für die postoperative Analgesie noch 1 g Metamizol als Kurzinfusion. Da betritt Ihr Kollege den OP-Saal und will Sie zur Mittagspause ablösen.

Fragen und Antworten

Warum ist eine adäquate Patientenübergabe an den ablösenden Kollegen so wichtig?

Die **Kommunikation** im perioperativen Behandlungsteam stellt eine **elementare Säule der Patientensicherheit** dar, da hier wesentliche und für den Erfolg und die Sicherheit der Behandlung relevante Informationen ausgetauscht und weitergegeben werden müssen. Bis zu **65 % der auftretenden Fehler** lassen sich dabei auf eine ungenügende Kommunikation zurückführen und sind somit vermeidbar. Dabei erfährt ein Patient im Rahmen seines perioperativen Settings mindestens drei Patientenübergaben (Station → OP, OP → Aufwachraum, Aufwachraum → Station). Dazu kommen ggf. noch weitere Übergaben während der Operation selbst durch Pausenablösungen oder Schichtwechsel des ärztlichen und pflegerischen Personals. **Jede** dieser intraoperativen **anästhesiologischen Übergaben erhöht** dabei das **Morbiditäts- und Letalitätsrisiko** des Patienten **um 8 %,** sowohl durch ärztliche als auch pflegerische Übergaben. Folglich ist die Anzahl intraoperativer Patientenübergaben auf die notwendige Zahl zu reduzieren und die Qualität der einzelnen Übergaben sicherzustellen.

Welche Informationen würde Ihre Patientenübergabe enthalten und wie würden Sie diese strukturieren?

Um die Qualität der Patientenübergaben sicherzustellen und Behandlungskomplikationen zu vermeiden, empfiehlt die Deutsche Gesellschaft für Anästhesie und Intensivmedizin (DGAI) Inhalte einer Patientenübergabe in einer Standard Operating Procedure (SOP) festzulegen und diese konsequent umzusetzen. Die Strukturierung der Informationen soll sich dabei an dem **SBAR-Konzept** (**S**ituation, **B**ackground, **A**ssessment, **R**ecommendation, ➢ Abb. 4.14) orientieren. Nachfolgend ein Beispiel, welche Inhalte die einzelnen Komponenten des SBAR-Konzepts enthalten können:

- **Situation** („kurze Zusammenfassung"): Geschlecht, Name, Alter, Diagnose, operativer Eingriff, Anästhesieverfahren.
  Frau M., 64-jährige Patientin mit Uterus myomatosus erhält eine laparoskopische totale Hysterektomie in Allgemeinanästhesie.
- **Background** („relevante Befunde der präoperativen Evaluation und der Anästhesieeinleitung"): ASA-Klassifikation, relevante Vorerkrankungen, relevante präoperative Medikation, relevante präoperative Untersuchungsbefunde, Allergien, Nüchternheit, relevante Informationen zur Anästhesieeinleitung (z. B. Komplikationen bei der Atemwegssicherung, Beatmungsprobleme, schwierige Venenverhältnisse, unzureichende Regionalanästhesie, präoperative Kommunikationsprobleme mit dem Patienten, z. B. durch Sprachbarriere oder präoperative psychische Auffälligkeiten).
  → ASA-III-Patientin mit aktuell stabiler 3-Gefäß-KHK, Patientin ist gut belastbar, arterielle Hypertonie, Nikotinabusus, NIDDM Typ 2; Dauermedikation mit ASS und Betablocker perioperativ fortgesetzt, Metformin am Operationstag pausiert. Bekannter LSB im EKG mit konsekutiven Erregungsrückbildungsstörungen, bekannte Anisokorie rechts > links; Latexallergie. Patientin ist nüchtern. Narkoseeinleitung mit Sufentanil, Propofol und Rocuronium, problemlose Maskenbeatmung und Intubation bei CL 2, Endotrachealtubus bei 21 cm Zahnreihe, einmal 0,5 ml Akrinor® wegen Hypotonie.
- **Assessment** („aktueller Istzustand des Patienten und bisheriger Verlauf"): Monitoring, intraoperative Beatmung, Zugänge (Ort für Applikation von Notfallmedikamenten), Volumentherapie, Medikamente zur Aufrechterhaltung der Narkose (balancierte vs. totale intravenöse Anästhesie, letzte Applikation von welchem Opioid/Muskelrelaxans), Antibiotikaprophylaxe und letzter Applikationszeitpunkt, aktuelle Laborbefunde (Blutzucker, BGA etc.), Wärmemanagement, Blutverlust mit ggf. Applikation von Blutprodukten/Gerinnungsfaktoren.
  → Überwachung mit EKG, nichtinvasiver Blutdruckmessung am rechten Oberarm, Pulsoxymeter jetzt am rechten Ohrläppchen, da kein Signal mehr über den Fingerclip des angelagerten Arms, Relaxometrie am rechten Auge, aktuell 3 von 4 Reizantworten, Cuff-Druck in der letzten Kontrolle bei 25 cmH_2O. Problemlose intraoperative Beatmung, nach Steigerung des AMV nach Anlage des Kapnoperitoneums wieder normwertiges endtidales CO_2; i. v. 18 G-Zugang am rechten Unterarm mit Möglichkeit zur Applikation von (Notfall-)Medikamenten über diesen 3-Wege-Hahn, aktuell läuft die erste kristalloide Infusionslösung. Totale intravenöse Anästhesie mit Propofol- und Remifentanil-Perfusor über den Zugang am rechten Arm, letztes Muskelrelaxans waren 10 mg Rocuronium vor 20 Min., gerade noch einmal 5 µg Sufentanil verabreicht. Antibiotikaprophylaxe mit Cefuroxim zur Narkoseeinleitung erhalten. Blutzucker um 11:30 Uhr bei 97 mg/dl. Wärmemanagement mittels Konvektionswärme. Blutverluste trotz ASS nicht relevant, 2 Erythrozytenkonzentrate in der Blutbank auf Abruf.
- **Recommendation** („Empfehlungen für die weitere [postoperative] Versorgung"): relevante Operationsdetails (Drainagen), weiterversorgende Einheit (Aufwachraum → Station, Überwachungsstation, Intensivstation), postoperative

Schmerztherapie, postoperative Anordnungen des Operateurs (z. B. Nahrungskarenz, Thromboseprophylaxe, Röntgen Thorax zur Lagekontrolle von Thoraxdrainagen, Mobilisationseinschränkungen).
→ Operateure wollen noch eine Robinson-Drainage ins kleine Becken einlegen; Patientin soll über den Aufwachraum auf Normalstation. Essen, Trinken und Vollmobilisation frei, soweit möglich, abends Thromboseprophylaxe. Zur postoperativen Analgesie gerade 1 g Metamizol verabreicht, weitere Analgesie mit Piritramid, Schmerzmedikation für Station verordnet.

Der ablösende Kollege übergibt die Patientin nach problemloser Ausleitung an den Aufwachraum. Auf welche Rahmenbedingungen sollte er bei seiner Patientenübergabe achten?
Nicht nur Probleme des Senders und des Empfängers können zu einer gestörten Kommunikation

S ituation
- Geschlecht
- Name
- Alter
- Diagnose
- Operative/r Eingriff/Intervention
- Anästhesieverfahren

B ackground
- **S** core (ASA-Klassifikation)
- **A** llergien
- **M** edikation
- **P** atientengeschichte (relevante Vorerkrankungen/Befunde)
- **L** etzte Mahlzeit (Nüchternheit)
- **E** inleitung (Besonderheiten Narkoseeinleitung)

A ssessment
- **A** Atemwegssicherung, Cuff-Druck
- **B** Beatmungsverfahren/-einstellungen, Pulsoxymeter
- **C** EKG, Blutdruck, Zugänge, Infusionstherapie, Gerinnungs- und Blutprodukte
- **D** Narkosemedikamente (Hypnotikum, Opioid, Muskelrelaxans), Narkosetiefeüberwachung, Blutzucker
- **E** Antibiotikaprophylaxe, Wärmemanagement, BGA/Labor

R ecommendations
- **P** ostoperative Lagerung (Extremitätenschienen, Bettruhe, Bauchbinden etc.) und Mobilisation
- **O** perationsdetails (weiterer Operations- und Anästhesieverlauf, Drainagen mit Art, Lokalisation und ggf. Sogtherapie)
- **S** chmerztherapie postoperativ
- **T** hromboseprophylaxe und Antikoagulation postoperativ
- **O** rt der weiteren Versorgung (weiterversorgende Einheit)
- **P** ostoperative Nüchternheit

Abb. 4.14 SBAR-Konzept [V492]

führen, sondern auch **Probleme des Übertragungsweges.** Deswegen sollten folgende Rahmenbedingungen eingehalten werden, um die Kommunikation im Rahmen der Patientenübergabe nicht zu stören.

- Vorbereitung des Equipments vor Eintreffen des Patienten (Monitoring, Perfusoren, Beatmungsgerät etc.).
- Adäquate Einstellung der Alarmgrenzen vor Übergabe, damit nicht während der Patientenübergabe ständig irrelevante Alarme die Aufmerksamkeit stören.
- Anwesenheit aller erforderlichen Personen für die Übergabe (Pflege und Arzt)
- Patient umlagern und an Überwachungsgeräte/Beatmungsgerät anschließen, erst danach Übergabe, wenn sich alle ausschließlich auf die Patientenübergabe konzentrieren können
- Nur patientenspezifische professionelle Kommunikation, das heißt keine Privatgespräche und keine Unterbrechungen der Kommunikation (außer Notfälle)
- Den Sender seine Patientenübergabe vollständig durchführen lassen, erst im Anschluss offene Fragen klären (es sollte immer nur einer sprechen)
- Kein Zeitdruck, denn dieser führt zu unvollständigen und fehlerhaften Übergaben

ZUSAMMENFASSUNG

Durch eine adäquate **Kommunikation** im Rahmen der Patientenübergabe können mehr als die Hälfte der auftretenden Fehler vermieden werden. Um alle relevanten Informationen zu übermitteln, sollten diese sinnvoll strukturiert werden. Das **SBAR-Konzept** strukturiert die Informationen in **Situation, Background, Assessment** und **Recommendation,** wobei die Inhalte der einzelnen Punkte an die jeweiligen Bedürfnisse vor Ort angepasst und in einer entsprechenden SOP fixiert werden können. Daneben ist auch auf eine **adäquate Umgebung** für die Übergabe zu achten um Störungen der Kommunikation in der Patientenübergabe zu vermeiden.

4.12 Fehlende Diurese nach Hemikolektomie

Anamnese

In der Nacht wird ein 69-jähriger, somnolenter Patient von der chirurgischen Normalstation auf Ihre Intensivstation verlegt. Bei dem Patienten wurde wenige Tage zuvor eine Hemikolektomie durchgeführt. An Vorerkrankungen ist nur ein mit Metoprolol eingestellter arterieller Hypertonus bekannt. Der Patient hat wegen Darmträgheit wenig gegessen und getrunken, der Blutdruck sei schon zwei Tage eher niedrig. Da der Patient die letzten 24 h kaum Wasser gelassen habe, hat der diensthabende Arzt ihm einige Stunden zuvor 40 mg Furosemid gespritzt, dies habe aber zu keiner gesteigerten Diurese geführt.

Untersuchungsbefund

RR 70/45 mmHg, HF 120/Min. Der Patient atmet flach, SaO_2 von 95 % ohne Sauerstoffzufuhr. **EKG:** bis auf eine Sinustachykardie unauffällig. Röntgen Thorax: ohne Auffälligkeiten. **Laborwerte:** Hb 15,5 g/dl, Hkt 58 %, Kreatinin 3,9 mg/dl, Harnstoff 199 mg/dl, pH 7,28, Kalium 5,9 mmol/l, Natrium 150 mmol/l.

Fragen und Antworten

Welche Diagnose stellen Sie?

Bei diesem Patienten besteht ein **akutes Nierenversagen (ANV)** mit Verlust der Diurese, Anstieg von Kreatinin (Normwert < 1,3 mg/dl), Harnstoff (Normwert 25–33 mmol/l) und Kalium (Normwert 3,5–4,5 mmol/l) im Serum.

Als akutes Nierenversagen bezeichnet man eine prinzipiell reversible, plötzlich auftretende Verschlechterung der Nierenfunktion. Neueren internationalen Definitionen zufolge spricht man heutzutage von einer **akuten Nierenschädigung** (Acute Kidney Injury, AKI). Die AKI hat eine Inzidenz von 30–50 % bei Intensivpatienten und erhöht die Mortalität auf der Intensivstation signifikant. 2017 wurde die AKD (Acute Kidney Disease) eingeführt, da viele Intensivpatienten nicht in die alte Nomenklatur gepasst haben, die nur zwischen der AKI und der CKD (Chronic Kidney Disease) unterscheidet. Diese ist dadurch gekennzeichnet, dass bei Intensivpatienten eine andere Erkrankung besteht, die die Nierenschädigung unterhält. Heilt diese aus, kann sich die Niere auch nach längerer Zeit erholen.

Was wissen Sie allgemein über Ätiologie und Inzidenz?

Die Ätiologie der akuten Nierenschädigung wird nach Lokalisation unterteilt in prä-, intra- und postrenale Genese (➤ Abb. 4.15). Das prärenale Nierenversagen ist mit etwa 70 % das häufigste, gefolgt vom intrarenalen (20 %) und postrenalen (10 %) Nierenversagen.

- **Prärenale Ursachen:** Exsikkose, Volumenverlust, Blutung
- **Intrarenale Ursachen:**
  - Akute Tubulusnekrose durch Ischämie (z. B. Schock), Toxine (NSAR, Kontrastmittel), Verstopfung (Rhabdomyolyse, Hämolyse)
  - Interstitielle Nephritis (parainfektiös [Hantavirus], allergisch [Penicillin])
  - Rapid progressive Glomerulonephritis

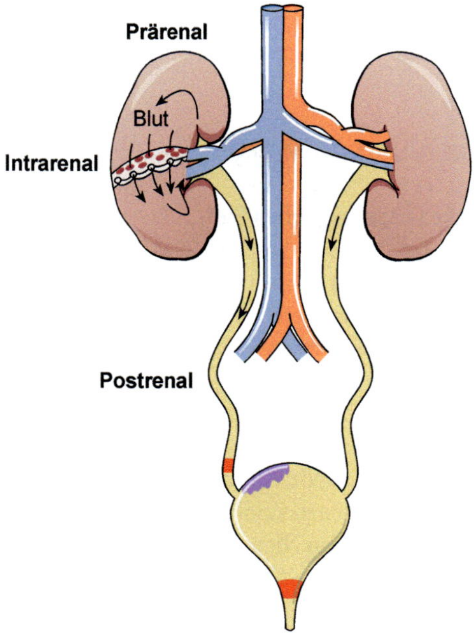

Abb. 4.15 Ursachen der akuten Nierenschädigung [L141]

- **Postrenale Ursachen:** Prostatahyperplasie, Harnleitersteine, Tumoren, verstopfte transurethrale oder suprapubische Blasenkatheter, Harnblasentamponade durch blutige Katheteranlage oder sonstige Blutung
- Als weitere Ursachen kommen auch eine schwere Sepsis und ein entgleister Diabetes mellitus infrage.

Welche Pathogenese liegt hier zugrunde? Welche Symptome erwarten Sie daher?

Auslöser ist in diesem Fall eine Hypovolämie. Da dieser Flüssigkeitsmangel für eine Minderperfusion der Niere verantwortlich ist und vor der Niere liegt, bezeichnet man diese renale Störung als **prärenales Nierenversagen.**

Die Niere kann ihre Perfusion durch Autoregulationsmechanismen in einem weiten Blutdruckbereich (MAD 70–200 mmHg) aufrechterhalten. Sinkt der arterielle Mitteldruck unter einen bestimmten Wert, sistiert die Diurese. Wichtigstes **Symptom** sind die Anamnese (geringe Flüssigkeitszufuhr), schwere **Hypotonie** und eine daraus resultierende **Reflextachykardie.** Weitere Hinweise darauf sind ein **hoher Hämatokrit** (Normwert 40–52 % bei Männern) als Zeichen des „Eindickens" des Blutes und die ausgeprägte Hypernatriämie (Norm 133–139 mmol/l), da das Serumnatrium direkt vom Gesamtkörperwasser abhängig ist.

Welche Initialtherapie wählen Sie?

- **Volumengabe:** Kristalloidlösungen , da kolloidale Infusionslösungen schlechter filtriert werden und die Niere zusätzlich belasten.
- **Katecholamine:** zur Anhebung des arteriellen Mitteldrucks, wenn die Volumengabe allein nicht zum Blutdruckanstieg führt. Vasopressorische Substanz der Wahl ist Noradrenalin, das über einen Perfusor gegeben wird. Zusätzlich kann Dobutamin gegeben werden, um die kardiale Pumpleistung und die Durchblutung des Splanchnikusgebiets zu verbessern.
- **Schleifendiuretika:** sind zunächst nicht indiziert, da sie in die Tubuli gelangen müssen, um eine Wirkung zu entfalten, was bei dem vorliegenden Blutdruck nicht möglich ist. Wenn Blutdruck und Volumenstatus optimiert und weitere mögliche Ursachen für die Nierenschädigung ausgeschlossen sind, ist ein „Startversuch" z. B. mit Fu-

rosemid 250 mg über 3 h eine Möglichkeit, um eine Eigendiurese zu initiieren.

- Zur Infusion von Katecholaminen und zur evtl. Messung des zentralen Venendrucks werden dem Patienten zeitnah ein **zentraler Venenkatheter** sowie eine **arterielle Kanüle zur exakten Blutdruckmessung** gelegt.
- **Dialyse:** Wenn der Patient bereits eine Niereninsuffizienz hat oder das Nierenversagen schon über einen längeren Zeitraum besteht, ist die Wahrscheinlichkeit hoch, dass eine Dialyse erfolgen muss. Dann kann man statt eines „normalen" ZVK primär einen **großlumigen Dialysekatheter (Shaldon-Katheter)** legen. Bevorzugter Anlageort ist die rechte V. jugularis interna, da nach aktueller Datenlage der Dialysefluss in dieser Position am besten, die Infektionsrate des Katheters am geringsten (längere Liegedauer) und die Gefahr einer Thrombose am kleinsten ist.

In welche Stadien lässt sich das Krankheitsbild einteilen?

Es gibt weltweit etwa 29 verschiedene Definitionen des Begriffs „akutes Nierenversagen". Um dieses häufige Krankheitsbild richtig erfassen zu können, haben sich mehrere Arbeitsgruppen um eine einheitliche Definition bemüht. Das derzeit am häufigsten verwendeten Diagnosekriterien ist der amerikanische **RIFLE-Score** (➤ Tab. 4.10). Hier wird aus drei verschiedenen Werten (Diurese, Serumkreatinin, glomeruläre Filtrationsrate) ein zutreffender Parameter zur Einteilung in ein bestimmtes Stadium der Nierenschädigung gewählt. Diese Einteilung erfolgt unabhängig vom Beginn der Symptomatik.

Eine Modifikation dieser Kriterien wurde vom Acute Kidney Injury Network vorgenommen (**AKIN-Score,** ➤ Tab. 4.11), die die Sensitivität der RIFLE-Klassifikation erhöhen soll, aber durch Einführung eines Zeitfensters von 48 h die akute Veränderung definiert. Hier wird das schlechteste von nur zwei Kriterien gewählt, es gibt nur drei Stufen, da die letzten beiden RIFLE-Kriterien für Intensivpatienten nicht relevant sind und die Einteilung für den klinischen Betrieb einfacher handhabbar wird.

Bei Ihrem Patienten wäre nach den RIFLE-Kriterien das Stadium des Nierenversagens (**F**ailure), nach AKIN-Kriterien das Stadium 3 erreicht. Es muss also unverzüglich eine Therapie eingeleitet werden, um die Nierenfunktion wiederherzustellen.

Auch am nächsten Tag besteht keine Eigendiurese (Kalium 6,2 mmol/l, Harnstoff 234 mmol/l). Wie gehen Sie vor?

Da der Patient trotz Volumengabe und Kreislaufunterstützung immer noch anurisch ist und zusätzlich noch eine bedrohliche Hyperkaliämie hat, ist

Tab. 4.10 RIFLE-Schema nach ADQI (Acute Dialysis Quality Initiative)

	Anstieg des Serumkreatinins	Abfall der GFR	Urinmenge
Risk (Risiko)	> 50 % vom Ausgangswert	> 25 %	< 0,5 ml/kg KG/h für 6 h
Injury (Schädigung)	> 100 % vom Ausgangswert	> 50 %	< 0, 5 ml/kg KG/h für 12 h
Failure (Versagen)	> 200 % vom Ausgangswert	> 75 %	< 0,3 ml/kg KG/h für 24 h oder Anurie für 12 h
Loss (Verlust)	Kompletter Verlust der Nierenfunktion für > 4 Wo.		
ESRD (End-stage Renal Disease)	Terminale Niereninsuffizienz (TNI)		

Tab. 4.11 AKIN-Score (nach Acute Kidney Injury Network)

Stadium	Kriterium Serumkreatinin	Kriterium Harnzeitvolumen
1	Anstieg des Serumkreatinins ≥ 0,3 mg/dl oder > 150–200 % (1,5- bis 2-Fache) vom Ausgangswert	< 0,5 ml/kg/h für mind. 6 h
2	Anstieg des Serumkreatinins auf > 200–300 % (2- bis 3-Fache) vom Ausgangswert	< 0,5 ml/kg/h für mind. 12 h
3	Anstieg des Serumkreatinins auf > 300 % vom Ausgangswert oder ≥ 4,0 mg/dl und ein akuter Anstieg von ≥ 0,5 mg/dl	< 0,3 ml/kg/h für mind. 24 h oder Anurie für > 12 h

jetzt die Indikation zur Anwendung eines **Nierenersatzverfahrens** zu stellen. Mittlerweile hat sich auf Intensivstationen die **kontinuierliche Hämodiafiltration** weitgehend durchgesetzt. Dabei wird das Blut kontinuierlich mit etwa 35 ml/Min. an einem semipermeablen Dialysefilter entlanggepumpt (➤ Abb. 4.16). Kleinere Moleküle wie Harnstoff, Kreatinin, Medikamente und Wasser werden entlang des Konzentrationsgefälles durch den Filter getrieben und mit der Dialyseflüssigkeit entfernt. Größere Moleküle wie Blutzellen und Eiweiße bleiben im Blut zurück. Nach dem Filter wird dem Blutstrom ggf. die entzogene Flüssigkeit wieder zugesetzt.

Ob der Patient mit intermittierender Hämodialyse (iHD, 3–4 h) oder einer kontinuierlichen venovenösen Hämodiafiltration (CVVHDF, > 8 h) behandelt wird, hat auf die Mortalität keinen Einfluss. Neuere Studien zeigen allerdings einen Vorteil der kontinuierlichen Verfahren bezüglich der renalen Erholung. Bei kreislaufinsuffizienten Patienten haben kontinuierliche Nierenersatzverfahren den klaren Vorteil, dass sie besser vertragen werden. Ein starker Abfall des Blutdrucks mit Steigerung des Katecholaminbedarfs, wie bei einer intermittierenden Dialyse häufig beobachtet, kommt bei der CVVHDF selten vor.

MERKE

- **Zwingende Dialyseindikationen:** Hyperkaliämie > 6,0 mmol/l, Hypervolämie mit Lungenödem, Urämie mit zentralnervösen Symptomen, schwere Intoxikation (Toxin dialysabel)
- **Kontraindikationen für die Dialyse:** extreme Hyper- oder Hyponatriämie, Hirnödem

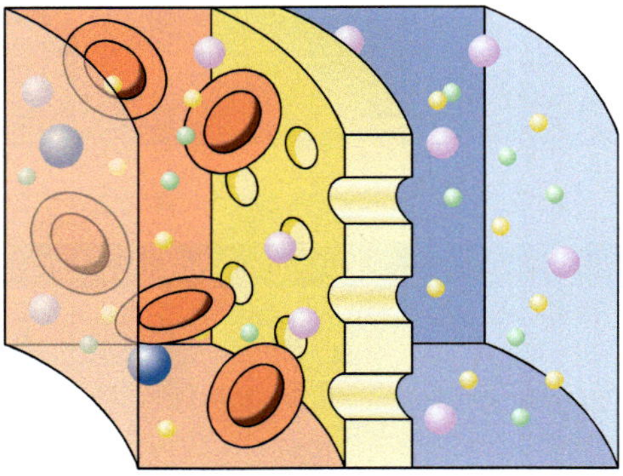

Abb. 4.16 Prinzip einer semipermeablen Membran [L141]

ZUSAMMENFASSUNG

Die akute Nierenschädigung (AKI) ist bei Intensivpatienten ein häufiges Krankheitsbild (bis zu 50 %) mit hoher Mortalität. Es gibt prä-, intra- und postrenale **Ursachen** für ein Nierenversagen. Die **Stadieneinteilung** erfolgt unter Berücksichtigung des Serumkreatinins, der Urinproduktion pro Zeit oder des Abfalls der GFR (RIFLE- oder AKIN-Score). Wichtig für eine mögliche Erholung der Nierenfunktion sind die rechtzeitige Identifikation und der zeitnahe Therapiebeginn. Vor Beginn einer medikamentösen oder apparativen **Therapie** müssen erst die Ursachen für eine Nierenschädigung behoben werden. Die Therapie erfolgt zunächst konservativ entsprechend dem Auslöser. Bei kritischen Veränderungen der Elektrolyte oder bei toxischen Metaboliten, muss die Nierenfunktion zeitweise über ein Nierenersatzverfahren ersetzt werden.

4.13 Akuter Schwindel mit Bewusstseinsstörung

Anamnese

Sie werden in die Notaufnahme zu einer 76-jährigen Patientin mit Hypotonie und Schwindel gerufen. Die Patientin ist somnolent, kaltschweißig und kurzatmig. Laut Angehörigen ist der Zustand vor einer Stunde akut aufgetreten. Seit einigen Tagen leide die Patientin an einer Gastroenteritis mit Diarrhö und Erbrechen. Die Tabletten gegen Herzschwäche, hohen Blutdruck und gegen Wasser haben die Beteiligten in der Aufregung zu Hause vergessen. Vor einigen Jahren habe die Patientin einen leichten Schlaganfall gehabt, davon sei aber nichts nachgeblieben.

Untersuchungsbefund

RR 85/56 mmHg, Puls schnell und flach tastbar. Lungen: feinblasige Rasselgeräusche. Die Pflegekraft hat inzwischen ein EKG abgeleitet und legt es Ihnen vor (➤ Abb. 4.17]).

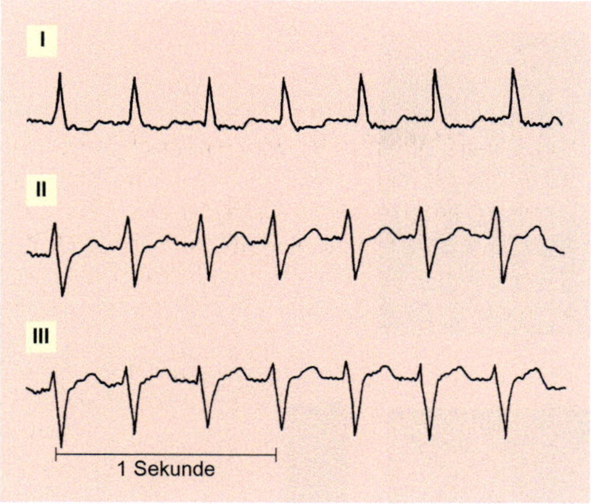

Abb. 4.17 EKG der Patientin (Schreibgeschwindigkeit 50 mm/s) [O646]

Fragen und Antworten

Befunden Sie das EKG. Welche Diagnose stellen Sie?

Im EKG erkennt man einen tachykarden Rhythmus, der zum palpatorischen Pulsbefund passt. Die Kammerkomplexe sind schmal (96 ms), was auf eine supraventrikuläre Tachykardie hinweist. Es sind keine P-Wellen zu erkennen, was auf eine **absolute Arrhythmie** schließen lässt. ST-Streckenveränderungen sind nicht vorhanden. Die Diagnose lautet daher **Tachyarrhythmia absoluta.**

Welche Ursache sehen Sie hier für den Zustand?

Die Patientin leidet seit einigen Tagen an Diarrhö und Erbrechen. Damit einhergehend sind Verluste an Flüssigkeit und an Elektrolyten, v. a. Kalium. Der **Volumenmangel** kann für die Tachykardie und Hypotonie verantwortlich sein. Auch eine isolierte **Hypokaliämie** kann ein Vorhofflimmern auslösen. Kalium senkt die Herzfrequenz, weil es nur langsam in die Zelle einströmt und aktiv wieder herausgeschleust wird.

Welche Akuttherapie schlagen Sie vor?

Da die Patientin kreislaufinstabil ist, muss nach derzeit gültigen ERC-Leitlinien eine **synchronisierte elektrische Kardioversion** (bis zu 3 Versuche) erfolgen (➤ Abb. 4.18). Dazu wird der Patientin unter Standardmonitoring (EKG, RR-Messung, Pulsoxymetrie) eine Analgosedierung oder Allgemeinanästhesie verabreicht. Die synchronisierte Kardioversion erfolgt R-Zacken-getriggert, d. h., es wird etwa 20 s nach einer R-Zacke (außerhalb der vulnerablen Phase) ein Stromstoß abgegeben. Bei biphasischen Geräten beginnt man i. d. R. mit 70–200 J und steigert dann schrittweise die Energie. Biphasische Geräte haben, im Vergleich zu monophasischen, den Vorteil, dass sie bei gleicher Effektivität eine geringere Energie abgeben und so das Myokard weniger schädigen.

Ist der Herzrhythmus nach dem dritten Versuch nicht in einen Sinusrhythmus konvertiert, verabreicht man 300 mg Amiodaron i. v. über 10–20 Min. Dann erfolgen weitere Kardioversionsversuche und die Gabe von 900 mg Amiodaron über 24 h.

Die **Defibrillation** muss **unverzüglich bei Patienten mit Kammerflimmern oder einer pulslosen Kammertachykardie** erfolgen und der **erste Schock** wird **mit einer Energie von mind. 150 J (biphasische Geräte)** abgegeben. Beim zweiten Schock kann die Energie z.B. auf 200 J erhöht werden. Manchmal wird empfohlen, darauffolgende Schocks mit noch höherer Energie (bis 360 J) zu verabreichen.

MERKE

Kardioversionen sind schmerzhaft und Sedativa wie Propofol und Benzodiazepine sind keine Analgetika! Bitte Analgesie nicht vergessen.

Wie werden diese Herzrhythmusstörungen unterteilt? Wie behandelt man sie jeweils?

Die Tachyarrhythmia absoluta ist eine der am häufigsten auftretenden Herzrhythmusstörungen und in 85 % der Fälle selbstlimitierend. Im EKG (möglichst 12-Kanal) lassen sich die Tachykardien in Breit- (< 120 ms) und Schmalkomplextachykardien (> 120 ms) unterteilen.

Tachykardien mit schmalen QRS-Komplexen (supraventrikuläre Tachykardie):

- Regelmäßiger Rhythmus: Versuch von vagalen Manövern (Valsalva-Manöver, Karotismassage, kaltes Wasser, Husten). Persistiert der Zustand, ggf. Gabe von 6–12 mg Adenosin als schnelle i. v. Injektion (**cave:** Kontraindikationen beachten), die Gabe kann bis zu zweimal wiederholt werden.
- Unregelmäßiger Rhythmus (V. a. Vorhofflimmern): Wenn die Rhythmusstörung vor weniger als 48 h begonnen hat, Versuch der Rhythmisie-

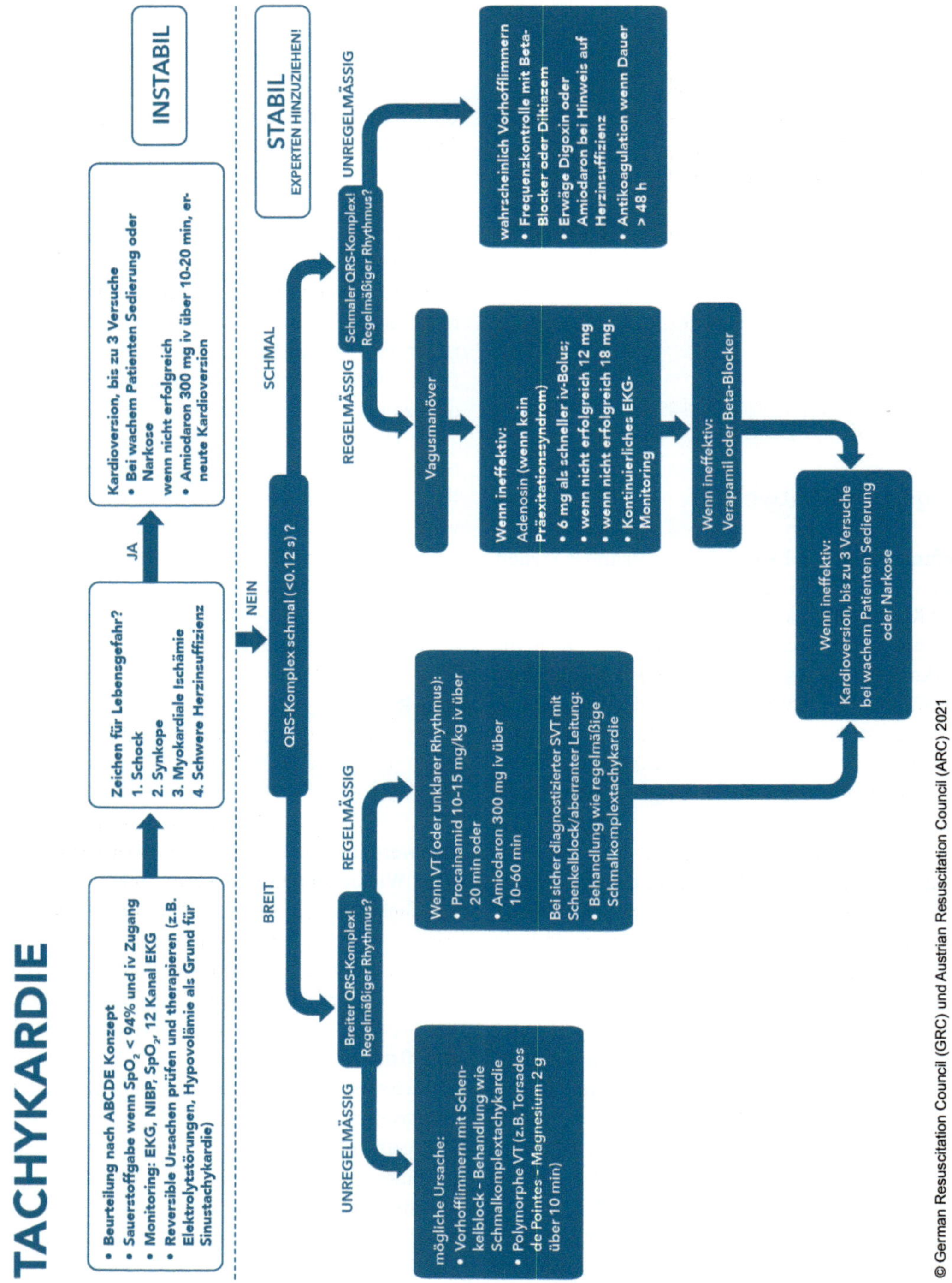

Abb. 4.18 Tachykardie-Algorithmus [W1071-002]

rung mit Amiodaron 300 mg i. v. über 30–40 Min., danach erfolgt die kontinuierliche Gabe von 900 mg über 24 h. Bei unbekannter Dauer erfolgt die Frequenzkontrolle mit Betablockern (z. B. Metoprolol) oder Digitalis. Patienten mit weiter bestehender absoluter Arrhythmie müssen wegen der Gefahr der Bildung eines Vorhofthrombus antikoaguliert werden.

Tachykardien mit breiten QRS-Komplexen:

- Regelmäßiger Rhythmus:
  - Ventrikuläre Tachykardie: Amiodaron 300 mg i. v. über 30 Min., danach „Aufsättigen" mit 900 mg/24 h
  - Supraventrikuläre Tachykardie mit bekanntem Schenkelblock: Adenosin-Gabe wie bei der Schmalkomplex-Tachykardie
  - Polymorphe ventrikuläre Tachykardie: Magnesiumsulfat 2 g über 10 Min. i. v.
- Unregelmäßiger Rhythmus: auf alle Fälle einen Kardiologen hinzuziehen
  - Vorhofflimmern mit Präexitation: Amiodaron 300 mg i. v. über 10–60 Min., danach „Aufsättigen" mit 900 mg/24 h
  - Vorhofflimmern mit Schenkelblock: Adenosin-Gabe wie bei Schmalkomplex-Tachykardie

Wann würden Sie Ihrer Patientin eine ICD-Implantation (implantierbarer Kardioverter-Defibrillator) empfehlen?

Der ICD ist ein kleiner implantierbarer Defibrillator, der den Herzrhythmus des Trägers überwacht. Er wird individuell für jeden Patienten programmiert. Die Hauptindikation ist die ventrikuläre Tachykardie (VT) bzw. das daraus entstehende Kammerflimmern, insbesondere nach stattgehabtem Myokardinfarkt. Erkennt der ICD diese Rhythmusstörung, kann er durch die Abgabe eines elektrischen Impulses (Defibrillation oder Überstimulation) das Herz in den Ausgangsrhythmus überführen. Neuere Modelle können diese Daten aufzeichnen und speichern, sodass sie ausgelesen, interpretiert und die Therapie optimiert werden kann.

Weitere Indikationen für eine ICD-Implantation sind:

- Hypertrophe Kardiomyopathie
- Idiopathisches Kammerflimmern
- Herzinsuffizienz (NYHA II–III mit einer Ejektionsfraktion < 35 %)
- Brugada-Syndrom
- Long-QT-Syndrom

MERKE

Bei schwerer Hypokaliämie wird auch eine elektrische Kardioversion zu keinem Erfolg führen.

ZUSAMMENFASSUNG

Die Tachyarrhythmia absoluta ist eine häufige Herzrhythmusstörung, die ebenso häufig spontan sistiert. Kreislaufinstabile Patienten mit Tachykardie werden sofort unter Analgosedierung oder Kurznarkose möglichst **synchronisiert elektrisch kardiovertiert.** Bei stabilen Patienten schreibt man zunächst ein 12-Kanal-EKG und therapiert dann nach Befund.

4.14 Tonsillektomie bei einem Kind

Anamnese

Sie sitzen in der Prämedikationsambulanz und klären die Mutter der 3-jährigen Anna über die Narkose für die bevorstehende Tonsillektomie auf. Anna ist ein munteres Kind, das in der Spielecke herumtollt. Erkrankungen des Herz-Kreislauf-Systems, der Lunge, Nieren, Leber sowie Stoffwechselstörungen sind nicht bekannt. Die Anamnese bezüglich Blutgerinnungsstörungen und Muskelerkrankungen ist leer und laut vorliegendem Impfausweis wurden alle von der STIKO empfohlenen Schutzimpfungen durchgeführt. Operiert wurde Anna bisher nicht, auch in der Familie gab es keinerlei Narkosezwischenfälle. Das einzige Problem sind rezidivierende Entzündungen der Tonsillen, die morgen operativ entfernt werden sollen.

Untersuchungsbefund

3-jähriges, gesundes Mädchen, normal entwickelt. Herz, Lunge, Abdomen klinisch unauffällig. Mallampati 1, Tonsillen vergrößert, im Kopf-Hals-Bereich keine Lymphknoten tastbar. Herzfrequenz: 112/Min., RR 98/45 mmHg, Temperatur: 36,9 °C.

Fragen und Antworten

Wie lange vor dem Eingriff darf Anna nichts mehr essen?

Klare Flüssigkeiten (Wasser und Tee) sind laut Richtlinie der Deutschen Gesellschaft für Anästhesie und Intensivmedizin unabhängig vom Alter (also vom Säugling bis zum Erwachsenen) bis zu 2 h präoperativ erlaubt. Bis zum Ende des 1. Lj. gilt für Muttermilch und andere Milchnahrung eine Karenzzeit von 4 h. Für Kinder ≥ 1. Lj. gelten die gleichen Nüchternheitsrichtlinien wie für Erwachsene: Für fett- (Milch) und säurehaltige (Saft) Flüssigkeiten sowie feste Speisen sollte eine Nahrungskarenz von 6 h eingehalten werden.

Demnach darf Anna bis 6 h präoperativ essen und bis 2 h vor der Operation Wasser oder Tee trinken.

Welche Möglichkeiten der Narkoseeinleitung gibt es? Wann ist welche Form indiziert und wie gehen Sie jeweils vor?

Kindernarkosen können intravenös oder inhalativ eingeleitet werden. Dies hängt von der Grunderkrankung und dem Vorhandensein eines intravenösen Zugangs ab:

- **Intravenöse Einleitung:** bei Kindern, die bereits einen i. v. Zugang haben oder bei denen man Atemwegsschwierigkeiten erwartet. Eine absolute Indikation besteht bei erhöhter Aspirationsgefahr. Um den Venenpunktionsschmerz zu mindern, sollte man rechtzeitig vor der Punktion EMLA®-Salbe-/Pflaster auftragen lassen. Als Induktionsnarkotikum wird meistens Propofol in Kombination mit einem Opioid wie Fentanyl, Sufentanil oder Remifentanil verwendet, ggf. plus ein Muskelrelaxans.
  Der Ablauf der intravenösen Einleitung bei Kindern entspricht dem bei Erwachsenen.
- **Inhalative Einleitung:** Nüchterne Kinder < 10 J. werden inhalativ eingeleitet, wenn kein i. v. Zugang vorhanden ist oder die Punktionsversuche frustran waren. Hierfür atmet das Kind über eine dicht sitzende Atemmaske ein Gemisch aus Sauerstoff und Sevofluran 8 Vol.-%. Wenn das Kind schläft, legt die Anästhesiepflegekraft den i. v. Zugang oder übernimmt die Maskenbeatmung. Zu diesem Zeitpunkt kann die Sevofluran-Konzentration auf etwa 3 Vol.-% reduziert werden. Solange das Kind spontan atmet, kommt es auch unter hohen Sevofluran-Konzentrationen zu keiner wesentlichen Kreislaufdepression. Sevofluran ist als einziges volatiles Anästhetikum zur inhalativen Einleitung geeignet, da es weder übel riecht noch die Atemwege reizt. Nach Anlage eines i. v. Zugangs werden die weiteren Narkosemedikamente gespritzt und anschließend die Atemwege gesichert.

Generell ist bei der Einleitung von Kindernarkosen eine **medikamentöse Prämedikation** z. B. mit Midazolam wichtig, um Stress und Angst während der Narkoseeinleitung zu vermeiden. Ob die **Anwesenheit eines Elternteils** während der Einschlafphase hilfreich ist, wird seit Langem kontrovers diskutiert. Die Ein- und Ausleitung sollte in einer **ruhigen Atmosphäre** stattfinden und eine Person sollte sich immer um das Kind kümmern. Das Kind darf nie unbeobachtet sein. Frühzeitig sollte man an den **Wärmeerhalt** denken und das Kind mit warmen Decken zudecken sowie den OP-Tisch und -Saal aufheizen.

Bei der Tonsillektomie handelt es sich um einen elektiven Eingriff ohne erhöhtes Aspirationsrisiko, es sind also beide Einleitungsformen möglich, allerdings kann die Maskenbeatmung durch die vergrößerten Tonsillen (➤ Abb. 4.19) erschwert sein.

Nennen Sie die anatomischen Besonderheiten, die bei Kindernarkosen von Relevanz sind.

- **Atemwege:** Die Intubation ist etwas schwieriger als bei Erwachsenen, da Kinder eine größere Zunge und eine weiche, u-förmige Epiglottis haben. Außerdem ist der Hinterkopf relativ groß, sodass es leichter zur Verlegung der oberen Atemwege kommt. Der Kopf wird deshalb zur Maskenbeatmung und Intubation bevorzugt in Neutralstellung oder in Schnüffelposition gelagert.

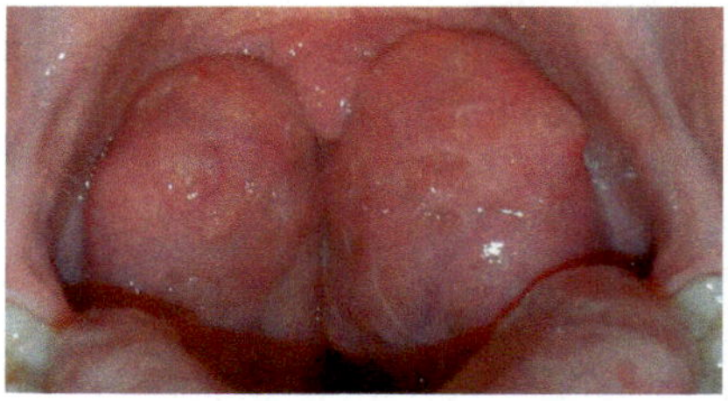

Abb. 4.19 Kissing Tonsils [G548]

- Die **engste Stelle der Trachea** ist nicht wie bei Erwachsenen auf Stimmbandebene, sondern subglottisch. Auch wenn der Tubus problemlos die Stimmbänder passiert, kann er zu groß sein und starken Druck auf die Schleimhaut des Krikoids ausüben. Bei Verwendung eines unbecufften und/oder ungeblockten Tubus sollte dieser bei Beatmungsdrücken von 20–25 mbar undicht werden. Sind höhere Drücke notwendig, bis eine Leckage auftritt, ist der Tubus zu groß gewählt. Durch die Entwicklung von pädiatrischen Microcuff-Tuben® haben sich becuffte und geblockte Tuben auch für die „Kleinsten" in den letzten Jahren durchgesetzt. Diese Tuben sind ab einer Größe von 3,0 mm ID verfügbar.
  Eine Cuff-Druckmessung ist bei geblockten Tuben obligat.
- **Beatmung:** Durch die verminderte funktionelle Residualkapazität kommt es während Apnoephasen trotz vorheriger Präoxygenierung schnell zu Sättigungsabfällen.
- Die **Dehnbarkeit der Lunge** (Compliance) ist vermindert und der Atemwegswiderstand erhöht, sodass oft höhere inspiratorische Beatmungsdrücke notwendig sind.
- Der **Hauptatemmuskel** bei Kindern ist das Zwerchfell. Durch einen luftgefüllten Magen, Meteorismus oder Ileus kann unter Spontanatmung eine Ateminsuffizienz auftreten, aber auch die Beatmung deutlich erschwert sein.
- **Herz-Kreislauf-System:** Die Regulation des Herzzeitvolumens erfolgt bei Säuglingen überwiegend über die Herzfrequenz. Der Grund hierfür ist der durch die physiologische Hypertrophie im fetalen Blutkreislauf relativ steife rechte Ventrikel. Eine Steigerung des Schlagvolumens ist somit nur eingeschränkt über eine Zunahme der Kontraktilität möglich. Bradykardien sind somit zu vermeiden, da gleichzeitig das Herzzeitvolumen abnimmt und vitale Organe in der Folge minderperfundiert werden. Die Herzfrequenz ist im Vergleich zum Erwachsenen erhöht, der Blutdruck verringert. Eine intraoperative Hypertonie ist in aller Regel ein Zeichen für unzureichende Narkosetiefe.
- **Temperaturregulation:** Kinder kühlen durch die im Verhältnis zum Gewicht größere Körperoberfläche schneller aus. Bei Kindernarkosen sollte immer auf den Wärmeerhalt geachtet werden (z. B. durch warme Decken, WarmTouch™, angewärmte Infusionen, Aufwärmen des OP-Saals). Bei Säuglingen ist zudem das Kältezittern uneffektiv, die Wärmeproduktion findet im braunen Fettgewebe statt.
- **Flüssigkeitshaushalt:** Das intravasale Volumen von Kindern ist zwar im Verhältnis zum Körpergewicht etwas höher, absolut gesehen aber deutlich geringer als bei Erwachsenen. Durch eine inadäquate Infusionstherapie kann es somit leicht zu Hypo- oder Hypervolämie kommen. Altersabhängig kommen deshalb Spritzenpumpen oder Infusionssysteme mit Tropfenzähler zum Einsatz.

Was sind typische Komplikationen bei Kindernarkosen? Wie lassen sie sich verhindern?

- **Postoperative Übelkeit und Erbrechen (PONV):** meist harmlos, aber oft sehr störend, daher bei entsprechender Disposition Prophylaxe z. B. mit Dexamethason, Ondansetron oder Dimenhydrinat. Auch eine total intravenöse Anästhesie reduziert die Inzidenz von PONV.
- **Stridor** durch den kleineren Trachealdurchmesser bereits bei geringer Schwellung der Schleimhaut, wenn durch einen zu dicken Tubus, erhöhten Cuff-Druck oder rabiate Intubationsversuche die Schleimheut gereizt oder verletzt wird und anschwillt.
- **Agitation beim Aufwachen:** meist durch Schmerzen, Durst, Hunger, Angst und das **Aufwachdelir** nach Desfluran-/Sevofluran-Narkose. Prophylaktisch wirken eine gute Prämedikation, eine ruhige freundlich Atmosphäre bei der Narkoseeinleitung und eine adäquate Analgesie.

Welche speziellen Gefahren drohen bei HNO-Eingriffen?

- Durch die Operation können auch die Luftwege betroffen sein.
- Anästhesist und Operateur konkurrieren um denselben Arbeitsplatz.
- Durch Fixierung des **Endotrachealtubus** an einem Zungenspatel, den der Operateur nach der Intubation platziert, kann sich die Tubuslage bei jeder Manipulation am Spatel ändern und muss deshalb kontrolliert werden.

- Bei Eingriffen am Ohr kommt es regelmäßig zu **PONV,** deshalb sollte hier eine Prophylaxe in jedem Fall durchgeführt werden.
- Ein **Laryngospasmus** entsteht durch Wundblut oder Speichel nach Tonsillektomien, Tonsillotomien oder Adenektomien, die Richtung Epiglottis fließen. Vor der Extubation daher Mund und Rachen vorsichtig mit einem weichen Absaugkatheter absaugen. Keine Extubation in der Exzitationsphase, da dies ebenso wie Manipulationen im Mund-Rachen-Bereich bei flacher Narkose zu einem Laryngospasmus führen kann. Zur Extubation sollte das Kind wach sein, danach wird es in die stabile Seitenlage gebracht, damit Wundsekret und Speichel abfließen können.
- **Nachblutungen** nach Tonsillektomien können früh innerhalb der ersten Stunden, aber auch noch eine Woche postoperativ auftreten, wenn sich der Wundschorf ablöst. Deshalb werden diese Operationen auch heute noch in aller Regel stationär durchgeführt. Kommt es zur Nachblutung, ist häufig die Intubation erschwert, da sich im Mund-Rachen-Bereich Blut angesammelt hat. Auch ist der wahre Blutverlust schwer abzuschätzen, eine Kontrolle der Laborwerte (Blutbild und Gerinnung) sollte deshalb unbedingt durchgeführt werden.

ZUSAMMENFASSUNG

Die **Einleitung** bei Kindernarkosen kann sowohl inhalativ als auch intravenös erfolgen. Die Intubation und Beatmung ist bei Kindern aufgrund der **anatomischen Besonderheiten** etwas schwieriger und bedarf einer gewissen Übung. Bradykardien sind zu vermeiden, da hierdurch das Herzzeitvolumen bei Säuglingen und Kleinkinder abfällt. An den **Wärmeerhalt** muss von Anfang an gedacht werden. Die Inzidenz der **postoperativen Agitation** lässt sich durch eine gute Prämedikation, eine ruhige Atmosphäre, die Anwesenheit der Mutter und eine gute Schmerztherapie verringern. **Eingriffe im Hals-Nasen-Ohren-Bereich** bergen gewisse Risiken, da Operateur und Anästhesist um den Nasen-Rachen-Bereich konkurrieren und der Zugang zu den Atemwegen intraoperativ deutlich erschwert ist. **Nachblutungen** nach Tonsillektomien können auch noch in der Spätphase der Wundheilung auftreten und sind dann ein akuter Notfall.

4.15 Hexenschuss

Anamnese

Zu Ihnen in die Notaufnahme bringt der Rettungsdienst einen 45-jährigen Mann (1,80 m, ca. 100 kg).

Nach eigenen Angaben habe er am Vortag im Garten mehrere große und ca. 50 kg schwere Pflanzgefäße versetzt. Dabei habe er schon einen stechenden Schmerz im Bereich der Lendenwirbelsäule verspürt, der aber nach einem warmen Bad und unter Eigenmedikation mit 800 mg Ibuprofen zunächst rückläufig gewesen sei. Heute Morgen habe er aber wegen erneuter Schmerzen nicht aus dem Bett aufstehen können, außerdem fühle sich das linke Bein an, als ob es nicht zu ihm gehöre.

Aktuell dumpfer Dauerschmerz NRS um 7–8, bei Bewegung eher stechend und in das linke Bein ziehend bis in den Unterschenkel, hier NRS 9–10.

Vom Notfallsanitäter erfahren Sie noch, dass der Patient nur mithilfe eines Spineboards aus dem Haus zu transportieren gewesen sei, da er aufgrund der Schmerzen nicht habe stehen/gehen können.

Untersuchungsbefund

Nachdem Sie den Patienten zunächst über eine Kurzinfusion mit 2 g Metamizol und 10 mg Oxycodon versorgt haben, können Sie folgenden Befund erheben:

Links paravertebraler Druckschmerz auf Höhe L4/L5 mit Parästhesie, Schmerzen und Parästhesien lateraler distaler Oberschenkel nach medial Richtung Ferse, Sensibilitätsminderung über der Tibiakante links, Fersenstand nicht möglich, Zehenstand sicher, PSR +/+, TPR +/–, ASR +/+, positiver Lasègue links.

Fragen und Antworten

Welche Verdachtsdiagnose stellen Sie?

Die Symptome sprechen für einen akuten Nucleus pulposus prolaps, a. e. auf Höhe L4/L5 mit Herniation der Nervenwurzel L5.

Dass ein Bandscheibenvorfall so akut eintritt, gilt eher als Seltenheit. Die meisten Patienten leiden zu-

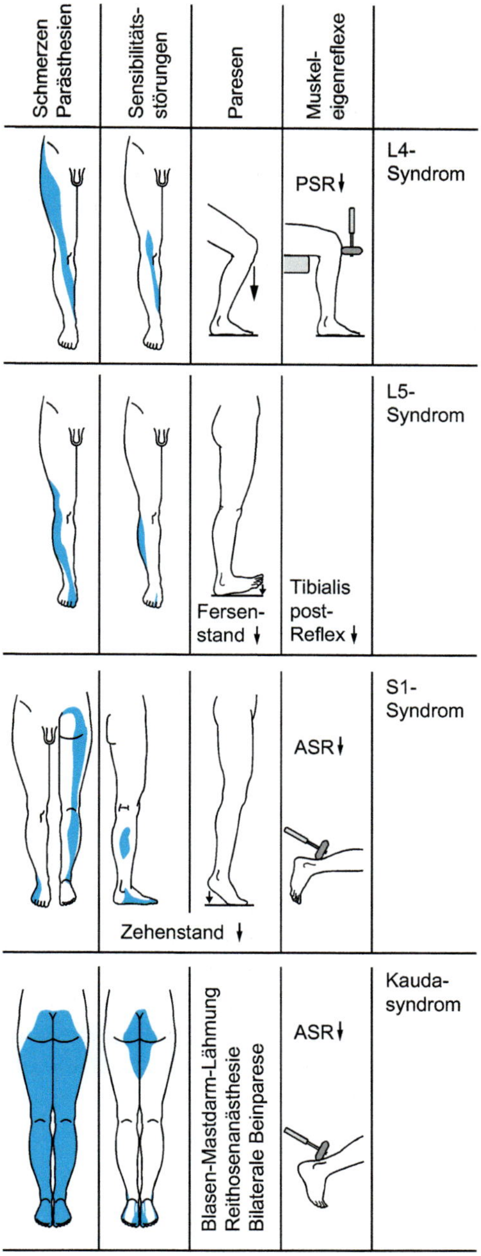

Abb. 4.20 Lumbale radikuläre Syndrome. Synopsis der Schmerzprojektionen, der somatomotorischen Ausfälle sowie der Reflexabschwächungen bei den häufigsten lumbalen/sakralen Wurzelkompressionssyndromen (aus Stöhr M, Riffel B: Nerven- und Nervenwurzelläsionen. Edition Medizin VHC Weinheim, 1988). [L127]

vor schon über längere Zeit rezidivierend an **Lumbalgie, Ischialgie** oder einer Kombination. Typisch sind hier ein muskulärer Hartspann und Schmerzen beim Husten und Niesen. Im späteren Verlauf treten dann ausstrahlende Schmerzen in das Bein der betroffenen Seite auf. Zu typischen **radikulären Symptomen** und **motorischen Ausfällen** kommt es erst im späteren Verlauf (➤ Abb. 4.20).

An welche Differenzialdiagnosen müssen Sie denken?

Insbesondere bei chronischen oder rezidivierenden Rückenschmerzen dürfen mögliche andere Ursachen (➤ Abb. 4.21) nicht außer Acht gelassen werden. Hierfür ist eine **interdisziplinäre Abklärung** notwendig!

Bei der **Spinalkanalstenose** kann es zum Auftreten der sog. **Claudicatio spinalis** oder neurogenen Claudicatio kommen. Die Claudicatio spinalis geht mit einem schmerzbedingten Hinken, ausgelöst durch eine **Nervenkompression** im Bereich der Cauda equina, einher. Ähnlich wie bei der gefäßbedingten Claudicatio intermittens kommt es beim Laufen zu zunehmendem Schmerz, Parästhesien und Lähmungserscheinungen. Typischerweise bessern sich die Schmerzen im Sitzen oder Liegen, nicht aber allein durch Stehenbleiben (Differenzialdiagnose zur Claudicatio intermittens). Erleichterung verschafft auch

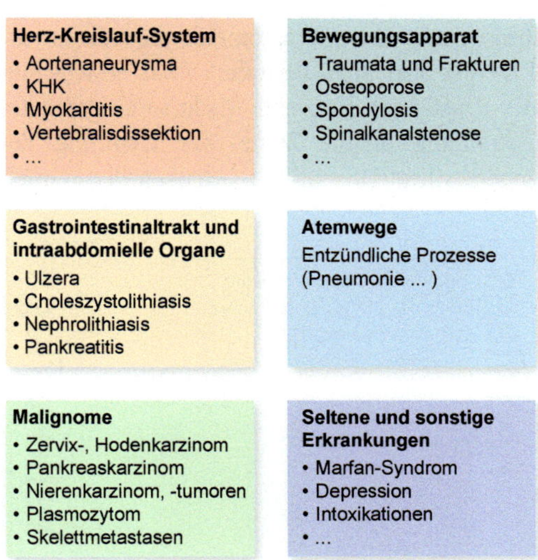

Abb. 4.21 Differenzialdiagnosen chronischer Rückenschmerz [O646/L231]

das **Aufheben der Lordose** durch Vornüberbeugen oder das Auflehnen auf einen Einkaufswagen.

Was versteht man unter Red und Yellow Flags?

Zur Einschätzung des **Chronifizierungsrisikos** wurden **physische (Red Flags)** und **psychische (Yellow Flags) Risikofaktoren** definiert (➤ Abb. 4.22). Bei den Red Flags handelt es sich um Begleitsymptome und Vorerkrankungen, die als Warnsignal für eine spezifische Ursache des Rückenschmerzes stehen und einen dringenden Handlungsbedarf erfordern.

Zu einer vollständigen Anamnese gehört die Erfassung **psychosozialer Risikofaktoren (Yellow Flags)** immer dazu. Kognitiv-psychoemotionale und verhaltensbezogene Merkmale sind von entscheidender Bedeutung für den Übergang von akuten zu chronischen Verläufen und müssen frühzeitig erfasst werden.

Wie unterscheidet man radikuläre und nichtradikuläre Schmerzen?

Der **radikuläre Rückenschmerz** (➤ Tab. 4.12) geht ursächlich von der entsprechenden Nervenwurzel des Spinalnervs aus und tritt typischerweise beim Bandscheibenvorfall auf. Diese Schmerzen strahlen charakteristisch oft in die Beine oder sogar Füße aus. Bewegung und Sitzen verschlimmert, Liegen reduziert die Schmerzen.

Die sog. **pseudoradikulären Rückenschmerzen** haben eine ähnliche Symptomatik, die Nervenwurzel ist hier aber nicht betroffen. Zwar besteht hier unter Umständen auch eine (nicht so ausgeprägte) Ausstrahlung in die Beine, der Ursprung des Schmerzes liegt aber in den Gelenken der Wirbelsäule. Aufgrund der ähnlichen Symptome wird ein Bandscheibenvorfall „vorgetäuscht".

Beim **nichtradikulären Schmerz** lassen sich die Schmerzen nicht eindeutig einem Versorgungsgebiet einer bestimmten Nervenwurzel der Wirbelsäule zuordnen. Meist finden sich Funktionsstörungen und Irritationen an anderen Strukturen (Muskeln, Bänder, Faszien), durch Druck auf diese lässt sich der Schmerz provozieren.

Wie sieht ein multimodales Therapiekonzept bei Rückenschmerzen aus?

Bei der **Therapie** des Rückenschmerzes muss streng zwischen einem **„unspezifischen Kreuzschmerz"** und spezifischen Schmerzsyndromen unterschieden werden. Für beide Fälle liegen aktuelle Leitlinien zur Diagnostik und Therapie vor (www.awmf.org).

Da es sich beim „Kreuzschmerz" um ein häufiges und flächendeckendes Problem handelt, mit dem nahezu jeder praktizierende Arzt zu tun bekommt, wird hier zunächst ein Konzept für diese Form dargestellt.

Aus dem breiten Feld der nichtmedikamentösen Maßnahmen gibt es nur für wenige eine Empfehlung zur Anwendung. Hierzu zählen **Bewegungstherapie** und **Reha-Sport.** Bettruhe ist zu vermeiden. Bei entsprechenden psychosozialen Risikofaktoren soll eine **Verhaltenstherapie** eingeleitet werden.

Als Schmerzmedikation sollen zunächst **NSAR** (Diclofenac, Ibuprofen, Naproxen) eingesetzt werden. Alternativ dürfen auch **selektive COX-2-Hemmer** eingesetzt werden. Metamizol erhält nur eine Kann-Empfehlung, während der Einsatz von Paracetamol nicht empfohlen wird. **Opioide** (Tilidin, Oxycodon) sollen zurückhaltend eingesetzt werden.

Red flags

- Alter < 20 oder > 50 Jahre
- Malignom in der Anamnese
- adäquates Trauma
- unerklärter Gewichtsverlust
- keine Schmerzabnahme in Ruhe
- Nachtschmerz
- Morgensteifigkeit > 1 h
- i.v. Drogenkonsum
- Blasen-Mastdarm-Funktionsstörungen
- langdauernde Glukokortikoidtherapie
- Paresen in den Extremitäten
- Fieber
- Nachtschweiß

Yellow flags

- vorbestehende Rückenschmerzen
- Alkohol-, Tabletten- oder Drogenkonsum
- Arbeitsunzufriedenheit
- schlechtes psychosoziales Umfeld
- Rentenbegehren
- mehrere Schmerzlokalisationen
- Integrationsprobleme
- finanzielle Probleme

Abb. 4.22 Warnzeichen zur Diagnostik bei Rückenschmerzen [O646]

Tab. 4.12 Radikulärer und nichtradikulärer Rückenschmerz

	Radikulärer Rückenschmerz	Nichtradikulärer Rückenschmerz
Häufigkeit	10 %	90 %
Schmerz	Beinschmerz > Rückenschmerz	Beinschmerz < Rückenschmerz
Ausbreitung	Dermatome mit Parese der Kennmuskeln	Ohne Bezug
Ausstrahlung	Nach distal	Lokal (oder distal)
Lokalisation	Meist einseitig	Ein- oder beidseitig
Linderung	Ruhe, Stufenlagerung	Bewegung
Verstärkung	Husten, Heben	Sitzen, Stehen
Typisch		Diskrepanz zwischen Befund und Schmerz

Für Muskelrelaxanzien und Topika gibt es keine Leitlinienempfehlung. Ebenso wird von invasiven Verfahren abgeraten.

Der **Prävention** und Schulung der Patienten in allen Lebensbereichen kommt eine große Bedeutung zu.

Reichen diese weniger intensiven evidenzbasierten Maßnahmen nicht aus, soll der Patient in ein **multimodales Therapieprogramm** (ambulant, stationär) eingeschleust werden.

Bei spezifischen Schmerzsyndromen stehen neben den bereits erwähnten Optionen auch der Einsatz von Antidepressiva oder Antiepileptika zur Therapie neuropathischer Schmerzen zur Verfügung. Als interventionelles Verfahren stehen die **(CT-gesteuerte) periradikuläre Therapie (PRT)** und die operative Versorgung der Schmerzursache zur Verfügung. Bei der PRT werden Lokalanästhetika oder Kortikoide direkt an die lokal entzündete, komprimierte oder gedehnte Nervenwurzel gespritzt. Einen diagnostischen und therapeutischen Pfad für einen lumbalen Bandscheibenvorfall zeigt ➤ Abb. 4.23.

ZUSAMMENFASSUNG

Rückenschmerzen gehören zu den „Volkskrankheiten". Eine genaue Ursachenabklärung ist zwingend erforderlich, da Rückenschmerzen häufig auch Symptom einer schweren organischen oder psychosomatischen Grunderkrankung sein können. Bei Rückenschmerz ist einer Immobilisation zwingend entgegenzuwirken. Bei der Therapie muss zwischen spezifischen und unspezifischen Schmerzen unterschieden werden.

4.16 Postoperativ verzögertes Erwachen

Anamnese

Sie lösen Ihren Kollegen zur Mittagspause ab und übernehmen die Narkose. Seine Übergabe lautet: „18-jähriger Mann, 75 kg, 180 cm mit Perianalabszess, keine Vorerkrankungen, ASA 1, sportlich, trinkt gelegentlich Bier, keine Voroperationen. Die Chirurgen sind schon fertig. Der Patient muss nur noch auf den Rücken gedreht und extubiert werden. Zur Einleitung hatte er 20 µg Sufentanil, 200 mg Propofol und 10 mg Mivacurium. Die Intubation war problemlos. Zum Hautschnitt habe ich bei Herzfrequenzanstieg noch mal 10 µg Sufentanil gegeben. Sevofluran ist schon abgedreht. Du musst nur noch den Frischgasflow erhöhen."

Nach dem Umlagern drehen Sie den Flow hoch und warten darauf, dass die Narkosegaskonzentration abfällt und der Patient anfängt zu atmen. Dabei werfen Sie noch einen Blick auf das Narkoseprotokoll: Die Narkoseeinleitung ist jetzt 40 Min. her, Auffälligkeiten gab es keine, der Patient war die ganze Zeit über kreislaufstabil. Zur Prämedikation hatte er 1 h vor Anästhesiebeginn 1,5 mg Lorazepam p. o. erhalten. Nach weiteren 10 Min. ist die exspiratorische Konzentration von Sevofluran auf 0,1 Vol.-% (MAC 0,1) abgeklungen, der Patient aber immer noch nicht wach.

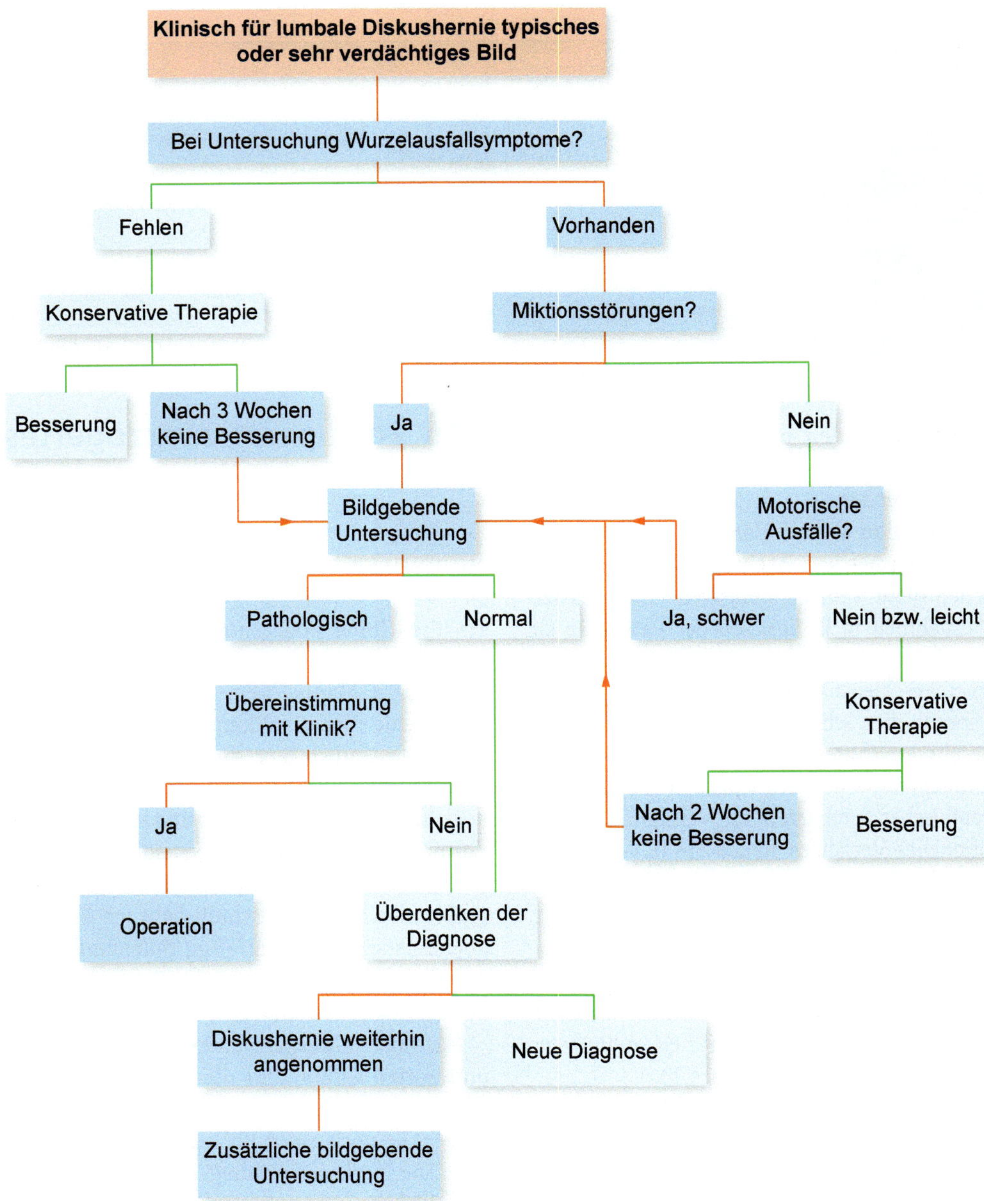

Abb. 4.23 Diagnostik und Therapie bei lumbalem Nucleus pulposus prolaps [O646, L231]

Untersuchungsbefund

Sie platzieren die Elektroden für das Relaxometer über dem N. ulnaris und stimulieren den M. adductor pollicis. Das Stimulationsmuster Train-of-Four ergibt einen von vier Reizen. Die Herzfrequenz steigt während der Maßnahmen ebenso wie der Blutdruck langsam an. Die Pupillen sind weit und reagieren auf Licht.

Fragen und Antworten

Welche Diagnose stellen Sie aufgrund des TOF-Befunds? Wie erklären Sie sich das Auftreten bei Ihrem Patienten?

Das Ergebnis der Relaxometrie bei Ihrem jungen gesunden Patienten (TOF 1/4) entspricht **einer tiefen neuromuskulären Blockade.** Ursache ist ein **Über-**

hang des applizierten Muskelrelaxans. Dieser wird vom Patienten als äußerst unangenehm und bedrohlich wahrgenommen. Je nach Restrelaxierung befindet sich der Patient in einem Zustand partieller oder vollständiger Paralyse, die abhängig von der Sedierung bei vollem Bewusstsein wahrgenommen wird. Dieser Stress kann sich durch einen Anstieg der Herzfrequenz und des Blutdrucks äußern. Die Atembemühungen sind insuffizient: Das Atemzugvolumen ist klein und das Atemmuster ähnelt einem Schluckauf (Zwerchfellatmung). Typisch sind auch zuckende, wurmartige, minimale Bewegungen der Extremitäten.

Mivacurium ist ein mittellang wirksames Muskelrelaxans mit einer Eliminationshalbwertszeit von 1–3 Min. und einer klinischen Wirkdauer von ca. 20 Min. Die Wirkung der Intubationsdosis (ca. 0,15 mg/kg KG) müsste bei einem gesunden Patienten nach 50 Min. (40 Min. Narkose plus 10 Min. Warten auf das Aufwachen) so weit abgeklungen sein, dass der Patient keinerlei Zeichen einer Restrelaxierung mehr bietet. Mivacurium wird ebenso wie Succinylcholin durch die Plasmacholinesterase abgebaut. Ursache für den verlangsamten Abbau sind ein erworbener Cholinesterasemangel oder eine atypische Cholinesterase:

- **Erworbener Cholinesterasemangel:** entsteht durch Lebererkrankungen, Karzinome, Herzinsuffizienz, Urämie, Mangelernährung und die Dauertherapie mit Cholinesteraseinhibitoren. Die Wirkung von Succinylcholin und Mivacurium ist bei diesen Erkrankungen um bis zu 50 % verlängert.
- **Atypische Cholinesterase:** bei einer angeborenen Mutation der Cholinesterase verlängert sich die Wirkdauer der beiden Muskelrelaxanzien um bis zu mehrere Stunden, abhängig davon, ob der Defekt heterozygot oder homozygot vorliegt.

Da Ihr Patient so weit gesund ist, ist eine atypische Cholinesterase die wahrscheinlichere Ursache für die Wirkungsverlängerung.

Erläutern Sie das Prinzip der TOF. Kennen Sie noch einen ähnlichen Test?

Mithilfe eines **Relaxometers** lässt sich klären, ob noch eine Relaxation besteht. Dazu stimuliert man über Elektroden einen peripheren Nerv und beurteilt die dazugehörige Muskelantwort. Der im Klinikalltag am häufigsten stimulierte Nerv ist der N. ulnaris mit der Antwort des M. adductor pollicis. Der Stimulationsreiz muss über der maximalen Reizstromstärke liegen, damit alle Axone des stimulierten Nervs depolarisieren und eine maximale Muskelkontraktion erfolgt. Zur Stimulation wird ein monophasischer Rechteckimpuls von 0,2–0,3 ms Dauer verwendet. Es können Einzelreize, Serienreize oder eine tetanische Stimulation erfolgen. Für die klinische Praxis relevant sind vor allem die **Train-of-Four (TOF)** und die **Double Burst Stimulation (DBS),** es handelt sich dabei um Serienstimulationen (➢ Abb. 4.24).

Beurteilt werden bei der TOF die **Anzahl der erfolgten Muskelantworten** (0 oder 1: tiefe neuromuskuläre Blockade. 4: mäßige bis keine Restrelaxierung) und das Verhältnis von der ersten zur vierten Muskelantwort **(TOF-Ratio).** Je weniger Kontraktionen als Stimulationsantwort kommen bzw. je niedriger die TOF-Ratio ist, desto größer ist die Restrelaxierung. Allerdings fällt es selbst geübten Anwendern schwer, mit der Hand Ermüdungsphänomene zu erkennen, die einer TOF-Ratio von 0,4–0,7 entsprechen, was immer noch eine gefährliche Restrelaxierung bedeutet. Hier hilft die DBS, mit der auch eine Restrelaxierung erkannt wird, die einer TOF-Ratio von 0,8 entspricht. Werden die beiden Muskelantworten in der DBS gleich wahrgenommen, liegt meistens eine adäquate neuromuskuläre Erholung vor.

Welche Therapie leiten Sie ein? Welche Anweisungen bekommt der Patient anschließend?

Die adäquate Therapie bei V. a. auf eine atypische Cholinesterase ist die **Sedierung und Beatmung,** bis die Wirkung abgeklungen ist, was durchaus bis zu mehreren Stunden dauern kann. Zur Diagnosesicherung ist vor Einleitung weiterer spezifischer Maßnahmen eine Blutentnahme indiziert. Wenn sich die Relaxierung weiter erholt, kann man einen Antagonisierungsversuch mit Neostigmin oder Pyridostigmin durchführen. Der Patient muss bis zur vollständigen Erholung überwacht werden.

Der Patient muss vor Entlassung über die Komplikation aufgeklärt, ihm eine Abklärung im Intervall nahegelegt und ein **Anästhesieausweis** mit dem Vermerk „atypische Cholinesterase" ausgehändigt werden.

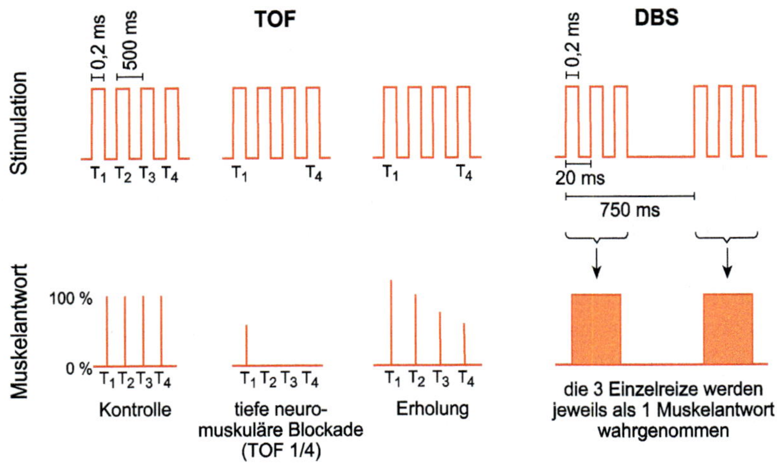

Abb. 4.24 Stimulationmuster TOF und DBS und Muskelantwort [L141]

4

MERKE

Die Transfusion von FFP bei atypischer Cholinesterase, um normale Plasmacholinesterase zuzuführen, ist wegen der Gefahr von Transfusionsreaktionen obsolet.

Welche Differenzialdiagnosen wären aufgrund der klinischen Symptomatik infrage gekommen?

- **Restwirkung des Narkotikums** (Sevofluran): Da die Narkosegaskonzentration unter den MAC-Awake abgefallen und der Patient immer noch nicht wach ist, ist diese Ursache nicht die wahrscheinlichste.
- **Opioidüberhang** (Sufentanil): kann durch zu hohe Dosen bezogen auf die Eingriffsdauer, repetitive Gaben (kontextsensitive Halbwertszeit: Verlängerung der Halbwertszeit bei wiederholter oder kontinuierlicher Gabe) oder Opioidgabe kurz vor Ende der Operation zustande kommen. Klinisch äußert sich dies durch Koma, Miosis und Bradypnoe mit tiefen Atemzügen bis zur Apnoe. Teilweise findet man eine Atmung auf Aufforderung (sog. Kommandoatmung).
- **Benzodiazepinüberhang** (Lorazepam): kann nicht nur durch die intraoperative Gabe zustande kommen, sondern auch durch die medikamentöse Prämedikation. Die Gabe von 1,5 mg Lorazepam bei einem jungen gesunden Patienten spricht gegen eine Überdosierung, schließt diese aber auch nicht ganz aus.
- **Neurologische Ursachen** (z. B. Ischämie, Blutung, Embolie, Hirnödem): können durch eine grob orientierende neurologische Untersuchung ausgeschlossen oder verifiziert werden. Von Interesse sind die Pupillenweite, die Pupillenreaktion auf Licht, der Reflexstatus und die Reaktion auf Schmerzreiz. Da Ihr Patient jung und gesund ist, sind die anderen Diagnosen wahrscheinlicher.

Wie wären Sie therapeutisch bei den Differenzialdiagnosen der letzten Frage vorgegangen?

Für alle Überdosierungen von Narkosemedikamenten gilt: **Time is non-toxic.** Bevor man also an eine Antagonisierung denkt, sollte die Möglichkeit einer Nachbeatmung und Extubation nach Abklingen der Wirkung in Betracht gezogen werden.
Die **Antagonisierung** erfolgt unterschiedlich:

- **Naloxon** (Narcanti®) wird bei Opioidüberdosierung in Dosierungen von 0,1–0,2 mg (bei 75 kg KG) i. v. verabreicht; ggf. weitere Dosen von 0,1 mg i. v. in 2–3 Min. Abständen, bis eine ausreichende Vigilanz und Atmung vorhanden sind.
- **Flumazenil** (Anexate®) ist das Mittel der Wahl bei Überdosierungen von Benzodiazepinen. Wacht der Patient nach der Gabe auf, beweist dies die Benzodiazepinüberdosierung als Ursache. Initial werden 0,2 mg i. v. verabreicht und ggf. erfolgt eine Dosiswiederholung von 0,1 mg alle 60 s, bis ein adäquater Bewusstseinszustand erreicht ist. Die maximale Gesamtdosis von 1 mg darf dabei nicht überschritten werden.
- **Neostigmin** hemmt die Cholinesterase und erhöht die Acetylcholinkonzentration u. a. auch im synaptischen Spalt. Es wird bei einem Relaxan-

zienüberhang verwendet (Dosierung 0,01–0,04 mg/kg KG i. v.). Alternativ kann bei einem Überhang durch Rocuronium und Vercuronium auch **Sugammadex** (Bridion®) verabreicht werden. Es schließt die Muskelrelaxanzien ein und inaktiviert sie. Damit können auch tiefe neuromuskuläre Blockaden reversiert werden. Allerdings ist Sugammadex sehr teuer und nicht überall vorhanden (Dosierung richtet sich nach der Tiefe der neuromuskulären Blockade: 2–16 mg/kg KG!) Bei einem Relaxanzienüberhang sollte der Patient zusätzlich sediert werden, damit er die Paralyse nicht bei vollem Bewusstsein wahrnimmt.

Die Erhöhung des Frischgasflows verringert bei **volatilen Anästhetika** die minimale alveoläre Konzentration und beschleunigt die Elimination.

Bei **intravenös verabreichten Narkotika** wie Propofol muss ein Abklingen der Wirkung abgewartet werden.

MERKE

Werden **Antagonisten** verwendet, muss der Patient **im Anschluss ausreichend lange überwacht** werden, da einige Medikamente eine längere Wirkdauer haben als die Antagonisten und es nach Abklingen der Wirkung des Antagonisten erneut zu einem Überhang des verabreichten Medikaments kommen kann.

ZUSAMMENFASSUNG

Die **Symptome** bei Relaxanzienüberhang sind häufige kleine Atemzüge, Unruhe und unkoordinierte Bewegungen. **Ätiologisch** liegt bei diesem Patienten ein **Mangel an Plasmacholinesterase** oder eine **atypische Cholinesterase** zugrunde, wodurch die Wirkdauer von Succinylcholin und Mivacurium um ein Vielfaches verlängert wird. Die **Diagnostik** erfolgt mittels Relaxometrie (Train-of-Four, Double Burst Stimulation). Neostigmin und Pyridostigmin sind die **Antagonisten** bei unzureichender Erholung der Muskelkraft, zusätzlich sollte der Patient sediert und beatmet werden. Vecuronium und Rocuronium können außerdem mit Sugammadex reversiert werden.

4.17 Postoperative Akutschmerztherapie

Anamnese

Bei einem 68-jährigen Patienten wurde aufgrund einer fortgeschrittenen Gonarthrose des rechten Kniegelenks eine Totalendoprothese implantiert. Die Operation wurde auf Wunsch des Patienten in Spinalanästhesie durchgeführt, da er bereits im Vorjahr positive Erfahrungen mit dieser Anästhesieform gemacht hatte. Im Aufwachraum wirkt die Blockade noch sehr gut und der Patient wird bei komplikationslosem Verlauf auf die Station verlegt. Nach 4 h klagt er über rasch aufgetretene sehr starke Schmerzen. Die Pflegekraft der Normalstation verständigt Sie als den zuständigen Arzt des Akutschmerzdiensts. Der Patient beschreibt den Schmerz als plötzlich einsetzend, patellaseitig betont, sehr stark (VAS 8–9) mit teilweise dumpf drückendem, bei Bewegung auch stechendem Charakter. Die chirurgische Anordnung auf dem OP-Protokoll umfasst folgende Medikation: Diclofenac 50 mg 1–0–1, Tramadol-Tropfen bei Bedarf 20° bis 4 × täglich.

Untersuchungsbefund

68-jähriger Patient in gutem AZ und EZ, körperliche Untersuchung von Herz, Lungen und Skelettsystem mit altersentsprechend unauffälligem Befund. Verbände und Drainagen unauffällig. Periphere Durchblutung, Sensibilität und Motorik der operierten Extremität ohne pathologischen Befund.

Fragen und Antworten

Welche Informationen gehören zu einer Befunderhebung in der Schmerztherapie?

Zu einer vollständigen Schmerzanamnese (für den akuten Schmerz) gehören die Fragen nach:

- **Schmerzintensität,** z. B. auf der visuellen Analogskala zwischen 0 (kein Schmerz) und 10 (maximal vorstellbarer Schmerz)
- **Schmerzlokalisation**

- **Schmerzcharakter:** dumpf, drückend, stechend, einschießend, elektrisierend, brennend
- **Schmerzverlauf:** gleichbleibend, pulsierend, kolikartig, plötzlich oder schleichend

Neben dem Gespräch gehören auch in der Schmerzmedizin die Inspektion und die symptombezogene Untersuchung zum vollständigen Befund dazu. Eine mögliche chirurgische Komplikation (Hämatom, Nervenschaden, Druckstelle etc.) muss immer und v. a. frühestmöglich ausgeschlossen werden.

MERKE

- Den Patienten mit seinem Schmerz immer ernst nehmen!
- Bei vermeintlich erhöhtem Bedarf an Analgetika auf Ursachensuche gehen und Dosen an den individuellen Bedarf anpassen.

Hätte das rasche Einsetzen des Schmerzes verhindert werden können?

Meistens klingt die Wirkung der Spinalanästhesie langsam ab. Es kommt aber durchaus immer wieder zu **On-off-Phänomenen,** bei denen die Wirkung der Spinalanästhesie innerhalb kurzer Zeit nachlässt und der Patient starke Schmerzen verspürt.

Um den Schmerz gar nicht erst so stark werden zu lassen, empfiehlt es sich, bereits bei Nachlassen der Spinalanästhesie **überlappend mit peripheren Analgetika einzusteigen.** Diese können ihre Wirkung voll entfalten, während die Nervenblockade nachlässt. So kann bereits der erste aufflammende Schmerz mit **geringen Analgetikadosen** zufriedenstellend behandelt werden. Voraussetzung ist natürlich, dass die Patienten in regelmäßigen Abständen nach ihrem Schmerzempfinden befragt und der klinische Verlauf der Spinalanästhesie erfasst wird.

Wie sollte ein auf die Situation angepasstes Schmerztherapieschema aussehen?

Das seit den 1980er-Jahren etablierte **Modell der WHO zur Tumorschmerzbehandlung** kann auch zur Therapie von **postoperativen Schmerzen eingesetzt** werden. Hierbei werden auf drei Ebenen Nichtopioidanalgetika und wenig- bzw. hochpotente Opioidanalgetika miteinander kombiniert und ggf. durch Adjuvanzien ergänzt. **Adjuvanzien** haben die Aufgabe, mögliche unerwünschte Wirkungen der Schmerzmittel abzuschwächen oder zu verhindern.

Während das Stufenmodell bei chronischem oder Tumorschmerz im Krankheitsverlauf und mit zunehmendem Schmerz von unten nach oben durchschritten wird, kann im Rahmen der **postoperativen Schmerztherapie** mit fortschreitender Heilung deeskaliert werden (➤ Abb. 4.25).

Entscheidend ist eine **sinnvolle Kombination** von verschiedenen Analgetikatypen und Medikamenten mit unterschiedlichem Wirkmechanismus. Die **Dosierung** muss gewichtsadaptiert und an das „Trauma“ angepasst erfolgen. Bei den **Dosierungsintervallen** muss die Wirkdauer beachtet werden. Es macht wenig Sinn, ein Medikament mit einer durchschnittlichen Wirkdauer von 6 h nur 2 ×/d (also alle 12 h) zu verabreichen.

Im vorliegenden Fall wäre bei fehlenden **Kontraindikationen** eine balancierte Kombinationsschmerztherapie aus einem (oder zwei) Nichtopioiden als Basistherapie und einem Opioid als Rescue-Medikation bei Schmerzspitzen sinnvoll (➤ Tab. 4.13).

Zusätzlich sollte ein **Magenschutzpräparat** (z. B. Pantoprazol 20–40 mg) verordnet werden. Opioide führen gelegentlich zu Übelkeit, Erbrechen und Obstipation. Hier sollten immer zusätzlich **Antiemetika** (z. B. Ondansetron) und **Laxanzien** (z. B. Laktulose) gegeben werden.

MERKE

- Niemals niedrig- und hochpotente Opioide kombinieren!
- Die weitverbreitete Angst vor **Atemdepression** oder gar Atemstillständen bei der Anwendung von Opioidanalgetika auf peripheren Stationen ist unbegründet. Die Morphinabkömmlinge wirken nur dann dämpfend auf das Atemzentrum, wenn sie trotz Schmerzfreiheit weiter verabreicht werden.

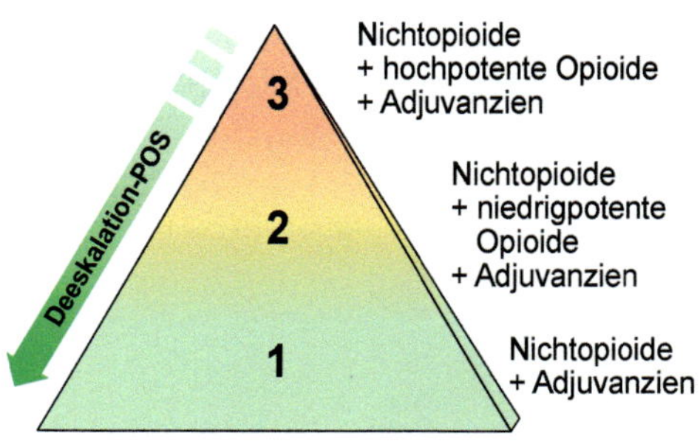

Abb. 4.25 Postoperative Schmerztherapie [O646/L141]

Welche zusätzlichen Möglichkeiten zur Schmerztherapie gibt es in dieser Situation?

Da insbesondere Opioidanalgetika häufig zu Kreislaufreaktionen, Schwindel und Müdigkeit führen, was einer frühen Mobilisation und funktionellen physiotherapeutischen Behandlung entgegensteht, ist nach orthopädischen Eingriffen an den Extremitäten sowie nach großen abdominalen Eingriffen der Einsatz eines **Regionalanästhesieverfahrens** die bessere Alternative. Viele Eingriffe lassen sich bereits primär unter zusätzlichem Einsatz eines **Schmerzkatheters** durchführen. Regionalanästhesieverfahren dienen nicht nur einer optimierten Schmerztherapie und Mobilisationsfähigkeit, sie verbessern die Gewebeperfusion und somit die Wundheilung und optimieren im Fall der Periduralanästhesie die Darmperistaltik.

Im vorliegenden Fall hätte statt der Spinalanästhesie auch eine gezielte **Leitungsanästhesie** von N. femoralis und N. ischiadicus durchgeführt werden können. Lässt sich der Patient mit dem oben dargestellten Schmerzschema nicht ausreichend zufriedenstellen, ist bei patellaseitig betontem Schmerz auch postoperativ noch die Anlage eines **Femoraliskatheters** möglich (➤ Abb. 4.26). Lege artis erfolgt die Anlage unter sonografischer Kontrolle bei gleichzeitiger Nutzung eines Nervenstimulators.

Was versteht man unter patientenkontrollierter Analgesie?

Unter **patientenkontrollierter Analgesie (PCA)** versteht man **pumpengestützte Verfahren,** bei denen sich der Patient seine Bedarfsmedikation gegen Schmerzspitzen selbst durch Drücken eines Freigabeknopfs anfordern kann. Um eine Überdosierung auszuschließen, sind die Pumpen mit mechanischen Sperrsystemen versehen. Außerdem können auch Maximaldosen für verschiedene Zeitintervalle programmiert werden. Neben der **i.v. PCA (PCIA)** können auch **periphere Leitungsanästhesien** und Periduralkatheter (= **PCEA,** *Patient Controlled Epidural Analgesia*) mit solchen Schmerzpumpen gekoppelt werden. Die **Basisschmerztherapie** wird bei der PCA über zusätzliche Nichtopioide und eine ggf. einzustellende kontinuierliche Rate aus der PCA-Pumpe geführt.

ZUSAMMENFASSUNG

Eine gezielte **Schmerzanamnese** ist nicht nur bei chronischem Schmerz wichtig. Sie umfasst Intensität, Art und Dauer des Schmerzes. Zur **postoperativen Schmerztherapie** können neben verschiedenen Analgetika auch Regionalanästhesieverfahren eingesetzt werden. Die Kombination von Analgetika mit verschiedenen Wirkmechanismen reduziert Nebenwirkungen und fördert Synergieeffekte. Zusätzlich zu den **Analgetika** sollten immer **Adjuvanzien** eingesetzt werden, um Nebenwirkungen zu vermeiden. Die **patientenkontrollierte Analgesie** ist ein gutes und sicheres Instrument, mit dessen Hilfe sich die Patienten ihre Bedarfsmedikation bei Schmerzspitzen selbst dosieren können.

Tab. 4.13 Medikamente zur postoperativen Schmerztherapie

Medikament	Applikationsform	Applikationszeit	Einzeldosis
Diclofenac	p.o.	1–0–1	75 mg
Parecoxib	Kurzinfusion	1/24 h	40 mg
Metamizol	Kurzinfusion	1–1–1–1	1 g
	Tropfen p.o.	1–1–1–1	40° = 1 g
Oxycodon + Naloxon (z.B. Targin®)	Tabletten	1–0–1	10 + 5 mg
Tilidin + Naloxon	Tabletten	1–0–1	100 + 4 mg
Bedarfsmedikationen			
Piritramid	Kurzinfusion PCIA		3,75–7,5 mg 1–3 mg/h + Patientenbolus 2 mg
Oxycodon	Kurzinfusion PCIA		5 mg 3 mg/h + Patientenbolus 2 mg
Tilidin/Naloxon	Tropfen p.o.		20° = 50/4 mg

4

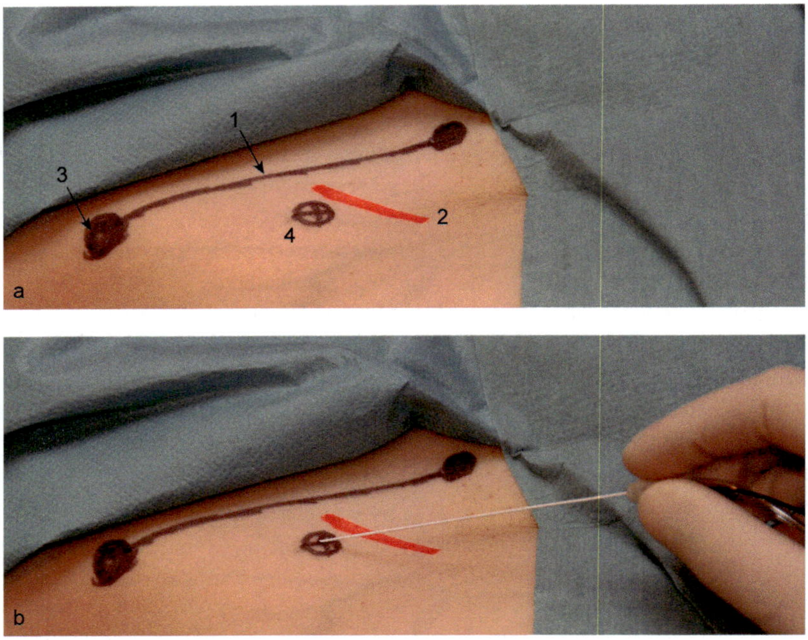

Abb. 4.26 Anatomische Landmarken (**a**) und Punktionstechnik (**b**) zur Anlage eines Femoraliskatheters (1: Leistenband; 2: A. femoralis; 3: Spina iliaca ant. sup.; 4: Punktionsort) [O646]

4.18 Akutes Abdomen

Anamnese

Ihnen wird abends im Dienst eine 17-jährige Frau als Notfall mit akutem Abdomen zur Laparotomie nachgemeldet. An Vorerkrankungen sind eine Adnexitis vor 8 Monaten sowie eine Appendektomie vor 4 Monaten bekannt. Die Patientin klagt über Übelkeit und hat bereits mehrfach erbrochen. Die durch den chirurgischen Kollegen gelegte Magensonde fördert hellbraune, sämige Flüssigkeit. Übelkeit und Brechreiz bestehen weiter.

Untersuchungsbefund

Körpergröße: 168 cm, Körpergewicht: 62 kg, RR: 100/70 mmHg, Puls: 100/Min.

Laborwerte: Hb 12,8 g/dl, Hkt 46 %, Leukozyten 10.200/µl, CRP 2,4 mg/l, Kalium 3,8 mmol/l.

Röntgen: ➤ Abb. 4.27 zeigt den Befund.

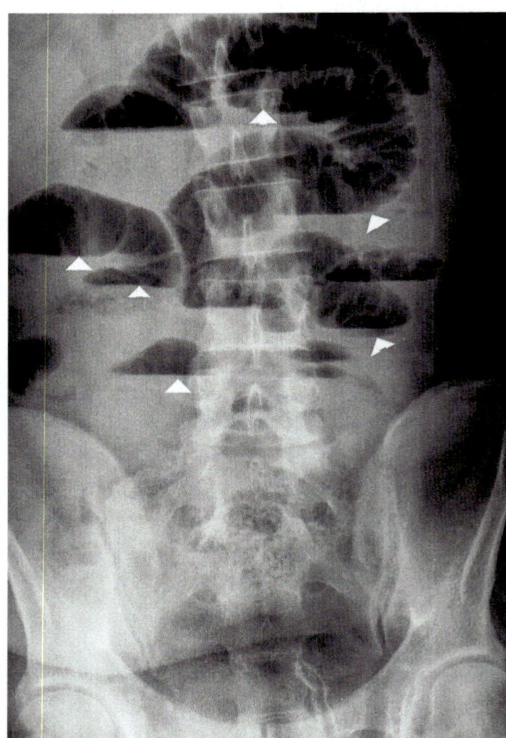

Abb. 4.27 Röntgen: Abdomenübersichtsaufnahme im Stehen [M500]

Fragen und Antworten

Welche Diagnose stellen Sie? Befunden Sie dazu auch das Röntgenbild.

Das durch die Magensonde geförderte Sekret der Patientin ist hellbraun, was auf Dünndarminhalt aus distalen Dünndarmregionen schließen lässt. Die Vorgeschichte mit Adnexitis und Appendektomie gibt Hinweise auf mögliche intraabdominale Verwachsungen von Darmschlingen und Bildung von Strikturen um den Darm. Diese können sich im Laufe von Monaten oder Jahren verengen oder durch die Peristaltik torquieren und den Darm abschnüren. Wird nicht umgehend operiert, sind eine Darmischämie und eine Perforation der Darmwand möglich. Eine Peritonitis wäre die unvermeidbare Folge. Zudem sind im **Röntgenbild** kranial geblähte Dünndarmschlingen mit deutlichen halbmondförmigen Verschattungen zu sehen **(Spiegelbildung).**

Aus diesen Hinweisen ergibt sich der dringende Verdacht auf einen **Dünndarmileus.** Als Ursache liegen Adhäsionen nach Entzündungen und Operation am Unterbauch nahe (sog. **Bridenileus**).

Welche Narkoseform wählen Sie und wodurch zeichnet sie sich aus?

Nicht nüchterne bzw. aspirationsgefährdete Patienten, die eine Allgemeinanästhesie benötigen, erhalten eine Rapid Sequence Induction (RSI). Als Synonyme werden Ileuseinleitung, Crush-Intubation, Blitz-Einleitung oder Rapid Sequence Induction and Intubation (RSII) verwendet. Der Unterschied zur normalen Anästhesieeinleitung mit endotrachealer Intubation besteht darin, dass nach Applikation der Narkosemedikamente **keine Zwischenbeatmung** bis zum Erreichen der adäquaten Narkosetiefe und Muskelrelaxation durchgeführt wird, um das Risiko einer Mageninsufflation mit sekundärem Erbrechen und Aspiration zu reduzieren. Um diese Zeitspanne von der Verabreichung der Medikamente bis zur Atemwegssicherung möglichst kurz zu halten, werden die Narkosemedikamente i. d. R. zügig hintereinander verabreicht und Muskelrelaxanzien mit einer kurzen Anschlagzeit verwendet. Dafür stehen lediglich **Succinylcholin** (1,5 mg/kg KG) und **Rocuronium** in hoher Dosierung (1,0 mg/kg KG) zur Verfügung. Des Weiteren muss eine **Absaugeinheit** eingeschaltet bereitliegen, ggf. zusätzlich auch großlumige Absauger vonseiten des OPs. Der Endotrachealtubus wird grundsätzlich mit **Führungsstab** gerichtet, um diesen bei Bedarf ohne Zeitverlust sofort nutzen zu können. Nach Positionierung des Endotrachealtubus wird der Cuff sofort mit 10 ml Luft zum Schutz vor Aspiration geblockt und erst in einem zweiten Schritt der Cuff-Druck auf die empfohlenen 20–30 cmH_2O reduziert.

MERKE

Im Rahmen einer Rapid Sequence Induction gilt, dass die Vermeidung einer Hypoxie von größerer Bedeutung ist als der Verzicht auf eine Zwischenbeatmung. Bei Kleinkindern ist deshalb die Zwischenbeatmung obligat. Aber auch bei **hypoxiegefährdeten** erwachsenen **Patienten** sollte die Oxygenierung durch eine **drucklimitierte Zwischenbeatmung** oder eine **maschinelle druckkontrollierte Ventilation** (inspiratorischer Spitzendruck < 15 cmH_2O, um eine Mageninsufflation zu vermeiden) sichergestellt werden.

Benötigen aspirationsgefährdete Patienten eine spezielle medikamentöse Prämedikation?

Aktuell gibt es **keine Evidenz,** die einen Vorteil einer **routinemäßigen Verordnung** von Antazida, Metoclopramid oder H_2-Rezeptor-Antagonisten bei aspirationsgefährdeten Patienten belegen würde. Somit gibt es in Deutschland aktuell diesbezüglich auch keine Empfehlungen. In Skandinavien und Nordamerika dagegen werden Protonenpumpenhemmer (reduzieren das Risiko einer Pneumonie nach Aspiration, allerdings das Risiko einer Aspiration selbst nicht) oder H_2-Rezeptor-Antagonisten (reduzieren das Risiko von gastroösophagealem Reflux und von Aspirationen) präoperativ empfohlen. Bei hohem Risiko sollte auch unmittelbar präoperativ Natriumcitrat (reduziert die Azidität der Magensäure) verabreicht werden. Lediglich für Schwangere geben die Leitlinien der Europäischen Gesellschaft für Anästhesiologie (ESA) die Empfehlung, am Abend vorher sowie am Morgen des Kaiserschnitts einen H_2-Rezeptor-Antagonist zu verordnen. Bei nicht geplanten dringlichen Kaiserschnitten sollte zum Zeitpunkt der Indikationsstellung 150 mg Ranitidin i. v. verabreicht und dies bei geplanter Allgemeinanästhesie um 30 ml Natriumcitrat 0,3 molar ergänzt werden.

Wie verfahren Sie mit der Magensonde?

Bei Patienten mit **Passagestörung des Magen-Darm-Trakts** sollte wegen des erhöhten Magenvolumens **präanästhesiologisch** eine **Magensonde** zur

Drainage des Mageninhalts gelegt werden. Wichtig ist, sich dabei vor Augen zu führen, dass feste Bestandteile des Mageninhalts durch eine Magensonde nicht abgesaugt werden können.

Häufig wird die Magensonde nach aktivem Absaugen vor Narkoseeinleitung wieder gezogen, damit sie nicht den oberen und unteren Ösophagussphinkter beeinträchtigt und als orale Schiene für Mageninhalt dient. Außerdem kann sie das Atemwegsmanagement und eine ggf. doch erforderliche Maskenbeatmung im Rahmen der RSI negativ beeinflussen. Demgegenüber gibt es aber auch Befürworter, die die Magensonde während der Narkoseeinleitung liegen lassen, um auch währenddessen aktiv über die Magensonde absaugen zu können.

In jedem Fall sollte für die Operation selbst eine Magensonde positioniert sein, da sich der Magen bei Ileuspatienten häufig während der OP mit Dünndarminhalt füllt und somit bei Extubation wiederum ein Aspirationsrisiko besteht. Wird die Magensonde nach der Operation nicht mehr benötigt, sollte sie nach nochmaligem Absaugen vor der Extubation gezogen werden.

Welche Lagerungsmaßnahmen sind sinnvoll?

Durch eine **Oberkörperhochlagerung (Anti-Trendelenburg-Lagerung)** bleibt der Mageninhalt aufgrund der natürlichen Schwerkraft eher im Magen und „läuft nicht einfach raus". Außerdem führt die Lagerung zu einer effektiveren Präoxygenierung von adipösen Patienten.

Die **Oberkörpertieflagerung (Trendelenburg-Position)** ermöglicht zwar dem Mageninhalt das einfachere Herauslaufen in die Speiseröhre, allerdings gelangt er nur gegen die Schwerkraft in die Lunge. Durch Drehen des Kopfs mit geöffnetem Mund (z. B. einhändig mit dem Kreuzgriff) kann der Mageninhalt über den Mundwinkel auslaufen oder abgesaugt werden, bevor es zu einer Kontamination der Lunge kommen kann. Allerdings sind die Präoxygenierung und die endotracheale Intubation in dieser Position erschwert. Eine ggf. erforderliche Maskenbeatmung bedarf höherer Beatmungsdrücke und geht damit mit einem erhöhten Risiko einer Mageninsufflation einher.

Die **Rückenlage** ist die am häufigsten angewendete Lagerungsform für eine Anästhesieeinleitung und ermöglicht somit das Arbeiten in einem routinierten Setting.

Für keine der verschiedenen Lagerungen konnte bisher ein Vorteil belegt werden, sodass aktuell alle 3 Techniken nebeneinander durchgeführt werden. Der Anästhesist sollte die Lagerung wählen, in der er eine schnelle Atemwegssicherung durchführen und bei Problemen alternative Verfahren (z. B. Maskenbeatmung, extraglottische Atemwegshilfe) sicher anwenden kann.

Was ist bei der Narkoseausleitung zu beachten?

Vor Narkoseausleitung sollte das **Aspirationsrisiko reevaluiert** werden: Ist das Aspirationsrisiko durch den Eingriff geringer, gleich oder höher? Bei gleichem oder höherem Risiko sollte vor Ausleitung die **Magensonde nochmals aktiv abgesaugt** werden um das Magenvolumen zu reduzieren. Des Weiteren sollte erst dann extubiert werden, wenn der Patient wieder über **suffiziente Schutzreflexe** verfügt, sodass er sich durch Husten oder Schlucken vor einer Aspiration schützen kann. Auch bei der Narkoseausleitung gibt es keine Evidenz dafür, welche der drei Lagerungen am Vorteilhaftesten ist. Allerdings bietet sich auch hier, insbesondere bei adipösen Patienten, die **Oberkörperhochlagerung** an, da sie zusätzlich das Atmen nach der Extubation erleichtert.

ZUSAMMENFASSUNG

Bei erhöhtem Aspirationsrisiko muss die Atemwegssicherung im Rahmen einer **Rapid Sequence Induction and Intubation** erfolgen. Prinzipiell werden die Einleitungsmedikamente in schneller Abfolge appliziert und nach Erreichen der Narkose- und Relaxationstiefe **ohne Zwischenbeatmung** endotracheal intubiert. Bei Kleinkindern und adipösen Erwachsenen sollte aufgrund einer eingeschränkten Apnoetoleranz allerdings davon abgewichen und eine **spitzendruckbegrenzte Zwischenbeatmung** erfolgen. Für eine routinemäßige spezielle medikamentöse Prämedikation gibt es aufgrund fehlender Evidenz aktuell keine generelle Empfehlung. Insbesondere bei Passagestörungen des Magen-Darm-Trakts sollte vor Narkoseeinleitung eine **Magensonde** gelegt und der Mageninhalt abgesaugt werden. Häufig werden die Patienten zur RSII in einer **Oberkörperhochlagerung** positioniert. Vor Extubation sollte das Aspirationsrisiko dieser Patienten reevaluiert, die Magensonde erneut abgesaugt und nur bei vollständigen Schutzreflexen extubiert werden.

WAS WÄRE, WENN ...

- ... es sich bei der Patientin um ein 3-jähriges Mädchen handeln würde?
  - **Neugeborene, Säuglinge** und **Kleinkinder** sind i. d. R. nicht so compliant, dass eine adäquate Präoxygenierung wie bei einem erwachsenen einsichtigen Patienten, durchführbar ist. Hinzu kommt, dass Kinder in diesem Alter eine verminderte funktionelle Residualkapazität und einen höheren Sauerstoffverbrauch haben. Dies resultiert in einer deutlich geringeren Apnoetoleranz als bei Erwachsenen. Ein Sauerstoffsättigungsabfall kann bei kleineren Kindern schnell zu Bradykardie und Asystolie führen. Folglich ist das oberste Gebot bei der RSI von kleinen Kindern, eine Hypoxie zu vermeiden. Deshalb muss bei dieser Patientenklientel eine **Zwischenbeatmung** mit einer Druckbegrenzung von 10–12 cmH_2O **durchgeführt** werden.

4.19 Herzalarm auf internistischer Station

Anamnese

Es ist 5.39 Uhr, Sie haben einen anstrengenden Nachtdienst hinter sich und liegen seit einer Stunde im Bett. Über Ihr Diensttelefon kommt die Meldung „Herzalarm auf der kardiologischen Station 58“. Auf der Station treffen Sie im Zimmer die diensthabende Pflegekraft an, die gerade den Notfallkoffer aufmacht. Bei ihrem morgendlichen Rundgang habe sie den Patienten nicht ansprechbar im Bett angetroffen und sofort den Herzalarm ausgelöst. Die Pflegekraft berichtet noch, dass bei dem Patienten Probleme mit dem Herzen bekannt seien, was genau wisse sie in der Aufregung nicht.

Untersuchungsbefund

Im Bett liegt ein etwa 75- bis 80-jähriger regloser Mann, der sehr selten nach Luft schnappt.

Fragen und Antworten

Welche Maßnahmen ergreifen Sie vor Eintreffen des Defibrillators?

Das sehr seltene Schnappen unseres Patienten ist keine normale suffiziente Atmung, sondern **Schnappatmung.** Der Patient hat einen Herz-Kreislauf-Stillstand und ist somit reanimationspflichtig. Die Reanimation ist eine Notfallsituation, in der initial streng nach Algorithmus (➤ Abb. 5.6) vorgegangen wird.

Zuerst beurteilen sie die **Vigilanz.** Sie sprechen den Patienten an, fassen ihn an und setzen schließlich einen Schmerzreiz. Reagiert der Patient nicht, kontrollieren Sie die **Atemwege** und entfernen eventuelle Fremdkörper aus dem Mundraum. Um zu verhindern, dass die zurückfallende Zunge die Atmung behindert, überstrecken Sie danach den Kopf und heben den Unterkiefer an. Jetzt kontrollieren Sie durch Hören, Sehen und Fühlen, ob der Patient mit freien Atemwegen **atmet.** Ist dies der Fall, bringen Sie den Patienten in die stabile Seitenlage. Wenn keine Atmung feststellbar ist, beginnen Sie mit der **Basisreanimation,** bis ein Defibrillator verfügbar ist. Parallel zur Überprüfung der Atmung können Sie versuchen, den Carotis-Puls zu tasten. Dies wird allerdings nur für medizinisches Personal empfohlen und selbst Erfahrene liegen mit ihrer Einschätzung nicht selten falsch. Gehen Sie im Zweifelsfall also eher davon aus, dass Sie keinen Puls spüren.

Die wichtigste Maßnahme ist die Durchführung von **Thoraxkompressionen (100–120/Min.),** um eine minimale Perfusion aufrechtzuhalten. Um diese minimale Perfusion zu erreichen, muss der Patient auf einer geeigneten Unterlage liegen. Da die Matratze im Patientenbett punktelastisch ist, würde diese bei einer Kompression des Thorax zu weit nachgeben, sodass eine effektive Druckmassage nicht möglich ist.

Nach 30 Thoraxkompressionen überstrecken Sie bzw. ein anderer Helfer den Kopf erneut, heben das Kinn an und beatmen den Patienten 2-mal. Anschließend werden die Thoraxkompressionen fortgesetzt. Sie achten dabei darauf, dass die Pausen zwischen dem Wechsel von Thoraxkompressionen zu Beatmung zu gering wie möglich sind.

Nach 5 Zyklen Basisreanimation (jeweils 30 Herzdruckmassagen und 2 Beatmungen) erfolgt der nächste diagnostische Block, in dem Sie Atmung und Kreislauf überprüfen. Die Basismaßnahmen müssen durchgeführt werden, bis das technische Equipment bereitsteht, um in den Algorithmus Advanced Cardiac Life Support zu wechseln.

Nachdem der Anästhesiepfleger mit dem Defibrillator eingetroffen ist, kleben Sie unter Fortführung des Thoraxkompressionen die Pads auf und sehen diese Ableitung.

MERKE

Selbst für geübtes Personal ist es schwierig, in Stresssituationen die Pulskontrolle sicher durchzuführen. Deshalb wurde diese in der aktuellen Leitlinie nicht mehr aufgenommen. Stattdessen werden offensichtlich leblose Personen ohne suffiziente Eigenatmung sofort reanimiert.

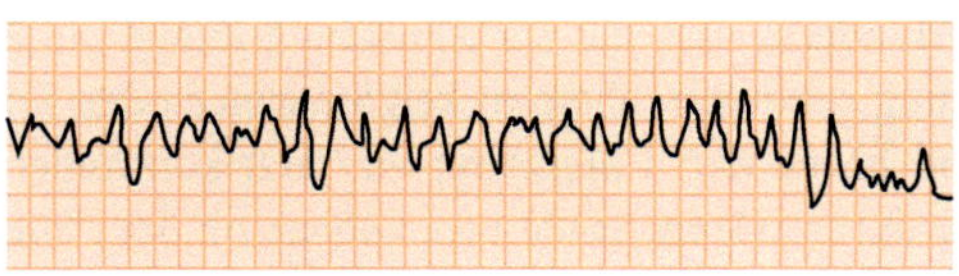

Abb. 4.28 EKG des Patienten [L141]

Wie beurteilen Sie das EKG und was tun Sie deswegen?

Das über den Defibrillator abgeleitete EKG (➤ Abb. 4.28) zeigt **Kammerflimmern.** Die Therapie der Wahl in dieser Situation ist die sofortige einmalige **Defibrillation** (biphasisch mind. 150 J, gepulst biphasisch 120–150 J), unmittelbar **gefolgt von 2 Min. Basisreanimation** (ca. 5 Zyklen Herzdruckmassage und Beatmung im Verhältnis 30 : 2). Erst nach diesen Basismaßnahmen erfolgen die **erneute Rhythmusanalyse und Vitalparameterkontrolle.**

Welche weiteren Maßnahmen ergreifen Sie? Welchen besonderen Zugangsweg können Sie nutzen, wenn Sie keinen i. v.-Zugang anlegen können?

Parallel zu den Basismaßnahmen sollte dem Patienten ein **intravenöser Zugang** gelegt werden, um Medikamente (s. u.) verabreichen zu können. Zur Sicherung der Atemwege wird die Intubation oder ein extraglottischer Atemweg vorbereitet. Wenn Sie keinen i. v.-Zugang anlegen können oder mehrere Versuche erfolglos sind, sollten Sie über die Anlage eines intraossären Zugangs nachdenken. Hierüber können Sie alle Notfallmedikamente in gleicher Dosierung wie bei der i. v.-Gabe verabreichen.

Nicht vergessen werden sollte eine **Fremdanamnese.** Manchmal ergeben sich hieraus therapeutische Konsequenzen, wie die notfallmäßige Durchführung einer Herzkatheteruntersuchung bei bekannter KHK, eine Lysetherapie bei tiefer Beinvenenthrombose und V. a. Lungenembolie, Blutzuckerkontrolle und -ausgleich, Antidotgabe oder ggf. auch ein Reanimationsabbruch.

Welche Medikamente können Sie geben? Benennen Sie Indikationen, Wirkungsweisen und Dosierung.

- **Adrenalin** (z. B. Suprarenin®) ist das Medikament der Wahl bei Reanimationen, da es die peripheren Gefäße verengt. Außerdem wirkt es positiv inotrop, chronotrop und dromotrop und erhöht die ektope Erregungsbildung. Bei Kammerflimmern wird nach der dritten Defibrillation alle 3–5 Min. 1 mg i. v. gegeben. Bei pulsloser elektrischer Aktivität und Asystolie erfolgt die erste Adrenalingabe, sobald der Patient einen Zugang hat.
- **Amiodaron** (z. B. Cordarex®) hemmt den Kaliumausstrom und verlängert die Refraktärzeit. Es ist bei supraventrikulären und ventrikulären Tachykardien und -arrhythmien sowie bei rezidivierendem Kammerflimmern indiziert. Die erste Gabe (300 mg als Bolus) erfolgt nach der dritten Defibrillation und einen weiteren Bolus von 150 mg nach der fünften Defibrillation.
- **Lidocain** kann während der Reanimation alternativ zu Amiodaron verwendet werden. Nach der dritten Defibrillation werden 100 mg i. v. verabreicht, nach der fünften 50 mg.
- **Magnesium** kann bei einer Torsade-de-pointes-Tachykardie einmal mit einer Dosis von 2 g über 10 Min. gegeben werden.
- Lyse nur bei V. a. auf eine ursächliche Lungenembolie. Danach muss die Reanimation noch für 60–90 Min. fortgeführt werden.

Nach 56 Min. beenden Sie in Absprache mit dem kardiologischen Oberarzt die Reanimation erfolglos. Der Patient hatte eine hochgradige diffuse KHK mit begleitender Herzinsuffizienz NYHA III. Alle bisherigen Interventionen (PTCA mit Dilatation) waren wenig erfolgreich, eine Bypass-Operation war nicht möglich.

An welche reversiblen Ursachen und Therapiemöglichkeiten denken Sie bei einer Reanimation (Stichwort: 4 H's und HITS)?

Bei einer Reanimation sollte man frühzeitig verschiedene **reversible Ursachen** abklären und ggf. behandeln (4 H's und HITS):

- **H**ypoxie: Kontrolle des Atemwegs und der Beatmungseinstellung
- **H**ypovolämie: Ausschließen und ggf. Volumengabe
- **H**ypothermie: Temperatur messen und Wiedererwärmung des Patienten
- **H**ypo-/**H**yperkaliämie, **H**ypoglykämie: Elektrolytstörungen präklinisch nicht zu verifizieren, innerklinisch Elektrolytausgleich, Kontrolle des Blutzuckers und ggf. Glukosegabe
- **H**erzbeuteltamponade: Punktion bei dringendem V. a. Herzbeuteltamponade
- **I**ntoxikation: Antidotgabe, falls möglich
- **T**hromboembolie: Reperfusion durch PCI, Thrombolyse bei V. a. Lungenembolie
- **S**pannungspneumothorax: notfallmäßige Entlastung durch Punktion/Thoraxdrainage

Wie sieht die Postreanimationsbehandlung bei einem Patienten aus, bei dem ein Spontankreislauf (ROSC) erreicht werden konnte?

Primär steht die weitere Stabilisierung der Vitalparameter im Fokus. Wenn noch nicht geschehen, sollte der Atemweg durch Intubation gesichert werden. Dabei werden eine SpO_2 von 94–98 % und ein normwertiges CO_2 angestrebt. Die Kreislauffunktion wird ggf. durch Katecholamine stabilisiert. Die Anlage einer arteriellen Blutdruckmessung erlaubt eine zuverlässigere Überwachung als die nichtinvasive Blutdruckmessung.

Im Folgenden wird versucht, die Ursache des Kreislaufstillstands zu klären. Besteht der Verdacht auf eine kardiale Ursache, wird der Patient schnellstmöglich koronarangiografiert und ggf. interventionell versorgt. Bei unklarer Ursache sollte zumindest eine Echokardiografie durchgeführt werden, häufig ist auch eine CT-Diagnostik sinnvoll.

Patienten, die nicht unmittelbar nach dem Wiedereinsetzen eines Spontankreislaufs eine normalen Gehirnfunktion und eine normale Atmung zeigen, werden intensivmedizinisch behandelt. Im Rahmen eines gezielten Temperaturmanagements soll die Körperkerntemperatur für mind. 24 h konstant zwischen 32 °C und 36 °C gehalten werden. Dadurch lässt sich das neurologische Outcome deutlich verbessern, es überleben also mehr Patienten ohne wesentliches neurologisches Defizit. Die Number Needed to Treat (NNT) für diese Maßnahme beträgt lediglich 6: Durch die Anwendung dieser Maßnahme lässt sich von sechs Patienten einer retten bzw. das neurologische Outcome verbessern.

Einfach und sehr kostengünstig können Patienten durch die **Infusion von 4–8 °C kalter Elektrolytlösung** (initial 20–30 ml/kg) rasch abgekühlt werden. Zur Aufrechterhaltung der Körperkühlung können Coolpacks und Warm-/Cool-Touch-Geräte verwendet werden. Die **Wiedererwärmung** erfolgt nach ≥ 24 h mit einer Wiedererwärmungsrate von 0,25–0,5 °C/h auf Normothermie. Danach sollte Fieber für 72 h verhindert werden. Während der Kühlphase kann Kältezittern eine effektive Kühlung erschweren, die Patienten sollten deshalb tief analgosediert und ggf. relaxiert werden. Eine Aussage zur Prognose lässt sich beispielsweise anhand des Anstiegs der neuronenspezifischen Enolase (NSE) machen. Bei einem niedrigen Wert hat es auf die Prognose einen positiven Voraussagewert. Ist der Wert erhöht, kann nicht unbedingt auf die schwere der Schädigung geschlossen werden. Hierzu benötigt man noch andere Kriterien, z. B. ein CCT.

ZUSAMMENFASSUNG

Die Reanimation erfolgt streng nach **Algorithmus** (➤ Abb. 5.6). Nach **Kontrolle der Atemwege** und der **Atmung** erfolgt bis zum Eintreffen eines Defibrillators eine **Basisreanimation.** Im Verlauf der Reanimation sollte der Patient mit einem **i. v. Zugang** versorgt und **intubiert** bzw. die Atemwege mit einem extraglottischen Atemweg gesichert werden. Steht ausreichend Personal zur Verfügung, sollte ein Arzt die **Fremdanamnese** erheben und ggf. daraus therapeutische Konsequenzen ziehen (z. B. Notfall-PCI). Medikament der Wahl ist weiterhin **Adrenalin. Amiodaron** wird nach der 3. Defibrillation verabreicht. Erlangt der Patient nach Rückkehr eines spontanen Kreislaufs das Bewusstsein nicht wieder, ist für ≥ 24 h ein **gezieltes Temperaturmanagement** indiziert, um das neurologische Ergebnis zu verbessern. Während der Reanimation sollten außerdem frühzeitig **reversible Ursachen** abgeklärt werden (4 H's und HITS).

4

4.20 Lichtempfindlichkeit und Brechreiz

Anamnese

Aus der Notfallpraxis wird Ihnen in die Notaufnahme eine 30 Jahre alte Frau per Rettungsdienst eingewiesen, die seit dem Vortrag einen einseitigen pulsierenden Kopfschmerz angibt. Außerdem habe sie eine ausgeprägte Lichtempfindlichkeit und ständigen Brechreiz. Keine Bewusstseinsstörung oder Amnesie.

Auf der Einweisung hat der Hausarzt vermerkt: V. a. ICB, DD Hirntumor. Zwingend CT-Schädel.

Die Patientin hat am Vortag wegen der Kopfschmerzen einmalig 400 mg Ibuprofen eingenommen, jedoch ohne Linderung der Beschwerden.

Wegen des Vermerks auf dem Einweisungsschein ist die Patienten etwas ungehalten und äußert sich nicht besonders höflich über den einweisenden Kollegen, der ihr nur gesagt habe, sie müsse sofort in Krankenhaus.

Untersuchungsbefund

30-jährige athletische Frau in leicht reduziertem AZ und schlankem EZ. Körperliche Untersuchung der wichtigen Organsysteme ohne auffälligen Befund. Die grob neurologische Untersuchung ergibt keine Meningismuszeichen, der Hirnnervenstatus ist unauffällig, keine peripher-neurologischen Auffälligkeiten. Lediglich bei der Untersuchung der Pupillenreflexe und des Augenhintergrunds gibt die Patientin an, dass dies sehr schmerzhaft sei. Kein Hinweis auf erhöhten Hirndruck.

Fragen und Antworten

Welche Verdachtsdiagnose stellen Sie aufgrund der Symptomatik?

Die Befundkonstellation spricht für eine Mirgäneattacke. Mit 10 % der Fälle handelt es sich bei dieser Form des idiopathischen Kopfschmerzes um einen der häufigeren Vertreter.

Gibt es eine Indikation zur CT-Untersuchung? Und wie reagieren Sie auf die Nachfrage des einweisenden Kollegen, wenn er sich nach den Befunden erkundigt?

Aufgrund der Gesamtkonstellation,

- Anamnese bzw. Verdachtsdiagnose,
- kein Fieber,
- kein neurologisches Defizit, insbesondere kein Meningismus oder klinischer Anhalt für einen raumfordernden Prozess,
- Alter der Patientin,

muss hier die Indikation für eine CT des Schädels sehr streng gestellt werden bzw. es liegt diese so nicht vor.

Auf die Nachfrage des Zuweisers können Sie z. B. so reagieren: „Wir haben die Patientin einer gründlichen neurologischen Untersuchung unterzogen. Aktuell besteht kein Anhalt für einen raumfordernden Prozess oder eine Meningitis. Derzeit gehen wir vom Erstereignis einer Migräne aus und werden die Patientin zur weiteren Abklärung und Behandlung stationär aufnehmen. Nach Rücksprache mit dem zuständigen Radiologen und unserem Chefarzt sehen wir aktuell von einer CT-Untersuchung ab."

Welche Formen dieser Erkrankung gibt es?

Bei der Migräne, einem idiopathischen Kopfschmerzsyndrom, werden zwei Hauptformen unterschieden (➤ Tab. 4.14). Als Komplikation kann es zum Status migraenosus kommen.

Welche therapeutischen Konzepte gibt es für das beschriebene Krankheitsbild?

Bei der Therapie der Migräne werden Akuttherapie und Prophylaxe unterschieden. Auch der Schweregrad der Beschwerden beeinflusst die Behandlung.

Analgetika (Acetylsalicylsäure, NSAR) sind bei der Behandlung der Migräne wirksam. Alle leichteren bis mittelstarken Migräneattacken sollten zunächst mit diesen Substanzen behandelt werden. Bei einem Teil der Patienten mit schweren Migräneattacken können Analgetika ebenfalls effektiv sein. Als spezifische Migränetherapeutika kommen **Triptane** zum Einsatz. Sumatriptan – als subkutane Injektion – ist die wirksamste Therapie akuter Migräneattacken. Eletriptan und Rizatriptan sind die wirksamsten oralen Triptane. Der Effekt von Triptanen ist zu Beginn des Anfalls besser. Die Kombinationstherapie

pie von Triptanen mit Naproxen ist wirksamer als die Monotherapie.

Antiemetika werden wirksam zur Behandlung von Übelkeit und Erbrechen während der Attacken eingesetzt.

Neben der Akuttherapie besteht auch die Möglichkeit einer **Prophylaxe.**

Die Indikation für eine Prophylaxe steht hierbei in engem Zusammenhang mit dem Leidensdruck und der Einschränkung der Lebensqualität durch den Schmerz. Einen Einfluss haben hier:

- Dauer (Attacken > 72 h)
- Häufigkeit (> 3 Attacken/Mon.)
- Qualität der Attacken (komplizierte Attacken mit neurologischen Ausfällen von > 1 Wo. Dauer)

Die Wirksamkeit in der Migräneprophylaxe ist bei den Betablockern Metoprolol und Propranolol, dem Kalziumantagonist Flunarizin, den Antikonvulsiva Topiramat und Valproinsäure sowie Amitriptylin belegt. Die Auswahl des Prophylaktikums sollte sich an Attackenhäufigkeit (episodisch vs. chronisch), Begleiterkrankungen und individuellen Bedürfnissen des Patienten orientieren.

Ergänzend zur Pharmakotherapie sollten verhaltenstherapeutische Maßnahmen und Ausdauersport verordnet werden.

MERKE

- Leichte **und mittelschwere Migräneattacke:** Analgetikum + Antiemetikum oder Triptan + Antiemetikum
- **Mittelschwere und schwere Migräneattacke:** Triptan + Antiemetikum

Was sind typische Arten von Kopfschmerz?

Wie uns die Pharmawerbung schon erklärt hat: „Es gibt über 200 Arten von Kopfschmerzen." Neben der Migräne gibt es noch einige Formen, deren typische Symptome und deren Behandlung Sie kennen sollten (> Abb. 4.29):

- Spannungskopfschmerz (die häufigste Art von Kopfschmerzen)
- Clusterkopfschmerz
- Medikamenteninduzierter Kopfschmerz
- Postpunktioneller Kopfschmerz

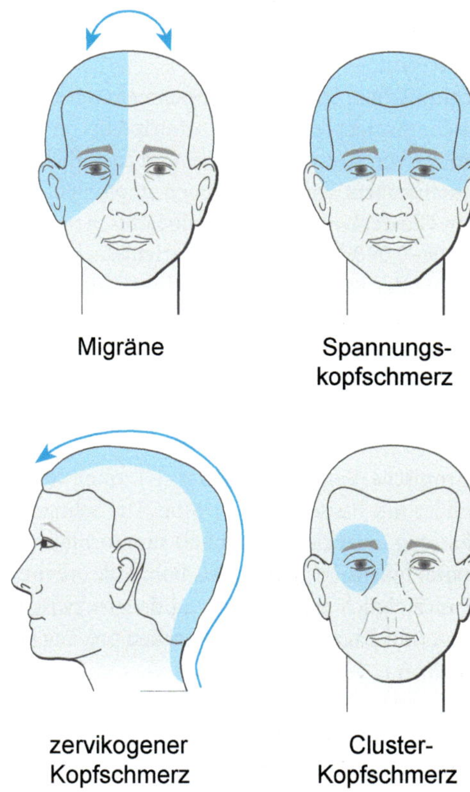

Abb. 4.29 Typische Kopfschmerzmuster [L157]

Tab. 4.14 Formen der Migräne

	Migräne ohne Aura	Migräne mit Aura
Synonyme	Einfache Migräne, Hemikranie	Klassische Migräne, komplizierte Migräne
Dauer	• Kopfschmerz: 4–72 h	• Aura: entwickelt sich über 5–20 Min. und hält ca. 1 h an • Kopfschmerz: 4–72 h
Symptome	• Einseitige Lokalisation, pulsierender Charakter, mäßig bis starke Intensität • Verstärkung durch körperliche Anstrengung • Fotophobie, Fonophobie, Nausea	• Aura: homonyme Sehstörungen, halbseitige Sensibilitätsstörungen, Hemiparese, Dysphasie, vollreversibel • Pochende, pulsierende oder hämmernde Kopfschmerzen

Die episodische Form des **Spannungskopfschmerzes** (Häufigkeit 15–20 %) dauert Minuten bis Tage an und tritt nur gelegentlich für 1–2 Tage auf. Bei mehr als 15 Attacken im Monat wird von der chronischen Form gesprochen. Es gibt Übergangsformen zur Migräne, wobei beide Kopfschmerzformen auch gemeinsam auftreten können. Episodische Verläufe werden mit klassischen Kopfschmerztabletten behandelt:

- Acetylsalicylsäure (1 g) oder
- Naproxen 500 mg und/oder
- Paracetamol 1 g

Bei chronischem Spannungskopfschmerz werden trizyklische Antidepressiva, wie Amitriptylin, in einer Startdosis von 10 mg/d verordnet und zusätzlich verhaltenstherapeutische Maßnahmen empfohlen.

Der **Clusterkopfschmerz** (idiopathisch, Häufigkeit 0,04–0,09 %) tritt meist in Serienattacken über Wochen oder Monate auf. Eine jahreszeitliche Häufung gibt es im Frühjahr und Herbst. Männer sind sechsmal häufiger betroffen. Mögliche Auslöser sind Nitrate, Flackerlicht, Alkohol oder Histamin. Prodromi fehlen, die Patienten neigen zu motorischer Unruhe (Umherlaufen etc.).

Chronische Verläufe dauern > 1 J. ohne Remission oder mit Pausen von < 1 Mon. Die Schmerzen sind streng einseitig und orbital, supraorbital oder temporal lokalisiert, werden als bohrend, brennend und unerträglich empfunden und dauern zwischen 15 Min. und 3 h an. Mehrere Attacken pro Tag sind möglich.

Typische Begleitsymptome sind konjunktivale Injektionen, Lakrimation, Schwellung der Nasenschleimhaut und Rhinorrhö, Miosis, Ptosis, ipsilaterales Lidödem und Schwitzen im Stirn- und Gesichtsbereich.

Eine akute Clusterattacke kann durch Inhalation von Sauerstoff (8 l via Maske für 15 Min.) oder durch die Anwendung von Sumatriptan (s. c. oder Nasenspray) oder Lidocain (lokal intranasal) erfolgen. Zur Durchbrechung des Clusters wird hoch dosiert Prednisolon als Stoßtherapie eingesetzt. Analgetika, Antikonvulsiva und Neuroleptika sind unwirksam. Die Clusterprophylaxe kann mit Verapamil (3- bis 4-mal 80 mg/d) oder Prednisolon (60–100 mg/d, dann ausschleichen) erfolgen.

Beim **medikamenteninduzierten Kopfschmerz** handelt es sich um einen dumpf drückenden oder pulsierenden Schmerz, der durch Medikamentenüber- oder -fehlgebrauch ausgelöst wird und unmittelbar nach oder bei längerer Einnahme auftreten kann.

Auslösende Pharmaka gehören zur Gruppe der Nitrate, Kalziumantagonisten, nichtsteroidale Antirheumatika (NSAR) oder Immunglobuline. Nach Einnahme von Dipyramidol oder Theophyllin treten ebenso gehäuft Kopfschmerzen auf. Bei diesen Medikamenten kommt es i. d. R. nur zu kurzen Schmerzphasen. Der klassische chronische medikamenteninduzierte Kopfschmerz wird durch die regelmäßige Einnahme von Analgetika ausgelöst und auch als **Analgetikakopfschmerz** bezeichnet. Als Therapie steht nur der Entzug unter Symptomkontrolle zur Verfügung.

MERKE

Medikamenteninduzierter Kopfschmerz: diagnostische Kriterien

- Auftreten nach Einnahme täglicher Dosen eines bestimmten Pharmakons (häufig: Analgetika, Triptane, Ergotamin) über einen Zeitraum von 3 Mon.
- Chronischer Kopfschmerz (> 15 d/Mon.)
- Kopfschmerz verschwindet innerhalb 1 Mon. nach Absetzen des Auslösers, wird aber ggf. vom ursprünglichen Kopfschmerz abgelöst.

ZUSAMMENFASSUNG

Migräne ist eine häufige Kopfschmerzform und tritt sowohl mit als auch ohne Aura auf. Typisch ist der **halbseitige Schmerz.** Zur Therapie werden im Allgemeinen **Analgetika,** im Besonderen **Triptane** eingesetzt.

Die häufigste Art des Kopfschmerzes ist der **Spannungskopfschmerz.**

Eine akute **Clusterkopfschmerzattacke** wird mit **hoch dosiertem Sauerstoff** behandelt. Dieser **periorbitale Schmerz** geht häufig mit Lidschwellungen, Lakrimation oder Rhinorrhö einher.

WAS WÄRE, WENN …

- … die Patientin intermittierend bewusstlos wäre oder eine Amnesie vorliegen würde?
  - In diesem Fall müsste nicht nur eine Synkopenabklärung (➤ Kap. 4.6) erfolgen, es wäre zum Ausschluss einer ICB auch eine CT-Diagnostik erforderlich.
- … die Patientin einen bilateralen Gesichtsfeldausfall hätte?
  - In diesem Fall müsste man auf eine intrakranielle Raumforderung im Bereich des Chiasma opticum denken, z. B. ein Hypohysenadenom.
- … die Patientin einen Meningismus hätte?
  - In diesem Fall müsste nach Ausschluss einer relevanten Hirndruckerhöhung eine Liquorpunktion zum Ausschluss einer Infektion oder SAB erfolgen.

4.21 Einsetzende Wehentätigkeit

Anamnese

Sie werden als Notarzt zu einer 29-jährigen Schwangeren mit seit einigen Stunden einsetzenden Wehen gerufen. Dies sei ihre zweite Schwangerschaft, die erste Geburt sei problemlos gewesen, habe aber lange gedauert. Die Fruchtblase sei vor etwa 2 h geplatzt, es sei klares Fruchtwasser abgegangen. Jetzt habe sie im Abstand von etwa 5 Min. Wehen, die etwa 30 s anhalten und „nach unten ziehen“ würden. Sie möchte gerne in das etwa 30 km entfernte Krankenhaus der Maximalversorgung gebracht werden, da ihre Hebamme dort arbeitet. Den bisherigen Schwangerschaftsverlauf beschreibt die Patientin als unkompliziert, was der Mutterpass bestätigt (normale Gewichtszunahme, regelrechte kindliche Entwicklung, Blutuntersuchungen unauffällig).

Untersuchungsbefund

Die Patientin in der 38. SSW ist kreislaufstabil (RR 125/70 mmHg, HF 95/Min.). Bei der orientierenden vaginalen Inspektion sind keine kindlichen Körperteile sichtbar.

Fragen und Antworten

Beschreiben Sie die Phasen des Geburtsverlaufs und die Bewegungen des Kindes.

Die drei Phasen des Geburtsverlaufs:

- **Einleitungsphase:** Diese Phase beginnt mit den Geburtswehen und endet mit der vollständigen Muttermundöffnung Dauer: 9–12 h bei Erstgebärenden, 2–6 h bei Mehrgebärenden. Begleitet von regelmäßigen, etwa alle 5–10 Min. wiederkehrenden Wehen. In dieser Periode tritt der Kopf des Kindes in den Beckeneingang ein. Es kommt zur Rotation und Flexion des kindlichen Kopfes, sodass dieser 90° gedreht zur mütterlichen Längsachse steht und mit dem Scheitel voran geht, da der mütterliche Beckeneingang queroval ist. Am Ende der Einleitungsphase steht der Blasensprung mit Fruchtwasserabgang.
- **Austreibungsphase:** die Phase von der vollständigen Öffnung des Muttermunds bis zur Geburt des Kindes. Dauer 2–3 h bei Erstgebärenden, ca. 1 h bei Mehrgebärenden. Begleitet von Presswehen mind. alle 3 Min., **Pressdrang.** Der kindliche Kopf tritt durch die Weichteile, er „schneidet ein“. Während der Wehen sind Teile des Kopfes in der Scheide sichtbar. Die Passage des Weichteilausgangs mit dem Kopf nennt man „durchschneiden“.
- **Nachgeburtsphase:** beginnt mit der Geburt des Kindes bis zur vollständigen Ausstoßung der Plazenta und der Eihäute. Dauer bis etwa 2 h postpartal, begleitet von Nachwehen. Die Ausstoßung der Plazenta sollte nicht später als 30 Min. nach Geburt erfolgen. Begleitet von Blutverlust bis ca. 500 ml.

Bei hier 5-minütig auftretenden Wehen muss man von der Übergangszeit zwischen Einleitungs- und Austreibungsphase ausgehen. Da die Frau bereits zweitgebärend ist, kann die Geburt deutlich rascher ablaufen als die erste. Primär sollte die Geburt möglichst unter Begleitung einer Hebamme erfolgen. Ein Kliniktransport muss ggf. unverzüglich erfolgen.

MERKE

Jeder Flüssigkeitsabgang bei einer Schwangeren muss als Fruchtwasser gewertet werden!

4

Welche Komplikationen können während und nach der Geburt mütterlicherseits und beim Neugeborenen auftreten?

Mütterliche Komplikationen während der Geburt:

- **Uterusruptur** mit akuter Blutungsgefahr durch zu starke Wehen bei nicht geöffnetem Muttermund. Das Risiko steigt durch Narben nach vorangegangenen Operationen am Uterus (z. B. Sectio) → Anamneseerhebung!
- **Geburtsstillstand:** Erschöpfung der Mutter mit Blutdruckabfall
- **Vorzeitige Plazentalösung:** Gefahr der lebensbedrohlichen Blutung mit Schock und Lebensgefahr für Mutter und Kind. Gefahr des Übertritts von Fruchtwasser in den mütterlichen Kreislauf → Fruchtwasser ist eine hochthrombogene Substanz, die zu einer tödlichen Fruchtwasserembolie führen kann.

Mütterliche Komplikationen nach der Geburt:

- **Atone Nachblutung:** Durch mangelnde Kontraktion des Uterus werden die mütterlichen Gefäße nicht ausreichend verschlossen, es kommt zur Massenblutung.
- **Ausbleibende oder partielle Plazentalösung:** Bei Inspektion der Plazenta postpartal fehlende Teile der Plazenta an der maternalen Seite. Keine Lösung der Plazenta 30 Min. postpartal erfordert eine manuelle Plazentalösung durch einen erfahrenen Geburtshelfer (in der Klinik!).

Kindliche Komplikationen während der Geburt:

- **Hypoxie** durch mütterlichen Blutdruckabfall, durch erhöhten Stress bei extrem lang dauernder oder schwieriger Geburt
- **Nabelschnurvorfall** nach dem Blasensprung durch Absinken der Nabelschnur über den Kindskopf hinaus → Gefahr der lebensbedrohlichen Hypoxie
- **Strangulation durch die Nabelschnur:** Umwicklung des Halses durch die Nabelschnur mit Hypoxiegefahr
- **Vorfall von Extremitäten, Schulterdystokie:** Vorgefallene Extremitäten sind während der massiven Kräfte der Geburt von Verletzung bedroht. Bei vorgefallenem Arm besteht die Gefahr der Zerrung des Plexus brachialis unter der Geburt (Schulterdystokie) → dauerhafte Parese des Armes.
- **Mekoniumaspiration:** Unter Stress führt das Kind bereits im Mutterleib das zähe schwarzgrünliche Mekonium („Kindspech“) ab → Gefahr der Aspiration und Atemwegsverlegung unter der Geburt.

MERKE

Bei ausbleibender Plazentalösung niemals an der Nabelschnur ziehen.

Welche Möglichkeiten haben Sie außerklinisch, um das Einsetzen der Geburt hinauszuzögern?

Zur Hemmung der Wehentätigkeit eignen sich folgende Medikamente:

- **β-Sympathomimetika** Fenoterol (z. B. Partusisten® intrapartal) 0,8–4 µg/Min. über Perfusor, ggf. 25 µg i. v. über 2–3 Min. als Bolus. Diese führen zur Relaxation der glatten Uterusmuskulatur. **Cave:** hat die höchste Nebenwirkungsrate wie z. B. Reflextachykardie, Gefahr eines Lungenödems! Vorsicht bei Fenoterol (z. B. Berotec®) p. i.! Ein Sprühstoß enthält 100 µg. Durch die verzögerte Resorption ist kaum eine relevante Wehenhemmung garantiert, die Nebenwirkungen sind aber umso stärker. (Das Aerosol ist zur Wehenhemmung nicht zugelassen!)
- **Atosiban** (Tractocile®) ist ein Oxytocinrezeptor-Antagonist, der eine drohende Frühgeburt bei erwachsenen Schwangeren zwischen der 24. und 33. SSW hinauszögern soll. **Cave:** sehr eingeschränkter Anwendungsbereich aufgrund vieler Kontraindikationen!
- **Kalziumantagonisten** (Nifedipin®) haben eine geringere Nebenwirkungsrate bei Mutter und Kind als die β-Sympathomimetika und dürfen p. o. verabreicht werden. **Cave:** Gabe darf nicht zusammen mit Magnesium erfolgen!
- **Magnesiumsulfat:** 2–4 g als Bolus über 15 Min. Geeignet bei Patienten mit Eklampsie, kann jedoch zu RR-Abfällen führen und es fehlt der wissenschaftliche Wirknachweis. **Cave:** nicht zusammen mit Kalziumantagonisten verabreichen!
- **NO-Donatoren** (ISDN, ISMN) setzen Stickstoffmonoxid in der glatten Muskulatur frei, und wirken muskelentspannend am Uterus. **Cave:** Als Nebenwirkung sind starke Kopfschmerzen beschrieben, sie sind somit für Schwangere mit häufigen Kopfschmerzen kontraindiziert!

4

MERKE
Da jede Tokolyse eine lebensbedrohliche Uterusatonie hervorrufen kann, muss eine sorgfältige Nutzen-Risiko-Abwägung erfolgen und es ist ratsam sich im notärztlichen Einsatz telefonischen Rat bei einem geburtshilflich tätigen Gynäkologen zu holen.

Wie gehen Sie bei der Erstversorgung von Neugeborenen vor? Beschreiben Sie dabei auch das APGAR-Schema.

Das Neugeborene wird trockengerieben, die Käseschmiere sollte jedoch nicht abgerubbelt werden, anschließend wird das Kind in Tücher oder eine Rettungsfolie gewickelt, besonders der Kopf (mit Ausnahme des Gesichts) muss vor Auskühlung geschützt werden.

Normalerweise beginnt das Kind nach der Geburt sofort zu schreien. Dadurch wird die Lunge gebläht. Bleibt das Schreien aus, kann durch Reiben ein Stimulus gesetzt werden. Führt das zu keinem Erfolg, versucht man, durch vorsichtiges Absaugen von Sekret aus Nasen- und Rachenraum die Atemwege freizumachen.

Der APGAR-Wert wird 1, 5 und 10 Min. nach der Geburt bestimmt und zeigt die Lebensfrische des Neugeborenen an (➤ Tab. 4.15). APGAR-Werte zwischen 8 und 10 sind normal, Erstwerte (direkt nach Geburt) von 7 sind oft tolerabel. Bei Werten < 7 muss man Maßnahmen ergreifen: Eine Hypoxie führt schnell zu schwerer Bradykardie, O_2-Gabe über vorgelegte Sonde ist daher bei Kindern mit Zyanose und unregelmäßiger Atmung obligat.

Führen Stimulation und Absaugen zu keiner suffizienten Spontanatmung, sollte das Kind zweimal mit dem Beatmungsbeutel vorsichtig „gebläht" werden. Wenn sich Herzfrequenz oder Spontanatmung nach den vorgenannten Maßnahmen nicht bessern, müssen eine endotracheale Intubation und eine externe Herzdruckmassage erwogen werden (sofort bei Herzfrequenz < 60/Min.).

MERKE
Die wichtigste Maßnahme nach der Geburt ist der Wärmeerhalt!

Bringen Sie die Patientin in das 30 km entfernte Krankenhaus oder in ein 10 km entferntes Haus mit Geburtshilfe? Begründen Sie.

Grundsätzlich ist der Patientenwunsch vorrangig, sofern keine schwerwiegenden Gründe dagegen sprechen. Da diese Patientin bereits zweitgebärend ist, kann die Austreibungsphase recht kurz sein. Um die größtmögliche Sicherheit für Mutter und Kind zu gewährleisten, sollte die Patientin in das nächstgelegene geeignete Klinikum gebracht werden, in diesem Fall in das nähere, kleinere Krankenhaus, das jedoch über eine Geburtshilfe verfügt. Der Transport muss zügig (ggf. Fahrt mit Sondersignal), aber ruhig erfolgen, um die kindliche Sauerstoffversorgung nicht durch mütterlichen Stress noch mehr zu reduzieren.

Ist eine Spontangeburt nicht mehr aufzuhalten (Wehen < 3 Min., sichtbarer Kindskopf in der Scheide), ist ein Transport nicht mehr sinnvoll, evtl. sollte eine Hebamme nachgefordert werden. Dann muss unverzüglich mit den Vorbereitungen für eine Geburt begonnen werden.

Tab. 4.15 APGAR-Schema

Parameter	2 Punkte	1 Punkt	0 Punkte
Aussehen	Rosiger Körper	Stamm rosig	Blass/blau
Puls	> 100/Min.	< 100/Min.	Kein Herzschlag
Grundtonus	Aktive Bewegung	Leichte Bewegung	Schlaff
Atmung	Kind schreit	Ruhig/gleichmäßig	Keine/unregelmäßig
Reflexstatus	Schreit kräftig	Grimassieren	Keine Reaktion

ZUSAMMENFASSUNG

Der **Geburtsverlauf** unterteilt sich grob in die Einleitungsphase, die Austreibungsphase und die Nachgeburtsphase. Jede Geburt sollte möglichst im Beisein einer Hebamme und möglichst in einer Klinik erfolgen, wobei der Patientinnenwunsch bindend ist, sofern es keine medizinischen Einwände gibt. Während der Geburt kann es bei Mutter und Kind zu zahlreichen **Komplikationen** kommen, z. B. Uterusruptur, vorzeitige, ausbleibende oder partielle Plazentalösung, Hypoxie des Neugeborenen, Nabelschnurvorfall und Mekoniumaspiration. Zur **Wehenhemmung** sind derzeit nur Fenoterol (Partusisten®) und Atosiban (Tractocile®) zugelassen. Alle anderen Medikamente werden off-label verwendet. Nach der Entbindung wird das Neugeborene untersucht und der **APGAR-Score** erhoben, der seine Vitalfunktionen erfasst. Eine etwaige Reanimation erfolgt nach den **ERC-Leitlinien.**

4.22 Erbrechen im Aufwachraum

Anamnese

Sie werden im Aufwachraum zu einer jungen Patientin mit starkem Erbrechen gerufen. Diese wurde vor Kurzem nach einer diagnostischen Laparoskopie aus dem OP dorthin verlegt. Aus dem Prämedikationsprotokoll geht hervor, dass die Patientin ASA 1 ist, nicht raucht, und leicht reisekrank wird. Während der Intubationsnarkose unter Isofluran und Fentanyl seien keine Schwierigkeiten aufgetreten. Postoperativ hatte die Patientin bereits mehrfach eine Schmerzmedikation mit Opioiden abgefordert und laut Narkoseprotokoll auch bereits intraoperativ einen hohen Opioidbedarf.

Untersuchungsbefund

Patientin ist blass, zittert leicht, würgt immer wieder. Blutdruck 95/60 mmHg, Herzfrequenz 95/Min., SaO_2 96 %.

Fragen und Antworten

Welche Diagnose stellen Sie? Und welche Differenzialdiagnosen müssen Sie berücksichtigen?

Die Patientin leidet an **postoperativer Übelkeit und Erbrechen** (PÜ&E), engl. **PONV** (*Postoperative Nausea and Vomiting*). Als **Differenzialdiagnosen** sind vor allem eine akute Hypovolämie durch Flüssigkeitsmangel oder Blutung sowie Herzrhythmusstörungen auszuschließen.

- Bei **Volumenmangel** wäre die Reflextachykardie ausgeprägter und es wäre keine Übelkeit vorhanden.
- Um eine **Blutung** auszuschließen, müsste man eventuell einliegende Drainagen inspizieren und den Hb-Wert bestimmen.
- **Herzrhythmusstörungen** sind mit einem Blick auf den EKG-Monitor und ggf. durch Schreiben eines 12-Kanal-EKGs auszuschließen.

Wie behandeln Sie das Erbrechen akut?

- **5-HT_3-Antagonisten (Serotoninantagonisten), z. B. Ondansetron, Granisetron:** Mittel der 1. Wahl. Die einmalige Gabe z. B. von 4 mg Ondansetron i. v. bei Erwachsenen bzw. 0,1 mg/kg KG Ondansetron bei Kindern hilft in den meisten Fällen sehr schnell und zuverlässig.
- **Dimenhydrat:** H_1-Blocker, der seit vielen Jahren erfolgreich gegen Übelkeit eingesetzt wird (auch bei Kindern). Die antiemetische Dosierung liegt bei 62 mg bei Erwachsenen bzw. 0,5 mg/kg KG beim Kind. Als wichtigste Nebenwirkung ist ein deutlich sedierender Effekt zu berücksichtigen.
- **Droperidol:** Neuroleptikum, das für die PONV-Therapie zugelassen ist. Die Gabe von 0,625–1,25 mg ist in einigen Studien 4 mg Ondansetron nahezu gleichwertig. Alternativ wurde in den vergangenen Jahren auch **Haloperidol** in der Dosierung von 1–2 mg erfolgreich eingesetzt. Bei Kindern ist wegen motorischer Störungen Vorsicht geboten.
- **Dexamethason:** Falls nicht schon zur PONV-Prophylaxe eingesetzt, können bei Erwachsenen 4–8 mg i. v. verabreicht werden. Kinder erhalten eine Dosis von 0,15 mg/kg KG. Dieses Kortikoid hat sehr gute antiemetische Effekte, wirkt aber erst nach etwa 2 h und ist somit zur mittelfristigen Therapie geeignet.

- **Metoclopramid:** ist in einigen Studien als mittelmäßig potentes Antiemetikum wirksam; kann außerdem extrapyramidalmotorische Nebenwirkungen, Spätdyskinesien und kardiovaskuläre Nebenwirkungen auslösen. Aufgrund besser verträglicher Alternativen wird der Einsatz von Metoclopramid in den letzten Jahren zunehmend kritisch gesehen.
- **Propofol:** subhypnotische Dosis (ca. 20 mg), falls die Patientin nicht zu stark sediert ist.
- **NK_1-Antagonisten** (Neurokininrezeptorantagonisten), z. B. Aprepitant, Fosaprepitant: äußerst wirksam, jedoch bislang nicht zur Therapie von PONV zugelassen, somit allenfalls off-label als Rescue-Medikation. **Aprepitant** steht außerdem gegenwärtig nur in Tablettenform zur Verfügung und ist daher eher für die Prophylaxe bei Hochrisikopatienten geeignet.

Wurde eine Substanz bereits innerhalb von 6 h verabreicht, sollte auf eine andere Wirkstoffklasse zurückgegriffen werden, da sonst bei geringerer Wirkung das Nebenwirkungsrisiko ansteigt.

Was ist der Apfel-Score?

Der Apfel-Score wurde 1999 von C. Apfel eingeführt, um einen einfachen Algorithmus zur relativen Risikoerfassung für PONV zu finden. Obwohl die Vorhersagekraft nur mäßig ist, fasst der Score doch die wichtigsten Einzelrisiken für postoperative Übelkeit zusammen. Dabei werden vier in mehreren Studien als signifikant befundene Faktoren erfasst. Als **Hauptrisiken** gelten weibliches Geschlecht, Nichtraucherstatus, Reisekrankheit bzw. vorbestehende PONV und ein zu erwartender postoperativer Opioidbedarf. Diese „Apfel-Punkte" werden addiert, die Summe ergibt das PONV-Risiko des Patienten. Entsprechend des Risikos wird dann vom Anästhesisten entschieden, ob der Patient eine PONV-Prophylaxe benötigt oder das Narkoseverfahren entsprechend geändert wird (➤ 2.3).

Männliches Geschlecht, Raucherstatus, kurze OP-Dauer, Vermeidung postoperativer Opioidgaben und Lachgasvermeidung sind als **protektive Faktoren** gesichert. In früheren Zeiten als Risikofaktor für postoperatives Erbrechen angeschuldigt, jedoch nach neuer Studienlage ohne Relevanz sind Adipositas, Persönlichkeitsstruktur und Angst.

Kann man im Vorfeld etwas gegen die Übelkeit tun?

Heutzutage ist die PONV-Prophylaxe für Risikopatienten in den meisten Anästhesieabteilungen standardisiert (➤ Tab. 4.16). Jede Maßnahme zur Prophylaxe senkt das relative Risiko um 30 %. Unter Aufwendung aller Prophylaxemaßnahmen kann das PONV-Risiko z. B. von 60 % auf minimal 14 % gesenkt werden. Auch bei Patienten ohne vorangegangene Narkosen und mit Risikoprofil wird eine Prophylaxe empfohlen.

Die **medikamentöse Prophylaxe** erfolgt meist mit Dexamethason 4 mg i. v. unmittelbar nach Narkoseeinleitung. Auch die anderen Medikamente, die zur Therapie eingesetzt werden, können im Bedarfsfall prophylaktisch appliziert werden. Bis auf Dexamethason werden die Medikamente zur Prophylaxe i. d. R. kurz vor der Narkoseausleitung gegeben.

In einigen Studien war eine Stimulation des Akupunkturpunkts PC6 als nichtmedikamentöse Maßnahme zur Prophylaxe von PONV ähnlich erfolgreich wie die Gabe eines Antiemetikums.

Um postoperativ eine möglichst geringe Dosis von Opioiden einsetzen zu können, sollten die Patienten vor der Narkoseausleitung Nichtopioidanalgetika erhalten.

MERKE

- Bei reiner Remifentanil-Propofol-Narkose ist vor OP-Ende die Gabe eines länger wirksamen Opioids (z. B. Piritramid) zwingend erforderlich.
- Zur Vermeidung einer intraoperativen Awareness sollte die Narkosetiefe bei TIVA mittels EEG (z. B. BIS®-Monitoring) überwacht werden.

Welches Anästhesieverfahren wählt man bei bekannter PONV-Anamnese?

Prinzipiell sollte bei einem hohen PONV-Risiko (3–4 Apfel-Punkte) nach Möglichkeit ein **Regionalanästhesieverfahren** gewählt werden, sofern nicht höher zu wertende Faktoren gegen eine Regionalanästhesie sprechen. Patienten, die schon einmal an PONV litten, sind diesen Verfahren sehr schnell zugänglich, bei den anderen Hochrisikopatienten sollte der Anästhesist vorsichtig Überzeugungsarbeit leisten. Bei ängstlichen Patienten kann man noch eine zusätzliche Sedierung ergänzen (z. B. Midazolam i. v. oder Propofol-Perfusor in niedriger Dosierung).

Tab. 4.16 Einschätzung des PONV-Risikos und Strategie

Apfel-Punkte	Relatives PONV-Risiko	Strategie
0–1	Niedriges Risiko	Keine Maßnahmen
2	Mittleres Risiko	• Regionalanästhesie • Allgemeinanästhesie mit zwei Maßnahmen zur PONV-Prophylaxe – Totale i. v. Anästhesie + 1 Antiemetikum – Inhalative Anästhesie + 2 Antiemetika
3–4	Hohes Risiko	• Regionalanästhesie • Allgemeinanästhesie mit drei Maßnahmen zur PONV-Prophylaxe: – Totale i. v. Anästhesie + 2 Antiemetika – Inhalative Anästhesie + 3 Antiemetika

4

Wenn eine **Vollnarkose** unumgänglich ist, sollte sie als **totale intravenöse Anästhesie** (TIVA) durchgeführt werden. Als Hypnotikum wird Propofol über eine Spritzenpumpe verabreicht (Erwachsene 4–8 mg/kg KG/h, Kinder 6–15 mg/kg KG/h), zusätzlich werden ein Opioid und ggf. ein Muskelrelaxans gegeben. Auf inhalative Anästhetika und insbesondere Lachgas wird unbedingt verzichtet. Eine TIVA ist in der Wirkung vergleichbar mit der Gabe eines Antiemetikums. Da die Gefahr einer intraoperativen Wachheit bei einer TIVA höher ist als bei einer inhalativen Anästhesie, sollte bei diesem Verfahren die Narkosetiefe mittels Hirnstrommessung (z. B. Narcotrend®, BIS®-Monitoring) überwacht werden.

ZUSAMMENFASSUNG

Postoperative Übelkeit und Erbrechen (PONV) ist eine der häufigsten perioperativen Komplikationen. Risikopatienten werden mittels **Apfel-Score** identifiziert. Die wirkungsvollste Maßnahme ist der Verzicht auf eine Allgemeinanästhesie. Ist eine **Regionalanästhesie** jedoch nicht möglich, sollte die Vollnarkose als **TIVA** durchgeführt werden. Je nach Risiko erhalten die Patienten zusätzlich eine **medikamentöse Prophylaxe.** Bei Auftreten eines PONV muss dieses zügig medikamentös behandelt werden, da PONV nicht nur für den Patienten unangenehm ist, sondern auch schwerwiegende Komplikationen wie Nachblutungen oder ein Boerhaave-Syndrom hervorrufen kann.

4.23 Sturz bei Glatteis

Anamnese

Der unfallchirurgische Kollege meldet Ihnen einen Patienten für den OP-Plan nach, der sich bei einem Sturz auf Glatteis eine distale Radiusfraktur zugezogen hat und möglichst bald operativ versorgt werden soll. Beim Prämedizieren erzählt Ihnen der Patient (35 J., 182 cm, 73 kg, Nichtraucher, keine relevanten Vorerkrankungen), dass er vor drei Stunden gegessen habe. Nach den Voroperationen (OSG-Fraktur und Kreuzbandplastik in Vollnarkose) sei ihm immer schlecht gewesen und er habe sich mehrmals übergeben müssen. Deshalb würde er gerne in „Lokalanästhesie" operiert werden. Außerdem könne er dann zuschauen.

Untersuchungsbefund

35-jähriger, sportlicher Patient. Herz: Herztöne rein, rhythmisch. Lunge: vesikuläres Atemgeräusch beidseits, keine Nebengeräusche. Abdomen: weich, unauffällig. RR 135/71 mmHg, Herzfrequenz: 68/Min.

Fragen und Antworten

Welche Regionalverfahren kommen infrage, welche nicht? Beschreiben Sie jeweils Prinzip und Vorgehen.

Der **Plexus brachialis** kann in seinem Verlauf auf verschiedenen Höhen blockiert werden. Je nach Punktionsstelle werden damit unterschiedliche periphere Nerven überwiegend anästhesiert. Für die Auswahl des richtigen Punktionsortes ist somit die genaue Kenntnis des Operationsgebiets entscheidend (> Abb. 4.30). Bei allen Blockaden sind sowohl Single-Shot-Verfahren als auch Kathetertechniken möglich:

- **Vertikale infraklavikuläre Plexusanästhesie (VIB oder VIP):** eignet sich für Operationen am distalen Oberarm, am Unterarm und an der Hand. Der Punktionsort befindet sich auf halber Strecke zwischen Fossa jugularis und ventralem Ende des Akromions direkt unterhalb der Klavikula. Der ermittelte Punkt entspricht dem medialen Rand der Mohrenheim-Grube. Die Stichrichtung ist streng vertikal. Bei Punktionstiefen > 5 cm kann es zu Verletzung der Lunge mit einem Pneumothorax kommen. Bei Verwendung des Nervenstimulators sollen möglichst periphere Kontraktionen, idealerweise der Finger erreicht werden (N. radialis → Extensoren Dig. 1–3 oder N. medianus → Flexoren Dig. 1–3).
- **Axilläre Plexusblockade:** einfaches und komplikationsarmes Verfahren, bei dem allerdings gelegentlich unvollständige Blockaden auftreten, da die Nn. axillaris und musculocutaneus den Plexus brachialis schon oberhalb der Punktionsstelle verlassen. Eine inkomplette Wirkung wird oft auch im Versorgungsgebiet des N. radialis beobachtet. Der Punktionsort liegt zwischen der A. axillaris und dem M. pectoralis minor möglichst proximal in der Axilla. Stimulationsziel sind Kontraktionen der Finger oder der Hand. Mit diesem Verfahren sind Operationen des Ellbogens, des Unterarms und der Hand möglich.
- **Interskalenäre Plexusanästhesie:** Dieses Verfahren eignet sich für Operationen an der Schulter und am distalen Oberarm. Der Punktionsort befindet sich am Hinterrand des M. sternocleidomastoideus auf Höhe der Incisura thyroidea superior. Die Stichrichtung folgt dem Verlauf der Skalenuslücke nach kaudal und lateral. Ziel ist die Auslösung von Kontraktionen des M. biceps brachii (Beugung im Ellbogen). Wegen Lücken im Versorgungsbereich des N. ulnaris, N. cutaneus brachii und des N. cutaneus antebrachii medialis ist die interskalenäre Blockade nicht für Eingriffe am Unterarm oder an der Hand geeignet.

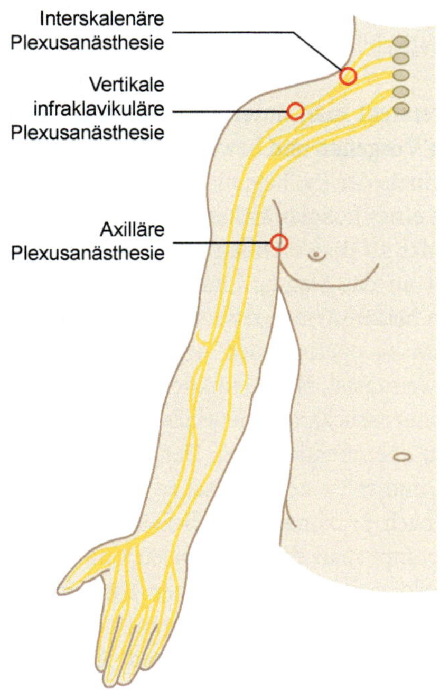

Abb. 4.30 Regionalanästhesie: Nervenverläufe/Punktionsstellen [L231]

Für den Patienten kommen als Anästhesieverfahren eine vertikale infraklavikuläre oder eine axilläre Plexusanästhesie infrage, da das Operationsgebiet der Unterarm ist. Beim VIB/VIP wird die Blutleere meist besser toleriert als beim axillären Plexus, da Versorgungsgebiete der Nn. axillaris und musculocutaneus durch das Regionalverfahren mit anästhesiert sind.

Welche Kontraindikationen gibt es und zu welchem Verfahren raten Sie dem Patienten?

Es gibt eine Reihe **allgemeiner Kontraindikationen,** die für alle Regionalverfahren (obere und untere Extremität) gelten:

- Die Ablehnung des Verfahrens durch den Patienten
- Eine Infektion oder ein Hämatom im Bereich der Punktionsstelle
- Eine klinisch manifeste Störung der Blutgerinnung
- Vorbestehende neurologische Symptome gelten als relative Kontraindikation. Das Defizit muss vorher dokumentiert werden, am besten sollte dies im Rahmen eines neurologischen Konsils erfolgen.

Außerdem gibt es verschiedene **verfahrensspezifische Kontraindikationen:**

- **Infraklavikuläre Plexusanästhesie:** Thoraxdeformität und disloziert verheilte Klavikulafraktur,

da die Punktionsstelle dann nicht eindeutig zu identifizieren ist. Fremdkörper wie z. B. Herzschrittmacher oder Port im Punktionsgebiet.
- **Axilläre Plexusblockade:** keine speziellen Kontraindikationen
- **Interskalenäre Plexusanästhesie:** COPD, kontralaterale Rekurrens- oder Phrenikusparese, da es durch die Blockade zur ipsilateralen Parese dieser beiden Nerven kommen kann.

Bei dem Patienten handelt es sich um einen jungen, gesunden ASA-1-Patienten. Es gibt keine Kontraindikationen, die gegen eine **Anästhesie des Plexus brachialis** sprechen.

Welche Komplikationen haben die einzelnen Regionalverfahren?

Komplikationen treten bei der axillären und vertikalen infraklavikuläre Plexusanästhesie relativ selten auf. Möglich sind:
- Blutungen und Hämatome durch Gefäßverletzung
- Infektionen
- **Nervenschäden:** Sie lassen sich durch eine sonografisch kontrollierte Punktion und/oder die Verwendung eines Nervenstimulators und Beachtung der Schwellenstromstärke weitgehend vermeiden.
- **Zentralnervöse Nebenwirkungen durch die Lokalanästhetika:** Zuerst kommt es zur erhöhten Erregbarkeit und anschließend zur allgemeinen Dämpfung des ZNS. Typische Symptome sind Übelkeit, Erregung, Angst, Unruhe, Schwindel bis hin zu Krämpfen, Koma und Atemstillstand.
- **Auswirkungen auf das Herz-Kreislauf-System:** meist erst bei hohen Plasmaspiegeln der Lokalanästhetika. Sie wirken negativ chronotrop und inotrop und führen zu einer Vasodilatation.
- **Prilocain:** führt zur Bildung von Methämoglobin mit unterschiedlicher klinischer Relevanz.
- **Pneumothorax:** ist bei falscher oder zu tiefer Punktion im Rahmen einer vertikalen infraklavikulären Plexusanästhesie möglich.

Wie wirken Lokalanästhetika? Warum sind sie bei lokalen Entzündungen unwirksam?

Die Erregungsleitung in Nervenzellen erfolgt über die Öffnung von spannungsabhängigen Natriumkanälen. Wird in einer Nervenzelle das Schwellenpotenzial erreicht, kommt es durch Konfigurationsänderung zur Öffnung dieser Natriumkanäle und zum Einstrom von Natriumionen. Die Zelle depolarisiert (das Membranpotenzial wird positiv) und das Aktionspotenzial wird weitergeleitet. Die Repolarisation erfolgt durch den Einstrom von Kaliumionen. Lokalanästhetika **blockieren reversibel die spannungsabhängigen Natriumkanäle** in den Nervenzellen. Es können keine Aktionspotenziale mehr fortgeleitet werden, da das hierfür notwendige Schwellenpotenzial nicht erreicht wird.

Lokalanästhetika müssen, um an die Nervenfaser zu gelangen, in der **nichtionisierten Form** (lipophil) als freie Base vorliegen und sich in der Lipidphase der Nervenzellmembran anreichern. Ihre Wirkung entfalten Lokalanästhetika dann von intrazellulär am Natriumkanal in der **dissoziierten (ionisierten) Form** (hydrophil). Dies erklärt, warum Lokalanästhetika im sauren Entzündungsgewebe unwirksam sind: Bevor ausreichend Lokalanästhetikum an den Wirkort vordringen kann, werden die Moleküle protonisiert und die lipidlösliche Base, die notwendig ist, um an den Wirkort zu gelangen, liegt nur noch in sehr geringer Konzentration vor. Die **Wirkung** der Lokalanästhetika wird durch Abdiffundieren in die Blutbahn **beendet.** Aminoester werden durch die Pseudocholinesterase im Plasma hydrolytisch gespalten, während die Aminoamide enzymatisch in der Leber abgebaut werden.

Was versteht man unter i.v. Regionale? Erörtern Sie das Vorgehen und bewerten Sie das Verfahren.

Das Prinzip der i. v. Regionale beruht auf der **Applikation eines Lokalanästhetikums in eine blutleere Vene** des zu operierenden Arms. Hierzu wird der Patient an das Standardmonitoring angeschlossen und an beiden Armen eine Venenverweilkanüle gelegt, am zu operierenden Arm idealerweise möglichst weit distal. Nach Funktionsprüfung der Doppelkammerdruckmanschette platziert man diese an dem zu operierenden Arm. Der Arm wird hochgehalten und mit einer elastischen Gummibinde von distal nach proximal ausgewickelt (Blutleere). Danach pumpt man den proximalen Cuff auf, sodass die peripheren Pulse an dieser Extremität nicht mehr tastbar sind (mind. 100 mmHg oberhalb des systolischen Blutdrucks). Nach dem Abwickeln der Gummibinde spritzt man das Lokalanästhetikum (z. B. 40 ml Prilocain 1 % bei Erwachsenen) langsam in die zu operierende Extremität und massiert es ein, damit es sich gleichmäßig verteilt. Der venöse Zugang kann nach Spritzen des Lokalanästhetikums entfernt werden. Bereits nach 5–10 Min. kann wegen des schnellen Wirkungseintritts mit der Operation begonnen werden. Damit das Tourniquet während der Operation nicht zu schmerzhaft ist, insuffliert man nach etwa 10 Min. die distale Manschette (diese liegt über dem anästhesierten Bereich) und lässt danach den Druck aus der proximalen ab.

Die i.v. Regionalanästhesie ist bei korrekter Durchführung ein einfaches, sicheres Verfahren mit schneller Anschlagzeit. Allerdings ist die Wirkdauer und damit die OP-Zeit begrenzt. Die häufigsten **Komplikationen** sind der **Tourniquet-Schmerz** und Probleme durch die **systemische Toxizität** der Lokalanästhetika.

MERKE

Auch bei kürzerer Operationsdauer darf der Cuff bei der i.v. Regionale frühestens nach 3 Min. geöffnet werden, wenn der Umverteilungsvorgang in das Gewebe abgeschlossen ist, da sonst zu viel Lokalanästhetikum in den systemischen Kreislauf gelangt.

ZUSAMMENFASSUNG

Der **Plexus brachialis** kann auf seinem Verlauf durch die Skalenuslücke in die Axilla auf verschiedenen Höhen **blockiert** werden, je nachdem wo die Operation an Arm oder Hand stattfindet. Infektionen und Blutungen können einerseits durch die Punktion auftreten sind, aber auch **Kontraindikationen,** wenn sie an der Punktionsstelle vorliegen. Durch die konsequente Verwendung der Sonografie und/oder von Nervenstimulatoren lassen sich Nervenschäden weitgehend vermeiden. **Lokalanästhetika** sind Natriumkanalblocker und stabilisieren das Ruhemembranpotenzial. Die **intravenöse Regionalanästhesie** ist ein sicheres und einfaches Verfahren. Die Anschlagzeit ist kurz, allerdings ist auch die Wirkdauer begrenzt.

4.24 Durchfall mit Folgen

Anamnese

Als diensthabender Intensivmediziner übernehmen Sie von der Notaufnahme eine somnolente 76-jährige Patientin mit seit 3 Tagen anhaltenden Diarrhöen bei Clostridien-Infektion. Als Vorerkrankungen sind ein Hypertonus, eine absolute Arrhythmie bei Vorhofflimmern (AA bei VHF) und ein tablettengeführter Diabetes mellitus bekannt.

Untersuchungsbefund

Die Patientin ist stark exsikkiert. Reagiert auf laute Ansprache adäquat, RR 115/55 mmHg, Herzfrequenz 32/Min., SaO_2 97 %. Die Hausmedikation enthält folgende Präparate: ein orales Antidiabetikum, einen ACE-Hemmer, einen Betablocker, ein Digoxin-Präparat, ASS und ein Vitamin-D-Präparat. In der Notaufnahme wurde bereits ein EKG abgeleitet und liegt der Akte bei (➤ Abb. 4.31). Auf Nachfrage erzählt Ihnen die Patientin, dass sie sich von Tag zu Tag abgeschlagener und müder fühle und selbst der Toilettengang sehr anstrengend sei. Daraufhin habe ihre Nachbarin den Rettungsdienst alarmiert.

Fragen und Antworten

Welche Diagnose stellen Sie? Befunden Sie dazu auch das EKG.

Im EKG sehen Sie einen **bradykarden Rhythmus,** passend zum Palpationsbefund. Des Weiteren erkennt man ein **Vorhofflattern.** Aufgrund des Flüssigkeitsverlustes durch die Übelkeit und das Erbrechen durch die Clostridien-Infektion ist es am

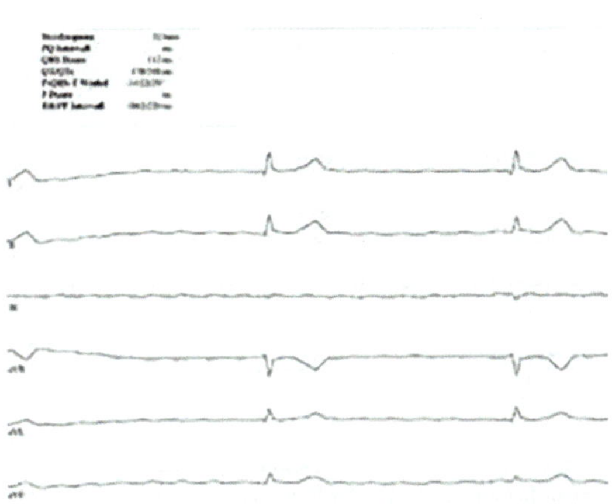

Abb. 4.31 EKG der Patientin (Schreibgeschwindigkeit 50 mm/s) [P572]

Wahrscheinlichsten, dass es zu einer Kumulation der antiarrhythmischen Medikamente gekommen ist und sie deshalb diese **bradykarde Rhythmusstörung** hat. Von einer Bradykardie spricht man bei einer Herzfrequenz < 50–60/Min. (je nach Definition). Behandlungsbedürftig sind nur Patienten mit schwerwiegenden klinischen Beeinträchtigungen, wie Hypotonie (< 90 mmHg), Bewusstseinsstörung, Zeichen kardialer Dekompensation.

Welche Ursachen für eine bradykarde Rhythmusstörung kennen Sie?

Schlägt ein Herz in Ruhe **< 50–60 ×/Min.** bezeichnet man dies allgemein als **Bradykardie.** Ausnahmen sind z. B. Leistungssportler, deren Herzfrequenz trainingsbedingt deutlich niedriger ist. Wenn das Herz zu langsam schlägt, wird der Körper nicht mehr ausreichend mit Sauerstoff und Nährstoffen versorgt.
Ursachen für eine Bradykardie:

- **Sinusbradykardie,** eine verminderte Sinusfrequenz verursacht durch:
  - Hypothyreose
  - Erhöhten Vagustonus
  - Sick-Sinus-Syndrom
  - Hypothermie
- **Erregungsrückbildungsstörungen:**
  - AV-Block
  - Sinuatrialer Block
  - Bradyarrhythmia absoluta bei Vorhofflimmern
- **Medikamente:**
  - Betablocker
  - Kalzium-Antagonisten vom Diltiazem- und Verapamil-Typ
  - Herzglykoside wie Digoxin und Digitoxin
  - Antidepressiva
- **Vorerkrankungen:**
  - Koronare Herzerkrankung
  - Herzinfarkt
  - Herzinsuffizienz
  - Kardiomyopathie
  - Myokarditis
- **Störungen im Elektrolythaushalt**
- **Drogen und Alkohol**

Welche weiteren Symptome und klinischen Probleme können im Verlauf noch auftreten?

Bradykardien sind meist symptomlos. Gut trainierte Sportler habe oft eine niedrige Herzfrequenz, die sie nicht spüren und die sie im Alltag nicht beeinträchtigt. Wenn die Herzfrequenz jedoch so niedrig ist, dass es zu einer verminderten Pumpleistung im Körperkreislauf kommt und dadurch der Sauerstoffbedarf, v. a. des Gehirns, nicht mehr ausreichend gedeckt wird, kann sie zu folgenden, teils auch unspezifischen **Symptomen** führen:

- Kopfschmerzen
- Schwindel
- Sehstörungen
- Übelkeit und Erbrechen
- Bewusstlosigkeit
- Angst und Nervosität
- Leistungseinschränkungen

Welche therapeutischen Maßnahmen ergreifen Sie?

Nur gering eingeschränkte Patienten werden zunächst beobachtet, auch um die Ausscheidung bradykardisierender Medikamente abzuwarten.

Eine akut behandlungsbedürftige Bradykardie wird gemäß den derzeit geltenden Leitlinien (➤ Abb. 4.32) zunächst mit Atropin 0,5 bis max. 3 mg i. v. behandelt. Führt dies zu keinem Erfolg, können weitere Alternativen verwendet werden:

- Adrenalin 2–10 µg/Min. (zunächst als i. v. Bolusgabe, auch als Perfusor möglich)
- Glukagon bei Intoxikationen: Betablocker und/oder Kalziumkanalblocker

Führt die medikamentöse Therapie zu keinem Erfolg und ist der Patient weiterhin instabil, muss ein **transvenöser passagerer Herzschrittmacher** gelegt werden, über den das Herz bis zum Abbau der auslösenden Medikamente oder der Implantation eines permanenten Schrittmachers stimuliert wird.

Beschreiben Sie kurz, wie Sie einen transkutanen Schrittmacher, z. B. im Notarztdienst, einsetzen würden.

Der transkutane Herzschrittmacher kann im Notfall bei **symptomatischen Bradykardien** oder **höhergradigen AV-Blockaden** eingesetzt werden. In den im Rettungsdienst eingesetzten Monitoren/Defibrillatoren ist i. d. R. eine **externe Schrittmacherfunktion** integriert, sodass diese schnell und nichtinvasiv mittels großer **Klebeelektroden** verwendet werden kann. Die Position der Klebeelektroden ist je nach Hersteller und Gerät unterschiedlich. Die Platzierung muss vor Therapiebeginn kontrolliert werden, da es andernfalls zu schmerzhaften Muskelzuckungen oder gar zur Behinderung der Spontanatmung kommen kann (z. B. Elektroden zu weit bauchwärts platziert). Die Anwendungsdauer liegt meist zwischen Minuten und Stunden. Ist der Schrittmacher für einen längeren Zeitraum notwendig, sollte ein transvenöser oder permanenter Schrittmacher in Betracht gezogen werden.

Das **Funktionsprinzip** ist einfach. Der Schrittmacher gibt über die Klebeelektroden einen **elektrischen Impuls** ab, wobei die **Frequenz** (70–100/Min.) durch den Anwender eingestellt wird. Man beginnt mit niedrigen **Stromstärken** (10–20 mA) und erhöht sie langsam (40–90/100 mA), bis es zur Stimulation des Herzmuskels und damit zur Kontraktion mit Blutauswurf kommt. Da die elektrischen Impulse durch eine dickere Schicht von Ge-

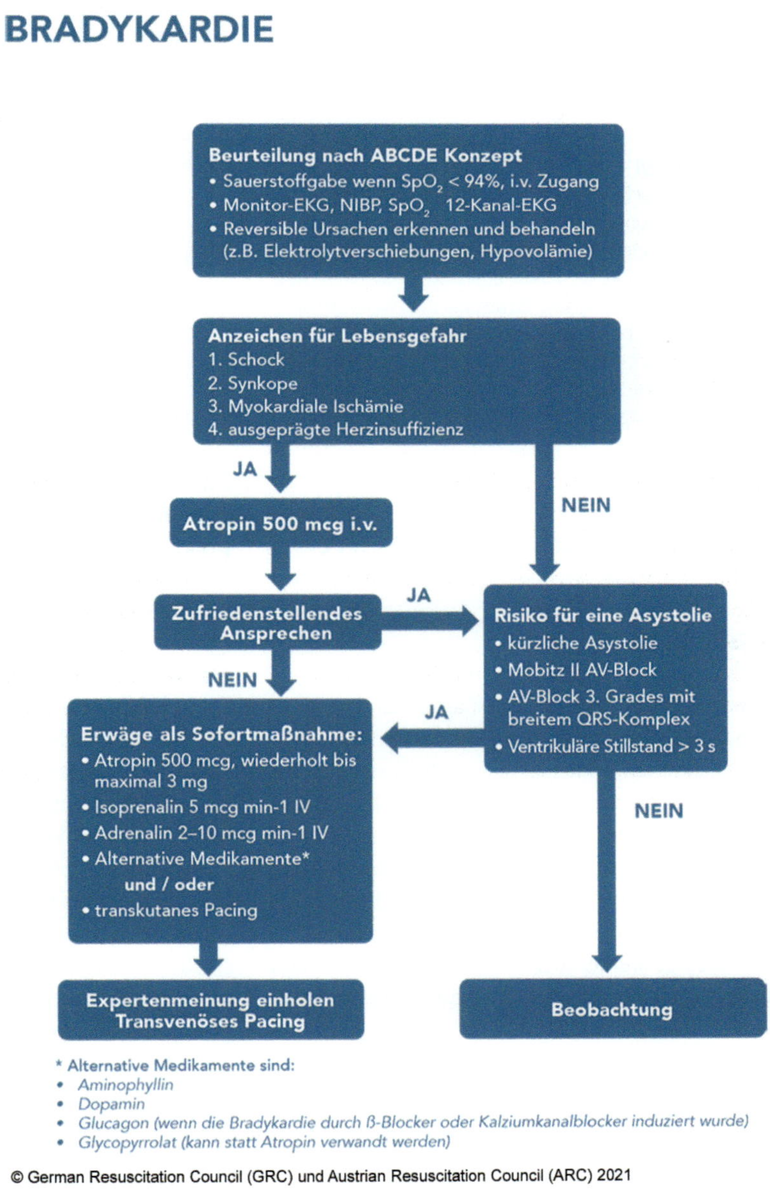

Abb. 4.32 Bradykardie-Algorithmus [W1071-002]

webe erfolgen als z. B. bei einem transvenösen Schrittmacher, benötigt man daher eine höhere Stromstärke. Die neuen Geräte halten i. d. R. zwei **Betriebsarten** vor: zum einen die **kontinuierliche Stimulation** und zum anderen einen **Demand-Modus.** Beim Demand-Modus ist eine EKG-Ableitung zwingend notwendig, da eine Stimulation erst erfolgt, wenn im EKG eine vorher festgelegte Herzfrequenz unterschritten wird.

Die Muskelkontraktionen verursachen oft unangenehme Schmerzen, sodass es ratsam ist, dem Patienten nicht nur eine ausreichende **Sedierung** zukommen zu lassen, sondern auch eine adäquate **Analgesie!**

ZUSAMMENFASSUNG

Bradykarde Herzrhythmusstörungen sind **meist symptomlos** und können unterschiedlichste Ursachen haben. Gering eingeschränkte Patienten werden primär beobachtet und kreislauftechnisch überwacht. Patienten mit einer **symptomatischen Bradykardie** werden nach dem geltenden **Bradykardie-Algorithmus** (ERC-Leitlinien) behandelt. Im Notfall kann ein **transkutaner Herzschrittmacher** unter einer guten Analgosedierung zur Therapie eingesetzt werden.

4.25 Dicker Fuß und verwirrt

Anamnese

Sie werden vom Rettungsdienst als Notarzt zu einer Transportverweigerung nachgefordert.

Bei Eintreffen finden sie einen 76-jährigen Herrn vor, der unzusammenhängend vor sich hin lamentiert. Am rechten Vorfuß sehen Sie einen augenscheinlich mehrere Tage alten Verband lose hängen. Von den Kollegen erfahren Sie, dass Herr W. Diabetiker und Gefäßpatient sei und sonst von der Sozialstation versorgt werde, den Sozialdienst jedoch schon am Vortag nicht mehr in die Wohnung gelassen habe.

Untersuchungsbefund

Altersentsprechender, leicht reduzierter und beginnend verwahrloster AZ und schlanker EZ.

Herzfrequenz palpatorisch um 120/Min., Radialispuls mäßig tastbar, RR 90/60 mmHg, Lungen seitengleich belüftet mit basalem Entfaltungsknistern, Atemfrequenz 26/Min. Haut leicht feucht und warm, Gesicht gerötet, Turgor deutlich reduziert. Am rechten Vorfuß finden Sie eine feuchte gangränöse Wunde, eine deutliche Schwellung und Rötung sowie Spannungsblasen. Bei Druck auf das Gewebe entleert sich reichlich riechender gelb-grauer Pus. Körpertemperatur 38,8 °C.

Nach längerer Diskussion können Sie den Patienten überreden, sich mit Ihnen in die Klinik zu begeben. Sie legen zwei venöse Zugänge, entnehmen Blut für die ersten Laboruntersuchungen und infundieren auf dem Weg in die Klinik 1.000 ml eines balancierten Vollelektrolyts.

Labor bei Aufnahme in die Klinik

➤ Tab. 4.17.

Fragen und Antworten

Mit welcher Verdachtsdiagnose melden Sie den Patienten an? Welchen Score erheben Sie hierfür präklinisch?

Der Patient hat Fieber, ist hypoton und tachykard – er befindet sich somit im Schock. Als Ursache ist wohl der eitrige Vorfuß zu identifizieren, aus dem vermutlich Bakterien oder deren Toxine in die Blutbahn gestreut haben und auch diesen auffälligen zerebralen Zustand verursacht haben. Nach Definition der Deutschen Sepsis-Gesellschaft, der DIVI und anderer Fachgesellschaften liegt hier ein **septischer Schock mit drohendem Versagen mehrerer Organe** vor.

Als Instrument zu Diagnose einer Sepsis in der Präklinik, Notaufnahme und auf der Normalstation wurde der qSOFA (= quick SOFA-Score: **q**uick **S**epsis Related **O**rgan **F**ailure **A**ssessment) mit der Sepsisleitinie 2016 eingeführt (➤ Abb. 4.33). Es konnte gezeigt werden, dass 24 % der Patienten mit 2 oder 3 qSOFA-Punkten für 70 % der Todesfälle im Rahmen eines septischen Geschehens verantwortlich waren. Der qSOFA war hierbei in der Einschätzung vergleichbar zuverlässig, wie z. B. der komplexe SOFA-Score (Sequential Organ Failure Assessment).

Tab. 4.17 Laborparameter des Patienten bei Aufnahme in die Klinik

Parameter	Wert	Referenz
HB	12,3 g/dl	13,5–18,0 g/dl
LEUK	3.000/µl	4.000–10.000/µl
THROMB	89.000/µl	150.000–300.000/µl
CRP	348 mg/l	< 5 mg/l
PCT	56 ng/ml	< 0,5 ng/ml
KREA	1,8 mg/dl	0,5–1,2 mg/dl

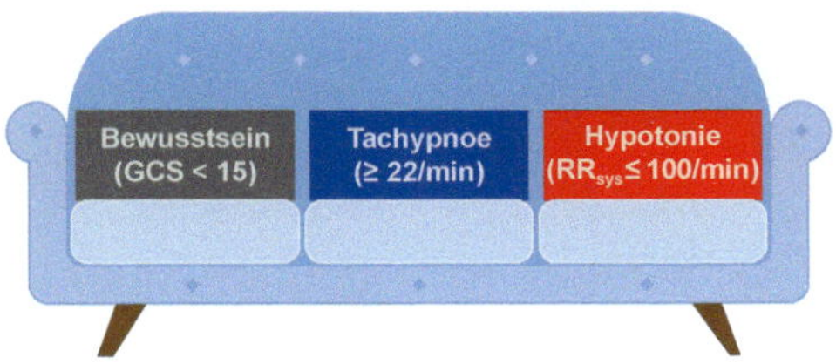

Abb. 4.33 qSOFA [0646/L231]

Was wissen Sie über die Pathophysiologie Ihrer Verdachtsdiagnose?

Pathophysiologisch liegt der Sepsis eine Überschwemmung des Organismus mit Erregern oder die unzureichende Immunantwort auf eingedrungene Erreger oder deren Toxine vor. Es kommt zur Aktivierung von Makrophagen und Monozyten, die wiederum die Freisetzung von **Zytokinen** (Tumor-Nekrose-Faktor, Interleukinen und Interferonen) und **Lipidmediatoren** (Thromboxan, Prostaglandine, Leukotriene und plättchenagglutinierender Faktor) auslösen. Diese vermitteln die typischen Sepsiswirkungen:

- **Hypotonie** durch Gefäßweitstellung, Übertritt von Flüssigkeit ins Gewebe, NO-Freisetzung und Resistenz von Kortikoidrezeptoren
- Blutungsneigung durch Verbrauchskoagulopathie durch disseminierte intravasale Gerinnung

MERKE

Die Sepsis ist eine lebensbedrohliche Organdysfunktion aufgrund einer inadäquaten Wirtsantwort auf Infektionen.

Wie wird dieses Krankheitsbild definiert?

Die seit 2017 gültige Sepsisleitlinie beinhaltet auch eine neue Definition dieses Krankheitsbildes. Die **Sepsis-3-Definition** (➤ Abb. 4.34) ist die erste evidenzbasierte Beschreibung der Sepsis. Damit wird neuen wissenschaftlichen Erkenntnissen zur Bedeutung des Zellmetabolismus und der Schadenskontrolle und den bisherigen Schwächen der SIRS-Kriterien Rechnung getragen.

Wichtige **Kernaussagen aus Sepsis-3** sind hier kurz zusammengefasst:

- Eine Organdysfunktion kann durch eine akute Änderung um mind. 2 Punkte im SOFA-Score (➤ Tab. 2.26) im Rahmen einer Infektion identifiziert werden (bei Patienten ohne vorbestehende Organdysfunktion wird ein SOFA 0 angenommen).
- Ein SOFA-Score ≥ 2 entspricht einem Mortalitätsrisiko von > 10 % bei stationären Patienten außerhalb der ITS mit einer Infektion.
- Der septische Schock ist eine Form der Sepsis, bei der die typischen pathophysiologischen Veränderungen so stark ausgeprägt sind, dass die Krankenhaussterblichkeit zusätzlich noch deutlich erhöht ist.
- Septischer Schock = Sepsis + persistierende Hypotension, Notwendigkeit Vasopressor (für MAP ≥ 65 mmHg) + Laktat > 2 mmol/l trotz adäquater Volumensubstitution

Worin besteht die grundlegende Therapie?

Die rasche **Sanierung des Sepsisherdes** und der frühzeitige Beginn einer antibiotischen Therapie sind die erste Säule der Therapie:

- Operative Infektsanierung, Entfernen lang liegender oder infizierte Katheter, Drainagen etc.
- **Empirische Antibiotikatherapie** innerhalb 1 h nach Diagnosestellung
- Der **Keimnachweis** soll unbedingt vor der ersten Antibiotikagabe erfolgen, darf diese aber keinesfalls verzögern.

4

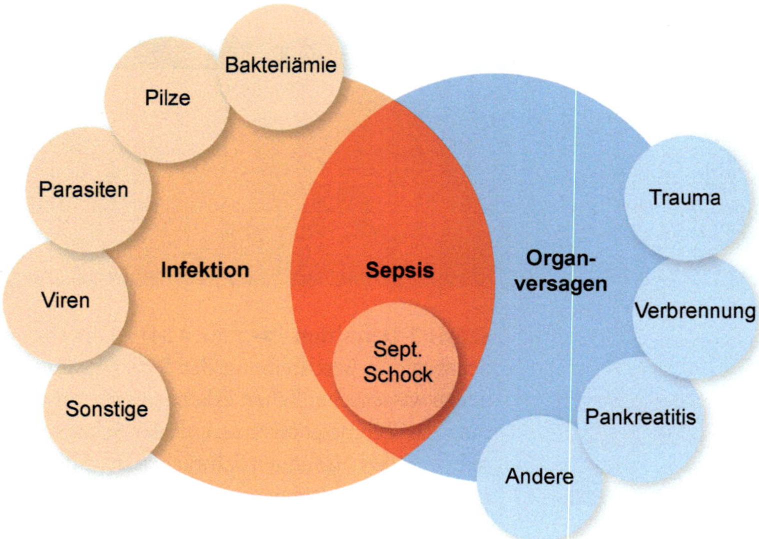

Abb. 4.34 Sepsis-3-Definition und Ursachen der Sepsis [O646/L231/F201-013]

Zu den **supportiven Erst- und Frühmaßnahmen** gehören:

- **Hämodynamische Stabilisierung:** bei kreislaufinsuffizienten Patienten erweitertes hämodynamisches Monitoring
- **Erweitertes hämodynamisches Monitoring** zur Therapiesteuerung
- **Therapie der Kreislaufinsuffizienz:**
  - Kristalloide Infusionslösungen als erste Maßnahme zur Kreislaufstabilisierung
  - Katecholamintherapie, wenn die Gabe von Volumen allein nicht zur Kreislaufstabilisierung führt
  - Norepinephrin als Vasopressor der ersten Wahl, zusätzlich ggf. Vasopressin (bis zu 0,03 U/Min.), wenn Ziel-MAP nicht erreicht
- **Beatmung:** großzügige Indikation zur Intubation und Beatmung. „Lungenprotektive Beatmung" (Tidalvolumen max. 6 ml/kg KG, adäquater PEEP) Ziel: pulsoxymetrische O_2-Sättigung > 90 %.

Grundregeln der Antibiotikatherapie bei Sepsis:

- Initiale empirische antiinfektive Therapie: ein/mehrere Präparate mit Wirksamkeit gegen alle potenziellen Erreger
- Anpassung der Therapie nach Erregeridentifikation/Antibiogramm und klinischer Verbesserung. Beachte:
  - Anatomischer Ort, typische Erreger, Gewebegängigkeit der Antibiotika
  - Lokale Erregerprävalenz (Land, Krankenhaus, Krankenstation etc.) und lokale Resistenzen
- Keine antimikrobielle Prophylaxe bei nicht infektiösen Patienten (Pankreatitis, Verbrennungsopfer)
- Dosierungsstrategien auf der Basis von Pharmakokinetik, und -dynamik und spezifischen Antibiotikaeigenschaften
- Empfehlung: empirische Kombinationstherapie aus zwei Antibiotikaklassen für das initiale Management des septischen Schocks
- Bei initialer Kombinationstherapie im septischen Schock: Deeskalation/Unterbrechung innerhalb der ersten Tage erfolgen unter Berücksichtigung der klinischen Verbesserung/Verbesserung der Infektionssituation.
- Therapiedauer:
  - Meist bei schweren Infektionen: 7–10 d
  - Verkürzte Therapiedauer bei raschem klinischen Ansprechen oder effektiver Fokussanierung
- Tägliche Reevaluation einer Deeskalation
- Messung des Procalcitoninspiegels zur Verkürzung der Antibiotikatherapie

Welche weiteren Maßnahmen sind noch indiziert?

- **Kortikoidsubstitution:** nur bei einem flüssigkeits- und therapierefraktärem Schock Einsatz von i. v. Hydrokortison (200 mg/d)

- **Enterale Ernährung:** so früh wie möglich
- **Selektive Darmdekontamination** (antibiotische Entfernung der Darmflora) bei polytraumatisierten Patienten und chirurgischen Patienten mit schwerer Sepsis
- **Insulintherapie nach Protokoll:** Zielwerte für die Blutglukose bei < 180 mg/dl, eine iatrogene Hypoglykämie ist prognostisch ungünstig und soll auf jeden Fall vermieden werden.
- **Thromboseprophylaxe** mit NMH oder UFH, wenn hierfür keine Kontraindikationen vorliegen
- **Erythrozytenkonzentrate** sollten bei einem Hämoglobin < 7 g/dl gegeben werden.

ZUSAMMENFASSUNG

Die **Sepsis** ist ein zunehmend auftretendes Krankheitsbild mit hoher Sterblichkeit. Wichtig sind die frühzeitige Diagnostik und die unverzüglich eingeleitete Therapie mit Antibiotika. Neben der **Herdsanierung** ist die **aggressive hämodynamische Stabilisierung** von größter Wichtigkeit. Die Indikation zur **Intubation und Beatmung** ist großzügig zu stellen.

4.26 Intraoperatives Fieber

Anamnese

Während Ihres Nachtdienstes wird ein 21-jähriger Mann mit Verdacht auf rupturierte akute Appendizitis zu Ihnen in den OP gebracht. Ihr Kollege vom Außendienst hatte wenig Zeit für das Aufklärungsgespräch. Im Narkoseprotokoll finden sich lediglich die Körpermaße und der Vermerk: keine Voroperationen, keine relevanten internistischen Vorerkrankungen, 3 Zigaretten täglich. Auf Ihre Frage nach Problemen im Zusammenhang mit Narkosen oder Operationen in der engen Verwandtschaft kann der Patient keine Auskunft geben.

Da der Patient nicht nüchtern ist, führen Sie lege artis eine Rapid Sequence Induction mit Propofol, Sufentanil und Succinylcholin durch. Bei der Intubation fällt Ihnen eine vermehrte Spannung der Kiefermuskulatur auf, die Intubation gelingt trotz des schlechten Zahnstatus atraumatisch.

Zur Narkoseführung verwenden Sie Sufentanil und ein Sauerstoff-Luft-Gemisch mit Zusatz von Desfluran in altersentsprechender MAC. Zum Nachrelaxieren verwenden sie Cis-Atracurium.

Plötzlich tritt eine Tachykardie mit multiformen Extrasystolen auf. Der Blutdruck ist von 120/80 mmHg auf 160/95 mmHg angestiegen. Die Kapnometrie zeigt ansteigende Werte von über 60 mmHg. Die Haut des Patienten wird zunehmend warm, ist gerötet und schweißig.

Welche Diagnose stellen Sie? Welche Differenzialdiagnosen gibt es? Besteht Lebensgefahr?

Die Verdachtsdiagnose lautet **maligne Hyperthermie.** Ohne Vorhandensein eines der Leitsymptome (Hyperkapnie mit Ansteigen des endtidalen Kohlenstoffdioxidspiegels auf 60 mmHg) käme differenzialdiagnostisch auch eine **Stressreaktion bei zu flacher Narkose** in Betracht. Das Fieber des Patienten könnte auch im Rahmen der Appendizitis bereits bestanden haben. Dies muss unbedingt bedacht werden, da bei Verdacht auf eine maligne Hyperthermiekrise keinesfalls die Narkose mit einer Triggersubstanz fortgeführt oder gar vertieft werden darf.

Bei der hier beschriebenen Situation muss von einer absolut lebensbedrohlichen Störung aufgrund einer hypermetabolen Krise der Skelettmuskulatur ausgegangen werden.

MERKE

Auch vorausgegangene unauffällige Narkosen schließen eine maligne Hyperthermie nicht aus.

Welche Symptome hat diese Störung noch?

➤ Tab. 4.18.

MERKE

Die Prognose ist besser, wenn die maligne Hyperthermie vor Auftreten der Hyperthermie erkannt wird.

Was sind mögliche Trigger und Risikofaktoren?

- **Medikamentöse Auslöser:** alle **volatilen Anästhetika** (Isofluran, Enfluran, Desfluran, Sevofluran) außer Lachgas sowie das depolarisierende Muskelrelaxanz **Succinylcholin.**

4

Tab. 4.18 Früh- und Spätsymptome der malignen Hyperthermie

Frühsymptome	Spätsymptome
Steiler Anstieg der exspiratorischen CO_2-Konzentration beim Beatmeten, Tachypnoe und Hyperventilation beim Spontanatmenden	Sich langsam entwickelnde Hyperthermie (Temperaturanstieg zu Beginn 1 °C/5–15 min, bis > 43 °C)
Tachykardie (Verbesserung der zellulären Sauerstoffversorgung), Arrhythmien, Extrasystolen bis zur Asystolie	
Übermäßige Erwärmung des CO_2-Absorbers und rasche Verfärbung des Atemkalks	
Anstieg der Sauerstoffausschöpfung ($FiO_2 - FetO_2$ nimmt zu)	Abfall der Sauerstoffsättigung durch den erhöhten Sauerstoffverbrauch (kann bei fulminanten Verläufen auch als Frühsymptom auftreten)
Masseterspasmus nach Gabe von Succinylcholin (bei leichter Ausprägung nicht zwingend durch die maligne Hyperthermie bedingt)	
Zyanose und Schweißbildung nach initialer Hautrötung	
Generalisierter Muskelrigor (50–80 % aller Patienten)	

4

- **Stress** ist ebenfalls ein wichtiger Auslöser, der aber durch eine gute Prämedikation ausgeschaltet werden kann.
- **Risikofaktoren:** Muskel- und Bindegewebserkrankungen, wie Myopathien (Muskeldystrophie Duchenne oder Becker, Myotonia congenita) Strabismus, Osteogenesis imperfecta und minderwertige Zahnschmelzanlagen.

Welcher pathophysiologische Mechanismus steckt hinter dieser Erkrankung?

Ursache der malignen Hyperthermie ist eine heterogene Mutation im Gen für den Ryanoidin-Dihydropyridin-Rezeptorkomplex (➤ Abb. 4.35), welcher für die Übermittlung des Depolarisationssignals auf das sarkoplasmatische Retikulum verantwortlich ist. Die myoplasmatische Kalziumkonzentration nimmt

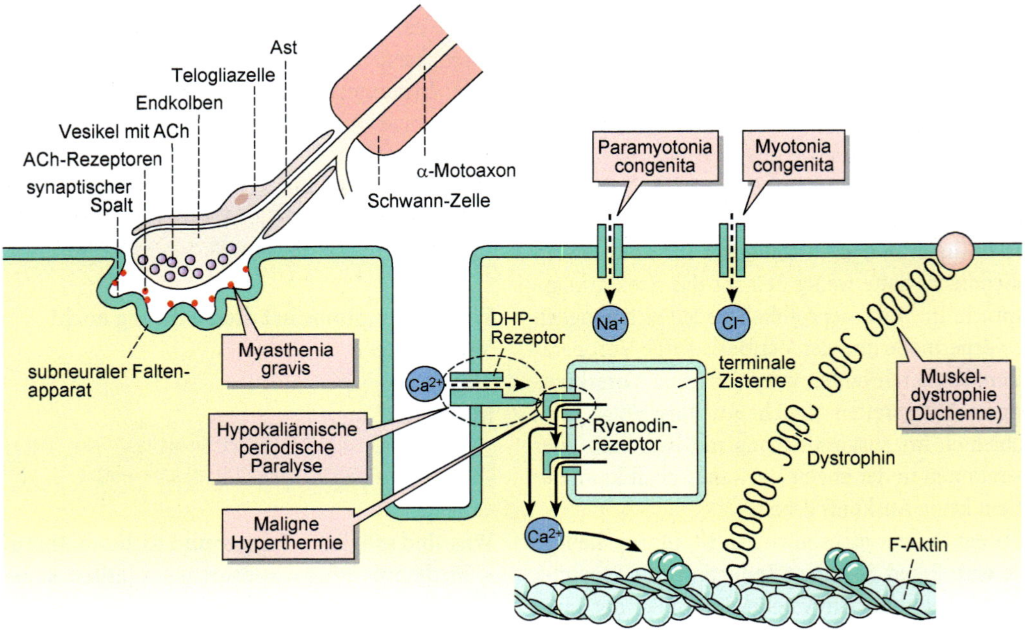

Abb. 4.35 Pathophysiologie des muskulären Systems vor dem Hintergrund der neuromuskulären Endplatte (Myasthenia gravis), der Ionenkanäle des Sarkolemms bzw. des sarkoplasmatischen Retikulums (Paramyotonia congenita, Myotonia congenita, hypokaliämische Paralyse, maligne Hyperthermie) und des Zytoskeletts (Muskeldystrophie) [L106]

zu, bleibt über dem Schwellenwert und führt so zu einer persistierenden Muskelkontraktion.

Welche Sofortmaßnahmen ergreifen Sie?

- **Unterbrechung der Triggerzufuhr** durch Auswaschen der volatilen Anästhetika und Vertiefen bzw. Weiterführen der Narkose mit intravenösen Narkotika
- **Steigerung des Atemminutenvolumens** um das 3- bis 5-Fache, um möglichst physiologische $etCO_2$-Werte zu erreichen
- **100 % Sauerstoffbeatmung,** um eine optimale Oxygenierung zu ermöglichen

MERKE

Das Herbeirufen von weiterem Assistenzpersonal zur Unterstützung bei der weiteren Therapie ist unabdingbar.

Wie sieht die spezifische Therapie aus? Was ist für zukünftige Narkosen zu beachten?

Zur Unterbrechung der Kalziumfreisetzung aus dem sarkoplasmatischen Retikulum muss **Dantrolen** gegeben werden. Dantrolen ist ein sog. **myotopes Muskelrelaxans** und beeinflusst die Muskelkontraktion auf Ebene der **elektromechanischen Kopplung,** indem es die Freisetzung von Kalzium aus dem sarkoplasmatischen Retikulum hemmt. Als erster Bolus werden 2,5 mg/kg KG gegeben, was zu wiederholen ist, bis die Symptome sistieren (➤ Abb. 4.36).

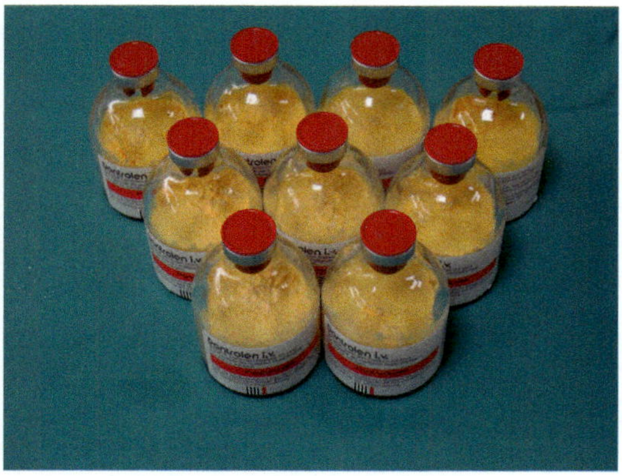

Abb. 4.36 Die dargestellte Dantrolen-Menge reicht als Erstbolus für einen 70 kg schweren Erwachsenen. [O647]

Weitere Maßnahmen sind die Kühlung des Patienten, der Ausgleich des Säure-Basen-Haushalts und bei Myoglobinurie (rötlicher Urin) bzw. erhöhtem Myoglobin im Serum die forcierte Diurese zur Vermeidung einer Crush-Niere durch Rhabdomyolyse.

MERKE

- Eine maligne Hyperthermie kann auch mit Verzögerung noch im Aufwachraum auftreten.
- Da Rezidive möglich sind, sollte Dantrolen noch für 2–3 Tage gegeben werden.

Folgenarkosen: Der Patient muss nach dem Eingriff ausführlich über die Erkrankung aufgeklärt werden und erhält einen Notfallausweis. Zur weiteren Betreuung und Beratung kann er an das nächstgelegene MH-Zentrum verwiesen werden.

Die folgenden Narkosen müssen unter guter Prämedikation und triggerfrei durchgeführt werden. Narkoseverdampfer sollen aus dem Kreissystem entfernt und danach das gesamte System für mind. 20 Min. mit 100 % Sauerstoff „gewaschen" werden. Der CO_2-Absorber wird im Anschluss ausgetauscht.

Eine prophylaktische Gabe von Dantrolen ist nicht notwendig, es soll jedoch eine ausreichende Dosis bereitgehalten werden. Die Überwachung der Körpertemperatur ist obligat. Wenn möglich, sollten die Eingriffe in Regionalanästhesie erfolgen.

ZUSAMMENFASSUNG

Die maligne Hyperthermie ist eine seltene, meist **autosomal-dominant** vererbte **Mutation** im Ryanoidin-Dihydropyridin-Rezeptorkomplex-Gen. Durch unkontrollierte Freisetzung von Kalzium aus dem sarkoplasmatischen Retikulum der Skelettmuskelzelle wird eine Dauerkontraktion induziert. **Frühsymptome** sind Tachykardie, Herzrhythmusstörungen, Blutdruckanstieg, rascher und steiler Anstieg des exspiratorischen Kohlenstoffdioxids. Als **Erstmaßnahmen** sind Auslöser zu eliminieren, die Sauerstoffversorgung zu optimieren und physiologische Kapnometriewerte anzustreben. Als **kausale Therapie** wird Dantrolen-Natrium zuerst als Bolus, dann repetitiv weiterverabreicht. Die Letalität liegt unbehandelt bei 70 %, nach Therapie < 10 %.

4

KAPITEL

5 Die wichtigsten Fragen der AINS

Caterina Reuchsel und Philipp Pfeiffer

5.1 Anästhesie

Caterina Reuchsel

5.1.1 Narkosevorbereitung

Prämedikationsvisite

Welche Punkte sind im Rahmen der Anamnese und körperlichen Untersuchung wichtig?

Die Anamneseerhebung und die körperliche Untersuchung sind die wichtigsten präoperativen Screeningmethoden. Der Arzt macht sich ein Bild über die **Vorerkrankungen** des Patienten. Dabei geht er auf den Allgemein- und Ernährungszustand, das kardiovaskuläre System, die Lunge, die Leber und die Niere, den Stoffwechsel sowie das Nervensystem ein. Weiterhin sind die Fragen nach Allergien, Muskelerkrankungen, Erkrankungen der Augen und Blutgerinnungsstörungen wichtig. Der Arzt erhebt eine genaue **Medikamentenanamnese** und informiert sich über früher durchgeführte Narkosen und mögliche Probleme. Auch Narkoseprobleme in der Familie des Patienten werden erfragt.

Ein wichtiger Teil der körperlichen Untersuchung ist die **Evaluation des Atemwegs,** z. B. die Mundöffnung und die HWS-Beweglichkeit. Der Anästhesist sollte sich auch ein Bild vom Zahnstatus des Patienten machen. Außerdem werden **Punktionsstellen** für venöse Zugänge und Regionalanästhesien inspiziert.

Welche Einteilung kennen Sie zur Abschätzung des Narkoserisikos?

Das gebräuchlichste Schema zur Abschätzung des Narkoserisikos ist die Klassifizierung der American Society of Anesthesiologists (**ASA,** ➤ Tab. 5.1).

Tab. 5.1 ASA-Klassifikation zur Abschätzung des Narkoserisikos

Risikogruppe	Zustand
I	Gesunder Patient
II	Leichte Systemerkrankung ohne Leistungseinschränkung, z.B. gut eingestellte art. Hypertonie, (leichte) Adipositas, Nikotinabusus, gut eingestelltes Asthma bronchiale, wegen physiologischer Besonderheiten auch Schwangere
III	Schwere Systemerkrankung mit Leistungseinschränkung, z.B. schlecht eingestellte art. Hypertonie, stabile Angina pectoris, symptomatische COPD, stattgehabter Schlaganfall
IV	Patient mit schwerer lebensbedrohlicher Systemerkrankung, z.B. instabile Angina pectoris, schwere Herzinsuffizienz, Leberzirrhose
V	Moribunder Patient, der ohne Operation wahrscheinlich nicht überleben wird, z.B. rupturiertes Aortenaneurysma
VI	Patienten, die für hirntot erklärt wurden (im Rahmen einer Organentnahme)

Was sind die wichtigsten Risikofaktoren für kardiale Komplikationen?

Nach dem **Revised-Cardiac-Risk-Index** nach Lee gibt es wichtige unabhängige Risikofaktoren für kardiale Komplikationen:

Für ein **hohes perioperatives Risiko** sprechen sog. Active Cardiac Conditions:

- Instabile Koronarsyndrome
- Instabile oder schwere Angina pectoris
- Myokardinfarkt vor weniger als 30 Tagen
- Dekompensierte Herzinsuffizienz
- Signifikante Arrhythmien
- Schwere Klappenerkrankungen

Daneben gibt es noch die sog. **kardialen Risikofaktoren.** Dazu gehören:
- KHK (auch anamnestisch)
- Herzinsuffizienz (auch anamnestisch)
- Zerebrovaskuläre Erkrankungen (auch anamnestisch)
- Insulinpflichtiger Diabetes mellitus
- Chronische Niereninsuffizienz mit Kreatinin-Werten über 2 mg/dl

Eine wichtige Rolle spielt auch die Art des operativen Eingriffs.
- **Hochrisikooperationen** mit einem Risiko von über 5 % für eine kardiale Komplikation: große arterielle Gefäßoperationen
- Operationen mit **mittlerem Risiko** (1–5 %):
  - Intraperitoneale und intrathorakale Eingriffe
  - Karotis-TEA
  - Endovaskuläre Eingriffe (Stents)
  - HNO- und orthopädische Operationen
  - Prostatachirurgie
- **Niedriges Risiko** (Risiko < 1 %):
  - Endoskopische Operationen
  - Oberflächliche Operationen
  - Katarakt
  - Mammachirurgie
  - Ambulante Chirurgie

PLUS

Die Einschätzung der körperlichen Belastbarkeit liefert die wichtigsten Hinweise auf die kardiopulmonale Funktion des Patienten und ist daher der Kernpunkt der kardiopulmonalen Risikoeinschätzung.

Können Sie aus rechtlicher Sicht etwas zur Aufklärung und Einwilligung des Patienten sagen?

Da es sich bei jeder Form der Anästhesie im juristischen Sinne um eine Körperverletzung handelt, muss eine Einwilligung des Patienten erfolgen. Volljährige, willens- und einsichtsfähige Patienten willigen selbst in die Behandlung ein. Bei Minderjährigen ist die Einwilligung der Eltern, bei betreuten Patienten die Einwilligung des Betreuers notwendig. Das Aufklärungsgespräch findet am Vortag statt und die Einwilligung wird aus Beweisgründen schriftlich fixiert. Bei Notoperationen kann die Aufklärung direkt vor der Behandlung erfolgen. Dabei kann sie auf das Wichtigste reduziert oder im Extremfall sogar weggelassen werden.

Wie lange sollte bei einem elektiven Eingriff die letzte Nahrungsaufnahme zurückliegen?

Bei elektiven Eingriffen gelten Patienten mit einer **Nahrungskarenz von mindestens 6 Stunden** als nüchtern. Klare **Flüssigkeiten** dürfen **bis 2 Stunden vor** der Narkose getrunken werden.

Säuglinge dürfen bis 4 Stunden vor der Narkose gestillt werden oder Flaschennahrung erhalten.

PLUS

Bei Notoperationen muss die posttraumatische verzögerte Magenentleerung bedacht werden.

Welche Medikamente würden Sie am Operationstag noch weiter geben und welche präoperativ absetzen?

TIPP

Es gibt verschiedene Auffassungen zu einigen Medikamenten. Eine Begründung Ihres Vorgehens zeigt, dass Sie sich mit der Materie befasst haben. Die Aussagen des Prüfers sollten Sie jedoch nicht infrage stellen.

Am **Operationstag** gegeben werden sollten Betablocker (kardioprotektiv), Kalzium-Antagonisten (Gefahr der Hypertonie nach dem Absetzen), Antiarrhythmika (Gefahr der Arrhythmien nach dem Absetzen), Alpha-2-Agonisten (kardioprotektiv), Nitrate (Gefahr der Myokardischämien nach dem Absetzen), Lipidsenker, Antikonvulsiva und Parkinson-Medikamente. Wichtig sind auch die Anwendung von Bronchodilatatoren bei obstruktiven Lungenerkrankungen am OP-Tag und die Fortführung einer bestehenden Therapie mit Steroiden. Geändert haben sich die Empfehlungen bei der Therapie mit ASS z. B. bei Patienten mit KHK. ASS soll nach diesen Empfehlungen weitergegeben werden.

Bis zum **Vortag** eingenommen werden sollten z. B. Schilddrüsenhormone, SSRI, Neuroleptika, trizyklische Antidepressiva und Digitalis.

Kontrovers diskutiert werden **ACE-Hemmer** und **AT1-Blocker,** da Patienten gerade bei Hypovolämie im Rahmen einer großen Operation zu Hypotonien neigen.

Orale **Antidiabetika** sollten 1 Tag präoperativ abgesetzt werden, da sonst die Gefahr einer Hypoglykämie besteht.

Die Empfehlung zu **Metfomin** wurde dahin gehend geändert, dass es nur noch vor großen Operationen mit zu erwarteten Volumenverschiebungen abgesetzt werden soll, da nur unter diesen Bedingungen das Risiko einer Laktatazidose besteht. Vor kleineren Operationen darf und soll es weiter eingenommen werden.

Irreversible **MAO-Hemmer** sollten, wenn möglich, 2 Wochen vor einer Narkose abgesetzt bzw. besser auf kurz wirksame reversible MAO-Hemmer umgesetzt werden. Der Eingriff in eine bestehende Therapie mit Psychopharmaka sollte immer in Rücksprache mit den Psychiatern erfolgen.

Was zählt zu den üblichen präoperativen Routineuntersuchungen?

Bei jedem Patienten sollte eine gründliche Anamnese und körperliche Untersuchung durchgeführt werden. Darüber hinausgehende technische Untersuchungen sind nur bei entsprechenden Vorerkrankungen des Patienten und zwar auch nur dann indiziert, wenn sich daraus vermutlich Konsequenzen für die vorbestehende Operation ergeben. So lautet die aktuelle Empfehlung der Deutschen Gesellschaft für Anästhesiologie und Intensivmedizin, der Deutschen Gesellschaft für Chirurgie und der Deutschen Gesellschaft für Innere Medizin für die präoperative Evaluation erwachsener Patienten vor elektiven nichtkardiochirurgischen Eingriffen. Routineuntersuchungen ohne spezifische Indikation sollten nicht durchgeführt werden.

Prämedikation

Welche Medikamente werden üblicherweise zur Prämedikation eingesetzt?

Meist werden am Vorabend und am Tag der Operation **Benzodiazepine** verabreicht. Am häufigsten verwendet man Midazolam (Dormicum®), das es für Kinder auch als Saft gibt, seltener Flunitrazepam (Rohypnol®) oder Dikaliumclorazepat (Tranxilium®).

5.1.2 Pharmakologie

Injektionsanästhetika

Welche intravenösen Narkotika kennen Sie?

Zu den intravenösen Narkotika zählen Propofol, Etomidat, Barbiturate, Ketamin und Benzodiazepine.

Welche Indikation gibt es für Barbiturate?

Barbiturate haben einen schnellen Wirkungseintritt und sind damit z. B. für **Ileuseinleitungen** geeignet. Sie erhöhen die Krampfschwelle und wirken damit antikonvulsiv, sie senken den zerebralen O_2-Bedarf und den intrakraniellen Druck. Somit sind sie bei Krampfzuständen und Narkoseeinleitung bei **Epileptikern** gut geeignet. Thiopental wird auch häufig zur Einleitung bei Kaiserschnitt verwendet, da Propofol für Schwangere nicht zugelassen ist.

PLUS

Die **Einleitungsdosis** für Thiopental ist 3–5 mg/kg. Die Patienten beschreiben wegen des Schwefelatoms im Molekül einen knoblauchartigen Geschmack.

Was sind Kontraindikationen für Barbiturate? Worauf ist bei der Injektion zu achten?

Kontraindikationen sind die Porphyrie, Herzinsuffizienz und Atemwegsobstruktionen (Asthma bronchiale).

Barbiturate dürfen aufgrund der hohen Gewebetoxizität nur über sicher intravenöse Zugänge appliziert werden.

PLUS

Der Metabolismus von Thiopental ist bei Leberinsuffizienz beeinträchtigt.

Wissen Sie warum Etomidat aktuell nur eingeschränkt verwendet wird?

Mit 3–5 Minuten hat Etomidat eine **sehr kurze Wirkdauer** und muss daher auch bei einer normalen Narkoseeinleitung teilweise mehrfach nachdosiert werden. Es schafft also insgesamt keine besonders günstigen Bedingungen zur Narkoseeinleitung und ist daher kein sonderlich beliebtes Medikament.

Darüber hinaus hemmt Etomidat die Steroidsynthese in der Nebennierenrinde und damit die Reaktionsfähigkeit der **Nebennierenrinde** auf Stressoren stark. Dieser Effekt kommt bei kritisch Kranken bereits bei einer Einmaldosis und bei Gesunden bei höheren Dosen, wie sie bei einer Langzeitsedierung gebraucht werden, zum Tragen. Es ist daher nicht für eine kontinuierliche Gabe geeignet und auch nicht zugelassen.

PLUS

Einleitungsdosis von Etomidat 0,15–0,3 mg/kg

In welchen Konzentrationen steht Ihnen Propofol zur Verfügung?

Propofol liegt in einer Öl-Wasser-Emulsion als 1-prozentige (10 mg/ml), und 2-prozentige (20 mg/ml) Lösung vor. Für die Narkose bei Säuglingen gibt es Propofol in einer 0,5-prozentigen (5 mg/ml) Lösung.

PLUS

Die **Einleitungsdosis** für Propofol beträgt 1,5–2,5 mg/kg. Bei stark eingeschränkten Patienten ist eine Dosisreduktion auf 1–1,5 mg/kg notwendig, bei kritisch kranken Patienten muss die Dosis sogar noch weiter reduziert werden.

Nennen Sie kardiale Nebenwirkungen von Propofol.

Propofol führt zu einer **Blutdrucksenkung,** die durch seine negativ inotrope Wirkung und Vasodilatation bedingt ist, sowie zu einer **Bradykardie.**

PLUS

Propofol ist bei einer bekannten Soja-Allergie kontraindiziert.

Welches Medikament ruft eine dissoziative Bewusstlosigkeit hervor?

Durch **Ketamin** wird eine dissoziative Bewusstlosigkeit bewirkt, d. h. eine Abkopplung des Patienten von der Umgebung, ohne dass ein Schlafzustand eintritt.

Welche Nebenwirkungen hat Ketamin?

Ketamin hat **psychomimetische** Nebenwirkungen und kann damit Halluzinationen und Horrortrips verursachen. Deshalb wird es immer kombiniert mit Benzodiazepinen verabreicht und ist bei psychiatrischen Patienten kontraindiziert.

Weitere Nebenwirkungen sind die Steigerung des Hirndrucks, die Steigerung des intraokulären Drucks und eine vermehrte Speichelsekretion.

Durch eine Aktivierung des zentralen Sympathikotonus kommt es zu **Blutdrucksteigerung** und **Tachykardie.**

PLUS

Man unterscheidet das Razemat Ketamin von seinem Enantiomer S-Ketamin, das eine annähernd doppelt so starke analgetische und anästhetische Wirkung hat.

Welche Indikationen kennen Sie für Ketamin?

Ketamin hat seine Indikation als hochpotentes Analgetikum vorwiegend in der Notfall- und Katastrophenmedizin. Auch für sehr **kurz dauernde** und **schmerzhafte Eingriffe** wie Repositionen von Gelenken oder für schmerzhafte Verbandswechsel ist Ketamin gut geeignet.

Welche Indikation gibt es für Benzodiazepine?

Benzodiazepine sind keine Anästhetika im eigentlichen Sinne. Verwendet werden sie zur **Prämedikation, Sedierung,** z. B. als Schlafmittel bei Regionalanästhesien, in Kombination mit Ketamin, zur **Einleitung** bei Risikopatienten und als **Antikonvulsiva.**

PLUS

Eine **Antagonisierung** der Benzodiazepine ist mit **Flumazenil** (Anexate®) möglich. Dosierung: 0,1–0,2 mg i. v., max. 3,0 mg i. v.

Inhalationsanästhetika

Welche Aussage trifft der Blut-Gas-Verteilungskoeffizient über ein Narkosegas?

Der Blut-Gas-Verteilungskoeffizient ist ein Maß für die **Wasserlöslichkeit eines Gases.** Bei einem hohen Blut-Gas-Verteilungskoeffizienten wird viel Gas im Blut gespeichert und der zerebrale Partialdruck gleicht sich nur langsam dem alveolären Partialdruck an.

MERKE

Je größer die Löslichkeit eines Gases, desto langsamer die Ein- und Ausleitung und umgekehrt.

Was ist der MAC-Wert eines Narkosegases?

Der MAC-Wert ist die **minimale alveoläre Konzentration** eines Narkosegases, die für die Unterdrückung einer Reaktion auf eine chirurgische Intervention nötig ist. Er ist definiert als die Konzentration, bei der 50 % aller Patienten auf eine Hautinzision nicht mehr mit einer Abwehrreaktion reagieren. Der MAC-Wert ist von verschiedenen Faktoren abhängig und bei jedem volatilen Anästhetikum unterschiedlich.

Welche Faktoren beeinflussen den MAC-Wert?

Der MAC-Wert ist **reduziert** im hohen Alter, durch Hypothermie und Hypotonie sowie durch eine Gabe von zentral wirksamen Medikamenten wie Opioiden.

Ein **erhöhter** MAC-Wert liegt bei Kleinkindern, Hyperthermie, Hypernatriämie und chronischem Alkoholismus vor.

PLUS

MAC-Werte: Isofluran: 1,15 Vol.-%, Sevofluran 2 Vol.-%, Desfluran 6 Vol.-%.

Welche volatilen Anästhetika kennen Sie?

Derzeit werden in Deutschland **Isofluran, Sevofluran** und **Desfluran** eingesetzt. Enfluran und Halothan werden nicht mehr verwendet.

Welches volatile Anästhetikum eignet sich für eine inhalative Narkoseeinleitung?

Da **Sevofluran** nicht schleimhautreizend ist, eignet es sich als Einleitungsnarkotikum.

Bei welchen Erkrankungen ist Sevofluran als volatiles Anästhetikum besonders geeignet?

Sevofluran hat eine direkte bronchodilatatorische Wirkung und eignet sich besonders für die Narkose bei **Asthmatikern.** Ausgeprägte kardiale Nebenwirkungen treten bei der Narkose mit Sevofluran nicht auf, was besonders bei **alten** und **herzkranken Patienten** von Vorteil ist. Trotzdem muss auch Sevofluran bei kardialen Risikopatienten vorsichtig dosiert werden.

Beschreiben Sie das Wirkungsprofil von Isofluran!

Isofluran ist durch eine mäßige Blut- und Gewebelöslichkeit gekennzeichnet. Wegen der atemdepressiven Wirkung und des stechenden Geruchs ist es für die **Maskeneinleitung nicht geeignet.** Durch Vasodilatation führt es zu einer Hypotonie und Tachykardie. In hohen Konzentrationen ist bei Patienten mit einer koronaren Herzerkrankung ein **Coronary-Steal-Syndrom** beschrieben. Allerdings hat sich gezeigt, dass durch die Anwendung von Isofluran und in geringerem Maße auch von anderen volatilen Anästhetika eine **Präkonditionierung des Myokards** eintritt, die zu einer gewissen Resistenz gegen eine länger dauernde Ischämie führt. Das ist ein Argument für die Verwendung von Isofluran in der Kardio- und Gefäßchirurgie. Isofluran erhöht den Hirndruck und ist potenziell hepatotoxisch. Bei einer Neigung zur malignen Hyperthermie ist es kontraindiziert.

Charakterisieren Sie kurz das Desfluran!

Desfluran hat einen **niedrigen Blut-Gas-Verteilungskoeffizienten** und eignet sich deshalb zur schnellen Narkoseein- und -ausleitung. Durch die **gute Steuerbarkeit** ist es für die Low- und Minimal-Flow-Anästhesie besonders gut geeignet. Desfluran ist stabil und wird kaum metabolisiert.

Sein stechender Geruch verbietet eine Verwendung zur Inhalationseinleitung.

PLUS

Desfluran benötigt aufgrund seines niedrigen Siedepunkts und des hohen Dampfdrucks eine spezielle Verdampfertechnik.

Beschreiben Sie kurz das Wirkprofil und die Kontraindikationen von Lachgas!

Lachgas ist ein schnell anflutendes, farb- und geruchloses Gas, das gute analgetische, schlechte hypnotische und keine muskelrelaxierenden Wirkungen hat. Lachgas wird zur **Supplementierung** anderer Anästhetika eingesetzt, um deren Dosis und damit auch deren Nebenwirkungen zu verringern.

Lachgas diffundiert in luftgefüllte Hohlräume und ist damit bei Pneumothorax, Pneumoperitoneum, Ileus und Pneumoenzephalus kontraindiziert.

Aufgrund seines umfangreichen Nebenwirkungsprofils wird Lachgas kaum noch verwendet.

PLUS

Die schnellere Anflutung des Narkosegases durch Lachgas wird als Second-Gas-Effekt bezeichnet.

Opioide

An welchen Rezeptoren wirken Opioide?

Opioide interagieren mit spezifischen zentralen und peripheren Opioidrezeptoren. Man unterscheidet μ-, κ- und σ-Rezeptoren:

- Die Stimulation der **μ-Rezeptoren** erhöht die K^+-Durchlässigkeit der Zellmembran und bewirkt:
  - Analgesie
  - Atemdepression

- Bradykardie
- Miosis
- Euphorie
- Übelkeit
- Sucht
- Die **κ-Rezeptoren** hemmen die Kalziumkanäle der Zellmembran und eine Stimulation der Rezeptoren bewirkt:
  - Analgesie
  - Sedierung und allenfalls geringe Atemdepression
- Der **σ-Rezeptor** hat eine geringe klinische Bedeutung. Man vermutet eine Modulation der μ-Rezeptor-Wirkung.

Wie können die Opioide nach ihrer Wirkung an den Rezeptoren eingeteilt werden? Nennen Sie jeweils ein Beispiel.

Man unterscheidet:
- Reine Agonisten (Morphin)
- Agonisten-Antagonisten (Kombination von Tilidin und Naloxon)
- Partialagonisten (Buprenorphin)
- Reine Antagonisten (Naloxon)

Warum wirkt Fentanyl atemdepressiv?

Fentanyl bewirkt eine dosisabhängige zentrale Atemdepression durch **Verminderung des Atemantriebs.** Ein CO_2-Anstieg bewirkt dadurch keine Steigerung der Atemfrequenz und des Atemzugvolumens.

PLUS

Bei einer Opioidüberdosierung ist zunächst die typische Kommandoatmung zu beobachten.

Welche unerwünschten muskulären Wirkungen haben Opioide?

Eine schnelle Injektion von Opioiden kann besonders bei älteren Menschen eine **Muskelrigidität** hervorrufen. Besonders zu beobachten ist dieser Effekt bei der Gabe von Remifentanil, Sufentanil und Alfentanil. Die Muskelrigidität beruht auf extrapyramidal motorischen Mechanismen. Durchbrochen werden kann die Muskelrigidität durch die Gabe von Muskelrelaxanzien.

PLUS

Aufgrund der geringen kardiovaskulären Nebenwirkungen werden Opioide häufig bei Risikopatienten eingesetzt.

Welche gastrointestinalen Effekte haben Opioide?

Eine häufige unerwünschte Wirkung nach Opioiden ist Übelkeit und Erbrechen. Außerdem erhöhen Opioide den Sphinktertonus (Sphincter Oddi) und mindern die gastrointestinale Motilität.

Vergleichen Sie Fentanyl und Sufentanil!

Sufentanil hat die höhere analgetische Potenz und die höhere sedierende Eigenwirkung. Allerdings kumuliert Sufentanil deutlich weniger als Fentanyl und ist daher besser steuerbar. Beide sind für die intraoperative Analgesie oder zur Analgosedierung auf Intensivstation geeignet. Sufentanil ist zusätzlich für die epidurale Gabe zugelassen.

PLUS

Dosierung **Sufentanil** zur Unterdrückung des Intubationsreizes: (0,2–)0,3–0,4(–1) μg/kg.
Sufentanil ist das stärkste Opioid mit einer 500- bis 1000-fach stärkeren Wirkung als Morphin.
Dosierung **Fentanyl** zur Unterdrückung des Intubationsreizes: (1–)1,5–3(–5) μg/kg.

Wann verwenden Sie Remifentanil und wie verabreichen Sie es?

Remifentanil ist ein **ultrakurz wirksames** Opioid. Es wird zu 98 % extrahepatisch durch Esterasen abgebaut. Aufgrund der hohen Muskelrigidität wird es in der Regel nicht als Bolus gegeben, sondern die Applikation erfolgt kontinuierlich über einen **Perfusor.** Etwa 10 Minuten nach Beendigung der Zufuhr ist keine Opioidwirkung mehr vorhanden, unabhängig davon wie lange die Infusion verabreicht wurde.

Was müssen Sie für die postoperative Analgesie bei Remifentanil beachten?

Beschrieben ist der **On-Off-Effekt** für Remifentanil, d. h. starke Schmerzen nach dem Stoppen der Remifentanil-Infusion. Inzwischen wird sogar eine opioidinduzierte Hyperalgesie diskutiert. Für die postoperative Schmerztherapie sollte daher in jedem Fall schon intraoperativ vor Narkoseausleitung ein anderes Opioid (z. B. Piritramid) verabreicht werden. Für Eingriffe, die von starken postoperativen Schmerzen begleitet sind, sollte man kein Remifentanil verwenden.

Welches Antidot für Opioide kennen Sie? Was müssen Sie bei der Gabe beachten?

Naloxon ist ein reiner Antagonist an den Opioidrezeptoren und kann zur Aufhebung eines Opioidüberhangs eingesetzt werden. Naloxon hat eine deutlich kürzere Halbwertszeit als z. B. Fentanyl. Deshalb besteht die Gefahr eines **Reboundphänomens.** Die Patienten müssen daher nach Antagonisierung ausreichend lange überwacht werden.

Welche Kontraindikationen gibt es für die Naloxongabe und was machen Sie stattdessen mit den Patienten?

Es gibt keine harten Kontraindikationen für eine Naloxongabe. In jedem Fall muss man bei der Antagonisierung langsam titrierend vorgehen, um ein schlagartiges Auftreten von Schmerzen mit entsprechender Tachykardie und Hypertonie zu vermeiden.

Ein Patient mit Opioidüberhang, der nicht antagonisiert werden soll, muss stattdessen nachbeatmet werden, bis das Opioid abgebaut ist.

PLUS

Naloxon 1 : 10 verdünnt langsam titrieren.

Was ist der Ceiling-Effekt?

Durch eine Dosissteigerung über die des therapeutischen Bereichs kommt es zu keiner Steigerung der Analgesie oder Atemdepression, jedoch zu einer Steigerung der Nebenwirkungen wie Übelkeit und Erbrechen. Einen solchen Ceiling-Effekt gibt es nur bei Partialantagonisten wie z. B. Buprenorphin.

Muskelrelaxanzien

Was können Sie zum Wirkmechanismus der Muskelrelaxanzien sagen?

Hauptwirkungsort der Muskelrelaxanzien ist die neuromuskuläre Endplatte, an der durch Hemmung der neuromuskulären Erregung eine Relaxierung der quer gestreiften Muskulatur erfolgt. Man unterscheidet depolarisierende und nichtdepolarisierende Muskelrelaxanzien. **Nichtdepolarisierende** Muskelrelaxanzien bewirken eine kompetitive Rezeptorblockade ohne die Auslösung einer Erregung. **Depolarisierende** Muskelrelaxanzien lösen durch die Bindung an den Acetylcholinrezeptor eine Depolarisation der Muskelzelle und eine kurze Muskelkontraktion aus. Die Relaxierung entsteht dadurch, dass das Relaxans nicht durch die Acetylcholinesterase abgebaut werden kann und einige Minuten am Rezeptor verbleibt. Bei einem neuen Nervenimpuls freigesetztes Acetylcholin kann daher keine erneute Muskelkontraktion auslösen.

Wie wird die Wirkung von Succinylcholin dann beendet?

Die Wirkung endet, wenn sich Succinylcholin nach einigen Minuten aus der Rezeptorbindung löst und in die Extrazellulärflüssigkeit diffundiert. Dort erfolgt der Abbau von Succinylcholin durch die Plasmacholinesterase oder Pseudocholinesterase. Bei deren Mangel ist der Abbau verzögert und es kommt zu einer Wirkungsverlängerung von Succinylcholin.

Nach welcher Zeit tritt die Wirkung von Succinylcholin ein und welche Indikationen ergeben sich daraus?

Nach 60–90 Sekunden tritt die Wirkung von Succinylcholin ein. Die Wirkdauer liegt bei 7–12 Minuten. Succinylcholin ist dann indiziert, wenn eine schnelle Sicherung der Atemwege erforderlich ist. Dazu gehören die **Ileuseinleitung** oder **akute Atemwegsprobleme.** Aufgrund seines Nebenwirkungsprofils sollte sich die Anwendung nur auf diese Situationen beschränken.

PLUS

Initiale Dosis von Succinylcholin: 1–1,5 mg/kg.

Wann kann es zu einer verlängerten Wirkdauer von Succinylcholin kommen?

Durch einen Pseudocholinesterasemangel oder eine atypische Cholinesterase kann es zu einer prolongierten Wirkung von Succinylcholin kommen. Der Mangel kann angeboren sein oder physiologisch auftreten, z. B. bei Neugeborenen, am Ende der Schwangerschaft und bei Leber- und Nierenerkrankungen.

Was sind Kontraindikationen für Succinylcholin?

Succinylcholin ist ein Trigger der **malignen Hyperthermie.** Weitere Kontraindikationen stellen die **Hyperkaliämie, Verbrennungen, Bettlägrigkeit, Myasthenia gravis** und perforierende **Augenverletzungen** dar.

Welche nichtdepolarisierenden Muskelrelaxanzien kennen Sie? Ordnen Sie diese nach ihrer Wirkdauer!

- Mivacurium ist ein kurz wirksames nichtdepolarisierendes Muskelrelaxans.
- Mittellang wirksame Substanzen sind Atracurium, cis-Atracurium, Rocuronium sowie Vecuronium.
- Pancuronium ist lang wirksam.

Was ist die Hofmann-Elimination?

Cis-Atracurium zerfällt zu 70–80 % organunabhängig in **unwirksame Abbauprodukte,** die sog. Hofmann-Elimination. Nur ein geringer Teil des cis-Atracuriums wird durch unspezifische Esterasen im Plasma abgebaut.

Wie werden die anderen nichtdepolarisierenden Muskelrelaxanzien abgebaut? Welches Problem ergibt sich daraus?

Die meisten Muskelrelaxanzien werden **renal** und/oder **hepatisch/biliär** ausgeschieden. Das Problem ist dabei eine verlängerte Wirkdauer bei Niereninsuffizienz oder Lebererkrankungen.

Welche anderen Ursachen kann eine verlängerte Wirkdauer von Muskelrelaxanzien haben?

Eine verlängerte Wirkdauer kann neben Nieren- und Leberinsuffizienz durch eine Störung des Elektrolythaushalts, ein hohes Patientenalter, eine Hypothermie, Arzneimittelinteraktionen sowie eine Überdosierung hervorgerufen werden.

Wie wird Mivacurium abgebaut?

Mivacurium als kurz wirksames nichtdepolarisierendes Muskelrelaxans wird durch die **Pseudocholinesterase** abgebaut. Durch verminderte Pseudocholinesteraseaktivität ist die Wirkdauer bei Nieren- und Leberinsuffizienz verlängert.

Vergleichen Sie Atracurium und cis-Atracurium!

Cis-Atracurium ist das cis-cis-Isomer des Razemats Atracurium und ist 3- bis 4-mal stärker wirksam als Atracurium. Im Vergleich zum Atracurium kommt es durch die Gabe von cis-Atracurium nicht zu einer Histaminausschüttung.

PLUS

Intubationsdosis von cis-Atracurium: 0,1 mg/kg.

Sie haben einen nicht nüchternen Patienten mit einer perforierenden Augenverletzung. Welches Muskelrelaxans verwenden Sie?

Bei perforierenden Augenverletzungen ist Succinylcholin wegen einer Erhöhung des Augeninnendrucks kontraindiziert. Für eine Ileuseinleitung wird bei diesem Patienten **Rocuronium** (1–1,5 mg/kg KG) verwendet, wobei durch die hohe Dosis eine verlängerte Wirkdauer zu beachten ist.

PLUS

Initiale Intubationsdosierung von Rocuronium bei einer elektiven Narkoseeinleitung: 0,6 mg/kg; bei Ileuseinleitung: 1,5 mg/kg.

FALLBEISPIEL

Sie haben einen Patienten mit einer Schulterluxation für eine Kurznarkose. Anamnestisch ist der Patient nüchtern, hat in der Familie jedoch eine unbekannte Muskeldystrophie.

Welches Muskelrelaxans verwenden Sie?

Für die Kurznarkose würde ich **Mivacurium** als kurz wirksames Muskelrelaxans nehmen. Succinylcholin ist in diesem Fall wegen der Gefahr einer malignen Hyperthermie kontraindiziert.

Definieren Sie den Begriff Anschlagszeit eines Muskelrelaxans!

Die Anschlagszeit ist die Zeit von der Injektion bis zur maximalen Wirkung eines Muskelrelaxans.

Wie können Sie überprüfen ob ein Patient noch relaxiert ist?

Durch die Anwendung der **Relaxometrie** kann man abschätzen, ob und wie stark ein Patient noch relaxiert ist.

Welches Stimulationsmuster bei der Relaxometrie kennen Sie und wie wird es durchgeführt?

Der **TOF** (Train-of-Four) ist ein Reizmuster bestehend aus 4 Reizen mit einer Frequenz von 2 Hz. Dabei wird der TOF-Quotient, d. h. das Verhältnis der vierten zur ersten Reizantwort, bewertet. Er sinkt mit zunehmender Relaxierung.

Ein häufig verwendeter Muskel ist der M. adductor pollicis wobei der N. ulnaris stimuliert wird. Dazu werden die Elektroden am Unterarm aufgeklebt und die Bewegung des Daumens als Reizantwort beurteilt.

Mit welchen Medikamenten können Sie nichtdepolarisierende Muskelrelaxanzien antagonisieren?

Durch eine Hemmung der Cholinesterase und einer damit verbundenen Erhöhung der Acetylcholinkonzentration lassen sich nichtdepolarisierende Muskelrelaxanzien antagonisieren. Als Medikamente sind dazu **Pyridostigmin** und **Neostigmin** geeignet. Seit Kurzem gibt es noch ein weiteres Medikament, das **Sugammadex,** mit dem Rocuronium und Vecuronium sehr wirksam antagonisiert werden können. Es handelt sich dabei um ein Zuckermolekül, das das Relaxans im Plasma einkapselt und dadurch unwirksam macht.

Kann man kurz nach der Gabe des Muskelrelaxans bereits antagonisieren?

Bei der Verwendung von Acetylcholinesterasehemmern sollte eine Spontanerholung von ca. 25 % vorliegen, das entspricht etwa 3–4 TOF-Impulsen. Mit Sugammadex lässt sich die Wirkung von Rocuronium und Vecuronium bei Verwendung einer entsprechend hohen Dosis sofort antagonisieren. Damit ist es also möglich, z. B. die Intubationsdosis von Rocuronium bei einer Ileuseinleitung unmittelbar nach Gabe wieder aufzuheben. Allerdings ist Sugammadex sehr teuer, sodass es i. d. R. für eine postoperative Antagonisierung eines Relaxansüberhangs nicht zur Anwendung kommt. Dazu werden immer noch die klassischen Cholinesterasehemmer verwendet.

Welche Nebenwirkungen haben die Cholinesterasehemmer und wie kann man dem entgegenwirken?

Cholinesterasehemmer wirken als indirekte Parasympathikomimetika an den nikotinischen und muskarinischen Rezeptoren. Dadurch kommt es zu **Bradykardie,** erhöhter **Speichelsekretion, erhöhter Darmmotilität** und **Bronchokonstriktion.** Die muskarinartigen parasympathischen Nebenwirkungen kann man durch **Atropin** abschwächen.

PLUS

Dosierung: Atropin 0,5 mg + Neostigmin 1(–2) mg in einer Mischspritze.

Welche Kontraindikationen kennen Sie und wie gehen Sie bei einem Patienten mit Muskelrelaxansüberhang vor, den Sie nicht antagonisieren können?

Patienten die aufgrund der Kontraindikationen wie Asthma bronchiale, Bradyarrhythmie, AV-Block und nach gastrointestinalen Eingriffen nicht antagonisiert werden können, müssen nachbeatmet werden, bis die Wirkung des Muskelrelaxans beendet ist.

5.1.3 Allgemeinanästhesie

Narkosesysteme

Welche Narkosesysteme kennen Sie?

Es gibt Systeme mit und Systeme ohne Rückatmung. Früher gebräuchlich war auch die Bezeichnung offen, halb offen, halb geschlossen und geschlossen.

Wie funktionieren offene Systeme und wann verwendet man diese?

Offene Systeme haben eine historische Bedeutung und finden heute keine Anwendung mehr. Die Schimmelbusch-Maske stellt ein offenes System dar. Bei offenen Systemen ist keine exakte Dosierung möglich und es besteht eine erhebliche Umgebungskontamination mit Belastung des Personals.

Was ist der Unterschied zwischen Nichtrückatmungssystemen und Rückatmungssystemen?

In **Nichtrückatmungssystemen** (halb offene Systeme) atmet der Patient ausschließlich Frischgas. Der Frischgasflow muss dabei das 2- bis 3-Fache des Atemminutenvolumens betragen. Nachteil eines Nichtrückatmungssystems ist die hohe Umweltbelastung und ein hoher Narkosegasverbrauch. Bei Kindern wurde dieses System häufig wegen des geringen Atemwiderstands eingesetzt.

In **Rückatmungssystemen** (halb geschlossene Systeme) wird dem Patienten nach der Elimination von CO_2 ein Teil des ausgeatmeten Gasgemischs

5

wieder zugeführt. Das Ausmaß der Rückatmung ist von dem gewählten Frischgasflow abhängig.

Notwendig für ein Nichtrückatmungssystem ist ein CO_2-Absorber, wobei meist Mischungen aus NaOH, $Ca(OH)_2$ und KOH verwendet werden.

Die Rückatmungssysteme sind heutzutage Standard. Sie verbrauchen weniger Narkosegas, sind kostensparend und reduzieren die Umweltbelastung.

Wie werden die volatilen Anästhetika beigemischt?

Die volatilen Anästhetika werden dem System mithilfe spezieller **Verdampfer** zugeführt. Durch die Verdampfer werden die Anästhetika vom flüssigen in den gasförmigen Zustand überführt. Mittels einer Skala am Verdampfer lässt sich die Gaskonzentration einstellen. Im System werden die inspiratorische und die exspiratorische Gaskonzentration gemessen. Da die exspiratorische Konzentration näherungsweise der Konzentration im Blut entspricht, wird diese als Zielgröße angesehen.

Welche Teile des Narkosesystems müssen vor jeder neuen Narkose ausgetauscht werden?

TIPP
Hier gibt es verschiedene klinikinterne Besonderheiten.

Vor jeder neuen Narkose wird der Filter, der zwischen Tubus und Beatmungsschläuchen angebracht ist, ausgetauscht. Jeder Patient erhält eine neue Beatmungsmaske.

Wie prüfen Sie das Narkosegerät vor einer Narkose? Was prüfen Sie noch vor einer Narkose?

Nach jedem Einschalten eines Narkosegeräts und jedem Wechsel der Beatmungsschläuche muss ein Narkosegerät auf **Funktionsfähigkeit** und **Dichtigkeit** geprüft werden. An den modernen Geräten gibt es hierfür einen Testmodus, den man anwählen kann. Die Sauerstoffmessung und der Flowsensor werden kalibriert. Der Atemkalk muss eine ausreichende Absorptionsfähigkeit aufweisen, es sollten Beatmungsmaske und Filter bereitliegen. Weiterhin muss ein Ambu-Beutel vorhanden sein. Auch die Absaugeinrichtung muss auf ihre Funktionsfähigkeit überprüft werden.

Nach den Empfehlungen der DGAI muss zudem vor jedem Anschluss eines Patienten an ein Narkose- und Beatmungsgerät ein kurzer Check durch den Anästhesisten erfolgen (nicht delegierbar). Dieser beinhaltet die Überprüfung der funktionellen Integrität des Geräts, einer ausreichenden Sauerstoffzufuhr (FiO_2-Messung) und Ventilation der Lungen (CO_2-Messung). Zudem muss immer noch einmal überprüft werden, ob ein separater Handbeatmungsbeutel vorhanden ist, um den Patienten auch bei Ausfall oder Defekt des Narkosegeräts sicher versorgen zu können..

Beatmung

Welche Beatmungsformen kennen Sie?

Man unterscheidet kontrollierte und assistierte Beatmung. Die kontrollierte Beatmung kann volumen- oder druckgesteuert sein. Die assistierte Beatmung ist i. d. R. mit der Spontanatmung des Patienten synchronisiert.

Mit welchen Beatmungsformen können Sie die Spontanatmung unterstützen und welchen Effekt haben sie?

Die Spontanatmung lässt sich zur Verbesserung des Gasaustauschs und zur Verringerung der Atemarbeit mit **CPAP** (Continous Positive Airway Pressure) oder **ASB** (Augmented Spontaneous Breathing) unterstützen.

Bei CPAP stellt man einen kontinuierlichen positiven Atemwegsdruck ein, der nach der Exspiration einen Kollaps der Alveolen verhindert und dadurch die Oxygenierung verbessert. Im Gegensatz dazu wird bei der Inspirationsunterstützung (ASB) bei einer spontanen Inspiration des Patienten der Atemwegsdruck bis auf ein voreingestelltes Niveau angehoben. Dadurch wird die Atemarbeit des Patienten reduziert.

Was können Sie zur kontrollierten Beatmung sagen?

Bei einer kontrollierten Beatmung übernimmt der **Respirator** die volle Atemarbeit. Dabei gibt es die Möglichkeit der volumen- oder druckkontrollierten Beatmungsmodi. Bei der **volumenkontrollierten** Beatmung ist das Tidalvolumen die am Respirator eingestellte Zielgröße. Die aus den Lungeneigenschaften resultierenden Beatmungsdrücke können dabei variieren. Bei der **druckkontrollierten** Beatmung ist der Inspirationsdruck die am Respirator eingestellte Zielgröße. Das Tidalvolumen kann aufgrund der Lungenmechanik variieren.

Was ist der PEEP und warum setzt man ihn ein?

Der PEEP ist der positiv endexspiratorische Druck im Rahmen einer kontrollierten oder assistierten Beatmung. Durch diesen positiven Druck werden die **funktionelle Residualkapazität** und der **Atemwegsmitteldruck erhöht.** Weiterhin verhindert der positive Druck einen Kollaps der kleinen Alveolen, beugt damit der Atelektasenbildung vor und verbessert die Oxygenierung.

Welche Effekte hat der PEEP auf den Kreislauf?

Durch den positiven intrathorakalen Druck wird der venöse Rückstrom zum Herzen vermindert. Die Folge kann ein **vermindertes Herzzeitvolumen** und eine Stauung in der oberen und unteren Hohlvene mit einer resultierenden **Druckerhöhung** in den dem Herzen vorgeschalteten Organen sein.

Welche der genannten Beatmungsformen verwenden Sie in einer Narkose?

In einer tiefen Narkose wird der Patient **kontrolliert** beatmet. Die druckkontrollierte Beatmung ist dabei die am häufigsten gewählte, da sie schonender ist. Jedoch muss man auf das **variable Tidalvolumen** achten, sodass sie z. B. bei laparoskopischen Eingriffen aufgrund der großen intraabdominellen Druckveränderungen eher ungeeignet ist.

Nennen Sie eine typische Standardeinstellung am Narkosegerät für eine volumenkontrollierte Beatmung.

Eingestellt werden müssen:

- Das Atemhubvolumen mit 6–10 ml/kg KG
- Die Atemfrequenz mit 10–12/Min.
- Das I : E-Verhältnis mit physiologisch 1 : 2
- Der maximale Arbeitsdruck von 30 mbar
- Der FiO_2 und der Flow

Während einer Narkose fällt aus Ihnen unbekannten Gründen das Narkosegerät aus. Wie reagieren Sie darauf?

Wichtig ist es, den Patienten adäquat zu beatmen. Man kann zunächst auf die manuelle Beatmung am Narkosegerät umstellen. Ist damit auch keine Beatmung möglich, muss der Patient mit dem Ambu-Beutel beatmet werden. Da der Patient darüber aber keine volatilen Anästhetika mehr erhält, ist es notwendig, die Narkose durch intravenöse Anästhetika aufrechtzuerhalten. Ist der Patient stabil, kann nach dem Fehler des Narkosegeräts gesucht und es ggf. ausgetauscht werden.

Monitoring

Was gehört zum Standardmonitoring bei der Narkose eines jungen gesunden Erwachsenen?

Während einer Narkose werden immer der Blutdruck, die Herzfrequenz/der Herzrhythmus mittels Dreikanal-EKG sowie die Sauerstoffsättigung mit einem Pulsoxymeter überwacht. Wird der Patient beatmet, werden zusätzlich FiO_2, $etCO_2$, Atemwegsdruck und die Konzentration von volatilen Anästhetika überwacht. Bei Einsatz von Muskelrelaxanzien ist die Überwachung mittels Relaxometrie Standard.

5

Welche Möglichkeiten haben Sie, den Blutdruck zu überwachen?

Der Blutdruck kann **nichtinvasiv** durch eine regelmäßige oszillometrische Messung mittels Blutdruckmanschette oder **invasiv** durch eine arterielle Punktion bestimmt werden.

Wie groß soll eine Blutdruckmanschette sein und was ist, wenn Sie eine zu kleine Manschette anlegen?

Die Manschettenbreite sollte ca. 40 % des Oberarmumfangs entsprechen. Bei zu kleinen Manschetten erhält man falsch hohe Werte.

Wissen Sie wie ein Pulsoxymeter funktioniert?

Ein Pulsoxymeter zeigt die **Sauerstoffsättigung** an. Es misst die Absorption von Licht mit 2 Wellenlängen. Gemessen wird die Differenz zwischen der Absorption während der Diastole und während der Systole. Das Messprinzip beruht darauf, dass desoxygeniertes Hämoglobin im Infrarotbereich (940 nm) weniger Licht absorbiert als oxygeniertes Hämoglobin und dann oxygeniertes Hämoglobin im Rotbereich (660 nm) weniger Licht absorbiert als desoxygeniertes Hämoglobin.

Wann würden Sie einem Patienten einen Blasenkatheter legen und welche Komplikationen gibt es?

Eine Blasenkatheteranlage erfolgt bei **lang dauernden Operationen.** Weitere Indikationen sind die Überwachung der Nierenfunktion und des HZV sowie die **Bilanzierung** z. B. bei Patienten mit Herzinsuffizienz.

Kontraindikationen für eine transurethrale Katheterisierung sind bestehende Infektionen (Prostatitis, Urethritis); relativ kontraindiziert ist die Katheteranlage bei bestehenden Engen (Striktur, Prostatavergrößerung). Die Gefahren sind Strikturenbildung, Harnröhreneinrisse und Infektionen.

Kennen Sie ein Verfahren, um die Narkosetiefe einzuschätzen?

Mittels EEG lässt sich die Narkosetiefe überwachen. Das EEG erfasst die Summe elektrischer Aktivitäten kortikaler Schichten. Die abgeleiteten EEG-Werte werden in einen Bispektralindex (BIS) von 100 (wach) bis 0 (keine Aktivität) umgerechnet. Für die Narkose gilt ein Wert zwischen 40 und 60 als erstrebenswert.

Welche Werte gehören zum Gasmonitoring eines beatmeten Patienten?

Die Messung der **inspiratorischen O_2-Konzentration** ist gerade bei Niedrigflussnarkosen unverzichtbar. Heutzutage gehört auch die Kapnometrie, d. h. die Messung des **endexspiratorischen CO_2** zum Standardmonitoring. Für Inhalationsnarkosen ist die Messung der Anästhetikakonzentration ebenfalls unverzichtbar.

Narkoseverfahren

Was soll eine Allgemeinanästhesie bewirken?

Eine Allgemeinanästhesie soll einen **Schlaf** herbeiführen, eine **Schmerzfreiheit** erzeugen und wenn notwendig eine **Relaxation** der Muskulatur bewirken.

Welche drei Substanzklassen braucht man dafür? Nennen Sie jeweils zwei Beispiele.

Notwendig ist ein Sedativum wie z. B. Propofol oder Thiopental, ein starkes Schmerzmittel, wie die Opioide Fentanyl oder Sufentanil und ein Muskelrelaxans z. B. Rocuronium oder cis-Atracurium.

Welche Formen der Allgemeinanästhesie unterscheidet man?

Es gibt die **Inhalationsnarkose,** bei der die Narkose durch volatile Anästhetika induziert und aufrechterhalten wird, die totale intravenöse Anästhesie **(TIVA),** bei der die Narkose durch intravenöse Anästhetika geführt wird und die **balancierte Anästhesie,** bei der volatile und intravenöse Anästhetika verwendet werden. Eine eher historische Form der Narkose ist die Neuroleptanästhesie (NLA).

Wann dürfen Sie keine Narkose mit volatilen Anästhetika durchführen?

Inhalationsnarkosen sind kontraindiziert bei Patienten mit **maligner Hyperthermie** in der Eigen- oder Familienanamnese sowie bei Patienten mit einem bekannten **Leberschaden** durch frühere Inhalationsnarkosen. Bei **intrakraniellen Eingriffen** sind volatile Anästhetika relativ kontraindiziert. Natürlich müssen die speziellen Kontraindikationen der einzelnen Inhalationsanästhetika berücksichtigt werden.

Welche Medikamente verwenden Sie für eine balancierte Anästhesie?

Bei der balancierten Anästhesie erfolgt die Narkoseinduktion durch intravenös applizierte Anästhetika, häufig **Propofol.** Dazu würde ich **Fentanyl** als Opioid und ein Muskelrelaxans geben, z. B. **Rocuronium.**

Die Aufrechterhaltung der Narkose erfolgt durch volatile Anästhetika und, wenn notwendig, intermittierende Gaben des Opioids und des Muskelrelaxans.

Nennen Sie Indikationen für die Durchführung einer TIVA.

Für **kurze Eingriffe** eignet sich eine Allgemeinanästhesie mit intravenösen Anästhetika, da diese gut steuerbar sind und eine kurze Halbwertszeit besitzen. Eine häufige Indikation für eine TIVA ist auch das Auftreten von **postoperativer Übelkeit** und Erbrechen (PONV) in der Anamnese des Patienten. Gerne verwendet man diese Form der Anästhesie auch für **intrakranielle Eingriffe.** Weiterhin ist eine TIVA bei undichten Beatmungssystemen z. B. im Rahmen einer Bronchoskopie indiziert.

Atemwegsmanagement

Nennen Sie Beispiele, warum ein Patient intubiert werden muss.

Die Intubation dient dem sicheren Schutz der Atemwege und ermöglicht eine kontrollierte Beatmung bei einer fehlenden Eigenatmung. Alle **nicht nüchternen** und **aspirationsgefährdeten** Patienten müssen intubiert werden. Darunter fallen z. B. Notfallpatienten, Patienten im Schock, Schwangere ab der 12. SSW oder Patienten mit Ileussymptomatik. Auch bestimmte Operationen machen eine Intubation notwendig. Dazu zählen Eingriffe bei Pneumoperitoneum, Eingriffe im Kopf- und Halsbereich, abdominelle und thorakale Eingriffe oder Eingriffe in Bauchlage.

Kennen Sie verschiedene Tubusarten?

- Als Standardtubus wird der **Magill**-Tubus verwendet.
- Mit einem seitlichen Auge versehen ist der **Murphy**-Tubus. Über dieses Auge kann der Patient beatmet werden, wenn die Tubusspitze an der Trachealwand anliegt.
- **Woodbridge**-Tuben sind Spiraltuben. Sie sind sehr flexibel und können nicht abknicken.
- **RAE**-Tuben sind speziell geformte Tuben, die in der Mitte der Unterlippe in Richtung Kinn ausgeleitet werden und z. B. in der HNO-Anästhesie angewendet werden.

Was sind sichere Intubationszeichen?

Als sichere Intubationszeichen gelten der Nachweis von CO_2 durch die **Kapnometrie** oder präklinisch einen Farbumschlag am Detektor, die **direkte Inspektion** des Tubusverlaufs durch die Stimmbänder und die **bronchoskopische** Darstellung der intratrachealen Tubuslage.

PLUS

Die Thoraxexkursion, ein Beschlagen des Tubus und die Auskultation eines Atemgeräuschs (vor allem bei Kindern) sind **unsichere** Intubationszeichen.

Welche Möglichkeiten neben der Intubation haben Sie zur Beatmung eines Patienten?

Man kann einen Patienten über eine **Maske** beatmen. Weiterhin gibt es die Möglichkeit eine Larynxmaske einzulegen.

PLUS

Um eine Insufflation des Magens zu vermeiden, darf bei der Maskenbeatmung ein maximaler Beatmungsdruck von 20 mbar nicht überschritten werden.

Was sind die Vorteile und die Nachteile einer Larynxmaske?

Vorteile der Larynxmaske sind die einfache Handhabung und schnelle Erlernbarkeit, die Schonung der Stimmbänder und die Tatsache, dass keine Muskelrelaxierung notwendig ist. **Nachteilig** ist vor allem der fehlende Aspirationsschutz.

Haben Sie schon einmal von einem Larynxtubus gehört?

Ein Larynxtubus ist ein Tubus mit einem großen pharyngealen und einem kleinen ösophagealen Cuff. Er lässt sich blind leicht einführen. Wie die Larynxmaske bietet er ebenfalls keinen sicheren Aspirationsschutz. Im Vergleich zur Larynxmaske hat er jedoch eine höhere Systemdichtigkeit bei höheren Beatmungsdrücken. Beim Larynxtubus besteht die Gefahr der direkten Ösophagus- oder Pharynxverletzung. Meist wird er im Rettungsdienst verwendet.

Was ist die Einteilung nach Cormack und Lehane?

Die Einteilung beschreibt das **laryngoskopische Bild des Larynxeingangs.** Der zunehmende Grad zeigt die kleiner werdende Anzahl der sichtbaren Strukturen (➤ Tab. 2.13).

Wie verfahren Sie bei einem Patienten, den Sie unerwartet nicht intubieren können?

Das Vorgehen bei einer unerwarteten schwierigen Intubation variiert unter Berücksichtigung des verfügbaren Equipments und ist abteilungsintern festgelegt. Grundsätzlich gilt Folgendes:

- Der narkoseeinleitende Anästhesist soll sich auf maximal zwei Intubationsversuche beschränken, da es zu Schleimhautschwellungen und Blutungen kommen kann. Vor einem wiederholten Intubationsversuch sollen Maßnahmen zur Optimierung der Intubationsbedingungen wie eine Verbesserung der Kopflagerung getroffen werden.
- Ist ein Patient nicht zu intubieren, hole ich sofortige personelle Unterstützung (Ober- oder Facharzt) und oxygeniere den Patienten weiter über die Maskenbeatmung.

Welche Möglichkeit kennen Sie, die Schwierigkeit der Atemwegssicherung vor Intubation abzuschätzen?

In der präoperativen Visite sollten mehrere Prädiktoren und Symptome, die einen Hinweis auf eine schwierige Intubation ergeben, erfasst werden. Der multifaktorielle Risikoindex nach Arné erfasst 7 unterschiedliche Kriterien und kann einen Hinweis auf eine schwierige Intubation liefern. Mit steigender Anzahl an Prädiktoren steigt das Risiko einer schwierigen direkten Laryngoskopie (➤ Tab. 5.2, ➤ Tab. 5.3, ➤ Tab. 5.4, ➤ Tab. 5.5, ➤ Tab. 5.6, ➤ Tab. 5.7 und ➤ Tab. 5.8).

Tab. 5.2 Mallampati-Klassifikation

Mallampati	Sichtbare Strukturen	Score Arné-Index
1	Weicher Gaumen, Pharynxhinterwand, Uvula, vordere und hintere Gaumenbögen	0
2	Weicher Gaumen, Pharynxhinterwand, Uvula	2
3	Weicher Gaumen, Uvulabasis	6
4	Harter Gaumen	8

Tab. 5.3 Thyreomentaler Abstand, Test nach Patil in maximaler Flexionsstellung des Halses

Thyreomentaler Abstand	Score Arné-Index
≥ 6,5 cm	0
< 6,5 cm	4

Tab. 5.4 Mundöffnung und Fähigkeit zur Protrusion. Zur Beurteilung der Mundöffnung wird die Schneidekantendistanz bzw. die Alveolarkantendistanz gemessen.

Mundöffnung und Protrusion	Score Arné-Index
Mundöffnung > 5 cm oder Protrusion > 0 cm	0
3,5 cm > Mundöffnung < 5 cm und Protrusion = 0	3
Mundöffnung < 3,5 cm und Protrusion < 0	13

Tab. 5.5 Schwierige Intubation in der Anamnese

Schwierige Intubation	Score Arné-Index
Nein	0
Ja	10

Tab. 5.6 Pathologische Veränderungen bezüglich einer schweren Intubation

Pathologische Veränderungen	Score Arné-Index
Nein	0
Ja	5

Tab. 5.7 Klinische Symptome pathologischer Atemwegsveränderungen

Klinische Symptome	Score Arné-Index
Nein	0
Ja	3

Tab. 5.8 Maximal mögliche Kopf- und Halsbeweglichkeit

Kopf- und Halsbeweglichkeit	Score Arné-Index
> 100°	0
Um 90°	2
< 80°	3

Durch welche einfachen Manöver am Patienten können Sie die Intubationsbedingungen verbessern?

Helfen kann bei der Intubation die Lageoptimierung in die verbesserte **Jackson-Position** durch Unterpolsterung des Kopfes und mäßige Überstreckung im Atlantookzipital-Gelenk (Schnüffelposition). Ein **BURP-Manöver** nach Knill (backward, upward, right-sided pressure) durch die anwesende Pflege, d. h. Verschiebung des Kehlkopfes von außen, kann die Intubation erleichtern.

Welche apparativen Mittel kennen Sie, die Sie bei einer erschwerten Intubation anwenden können?

Zunächst kann ich den **Laryngoskopspatel wechseln** und z. B. einen längeren Spatel verwenden. Mithilfe eines McCoy-Spatels kann ich die Epiglottis weiter anheben. Eine weitere Möglichkeit ist die Verwendung eines Videolaryngoskops, welches eine Intubation häufig erleichtert. Eine fiberoptische Intubation als klassische Methode wäre ebenfalls möglich.

Was tun Sie wenn der Patient weiterhin nicht intubierbar ist, Sie aber eine gute Ventilationsmöglichkeit haben?

Ist der Patient gut ventilierbar und die Operation muss nicht sofort stattfinden, kann man den Patienten aufwachen lassen und die Operation verschieben. Die Ventilation des Patienten kann bis zum Aufwachen über eine Maske oder Larynxmaske erfolgen.

Welche Möglichkeit haben Sie bei der Situation: cannot intubate, cannot ventilate?

Ich kann notfallmäßig eine **Koniotomie** oder **Nottracheotomie** durchführen (➤ Abb. 5.1).

PLUS

Eine Koniotomie ist als Ultima Ratio Notfallsituationen vorbehalten.

Welche Vorkehrungen treffen Sie, wenn Ihr Patient erwartet schwer zu intubieren ist?

Bei einer zu erwartenden schwierigen Intubation hole ich mir immer einen erfahrenen Kollegen (Facharzt) dazu. Bereits bei der Anästhesieplanung sollte zunächst überprüft werden, ob eine Regionalanästhesie möglich ist. Ist dies nicht möglich, erfolgt die Atemwegssicherung unter Erhalt der Spontanatmung. Goldstandard ist dabei die fiberoptische Intubation unter Lokalanästhesie und ggf. leichter Sedierung. Je nach Patient kann unter optimalen Bedingungen auch ein konventioneller Intubationsversuch unter Einsatz des Videolaryngoskops unternommen werden.

Wenn Sie einen Patienten mit wahrscheinlich schwieriger Intubation konservativ intubieren, welche Medikamente verwenden Sie?

Bei Patienten mit schwierigen Intubationsverhältnissen sollten kurz wirksame Medikamente verwendet werden, z. B. Propofol, wenig Opioid und Rocuronium als Relaxans unter Vorhaltung von Sugammadex, sodass der Patient beim Misslingen der Intubation schnell wieder erweckbar ist. Bedenken Sie aber, dass ein solches Vorgehen in einer Katastrophe enden kann! Im Zweifel ist die fiberoptische Wachintubation die sichere Variante. Wenn sie gut ausgeführt wird, ist sie weder für den Patienten noch für Sie als Durchführenden mit Stress verbunden.

PLUS

Ein konservativ nicht zu intubierender Patient erhält vom betreuenden Anästhesisten postoperativ einen Anästhesieausweis.

5

Wie präoxygenieren Sie einen Patienten?

Die Präoxygenierung erfolgt direkt vor der Narkoseeinleitung bei einer dicht sitzenden Maske mit reinem Sauerstoff, einem Frischgasflow von mehr als 6 l/Min. und entweder über einen Zeitraum von mindestens 3 Min. oder bis die exspiratorisch gemessene Sauerstoffkonzentration auf > 90 % angestiegen ist. Alternativ werden 8 maximal tiefe Atemzüge innerhalb von 60 s empfohlen.

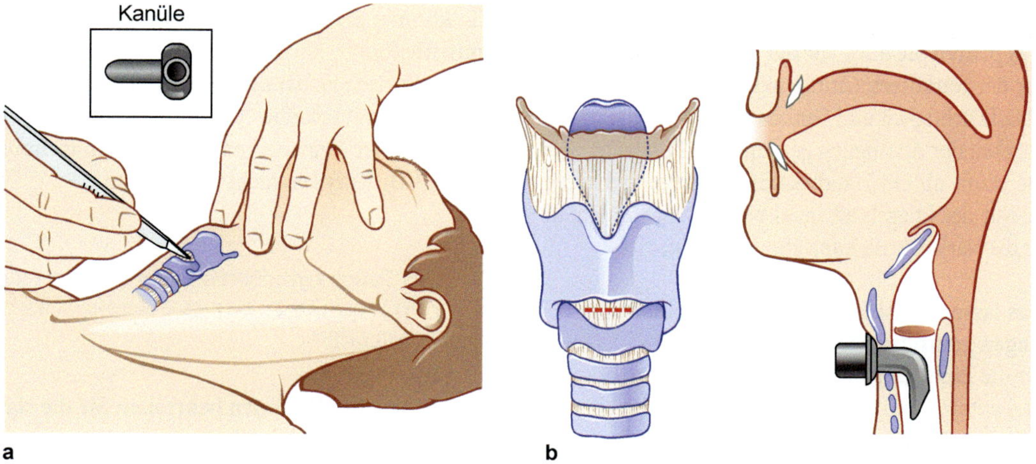

Abb. 5.1a und b Koniotomie [L126] **a)** Inzision der Membrana cricothyroidea; **b)** durch die Inzision vorgeschobene Kanüle

Welche Effekte erzielen Sie durch eine Präoxygenierung?

Ziel ist die **Denitrogenisierung,** d. h. Auswaschen des Stickstoffs und Anreicherung von Sauerstoff, vor allem die funktionelle Residualkapazität betreffend. Dadurch hat man einen längeren Zeitraum, während dem der Patient nicht beatmet werden muss.

> **PLUS**
> Die sichere Apnoezeit für eine Intubation erhöht sich durch Präoxygenierung auf 10 Minuten.

Praktisches Vorgehen

Stellen Sie sich vor, Ihr nächster Patient, ein junger gesunder Mann zur elektiven Operation, wird gerade in den Operationssaal gefahren. Was machen Sie alles vor der Narkoseeinleitung?

Zunächst stelle ich mich bei dem Patienten vor und frage ihn nach seinen **Personalien,** damit es nicht zu Verwechslungen kommt. Weiterhin frage ich ihn, ob er seine **Nüchternheit** eingehalten hat. Danach überprüfe ich die **Einwilligung** und welche Operation geplant ist. Weiterhin kontrolliere ich die **Laborwerte** und lese relevante Befunde. Anschließend erläutere ich dem Patienten das weitere Vorgehen und gebe ihm die Möglichkeit offene Fragen zu stellen.

Nach dem Anlegen des EKG, der Blutdruckmessung und der Pulsoxymetrie wird der venöse Zugang gelegt und mit der Infusion einer kristalloiden Lösung begonnen. Dann kann die Narkoseeinleitung erfolgen.

Was prüfen Sie alles vor der Narkoseeinleitung?

Vor der Narkoseeinleitung sollten das Beatmungsgerät auf Dichtigkeit und Funktion sowie die Funktionsfähigkeit der Absaugung geprüft sein. Zusätzlich wird überprüft, ob ein Handbeatmungsbeutel vorhanden ist. Mit der Pflegekraft muss besprochen werden, ob für die Narkoseeinleitung alles vorbereitet ist.

Was lassen Sie sich für die Narkoseeinleitung des jungen gesunden Mannes vorbereiten?

Für die Einleitung der Narkose lasse ich mir Propofol, Fentanyl und Rocuronium aufziehen. Weiterhin brauche ich ein Laryngoskop und einen Tubus, dessen Cuff ich auf Dichtigkeit prüfe. Eine Maske für die Präoxygenierung und die Maskenbeatmung vor der Intubation muss bereitliegen.

Beschreiben Sie, wie Sie die Narkose nun einleiten würden!

Nachdem das Monitoring angebracht ist und funktioniert, wird mit der Präoxygenierung des Patienten begonnen. Dabei wird die Maske für mindestens 3 Minuten bei einem Frischgasfluss von 6 l/Min. mit reinem Sauerstoff dicht auf den Patienten gehalten. Dann werden das Fentanyl und dann das Propofol gegeben. Nach dem Erlöschen des Lidreflexes wird mit der Maskenbeatmung begonnen. Ist die Maskenbeatmung gut möglich, wird Rocuronium verabreicht. Nach der Anschlagszeit von 1,5–3 Minuten erfolgt die Intubation des Patienten. Die Tubuslage sollte sofort durch Kapnografie und Auskultation kontrolliert und ggf. die Tiefe korrigiert werden. Der Tubus wird dann fixiert und die maschinelle Beatmung eingestellt. Die Narkose kann durch ein volatiles Anästhetikum oder die kontinuierliche i. v. Gabe aufrechterhalten werden.

> **PLUS**
> Eine Verbesserung der Maskenbeatmung kann bei ausreichender Narkosetiefe durch einen Guedel-Tubus erreicht werden.

Welche Lungenseite wird bei der einseitigen Intubation in der Regel beatmet?

Bei der einseitigen Intubation geht der Tubus i. d. R. in die **rechte Lunge,** da der rechte Hauptbronchus im Gegensatz zum linken Hauptbronchus kaum von der Trachealachse abweicht.

Wie können Sie eine ösophageale Intubation erkennen?

Auskultatorisch ist bei der ösophagealen Intubation kein Atemgeräusch über den Lungen, sondern ein Geräusch über dem oberen Epigastrium zu hören und die CO_2-Kurve ist nicht vorhanden.

> **PLUS**
> Durch das Trinken karbonisierter Süßstoffgetränke kann fälschlicher Weise CO_2 bei einer ösophagealen Intubation gemessen werden.

Anhand welcher Kriterien beurteilen Sie die Narkosetiefe Ihres Patienten?

Die Tiefe der Narkose kann anhand der Herzfrequenz und des Blutdrucks, des Muskeltonus und der Reflexe beurteilt werden. Tränen und Schwitzen des

Patienten können auch ein Hinweis auf eine nicht ausreichende Narkosetiefe sein. Hat ein Patient durch eine unzureichend tiefe Narkose Stress, so sind seine Pupillen geweitet.

PLUS

Achtung: Patienten mit einer Betablockade können nur bedingt mit einem Anstieg der Herzfrequenz reagieren.

Warum sollte ein Anästhesist theoretische Kenntnisse über die geplante Operation haben?

Neben den Vorerkrankungen des Patienten bestimmt die Operationsmethode die **Wahl der Narkoseart** und das nötige **Monitoring** des Patienten. Bei manchen Operationen kommt es durch eine chirurgische Manipulation zu typischen **vegetativen Reaktionen,** so z. B. bei Augenoperationen zu Bradykardien bis hin zur Asystolie. Kenntnisse über die geplante Operation sind auch für die Narkoseführung wichtig, damit z. B. schmerzhafte Phasen während der Operation bekannt sind oder die ungefähre Operationsdauer abgeschätzt werden kann.

Intraoperativ tritt plötzlich eine Tachykardie auf, an welche Ursachen denken Sie dabei?

Eine intraoperative Tachykardie kann verschiedene Ursachen haben. Eine Tachykardie kombiniert mit einer Hypertonie ist oft ein Hinweis auf **Stress und Schmerzen** des Patienten, sodass die Narkose vertieft werden muss. Treten eine Tachykardie und eine Hypotonie auf, so kann ein **Volumenmangel** die Ursache sein. Kommt es zur Tachykardie nach der Gabe von Medikamenten, muss auch an eine **allergische Reaktion** gedacht werden, vor allem, wenn sie von Hauterscheinungen wie einer Urtikaria begleitet ist. Andere Ursachen können **kardiale Probleme** sein, z. B. eine myokardiale Ischämie, Stoffwechsel- und Elektrolytentgleisungen oder auch eine maligne Hyperthermie.

Beschreiben Sie Ihr Vorgehen bei der Narkoseausleitung!

Die letzte Opioidgabe sollte ausreichend lang zurückliegen, sodass kein Überhang zu erwarten ist. Eine eventuell verbleibende Muskelrelaxation wird durch Relaxometrie ausgeschlossen. Vor der Narkoseausleitung wird die inspiratorische Sauerstoffkonzentration wieder erhöht. Meist verwendet man 80% Sauerstoff, weil dadurch das Risiko für Resorptionsatelektasen geringer ist als unter 100%. Vor der Extubation werden Mund- und Rachenraum sorgfältig abgesaugt und die Beatmungsmaske sowie eine Spritze zum Entblocken des Cuffs griffbereit gelegt. Beim Einsetzen der Spontanatmung wird die Beatmung auf eine assistierte Beatmung umgestellt. Sobald eine ausreichende Spontanatmung und Schutzreflexe vorhanden sind, kann der Patient extubiert werden.

PLUS

Ebenso wie bei der Narkoseeinleitung besteht auch nach der Extubation die Gefahr der Aspiration sowie der Hypoxie.

Warum beatmen Sie einen Patienten am Ende einer Narkose mit 80 % Sauerstoff?

Ziel ist hier wie bei der Präoxygenierung die **Denitrogenisierung.** Damit erreicht man eine größere Sauerstoffreserve und damit mehr Zeit für den Fall postoperativer Atemwegsprobleme.

5

Was tun Sie, wenn der Patient nach der Extubation nicht ausreichend spontan atmet?

Eine häufige Ursache ist eine **Atemwegsverlegung** durch die zurückfallende Zunge, wenn der Patient noch nicht ganz wach ist. In diesem Fall hilft es, die Atemwege mithilfe des **Esmarch-Handgriffs,** d. h. durch ein Anheben des Kinns, wieder frei zu machen. Ist der Patient noch tief sediert, kann man die Atemwege auch mit einem Guedel-Tubus oder einem **Wendl-Tubus,** der nasal eingeführt und daher in der postoperativen Phase besser toleriert wird, frei halten.

Lässt sich der Patient auch mit Maske und Guedel- oder Wendl-Tubus nicht beatmen, könnte auch ein **Laryngospasmus** vorliegen. So etwas kann z. B. bei Kindern nach HNO-Eingriffen vorkommen. Hilfreich kann eine Vertiefung der Narkose durch **Propofol**-Boli sein. Notfalls muss der Patient mit **Succinylcholin** relaxiert und **reintubiert** werden.

Andere Ursachen sind ein Opioid- oder Relaxansüberhang. Atmet der Patient schnell und flach und wirkt gestresst, spricht das für einen **Relaxansüberhang.** In diesem Fall sollte die Narkose noch einmal vertieft werden, um den Patienten abzuschirmen.

Man kann versuchen zu antagonisieren oder den Patienten nachzubeatmen, bis die Relaxierung abgeklungen ist. Bei der Anwendung von Muskelrelaxanzien ist die Verwendung einer Relaxometrie obligat, sodass ein Relaxansüberhang vor Beendigung der Narkose sicher erkannt werden kann. Ein **Opioidüberhang** ist durch sehr wenige, aber dafür sehr tiefe Atemzüge gekennzeichnet. Manchmal reicht es, den Patienten zum Atmen aufzufordern **(Kommandoatmung),** man kann auch hier sehr vorsichtig antagonisieren oder der Patient muss nachbeatmet werden.

5.1.4 Regionalanästhesie

Anatomische und physiologische Grundlagen

Lokalanästhetika

Kennen Sie verschiedene Gruppen von Lokalanästhetika? Bitte nennen Sie Beispiele.

Man unterscheidet Lokalanästhetika nach ihren chemischen Eigenschaften in Aminoester und Aminoamide. Beide bestehen aus einer lipophilen aromatischen Gruppe, die über eine Intermediärkette an eine Aminogruppe gebunden ist. Die Intermediärkette bestimmt über die Zugehörigkeit zur Ester- oder Amidgruppe.

Zu den **Aminoestern** gehören Kokain, Procain, Chlorprocain und Tetracain. Ihre Spaltung erfolgt im Serum, in Erythrozyten und in der Leber durch Pseudocholesterinesterasen. Ein wichtiger Metabolit der Ester-Typen ist die Paraaminobenzoesäure, die für allergische Reaktionen verantwortlich ist. Allergische Reaktionen sind bei Lokalanästhetika vom Ester-Typ häufiger, weshalb sie nur noch selten eingesetzt werden.

Die zweite Gruppe sind die **Aminoamide,** die aufgrund ihres niedrigeren allergischen Potenzials häufiger verwendet werden. Zu ihnen gehören Lidocain (Xylocain®), Prilocain (Xylonest®), Articain (Ultracain®), Mepivacain (Scandicain®), Bupivacain (Carbostesin®) und Ropivacain (Naropin®). Ihr Abbau erfolgt in der Leber.

Können Sie kurz Eigenschaften verschiedener Lokalanästhetika skizzieren?

Die verschiedenen Lokalanästhetika unterscheiden sich u. a. in ihrem Wirkungseintritt, ihrer Wirkdauer und ihrer lokalen und systemischen Toxizität.

- **Lidocain** und **Mepivacain** sind durch einen schnellen Wirkungseintritt und eine kurze Wirkdauer gekennzeichnet und eignen sich daher besonders gut für kurze Eingriffe im ambulanten Bereich. Allerdings weist vor allem hoch konzentriertes Lidocain (> 2 %) ein hohes neurotoxisches Potenzial auf und kommt daher kaum mehr für rückenmarksnahe Anästhesien oder Leitungsanästhesien zur Anwendung. Es wird vorwiegend zur Infiltrationsanästhesie verwendet.
- **Prilocain** ist aufgrund seiner pharmakokinetischen Eigenschaften das Lokalanästhetikum mit der größten therapeutischen Breite. Es kommt daher bevorzugt zum Einsatz, wenn große Volumina an Lokalanästhetika benötigt werden (z. B. bei der intravenösen Regionalanästhesie). Hohe Dosen können zur Methämoglobinbildung führen. Daher sollte diese Substanz vor allem in der Geburtshilfe eher zurückhaltend eingesetzt werden.
- **Bupivacain** und **Ropivacain** sind lang wirksame Lokalanästhetika. Sie kommen vorwiegend für rückenmarksnahe Anästhesien im stationären Bereich zur Anwendung. Ropivacain hat ein geringeres systemisch toxisches Potenzial und wird daher i. d. R. für die PDA, bei der höhere Volumina benötigt werden, bevorzugt. Bupivacain wird vor allem für Spinalanästhesien verwendet.

Worauf beruht die Wirksamkeit der Lokalanästhetika?

Das perineural injizierte Lokalanästhetikum diffundiert in die Nervenfaser und dringt dann von intrazellulär in den geöffneten Natriumkanal ein. Dadurch kommt es zu einer **Blockade des Natriumeinstroms** in die Nervenzelle und damit zu einer **Hemmung der Erregungsfortleitung.**

Aufgrund ihrer basischen Eigenschaften können LA nur in undissoziierter Form die Lipidmembran durchdringen und in das Zellinnere eintreten. Das Kation ist dann die aktive Form des Lokalanästhetikums, das an die Natriumkanäle bindet. Dadurch wird die Depolarisation verhindert und es kommt zum **Nichtdepolarisationsblock.**

Haben Sie schon einmal etwas von einem Differenzialblock gehört?

Dieser Ausdruck bezieht sich auf die **sequenzielle Blockade verschiedener Nervenfasern** durch ein Lokalanästhetikum. Myelinisierungsgrad und Dicke der Nervenfasern bestimmen den unterschiedlichen Wirkungseintritt der Blockade. Je dünner sie sind und je höher ihr Myelinisierungsgrad ist, desto leichter werden die Fasern blockiert. Normalerweise erfolgt die Blockade in folgender Reihenfolge: B-, C-, A-, Aδ-, Aγ-, Aβ-, Aα-Fasern. Zuerst kommt es zur Sympathikusblockade dann zum Verlust der Kalt-Warm-Diskrimination, des Schmerz- und Berührungsempfindens, danach zur motorischen Blockade und zuletzt zum Erlöschen der Propriozeption.

Was bedeutet das für die Klinik?

In der Klinik bedeutet dies, dass ein Patient nach Anlage einer Regionalanästhesie zwar keine Schmerzen empfindet, da Aδ- und C-Fasern gehemmt sind, jedoch immer noch dazu in der Lage ist, die Muskeln anzuspannen und die Berührung und den Druck zu empfinden, da Aβ- und Aα-Fasern nicht blockiert sind. Je nach Anwendungsgebiet kann es in solchen Fällen notwendig sein, wenn möglich, Lokalanästhetika über einen Katheter nachzuinjizieren oder die Regionalanästhesie durch eine Allgemeinanästhesie zu supplementieren.

In vielen Situationen ist eine Differenzialblockade aber auch erwünscht. Dazu gehört die postoperative Schmerztherapie oder die PDA im Kreißsaal, wo die Mobilisation und motorische Funktionsfähigkeit wichtig sind.

Letztendlich ist auch die erhaltene motorische Funktion ein wichtiger diagnostischer Faktor beim Auftreten von Komplikationen, z. B. bei Hämatomen nach rückenmarksnahen Blockaden.

Wie kann es zu einer Intoxikation durch LA kommen?

Eine Intoxikation wird durch **erhöhte Plasmakonzentrationen** der LA herbeigeführt. Dies geschieht meist durch versehentliche intravenöse Injektion, die durch sorgfältiges Aspirieren vermieden werden kann. Weniger häufig liegt der Intoxikation eine **verstärkte Absorption** an der Injektionsstelle zugrunde. Die Resorptionsgeschwindigkeit hängt u. a. von den pharmakologischen Eigenschaften des LA, dem Injektionsort und evtl. zugefügten Adjuvanzien wie Adrenalin ab. Weitere Gründe können ein **verminderter metabolischer Abbau** oder **herabgesetzte individuelle Toleranzgrenzen** sein. Eine absolute Überdosierung lässt sich durch Beachtung der zulässigen Höchstkonzentrationen vermeiden.

PLUS

Systemisch toxische Wirkungen kommen meist durch versehentlich intravasale Applikation oder durch Überdosierung zustande!

Worin äußert sich eine Intoxikation durch LA?

Man unterscheidet zum einen die lokale Gewebetoxizität bzw. die Neurotoxizität und die systemische Toxizität. Bei der **Gewebetoxizität** kann es zur Schädigung der Schwann-Zellen mit einer folgenden Demyelinisierung kommen. Darüber hinaus kann das Axon selbst geschädigt werden und die periaxonale Blutversorgung gestört werden. Die **systemische Toxizität** wirkt sich zunächst auf das ZNS aus (➤ Abb. 5.2). Durch die Dämpfung hemmender kortikaler Zentren kommt es zur unkontrollierten Aktivität untergeordneter Zentren. Meist kommt es initial zur Erregung, erst dann zur Dämpfung.

Kardiotoxische Effekte treten seltener auf, sind aber therapeutisch schwer angehbar und verlaufen häufig letal. Bei toxischen Blutkonzentrationen kommt es zu einer Membranstabilisierung am Herzen, zur Beeinträchtigung von Kalzium- und Kaliumkanälen sowie zur Störung der intrazellulären ATP-Synthese.

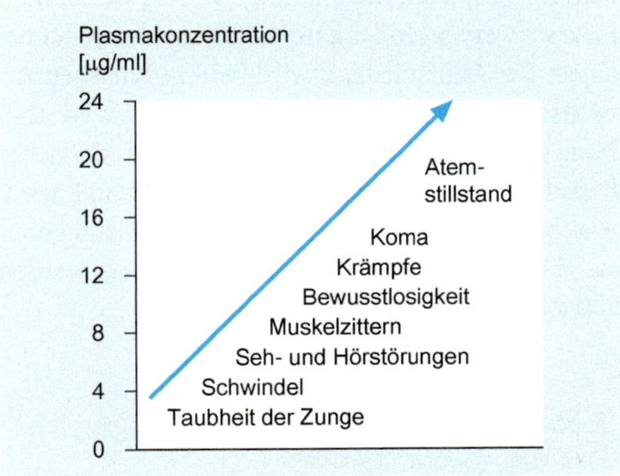

Abb. 5.2 Zeichen der LA-Intoxikation in Abhängigkeit von der Plasmakonzentration [L126]

MERKE

Präkonvulsive Warnzeichen, bei denen immer an eine Intoxikation mit LA gedacht werden muss, sind: Metallgeschmack im Mund, eine taube Zunge, verwaschene Sprache, Schwindelgefühl, Tinnitus, Verwirrtheit, Nystagmus, Muskelzittern sowie Seh- und Hörstörungen. Erst später treten tonisch-klonische Krämpfe auf, kommt es zur Bewusstlosigkeit, zum Koma und zur Atemlähmung.

Was tun Sie, wenn Zeichen einer Intoxikation auftreten?

Bei Warnzeichen sollten zunächst die Vitalfunktionen des Patienten gesichert und bei Anzeichen einer ZNS-Intoxikation die Krampfschwelle heraufgesetzt werden. Dies kann durch Hyperventilation oder durch Gabe von Diazepam (0,1 mg/kg KG) oder ein anderes Benzodiazepin oder auch Propofol erfolgen. Sicherung der Atemwege und Sauerstoffgabe sind unabdingbar.

Bei kardiovaskulärer Depression muss eine symptomatische Therapie erfolgen. Eine Hypotonie wird mit Volumen und vasoaktiven sowie positiv-inotropen Substanzen behandelt. Bei Bradykardien können Adrenalin oder Atropin verabreicht und ein transvenöser Schrittmacher platziert werden. Falls kein Erfolg eintritt, ist nach den Leitlinien der kardiopulmonalen Reanimation (➤ Abb. 5.6 und ➤ Abb. 5.8) vorzugehen. Dabei ist mit einer deutlich verlängerten Reanimationszeit von bis zu mehreren Stunden zu rechnen.

Seit einigen Jahren wird die sofortige Gabe einer 20 %-Lipidlösung (kein Propofol!) empfohlen. Hierdurch soll das Lokalanästhetikum aus dem ZNS und dem Herzen in die Peripherie umverteilt werden. Im Falle schwerwiegender kardialer Symptome oder bei einem Kreislaufstillstand wird bei Erwachsenen zunächst ein Initialbolus von 100 ml innerhalb von 2–3 Min. verabreicht, der bei ausbleibender klinischer Besserung innerhalb von 5 Min. wiederholt wird. Anschließend werden 200–250 ml Lipidlösung über ca. 15–20 Min. infundiert. Als Höchstdosis werden 900 ml Lipidinfusion empfohlen.

PLUS

Bupivacain darf wegen seiner starken Kardiotoxizität nie intravenös verabreicht werden!

Plexusanästhesien

Welche Möglichkeiten kennen Sie, einen peripheren Nerv oder Plexus zu finden?

Orientierungshilfen sind **anatomische Strukturen** wie knöcherne Fixpunkte, der Verlauf von Arterien und Muskeln. Für die genaue Lokalisation des Nervs kann man einen **Nervenstimulator** oder **Ultraschall** verwenden. Früher wurden die Nerven durch Auslösen von Parästhesien aufgesucht. Diese Methode kommt aber heutzutage nicht mehr zur Anwendung.

PLUS

Bei der Injektion eines LA dürfen nie Schmerzen oder Parästhesien auftreten, da diese Zeichen einer intraneuralen Injektion sein können!

Spinalanästhesie

Was verstehen Sie unter einer Spinalanästhesie?

Die Spinalanästhesie ist eine rückenmarksnahe Form der Regionalanästhesie. Durch Injektion von Lokalanästhetikum in den Subarachnoidalraum der unteren Lendenwirbelsäule wird eine Ausschaltung von sensorischen, motorischen und sympathischen Funktionen erreicht. Der anatomische Blockadeort sind die Nervenwurzeln, die sich im Foramen intervertebrale vereinen.

Nennen Sie bitte Indikationen für die Spinalanästhesie.

Eine zwingende Indikation für eine Spinalanästhesie gibt es nicht. Die Indikationsstellung ist vor allem vom Patienten (Akzeptanz, Vorerkrankungen), von der Art des Eingriffs und der Operationsdauer abhängig. Die Spinalanästhesie eignet sich als einfaches und sicheres Verfahren vor allem für Operationen an der unteren Extremität, im Genital- und Perianalbereich sowie bei Sectiones und anderen abdominellen Operationen.

Was sind die Vorteile einer Spinalanästhesie gegenüber einer Allgemeinanästhesie?

Vorteile hat die Spinalanästhesie vor allem bei Patienten mit erhöhtem Aspirationsrisiko oder bei Patienten mit erschwerten Intubationsbedingungen. Daher gilt sie als Verfahren der Wahl bei der **Sectio.** Von Vorteil ist sie auch, wenn **intraoperativ** eine **neurologische Überwachung** wünschenswert ist, z. B. zur Diagnostik eines TUR-Syndroms. Auch bei Diabetikern kann eine Spinale von Vorteil sein, da eine frühere Nahrungsaufnahme postoperativ möglich ist.

Insgesamt bekommt der Patient bei einer Spinalanästhesie weniger Medikamente, die Gabe von Muskelrelaxanzien oder volatilen Anästhetika wird vermieden. Dadurch gibt es keine Gefahr eines Relaxansüberhangs, einer Awareness oder einer malignen Hyperthermie.

Darüber hinaus ist die metabolische Stressreaktion bei einer Operation durch eine Spinalanästhesie geringer. Ein weiterer, oft vernachlässigter Punkt ist, dass Komplikationen durch Thrombembolien um fast die Hälfte reduziert sind. Des Weiteren ist der Blutverlust durch eine subarachnoidale Blockade geringer.

Nennen Sie mir bitte absolute Kontraindikationen für eine Spinalanästhesie.

Hier sind als absolute Kontraindikationen die folgenden Punkte zu nennen:

- Ablehnung durch den Patienten
- Gerinnungsstörungen durch Erkrankungen (Thrombopenie, Hämophilie, Koagulopathien) oder Medikamente (Clopidogrel, Heparin, Marcumar)
- Allergie gegen LA
- Lokale Infektion im Bereich der Injektionsstelle
- Schwere Hypovolämie
- Hochgradige Klappenstenosen (v. a. Aortenklappenstenose)
- Erhöhter Hirndruck

Kennen Sie auch relative Kontraindikationen für eine Spinalanästhesie?

Dazu gehören z. B. neurologische Erkrankungen. Auch bei chronischen Schmerzen im unteren Rücken, Bandscheibenvorfällen (v. a. aus forensischen Gründen) sowie bei Sepsis und pulmonaler Hypertonie müssen die Risiken gut abgewogen werden.

Welche laborchemischen Grenzwerte gibt es, die für die Spinalanästhesie gelten?

Es gibt keine einheitliche Lehrmeinung oder feste Vorgaben bezüglich der notwendigen Gerinnungsparameter für eine rückenmarksnahe Anästhesie. Als Zielwerte bei Ausschluss **angeborener Gerinnungsstörungen** kann man sich die 50er-Regel merken:

- PTT < 50 s
- Quick > 50 %
- Thrombozyten > 50.000/µl

Erklären Sie mir bitte, welche Strukturen Sie bei der Spinalanästhesie penetrieren.

Nach der Penetration der Haut und des Unterhautfettgewebes wird das **Lig. supraspinale** durchdrungen. Darauf folgt das **Lig. interspinale,** das direkt an das Lig. flavum angrenzt. Direkt ventral des Lig. flavum beginnt der Periduralraum, dessen ventrale Begrenzung durch die **Dura mater** gebildet wird. Diese wiederum liegt der Arachnoidea, nur durch einen kapillären Raum getrennt, direkt an (➤ Abb. 5.3).

PLUS

Beim Durchdringen der Dura ist meist ein kleiner „Klick" zu spüren, der das Erreichen des Liquorraums kennzeichnet.

Erklären Sie mir bitte den Begriff Dermatom und geben Sie Beispiele.

Ein Hautbezirk, der von einem bestimmten Spinalnerv sensibel versorgt wird, wird als Dermatom bezeichnet. Die Grenzen der Dermatome sind jedoch nicht streng markiert, es gibt Überlappungen. Als wichtige Dermatome sollte man sich merken (➤ Abb. 5.4):

- C3–4–5: N. phrenicus
- C6: daumenseitiger Unterarm
- Th6: Brustwarzen
- Th10: Bauchnabel
- L5: äußeres Schambein, großer Zeh

MERKE

C3–4–5 keeps the Phrenicus alive!

Warum sind die Dermatome bei den rückenmarksnahen Anästhesien wichtig?

Die Dermatome erlauben eine Einschätzung für die Ausbreitung der Spinalanästhesie (➤ Abb. 5.4). Es erklärt sich von selbst, dass vor Operationsbeginn getestet werden muss, ob das Operationsgebiet im anästhesierten Areal liegt. Darüber hinaus muss eine aufsteigende, zu hohe Anästhesie erkannt werden, um präventiv handeln zu können.

5

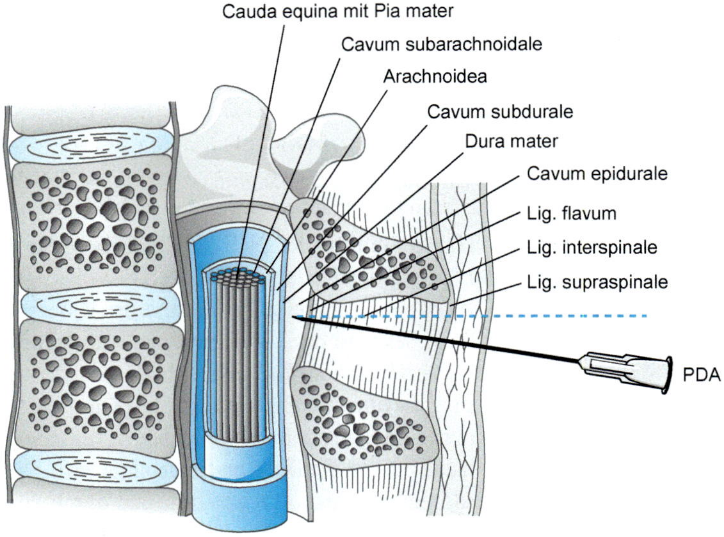

Abb. 5.3 Punktion des Liquorraums [L106]

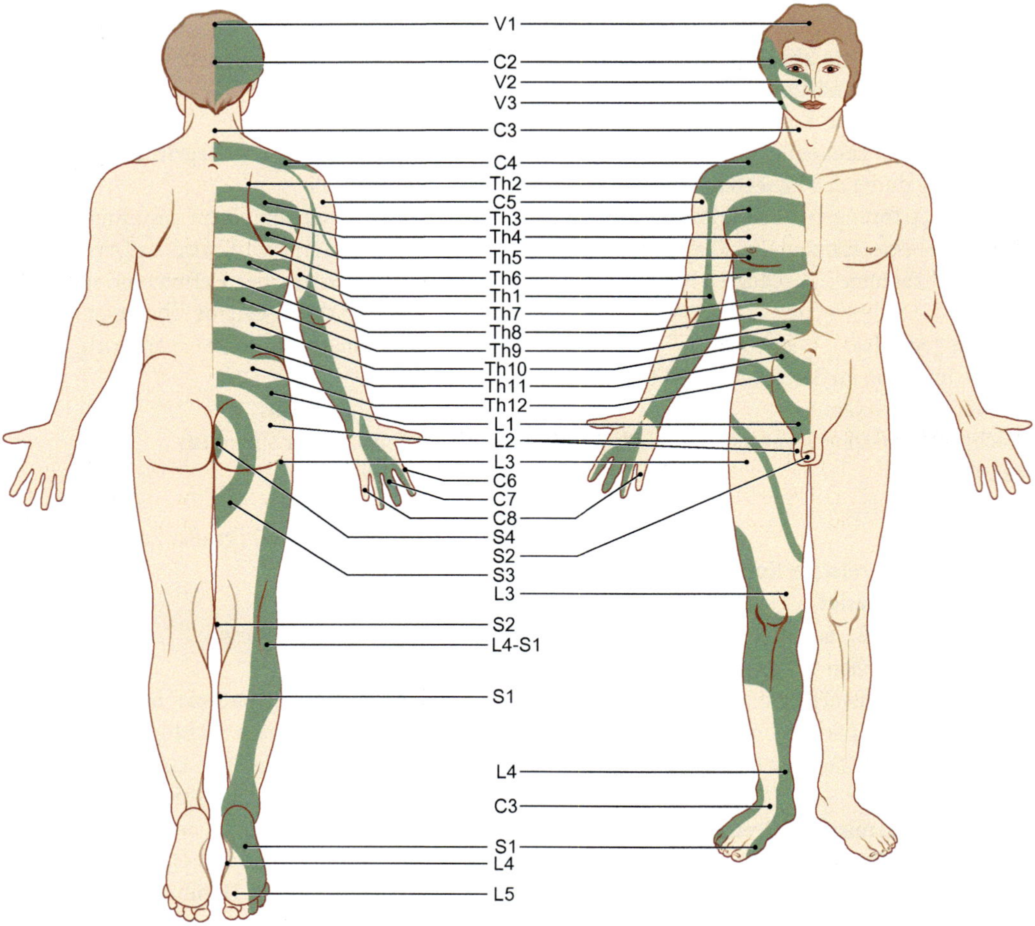

Abb. 5.4 Dermatome und ihre zugehörigen Rückenmarksegmente [L126]

Welche Medikamente werden am häufigsten für eine Spinalanästhesie verwendet? Wie werden sie dosiert?

Bei einer Spinalanästhesie im Krankenhaus kommt am häufigsten Bupivacain zum Einsatz. Üblicherweise werden 10–20 mg Bupivacain 0,5 % (≙ 2–4 ml der Lösung) verabreicht. Die Spinalanästhesie ist dann bis zu 3 Stunden wirksam. Eine Alternative mit ebenfalls langer Wirkdauer ist Ropivacain (15–25 mg Ropivacain 0,5% ≙ 3–5 ml). Im ambulanten Bereich kommen die kürzer wirksamen Lokalanästhetika Chloroprocain (Chloroprocain 1% 40–50 mg ≙ 4–5 ml) und Prilocain (Prilocain 2% 40–60 mg ≙ 2–3 ml) zum Einsatz, die etwa 1,5–2 h wirken.

Bei der geburtshilflichen Anästhesie wird in der Regel zusätzlich zum Lokalanästhetikum ein Opioid verabreicht. Hierdurch kann die Analgesie verbessert und die Lokalanästhetika-bedingten Nebenwirkungen reduziert werden. Eine typische Dosierung ist 2 ml hyperbares Bupivacain 0,5% (≙ 10 mg Bupivacain), vermischt mit 1 ml Sufentanil (≙ 5 µg Sufentanil).

Wie testen Sie die Höhe einer Spinalanästhesie?

Man kann z. B. durch ein Besprühen der Haut mit Desinfektionsmittel das Dermatom identifizieren, bei dem das Kaltempfinden verschwindet. Wichtig ist, dass die sympathische Blockade ca. 1–2 Segmente über der sensiblen, und diese wiederum 1–2 Segmente über der motorischen Blockade liegt.

PLUS

Fixierungszeit: Eine sog. Fixierungszeit, in der sich das Lokalanästhetikum endgültig an die Nerven gebunden hat, existiert nicht! Selbst nach langem Warten kann die Anästhesieausdehnung bei Lageänderungen zunehmen!

Was tun Sie nach der Injektion des LA?

Unmittelbar nach der Applikation des LA ist die Gefahr von **Frühkomplikationen** besonders groß. Eine engmaschige Überwachung des Patienten muss unbedingt erfolgen, um einen Blutdruckabfall mit Bradykardie, eine versehentliche intravasale Injektion und Intoxikation und eine totale Spinalanästhesie sofort zu erkennen. Das weitere Vorgehen nach der Injektion richtet sich nach der geplanten Anästhesieausdehnung, der Dichte der verwendeten Lösung und der Fixierungszeit des LA.

Welche Risiken und Komplikationen einer Spinalanästhesie kennen Sie?

Die häufigsten Komplikationen der Spinalanästhesie sind **Hypotonie, Bradykardie, Übelkeit** und **Erbrechen** (wahrscheinlich aufgrund des Blutdruckabfalls). Weitere häufige Komplikationen beinhalten den **postpunktionellen Kopfschmerz** sowie bleibende **Rückenschmerzen** und **Parästhesien.** Weniger häufig, aber gefürchtet sind Nervenschäden, Meningitis, totale Spinalanästhesie, Querschnitt sowie Abszesse und Blutungen und die transitorischen neurologischen Symptome (TNS).

Was versteht man unter einem TNS?

Unter transitorischen neurologischen Symptomen (TNS) nach einer komplikationslosen Spinalanästhesie (SPA) versteht man ausstrahlende Rückenschmerzen mit dumpfem Charakter. Die Symptome treten innerhalb von 24 Stunden nach dem Abklingen einer SPA auf und halten üblicherweise 1–3 Tage an. Neurophysiologische Untersuchungen zeigen keinerlei pathologischen Befund. Die Diskussion um potenzielle Risikofaktoren für TNS dreht sich hauptsächlich um die Art und Zubereitung des Lokalanästhetikums. So wird mittlerweile auf Mepivacain und Lidocain bei erhöhtem TNS-Risiko bei Spinalanästhesien verzichtet.

Wie hoch ist die Wahrscheinlichkeit eines Querschnitts oder von Nervenschädigungen bei einer Spinalanästhesie?

Die Inzidenz für einen Querschnitt oder neurologische Defizite nach einer Spinalanästhesie lag in einer prospektiven Studie bei ungefähr **6 : 10.000.** Die meisten neurologischen Probleme waren jedoch passagerer Natur. Punktionsbedingte Hämatome traten mit einer Häufigkeit von 1 : 220.000 auf. Auf 500.000 Spinalanästhesien kommen ungefähr 2 Herzstillstände und 4 bakterielle Infektionen.

Erklären Sie kurz die klinischen Zeichen einer totalen Spinalanästhesie.

Eine totale Spinale ist die Folge einer inadäquat hohen subarachnoidal verabreichten LA-Menge. Sie ist gekennzeichnet durch eine komplette Sympathikusblockade mit **Bradykardie bis Asystolie** und ausgeprägte **Hypotonie** sowie eine **Lähmung der Atemmusku-**

latur einschließlich Zwerchfelllähmung. Weitere klinische Zeichen sind Dyspnoe, Unruhe des Patienten, Bewusstseinsverlust und Pupillenerweiterung. Die **Sofortmaßnahmen** beinhalten eine Sicherung der Atemwege, Intubation, Beatmung mit 100 % O_2, rasche Volumengabe und die Gabe von Vasopressoren (Akrinor®, Noradrenalin oder Adrenalin).

Wie kann es durch eine Regionalanästhesie zur Hypotonie kommen?

Sowohl die Spinal- als auch die Epiduralanästhesie können durch die Blockade von sympathischen Nervenfasern eine **Vasodilatation** hervorrufen. Blockaden unterhalb des Dermatoms Th5 rufen weniger ausgeprägte Blutdruckabfälle hervor, da die obere Extremität durch Vasokonstriktion noch entgegensteuern kann. Durch Blockaden **oberhalb des Dermatoms Th4** können die sog. Nn. accerelantes blockiert werden, was wiederum zu Bradykardien und einem verminderten HZV führen kann.

Was sind die Gefahren eines Blutdruckabfalls bei einer Spinalanästhesie für eine Sectio?

Bereits kurz nach der Injektion des LA kommt es schlagartig zum Blutdruckabfall. Die Schwangere berichtet meist über ein „komisches Gefühl" oder Übelkeit. Wegen der Sympathikusblockade kommt es bei praktisch jeder Schwangeren zum Blutdruckabfall.

Die Gefahren liegen zum einen bei der **Schwangeren** in Übelkeit und Erbrechen, Bewusstseinsverlust, Aspiration, Apnoe und Herzstillstand. Für den **Fetus** kann die Hypotonie zu einer ungenügenden Plazentadurchblutung mit folgender fetaler Hypoxie, Azidose und neurologischen Schädigungen kommen.

Periduralanästhesie

Wo befindet sich der Periduralraum?

Der Periduralraum, klinisch auch Epiduralraum genannt, befindet sich, wie der Name schon sagt, außerhalb des Durasacks. Er erstreckt sich vom Foramen magnum bis zum 4. Sakralwirbel und liegt zwischen der Dura mater spinalis und dem äußeren Durablatt (Periost). Begrenzt wird er dorsal durch das Lig. flavum, seitlich kommuniziert er über die Foramina intervertebralia mit dem paravertebralen Raum. Die ventrale Begrenzung bildet das hintere Längsband/Lig. longitudinale anterius der Wirbelkörper. Er enthält Fettgewebe, einen dichten Venenplexus, Arterien, Lymphgefäße sowie die Spinalnervenwurzeln. Der Periduralraum ist unterschiedlich breit. Lumbal sind es ca. 5–6 mm, in der Thoraxmitte ca. 3–5 mm und zervikal nur 3 mm. Wichtig ist auch, dass er sich nach posterolateral verengt, d. h., dass der sicherste Zugang in der Mittellinie und in der mittleren Lumbalregion liegt.

Wie wird der Periduralraum bei der PDA identifiziert?

Es gibt zwei Methoden, die sich beide den leicht negativen Druck im Periduralraum zunutze machen. Die Widerstandsverlustmethode und die **Methode des hängenden Tropfens** (➤ Kap. 4.2).

Die Widerstandsverlustmethode oder **Loss of Resistance**-Methode wird zunächst eine Punktionsnadel bis in das Lig. interspinale vorgeschoben (➤ Kap. 4.2).

Hierbei spürt man einen „knirschenden Widerstand". Dann wird der Mandrin entfernt und eine mit NaCl gefüllte Spritze unter kontinuierlichem Stempeldrücken vorgeschoben. Wichtig ist, dass die Hand am Rücken des Patienten abgestützt wird. Nach Durchdringen des Lig. flavum lässt der Widerstand auf dem Spritzenstempel plötzlich nach und der Spritzeninhalt entleert sich. Dies ist das Zeichen, dass der Periduralraum erreicht ist.

Was tun Sie, bevor Sie nach erfolgreicher Punktion die Gesamtmenge des LA einspritzen?

Wichtig ist der **Ausschluss** einer **intrathekalen** oder intravasalen **Lage** des Katheters. Dafür spritzt man – nach Aspiration – zunächst eine **Testdosis** (z. B. Bupivacain 3–5 ml) und wartet dann ca. 5 Minuten. Falls der Patient direkt nach Injektion der Testdosis ein Wärme- und Schweregefühl in den Beinen verspürt, muss von einer subarachnoidalen Lage des Katheters ausgegangen werden.

Falls Sie nun unbemerkt die Dura verletzt haben, was passiert dann?

Erfolgt eine Injektion der PDA-Gesamtdosis in den Liquorraum, kommt es zur **totalen Spinalanästhesie.** Das ist auch der Grund, weshalb vor jeder Repetitionsdosis zunächst eine Aspirationsprobe und anschließend eine Testdosis gegeben werden sollten.

Warum wünschen sich die chirurgischen Kollegen oft eine PDK-Anlage bei größeren Darmoperationen?

Durch die Anlage eines thorakalen Periduralkatheters kommt es zu einer **Hemmung der sympathischen Darminnervation** und damit zu einem Überwiegen des Vagus. Dadurch vermindert sich das Ausmaß der postoperativen Darmatonie, die Verdauung kommt schneller wieder in Gang und die Patienten erholen sich früher.

Wie würden Sie ein Lokalanästhetikum für eine PDA dosieren?

Die Dosierung hängt vom verwendeten Lokalanästhetikum, der geplanten Qualität der Blockade und der gewünschten Anästhesieausbreitung ab. Die Blockadequalität lässt sich durch die Konzentration des Lokalanästhetikums steuern. Die Ausdehnung wird durch das Volumen der Lösung beeinflusst.

Das zu injizierende Volumen richtet sich vor allem nach der Körpergröße, dem Alter und den zu betäubenden Segmenten. Als grobe Formel kann bei **Erwachsenen 1–1,5 ml pro Segment** gerechnet werden. Wichtig ist hierbei, dass **alte Patienten** bis zu **50 % weniger** Volumen benötigen! Wären z. B. für einen 20-Jährigen ca. 1,5 ml/Segment notwendig, benötigt man für einen 80-Jährigen nur noch 0,8 ml/ Segment.

Würden Sie bei einem heparinisierten Patienten eine PDA durchführen?

Vor und nach Anlage einer rückenmarksnahen Anästhesie sowie vor und nach Entfernung von rückenmarksnahen Kathetern müssen bestimmte Zeitintervalle eingehalten werden, die sich je nach verwendetem Antikoagulans unterscheiden (➤ Tab. 4.3).

Unter **Aspiringabe** sollten zusätzliche Antikoagulanzien 4–5 HWZ pausiert werden, wobei ASS weitergegeben werden kann.

Werden diese Abstände eingehalten, ist die Anlage eines Periduralkatheters möglich.

Können Sie die Unterschiede zwischen einer Spinalanästhesie und einer PDA beschreiben?

Bei einer **Spinalanästhesie** wird eine kleine Menge LA direkt in den Liquorraum injiziert und damit eine schnelle, vorhersehbare Blockade ausgelöst. Dadurch wird eine ausgeprägte sensorische und motorische Blockade erreicht. Darüber hinaus ist sie technisch relativ einfach und leicht zu erlernen. Die Gefahr für systemisch-toxische Wirkungen ist eher gering.

Für eine **PDA** sind viel höhere Dosen an LA notwendig, um den Periduralraum zu füllen und um die Nervenhüllen zu durchdringen. Des Weiteren tritt hier die Wirkung auch viel langsamer ein. Es wird eine differenzierte segmentale Blockade sympathischer, sensorischer und motorischer Funktionen erreicht. Die Blockade kann durch einen Katheter kontinuierlich erfolgen. Die Technik ist schwerer zu erlernen, da das Auffinden des Periduralraums Geschick und Erfahrung benötigt.

Wann werden Opioide bei der PDA benutzt?

Inzwischen ist die Kombination von periduralen Opioiden mit niedrig dosierten Lokalanästhetika die Regel für die perioperative Schmerztherapie. Nur bei sehr alten Patienten (> 80 Jahre) oder Patienten, bei denen aufgrund von Begleiterkrankungen (z. B. obstruktives Schlafapnoesyndrom) oder einer Begleitmedikation von einem erhöhten Risiko für eine Atemdepression ausgegangen werden muss, verzichtet man auf eine Opioidzugabe. Opioide bewirken eine **supplementäre, lang anhaltende Analgesie** und erlauben die Anwendung von **geringeren Konzentrationen der Lokalanästhetika.** Dadurch kommt es zu geringeren Auswirkungen auf das Kreislaufsystem bei gleicher oder sogar besserer Analgesie und die Patienten lassen sich leichter mobilisieren. **Nebenwirkungen** einer periduralen Opioidgabe sind eine frühe oder späte Atemdepression, Übelkeit, Erbrechen und Juckreiz. Das Ausmaß dieser Nebenwirkungen ist aber deutlich geringer als bei einer systemischen Opioidgabe.

Was sind die Nachteile einer Spinalanästhesie gegenüber einer PDA bei einer Sectio cesarea?

Die Vorteile der Spinalanästhesie gegenüber der PDA liegen in der einfachen Technik, einem schnellen Wirkungseintritt und einer guten Analgesie. Die wesentlichen Nachteile gegenüber der PDA sind das größere Risiko für rasante **Blutdruckabfälle** wegen der schnellen Sympathikolyse sowie eine nicht vorhersehbare **Ausbreitung der Anästhesie nach thorakal.** Als weitere Nachteile gelten ein **niedrigerer fetaler Base Excess** (BE) als bei PDA oder Allgemeinanästhesie. Darüber hinaus sind Bradykardien und postspinale Kopfschmerzen bei der Spinalanästhesie häufiger zu erwarten. Eine PDA kann zur postoperativen Schmerztherapie nach Sectio benutzt werden.

5.1.5 Anästhesie bei Patienten mit Vorerkrankungen

Kardiovaskuläres System

Welchen Vorteil bietet ein thorakaler Periduralkatheter bei einem kardialen Risikopatienten?
Durch die Anlage eines thorakalen PDK kommt es aufgrund der Koronardilatation zu einer **verbesserten Myokarddurchblutung** (letzte Wiese) und durch die Blockade der Nn. accelerantes zu einer Herzfrequenzabnahme und damit zu einem **geringeren Sauerstoffverbrauch.**

Nierenerkrankungen

Warum ist die Kenntnis der Nierenfunktion in der Anästhesie wichtig?
Viele Anästhetika werden über die Niere wieder ausgeschieden (z. B. Vecuronium, Benzodiazepine, die meisten Opioide). Eine eingeschränkte Nierenfunktion beeinflusst daher die Wahl der angewendeten Medikamente. Je nach Ausprägung einer Niereninsuffizienz ist auch ein sorgfältiges Management von Volumen und Elektrolyten notwendig. Eine eventuelle **Trinkmengenbeschränkung** ist zu erfragen und zu beachten. Andererseits sind intraoperative Hypovolämie und Hypotonie zu vermeiden, weil dadurch bei vorbestehender Niereninsuffizienz ein **akutes Nierenversagen** ausgelöst werden kann. Patienten mit Niereninsuffizienz sind häufig multimorbide und bedürfen insgesamt einer sorgfältigen perioperativen Überwachung und Therapie.

Welche Muskelrelaxanzien können Sie bei einer Niereninsuffizienz problemlos anwenden?
Muskelrelaxanzien werden teilweise renal ausgeschieden und können bei Niereninsuffizienz eine verlängerte Wirkdauer haben. Unbedenklich können **Atracurium, cis-Atracurium** und **Mivacurium** angewendet werden.

Warum muss Succinylcholin vorsichtig angewendet werden?
Der Abbau von Succinylcholin durch die Pseudocholinesterase ist im Rahmen einer Niereninsuffizienz nicht gestört, jedoch kommt es durch Succinylcholin zu einer **Erhöhung der extrazellulären Kaliumkonzentration** durch intra- und extrazelluläre Verschiebungen. Deshalb ist Succinylcholin bei Patienten mit Niereninsuffizienz und Hyperkaliämie mit Vorsicht zu verwenden.

Was ist bei der präoperativen Visite bei dialysepflichtigen Patienten wichtig, zu erfragen?
Wichtig ist, die Trinkmengenbeschränkung, Restausscheidung und die Häufigkeit der Dialyse zu erfragen.

Neuromuskuläres System

Was kennzeichnet die Myasthenia gravis? Erläutern Sie die anästhesiologischen Besonderheiten die sich daraus ergeben!
Die Myasthenia gravis ist eine Autoimmunerkrankung bei der Antikörper gegen die ACh-Rezeptoren der motorischen Endplatte gebildet werden. Die Erkrankung ist gekennzeichnet durch eine Muskelschwäche. Die Patienten sollten wegen ihrer zentral muskelrelaxierenden Eigenschaften **keine Benzodiazepine** zur Prämedikation erhalten. Die Patienten reagieren sehr **sensibel auf Muskelrelaxanzien,** deshalb sollten diese vermieden oder wenn notwendig nur in kleinen Bolusdosen unter Relaxometriekontrolle verabreicht werden. Die Muskelschwäche kann auch mit einer **respiratorischen Einschränkung** einhergehen. Das ist bei der Gabe von länger wirksamen Opioiden zu berücksichtigen. Unter Umständen müssen die Patienten nachbeatmet werden. Wenn möglich sollte bei diesen Patienten eine **Regionalanästhesie** bevorzugt werden.

Was sind die Besonderheiten des anästhesiologischen Managements bei einem Patienten mit einer Muskeldystrophie?
Bei den Muskeldystrophien steht die progrediente Muskelschwäche im Vordergrund. Eine **medikamentöse Prämedikation** soll **vermieden** oder die Dosis reduziert werden, da diese Patienten sehr sen-

sibel auf sedierende Medikamente reagieren. Bei Patienten mit einer Muskeldystrophie muss aufgrund der Gefahr der malignen Hyperthermie eine **triggerfreie Narkose** durchgeführt werden.

Wie verfahren Sie anästhesiologisch bei Patienten mit einer Epilepsie?

Die Antiepileptika müssen am OP-Tag weiter eingenommen werden. Eine **ausreichende Prämedikation** ist wichtig, da Angst und Stress Krampfanfälle auslösen können. Aus dem gleichen Grund ist auch eine **adäquate Schmerztherapie** postoperativ wichtig. Benzodiazepine und Barbiturate sind durch die Erhöhung der Krampfschwelle besonders geeignet für die Narkose bei Epileptikern. Zu **vermeiden** sind Enfluran, Sevofluran und Ketamin da diese zu Krampfäquivalenten im EEG führen können.

MERKE

Eine Hyperventilation senkt die Krampfschwelle. Ein elektiver Eingriff soll nur bei gut eingestellten Epileptikern erfolgen.

Endokrinologische Störungen

Wie sieht Ihr perioperatives Management eines Diabetikers aus?

Grundsätzlich sollten elektive Operationen bei Diabetikern möglichst früh am Morgen stattfinden, um lange Nüchternphasen zu vermeiden. Ziel ist eine **perioperative Normoglykämie.** Es gibt einige grundsätzliche Unterschiede bei der Behandlung von Typ-1- und Typ-2-Diabetikern.

Beim **Typ-2**-Diabetes sollten orale Antidiabetika wie Sulfonylharnstoffe mindestens 12 Stunden vor einem operativen Eingriff abgesetzt werden. Am OP-Tag muss der Nüchternblutzucker kontrolliert und entsprechend der Blutzucker entweder mit Altinsulin oder mit einer 5 %-Glukoseinfusion korrigiert werden.

Das Vorgehen bei **Typ-1**-Diabetikern ist etwas komplexer und auch von dem geplanten operativen Eingriff abhängig. Zu beachten ist, dass ein Typ-1-Diabetiker auf jeden Fall eine basale Insulindosis braucht, die die Lipolyse hemmt und die endogene Glukoseproduktion abdeckt.

Bei **kleinen und mittleren Eingriffen** bietet es sich an, ca. ¼ der bisherigen Insulingesamtdosis in 2 Tagesdosen aufgeteilt subkutan zu verabreichen. Patienten mit einer Insulinpumpe sollten die Basalrate auf die Hälfte reduzieren. Zusätzliche Insulin- oder Glukosegaben können nach Bedarf erfolgen. Für **größere Operationen** ist ein angepasstes Infusionsregime aus einer 10 %-Glukose-Lösung (ca. 5 g/h), einem Insulinperfusor (1 IE/h) und einem Kaliumperfusor wünschenswert, die je nach Bedarf separat voneinander angepasst werden können. Solche Regime sind jedoch nur im Intensivüberwachungsbereich möglich. In jedem Fall ist eine 1- bis 2-stündliche Blutzuckerkontrolle notwendig.

Wie behandelt man einen Patienten, der mit Metformin eingestellt ist?

Früher wurden Biguanide wegen des Risikos für eine Laktatazidose 48 Stunden vor einem Eingriff abgesetzt. Nachdem sich jedoch gezeigt hat, dass das Risiko für eine Laktatazidose unter Metformin bei kleinen und mittleren Eingriffen insgesamt deutlich geringer ist, als das Risiko einer Stoffwechselentgleisung ohne Metformin, wurden die Leitlinien zum Management verändert. So soll Metformin, bei kleinen und mittleren Eingriffen weitergegeben werden. 12 und 24 Stunden nach der Operation sollen Laktatkontrollen durchgeführt werden. Nur bei großen Eingriffen, bei denen relevante Volumenverluste zu erwarten sind, oder bei Patienten mit einer Niereninsuffizienz, bei denen der Wirkstoff kumulieren könnte, soll Metformin nach wie vor abgesetzt werden.

Adipositas

Welche pathophysiologischen Veränderungen stehen für die Anästhesie bei einem adipösen Patienten im Vordergrund?

Adipositas ist mit kardiovaskulären, respiratorischen, gastrointestinalen und metabolischen Veränderungen verbunden:

- **Kardiovaskuläre** Aspekte sind die mit der Adipositas häufig verbundene Hypertonie, Herzinsuffizienz und die koronare Herzerkrankung.
- Eine erhöhte Rate an **respiratorischen** Komplikationen ergibt sich aus der Erniedrigung der funktionellen Residualkapazität und Compliance

der Lunge, den oft vorkommenden Atelektasen und den obstruktiven Veränderungen.
- Adipöse Patienten haben sehr häufig ein **obstruktives Schlafapnoesyndrom,** das mit einem **Hypoventilationssydrom** verbunden ist.
- Für die Narkose relevant sind ebenfalls die **gastrointestinalen** Veränderungen wie Hiatushernien, ein unzureichender Schluss des gastroösophagealen Sphinkters, eine verzögerte Magenentleerung und eine vermehrte Menge an Magensaft.
- An **metabolischen** Veränderungen sind das metabolische Syndrom und der Diabetes mellitus zu nennen.

PLUS

Adipositas-Paradoxon: Adipositas ist mit einer Reduktion des Lang- und Kurzzeitmorbiditätsrisikos nach koronarer Revaskularisation und einem geringeren Risiko für einen Re-Infarkt verbunden.

Welche Konsequenzen ergeben sich daraus für Ihre Narkose?

Dem erhöhten kardiovaskulären Risiko wird mit einem **erweiterten hämodynamischen Monitoring** begegnet, z. B. einer invasiven Blutdruckmessung. Bei adipösen Patienten mit bekannten Hiatushernien oder Reflux muss aufgrund der erhöhten Aspirationsgefahr eine **Ileuseinleitung** durchgeführt werden. Dabei muss die erhöhte Rate an schwierigen Intubationen bei adipösen Patienten bedacht werden. Wichtig ist eine sehr sorgfältige **Lagerung,** um sich optimale Intubationsbedingungen zu schaffen. Wie immer ist eine ausreichend lange **Präoxygenierung** vor der Narkoseeinleitung notwendig. Die Beatmung erfolgt mit einem **erhöhten PEEP** und möglichst nicht mehr als **80 % Sauerstoff** wegen der Gefahr von Resorptionsatelektasen. Bei Diabetikern muss intraoperativ regelmäßig der Blutzucker kontrolliert und ggf. mit Insulin eingestellt werden.

PLUS

Nach einer effektiven Präoxygenierung eines 120 kg schweren Patienten hat der Anästhesist ca. 4 Minuten Zeit, bis die periphere Sättigung unter 60 % fällt. Im Vergleich dazu vergehen bei einem 70 kg schweren Menschen unter gleichen Bedingungen ca. 10 Minuten bis zum Sättigungsabfall. Damit entspricht die Apnoezeit bei einem adipösen Menschen der eines 10 kg schweren Kindes.

Suchterkrankungen

Sollten opioidabhängige Patienten generell keine Opioide erhalten?

Patienten mit einer Opioidabhängigkeit brauchen, wie alle anderen Patienten auch, intraoperativ und auch postoperativ Opioide. Postoperativ muss die ausreichende Analgesie im Vordergrund stehen, da postoperative Schmerzen und Stress zu einer **Suchtaktivierung** führen. Als Narkoseform und zur Analgesie sind **Regionalanästhesieverfahren** und der **PDK** zu bevorzugen. Ist dies nicht möglich, so ist eine intravenöse patientenkontrollierte Analgesie (PCA) von Vorteil.

Anästhesie im hohen Lebensalter

Warum benötigen alte Menschen eine geringere Dosis von Medikamenten als junge Menschen?

Die Pharmakotherapie muss an die im Alter veränderte Pharmakokinetik angepasst werden.

Die Phase-1-Metabolisierung nimmt ab, deshalb sind Medikamente die einer altersunabhängigen Glukoronidierung (z. B. Lorazepam) unterliegen, zu bevorzugen. Auch der Wassergehalt des Körpers und das Blutvolumen nehmen ab, wobei das Fettgewebe zunimmt. Die Zunahme des Verteilungsvolumens hat eine längere Eliminationshalbwertszeit von Medikamenten zur Folge. Eine **verlängerte Eliminationshalbwertszeit** ergibt sich auch aus der reduzierten Nieren- und Leberfunktion. Durch die **Abnahme des Albumins** steigt der freie Wirkspiegel von lipophilen Medikamenten wie z. B. Thiopental und Propofol. Im Alter nimmt die **Rezeptordichte** ab, bei gleichzeitig erhöhter Sensibilität gegenüber Benzodiazepinen und Opioiden. Aufgrund der **länger wirksamen Atemdepression** bei gleicher Dosierung muss die Dosis der Benzodiazepine zur Prämedikation reduziert werden. Durch eine **Verkleinerung des Periduralraums** ist weniger Lokalanästhetikum bei einer Periduralanästhesie notwendig.

5.1.6 Anästhesie in speziellen Fachgebieten

Neurochirurgie

Was können Sie zur Hirndurchblutung und deren Regulation sagen?

Die Hirndurchblutung beträgt normalerweise ca. **700 ml/Min.** Die zerebrale Durchblutung ist abhängig von der **zerebralen Autoregulation,** dem zerebralen Metabolismus und wird chemisch und neurogen gesteuert. So wird die Hirndurchblutung durch einen erhöhten Sauerstoffverbrauch und ein erhöhtes CO_2 infolge der Vasodilatation gesteigert. Fehlt die zerebrale Autoregulation, ist der zerebrale Blutfluss direkt vom **Blutdruck** abhängig. Ein erhöhter zerebraler Blutfluss hat dabei ein erhöhtes zerebrales Blutvolumen zur Folge und dadurch steigt der intrakranielle Druck an.

PLUS

Die Hirndurchblutung beträgt ca. 15 % des Herzzeitvolumens.

Welche Maßnahmen zur Hirndrucksenkung kennen Sie?

Die zerebrale Durchblutung wird durch O_2, CO_2 und pH des Blutes beeinflusst. Deshalb ist eine suffiziente Beatmung notwendig. Angestrebt werden normwertige CO_2-Werte und ein PaO_2 > 100 mmHg, wobei bei einem krisenhaften ICP-Anstieg CO_2-Werte zwischen 32 und 35 mmHg Zielwerte sind. Durch eine **Oberkörperhochlagerung** kann der ICP positiv beeinflusst werden, jedoch muss dabei der mögliche MAP-Abfall beachtet werden und ggf. durch vasokonstriktive Medikamente (Arterenol®) therapiert werden. Eine starke Flexion und Rotation des Kopfes soll aufgrund der resultierenden Abflussbehinderung vermieden werden. Patienten mit einem erhöhten ICP sollen **normotherm** sein, da Fieber den zerebralen Metabolismus erhöht. Auch eine **Normoglykämie** und **Normovolämie** wird angestrebt. Eine ausreichende Sedierung und Analgesie der Patienten senkt den Hirndruck, Husten und Pressen bewirkt durch einen Anstieg des venösen Drucks eine Zunahme des ICP. Ist der Hirndruck nicht konservativ zu behandeln, besteht die Ultima Ratio in einer **dekompressiven Kraniotomie** („Entdeckelung“).

PLUS

Hypothermie senkt den zerebralen Blutfluss und den zerebralen Stoffwechsel.

Kennen Sie auch medikamentöse Möglichkeiten, den Hirndruck zu senken?

Bei einem tumorbedingten Hirnödem können **Kortikoide** zur Senkung des Hirndrucks eingesetzt werden. Bei allen anderen Formen kommen **Osmodiuretika,** i. d. R. Mannitol 20 %, seltener hypertone NaCl-Lösung als wiederholte Bolusinfusionen zum Einsatz, um ICP-Spitzen abzufangen. Unter Umständen werden diese mit **Schleifendiuretika** kombiniert. **Barbiturate** wie Thiopental senken den zerebralen Metabolismus und somit den zerebralen Blutfluss. Durch zerebrale Vasokonstriktion können sie den ICP zusätzlich reduzieren. Hohe Dosen, wie sie früher gerne zur akuten Hirndrucksenkung verwendet wurden, kommen aufgrund ihrer kardiovaskulären Nebenwirkungen heute nur noch nach Ausschöpfung aller konventionellen Maßnahmen und unter invasivem Kreislaufmonitoring und ICP-Kontrolle zum Einsatz.

Thoraxchirurgie

Welche pathophysiologischen Auswirkungen hat eine Einlungenventilation?

Durch die einseitige Ventilation der Lunge nimmt der Rechts-links-Shunt weiter zu und der arterielle pO_2 sinkt. Durch den Euler-Liljestrand-Effekt nimmt die Durchblutung der nichtventilierten Lunge deutlich ab und der Rechts-links-Shunt wird reduziert. Die CO_2-Elimination ist im Gegensatz zu der O_2-Aufnahme bei der Einlungenventilation weniger beeinträchtigt.

MERKE

Eine Spontanatmung des Patienten ist intraoperativ bei eröffnetem Thorax unbedingt zu vermeiden, da sonst eine Mediastinalverschiebung und paradoxe Atmung drohen.

5

Erläutern Sie die hypoxisch pulmonale Vasokonstriktion näher! Wie wird Sie durch die Anästhesie beeinflusst?

Beschrieben und benannt wurde die 1946 durch Euler und Liljestrand. Durch eine lokale Erhöhung des pulmonalvaskulären Widerstands in nichtventilierten Arealen der Lunge wird die Durchblutung dieser Areale und damit der **Rechts-links-Shunt vermindert** und der **arterielle pO_2 erhöht.** Vermittelt wird die lokale Vasokonstriktion direkt über die Hypoxie oder Mediatoren. Inhalationsnarkotika vermindern den Effekt der Vasokonstriktion. Auch ein PEEP in der ventilierten Lunge erhöht den intraalveolären Druck und vermindert die Vasokonstriktion ebenfalls. Eine durch Hyperventilation entstandene Hypokapnie führt zu einer Vasodilatation und verringert den vasokonstriktorischen Effekt. Auf der anderen Seite bewirkt die Hyperkapnie eine Vasokonstriktion in der ventilierten Lunge und damit eine Umverteilung des Blutflusses in die nichtventilierte Lunge. Auch ein erniedrigter FiO_2 hat über eine Vasokonstriktion eine Shuntzunahme zur Folge.

Welche technischen Voraussetzungen müssen für die Einlungenventilation erfüllt sein?

Patienten, bei denen nur eine Lunge ventiliert werden soll, erhalten einen **Doppellumentubus,** der eine seitengetrennte Ventilation beider Lungenflügel erlaubt. Dabei unterscheidet man einen links- und rechtsseitigen Doppellumentubus. In der Regel werden linksläufige Tuben verwendet. Bei Patienten mit vorbestehender respiratorischer Einschränkung ist ein **erweitertes Monitoring** mit einer am unten liegenden Arm angebrachten invasiven Blutdruckmessung notwendig. Darüber ist eine regelmäßige Kontrolle der Blutgase möglich. Die Anlage eines **ZVK** sollte, wenn er nötig ist, **ipsilateral zur OP-Seite** gelegt werden. Ein Doppellumentubus wird i. d. R. unter bronchoskopischer Sicht eingebracht und nach der Lagerung des Patienten vor OP-Beginn nochmals bronchoskopisch auf die korrekte Lage überprüft. Normalerweise ist ein Respirator für die Beatmung ausreichend, teilweise kann die O_2-Insufflation in die nichtventilierte Lunge notwendig sein.

PLUS

Eine Beatmung nur einer Lunge kann auch mittels eines Bronchusblockers erreicht werden.

Wie reagieren Sie auf eine akute Hypoxämie während einer Einlungenventilation?

Tritt unter der Einlungenbeatmung plötzlich eine Hypoxämie auf, wird der **Sauerstoff** auf **100 %** an der Beatmung erhöht. Die **Tubuslage** muss bronchoskopisch kontrolliert und eine Verlegung des Tubus durch Sekret ausgeschlossen werden. Der Patient muss ausreichend sediert und relaxiert sein, um die Ventilation z. B. durch Pressen nicht zu beeinträchtigen. Ist der Patient durch die Hypoxämie akut gefährdet, wird die Einlungenventilation unterbrochen und beide Lungen beatmet, bis das Problem behoben werden kann.

Daneben gibt es Patienten bei denen infolge der Vorerkrankungen und der pathologischen Lungenfunktion eine einseitige Ventilation keine ausreichende Oxygenierung ermöglicht. Bei diesen Patienten kann durch eine Einlungenventilation mit 100 % Sauerstoff und einem leichten PEEP auf der ventilierten Lunge versucht werden, die Oxygenierung zu optimieren. Die Einstellung des **Atemzeitverhältnisses von 1 : 1** (Verhältnis Inspirationszeit zu Exspirationszeit) begünstigt die Inspiration und damit die Oxygenierung. Ist dies nicht ausreichend, lässt sich die Oxygenierung unter Umständen durch einen CPAP auf der zu operierenden Lunge verbessern. Es ist möglich, dass alle Maßnahmen für eine Oxygenierung des Patienten nicht ausreichend sind. Dann muss in Rücksprache mit den Operateuren eine **intermittierende Zweilungenbeatmung** erfolgen, um den Patienten nicht zu gefährden.

PLUS

Aufgrund der Gefahr eines beidseitigen Pneumothorax muss ein ZVK auf der Seite der zu operierenden Lunge gelegt werden.

Warum wird, wenn möglich, ein linksseitiger Doppellumentubus verwendet?

Bei einem rechtsseitigen Doppellumentubus besteht die Gefahr, den früh abgehenden Oberlappenbronchus durch den Tubus zu verlegen. Damit würden nur der Mittel- und Unterlappen ventiliert, und es besteht die Gefahr der Hypoxie.

Abdominalchirurgie

Was ist die Besonderheit an laparoskopischen Eingriffen für die Anästhesie?

Eine Operation mit Pneumoperitoneum erfordert immer eine Intubation und kontrollierte Beatmung. Unter individueller Abwägung von Nutzen und Risiko und bei Nachweis einer optimalen Lage und Dichtigkeit ist auch eine Atemwegssicherung mit einer Larynxmaske der 2. Generation möglich. Diese weisen zusätzlich ein ösophageales Lumen auf, über das eine Magensonde eingebracht werden kann. Das Pneumoperitoneum hat hämodynamische und respiratorische Einschränkungen zur Folge. Der venöse Rückfluss zum Herzen über die V. cava inferior ist vermindert und damit das **Herzzeitvolumen** reduziert. Der venöse Rückstrom kann durch eine Reduktion des intraabdominellen Drucks verbessert werden. Daher ist für diese Eingriffe häufig auch intraoperativ eine ausreichende Relaxierung nötig. Durch den ADH- und Katecholaminanstieg ist der **totale periphere Widerstand erhöht** und durch die Dehnung des Peritoneums sind **vagale Reaktionen** möglich. Da das Abdomen durch die Gasinsufflation ausgedehnt ist, sinken die funktionelle Residualkapazität und die Compliance der Lunge. Der **Rechts-links-Shunt** ist gesteigert und das insufflierte **CO_2** wird teilweise resorbiert. Deshalb sind bei einem Pneumoperitoneum eine Erhöhung des Atemminutenvolumens und erhöhte Beatmungsdrücke notwendig.

PLUS

Alle Patienten mit geplanten laparoskopischen Eingriffen erhalten eine Magensonde nach der Narkoseeinleitung.

Urologie

Kennen Sie das TUR-Syndrom?

Durch das Einschwemmen von größeren Mengen der hypotonen Spüllösung kommt es zu einer **Verdünnungshyponatriämie mit Volumenüberladung** (Wasserintoxikation). Die hypotone Hyperhydratation hat eine Herz- und Kreislaufbelastung, zentralnervöse Störungen und Gerinnungsstörungen zur Folge.

Das erste Anzeichen einer Wasserintoxikation beim wachen Patienten ist Verwirrtheit und Unruhe. Durch die Elektrolytverschiebungen kommt es zu Herzrhythmusstörungen und durch die Volumenüberladung zu einer Hypertonie. **Sekundär** kann es zu einer **kardialen Dekompensation** mit Hypotonie, Tachykardie und Lungenödem mit Hypoxämie kommen.

Welche Anästhesieform empfehlen Sie bei den TUR-Operationen?

Prinzipiell sind sowohl eine **Allgemeinanästhesie** als auch eine **rückenmarksnahe** Anästhesie möglich. Bei einer Spinalanästhesie lassen sich die ersten Anzeichen eines TUR-Syndroms schneller erkennen, deshalb wird häufig die Spinalanästhesie vorgezogen.

PLUS

Ein erstes Anzeichen eines TUR-Syndroms ist häufig ein vermehrtes Gähnen.

Wie therapieren Sie das TUR-Syndrom?

Tritt ein TUR-Syndrom auf, so müssen die Spülbeutel tiefer gehängt und die OP schnellstmöglich beendet werden. Die Hypervolämie wird mit Schleifendiuretika oder Osmodiuretika therapiert und die Elektrolyte und die metabolische Azidose werden ausgeglichen. Neben der Sauerstoffgabe kann auch eine kardiale Unterstützung notwendig sein.

Traumatologie und Orthopädie

Bei einem Patienten soll intraoperativ Knochenzement (Palacos) eingebracht werden, worauf stellen Sie sich ein?

Die Gefahr beim Einbringen von Palacos ist die Reaktion des Patienten auf das Polymethylacrylat mit Blutdruckabfall, Tachykardie und Abfall der Sauerstoffsättigung. Dabei werden vor allem die eingeschwemmten Knochenzementmonomere für eine direkte **Myokarddepression** verantwortlich gemacht. Auch **Mikroembolien** in der Lunge durch Knochenmarkreste oder Luft können auftreten. Deshalb wird während der Eingabe von Palacos mit 100 % Sauerstoff beatmet. Vorher sollte der Patient hämodynamisch und respiratorisch stabil sein und eine ausgeglichene Volumenbilanz aufweisen. Bei einer Kreislaufdepression werden Volumen und Vasopressoren gegeben.

Welche Narkoseform verwenden Sie bei einer Operation in Bauchlage?

Eine Narkose in Bauchlage erfordert zur Sicherung der Atemwege eine Intubation und eine gute Tubusfixierung, da das Gesicht in Bauchlage nicht zugänglich ist. Es ist eine **balancierte Anästhesie** oder eine **totale intravenöse Anästhesie** (TIVA) möglich. Durch die Allgemeinanästhesie sind die Reflexreaktionen auf Lagewechsel beeinträchtigt, sodass es bei der Drehung des Patienten zu einem Blutdruckabfall kommen kann.

Wichtig ist eine gewissenhafte **Lagerung** des Patienten zur Vermeidung von druckbedingten Lagerungsschäden im Gesicht (Auge) und Gelenken (Plexusschaden). Bei der Drehung des Patienten muss besonders auf die Extremitäten geachtet werden, da diese durch den fehlenden Muskeltonus leicht geschädigt werden können. Lagerungsmaßnahmen sind immer kritische Phasen, weil dabei häufig keine kontinuierliche Überwachung möglich ist. Besondere Beachtung erfordert natürlich die Sicherung von Tubus und allen Zugängen.

PLUS

Vor der Umlagerung ist eine Oxygenierung mit 100 % Sauerstoff hilfreich.

Anästhesie in der Schwangerschaft

Welche physiologischen Veränderungen in der Schwangerschaft führen zu einem erhöhten Narkoserisiko?

Durch eine Schwangerschaft kommt es unter anderem zu Veränderungen im respiratorischen System, Herz- und Kreislaufsystem und gastrointestinalen System.

Respiratorisch ist das Atemminutenvolumen gesteigert und die funktionelle Residualkapazität durch den Zwerchfellhochstand vermindert. Durch die Hyperventilation der Schwangeren entsteht eine **chronisch respiratorische Alkalose.** Die Intubation kann durch die geschwollenen und leicht vulnerablen Schleimhäute erschwert sein.

Im Herz- und Kreislaufsystem kommt es zu einer Steigerung des HZV, wobei der periphere Widerstand vermindert ist. Schwangere sind gefährdet, ein **aortokavales Kompressionssyndrom** zu entwickeln.

Im Rahmen der Schwangerschaft kommt es weiterhin zur Verringerung des Tonus des gastroösophagealen Sphinkters, zu einer Verzögerung der Magenentleerung sowie der Erhöhung des intragastralen Drucks. Dadurch besteht eine erhöhte **Aspirationsgefahr.**

Eine Hyperkoagulabilität und verminderte Plasmaspiegel der Cholinesterase sind häufig in einer Schwangerschaft. Bei Regionalanästhesien sind die Mutter und das Kind durch einen Blutdruckabfall gefährdet.

Sie sprachen von einem aortokavalen Kompressionssyndrom. Wie können Sie das vermeiden?

Bei dem aortokavalen Kompressionssyndrom kommt in Rückenlage der gravide Uterus auf der V. cava zu liegen. Dadurch ist der venöse Rückstrom zum Herzen gestört, das HZV nimmt ab, und die Patientinnen entwickeln eine schockähnliche Symptomatik. Durch die Lagerung der schwangeren Patientin in **Linksseitenlage** kann man die aortokavale Kompression vermeiden.

Eine Patientin soll eine elektive Sectio erhalten. Welche Narkoseform empfehlen Sie ihr?

Prinzipiell ist für eine Sectio eine Allgemein- oder eine Regionalanästhesie möglich. Da das Narkoserisiko für Mutter und Kind bei einer Allgemeinanästhesie deutlich höher ist als bei einer Spinal- oder Periduralanästhesie rate ich bei einer geplanten Sectio zu einer **Regionalanästhesie.**

Welche Besonderheiten müssen Sie bei dem Anlegen einer PDA bei einer Schwangeren bedenken?

Der Periduralraum ist durch eine vermehrte Flüssigkeitseinlagerung schwierig zu identifizieren und das Verteilungsvolumen ist durch die erweiterten Periduralvenen verkleinert, wodurch weniger Lokalanästhetikum notwendig ist. Nach dem Spritzen des Lokalanästhetikums kann ein **Blutdruckabfall** mit Gefährdung von Mutter und Kind auftreten.

PLUS

Ein für die Schmerztherapie während der vaginalen Entbindung angelegter PDK kann bei sicherer Wirkung auch für eine Sectio verwendet werden.

Sie wollen für eine Sectio eine Spinalanästhesie durchführen. Beschreiben Sie Ihr Vorgehen!

Zur Vermeidung von Blutdruckabfällen durch die Spinalanästhesie werden heutzutage häufig niedrig dosierte Spinalanästhesien durchgeführt. Man kann z. B. 7,5 mg Bupivacain, d. h. 1,5 ml 0,5 % hyperbares Bupivacain, verwenden. Da diese Dosis allein nicht ausreichend ist, muss sie mit einem Opioid (meist Sufentanil 5 µg = 1 ml) kombiniert werden. Um eine Ausbreitung bis Th10 zu bewirken, wird die Patientin unmittelbar nach Injektion in **Kopftieflage** gebracht. Eine weitere Maßnahme zur Vermeidung einer Hypotonie ist die **Kohydratation** mit kristalloiden Infusionslösungen **während** der Anlage der Spinalanästhesie. Diese Methode hat sich einer präoperativen Hydrierung als überlegen erwiesen. All diese Maßnahmen sind wichtig, da bei Schwangeren zur Sectio nicht nur die Hypotonie ein Problem darstellt, sondern auch deren Behandlung mit Vasopressoren, da beides zu einer Beeinträchtigung der uteroplazentaren Perfusion mit Minderversorgung des Fetus führen kann. Sobald das erforderliche Analgesieniveau erreicht ist, wird die Patientin wieder in Flachlage gebracht und die Operation kann beginnen.

Wodurch erklären Sie den Blutdruckabfall nach einer Regionalanästhesie und wie behandeln Sie diesen?

Der Blutdruckabfall entsteht durch eine Blockade des lumbalen Sympathikus mit Vasodilatation und venösem Pooling. Die Hypotonieprophylaxe im Kreißsaal sollte neben einer 15–30°-Linksseitenlage die frühe Gabe von Volumen und Vasopressoren beinhalten. Eine Verzögerung einer Sectio wegen eines Volumen-Preloadings ist jedoch nicht gerechtfertigt. Eine Kohydratation kann somit während der Punktion erfolgen. Zur Vasokonstriktion kann Theoadrenalin/Cafedrin (Akrinor) verwendet werden. Dies bewirkt durch überwiegende Stimulation von β1- und in geringerem Maß auch von α-Rezeptoren eine länger anhaltende Steigerung des Blutdrucks.

Nun hat sich die Patientin für die Sectio trotz Ihrer Empfehlung für eine Allgemeinanästhesie entschieden. Erläutern Sie Ihr Vorgehen!

Auch für eine elektive Sectio sollte aufgrund der möglichen Beeinträchtigung des Kindes auf eine sedierende Prämedikation verzichtet werden. Als Aspirationsprophylaxe erhält die Schwangere am Vorabend und am Morgen mindestens 2 Stunden vor der Einleitung H_2-Rezeptorantagonisten oder 10 Minuten vor Narkosebeginn Natriumzitrat. Um die Zeit zwischen Narkoseeinleitung und OP-Beginn bzw. Kindsentwicklung so kurz wie möglich zu halten, wird die Narkose erst nach der operativen Vorbereitung, wie Abwaschen und steriles Abdecken, begonnen. Die Patientin wird dabei in **20°-Linksseitenlage** gelagert, um eine aortokavale Kompression zu vermeiden. Sie wird über 5 Minuten präoxygeniert. Bei Schwangeren muss aufgrund der hohen Aspirationsgefahr eine **Ileuseinleitung** erfolgen. Alle Hilfsmittel für eine schwierige Intubation und ein großlumiger Sauger müssen bereitliegen. Sobald die korrekte Tubuslage verifiziert ist, erfolgt der OP-Beginn. Die Beatmung erfolgt mit 100 % Sauerstoff, ein volatiles Anästhetikum kann niedrig dosiert verwendet werden. Bei hohen Konzentrationen besteht die Gefahr der atonen Uterusblutung. Nach Kindsentwicklung werden ergänzend ein Opioid und ggf. ein Muskelrelaxans gegeben.

Welche Narkoseform wählen Sie für eine Notsectio?

Bei einer Notsectio sind das Kind und die Mutter akut gefährdet. Deshalb ist keine Zeit für die Anlage einer rückenmarksnahen Anästhesie, und eine Notoperation erfolgt in einer Allgemeinanästhesie. Aufgrund der Dringlichkeit erfolgt die Narkoseeinleitung sofort nach Anlage der Pulsoxymetrie. Sofort nach erfolgreicher Intubation kommt der Hautschnitt. Bei Intubationsschwierigkeiten kann es in solchen Situationen erforderlich sein, die OP trotz Aspirationsgefährdung unter Maskenbeatmung und Krikoiddruck oder Larynxmaske zu beginnen.

Was ist Eklampsie und das HELLP-Syndrom und welche Besonderheiten resultieren daraus für Ihre Narkoseform zur Sectio?

Bei einer Schwangerschaft kann es zu einer Störung des Gefäßendothels kommen, die in einem unter-

5

schiedlichen Symptomkomplex resultiert. Die mildeste Form ist eine schwangerschaftsinduzierte Hypertonie. Tritt zusätzlich eine Proteinurie auf, spricht man von einer **Präeklampsie.** Kommt es im Rahmen der Erkrankung zu zerebralen Krampfanfällen, handelt es sich um eine **Eklampsie.**

Ein **HELLP-Syndrom** ist eine Sonderform der Präeklampsie, die von einer Hämolyse, erhöhten Leberenzymen und einer Thrombozytopenie (**H**aemolysis, **E**levated **L**iver Enzymes, **L**ow **P**latelets) begleitet wird. Die Thrombozytenzahl ist bei diesen Patientinnen engmaschig zu kontrollieren. Ist sie noch ausreichend hoch, ist eine Regionalanästhesie möglich und von Vorteil. Falls eine Patientin mit diesem Krankheitsbild in ITN sektioniert werden muss, so sind stressbedingte Blutdruckanstiege (z. B. bei der Intubation) unbedingt zu vermeiden. In der Regel verwendet man in solchen Fällen Remifentanil in einer Dosierung von 1 µg/kg KG zur Einleitung. Der Kinderarzt muss immer über eine Remifentanilgabe informiert werden. Bei einem HELLP-Syndrom ist postoperativ eine **Intensivüberwachung** indiziert.

5.1.7 Narkosekomplikationen

Maligne Hyperthermie

Erläutern Sie die Pathophysiologie der malignen Hyperthermie (MH)!

Ursächlich für die MH wird ein genetischer Defekt der kalziumspeichernden Membran angesehen. Nach der Zufuhr bestimmter Triggersubstanzen kommt es zu einer **Dysregulation der Kalziumhomöostase** mit der Folge einer erhöhten myoplasmatischen Kalziumkonzentration. Durch die **Kalziumerhöhung** kommt es zu einer Aktivierung des kontraktilen Apparats mit Muskelrigidität und exzessiver Stoffwechselsteigerung der Muskulatur.

Welche Menschen sind von der MH betroffen?

Die Veranlagung für eine MH wird **autosomal-dominant** vererbt, ist jedoch unterschiedlich stark ausgeprägt. Daher ist die Familienanamnese sehr wichtig. Eine Häufung tritt bei Kindern und Jugendlichen und dem männlichen Geschlecht auf. Auch Patienten mit einer **Muskelerkrankung** sind stärker gefährdet für die Entwicklung einer MH.

Sie sprachen von Triggersubstanzen. An welche Trigger denken Sie?

Triggersubstanzen sind in erster Linie **volatile Anästhetika** und **Succinylcholin.** Eventuell stellt auch **Stress** einen möglichen Trigger dar. Nicht jede Exposition mit einer Triggersubstanz muss eine MH auslösen.

Was sind Symptome einer MH?

Frühsymptome einer MH sind:

- Tachykardie unterschiedlichster Morphologie (supraventrikuläre und ventrikuläre Extrasystolen) mit einer Herzfrequenz bis 200/Min. mit instabilen Blutdruckverhältnissen
- Plötzlicher Anstieg der CO_2-Produktion
- Metabolische Azidose

Auch ein **Masseter-Spasmus** nach Succinylcholingabe gilt als Frühsymptom und erfordert eine triggerfreie Weiterführung der Narkose.

Zu den **Spätsymptomen** zählen der Temperaturanstieg und die Rhabdomyolyse mit CK-Anstieg, Hyperkaliämie, Myoglobinämie und Transaminasenanstieg.

MERKE

Zeichen einer fulminanten malignen Hyperthermie nach DGAI sind $paCO_2 \geq 60$ mmHg, Basendefizit > 8 mmol/l und/oder Temperaturerhöhung > 38,8 °C (ohne andere Ursachen).

Nennen Sie Differenzialdiagnosen der MH!

- Ursachen der Tachykardie und Blutdruckinstabilität können auch eine **zu flache Narkose, allergische Reaktionen** oder eine **Hypovolämie** sein.
- Bei einem Temperaturanstieg sollte ausgeschlossen sein, dass er durch Wärmemaßnahmen im OP entstanden ist.
- Auch eine **thyreotoxische Krise** zeigt sich mit Tachykardien und Hyperthermie.
- Eine **septische Streuung** kann zunächst ein MH-ähnliches klinisches Bild hervorrufen.

Wie therapieren Sie die MH?

Bei V. a. eine MH sollte man sich schnell Hilfe holen, denn die Behandlung erfordert viele Hände:

- Die Zufuhr der **Triggersubstanzen** muss sofort **gestoppt** werden, der Vapor entfernt, die Narkose muss als TIVA weitergeführt werden, der

Frischgasfluss hochgestellt, die FiO_2 auf 100 % erhöht, und das Atemminutenvolumen auf das 3- bis 4-Fache gesteigert werden.

- Unverzüglich muss **Dantrolen** (2,5 mg/kg KG) verabreicht werden. Diese Dosis muss mehrfach im Abstand von 5 Minuten wiederholt werden bis zur Normalisierung der Stoffwechsellage. Nach Abklingen der Symptome muss die Gabe in einer Dosierung von 5–10 mg/kg KG über die nächsten 24 Stunden fortgeführt werden.
- Gleichzeitig muss eine Blutabnahme für die **Bestimmung von BGA, Elektrolyten, Transaminasen, Laktat** und **Myoglobin** erfolgen. Damit wird die Diagnose gesichert. Im weiteren Verlauf erfolgen Laboruntersuchungen zur Kontrolle des Therapieerfolgs.
- Die **Azidose** muss gepuffert, **Rhythmusstörungen** müssen behandelt und der **Kreislauf** muss stabilisiert werden.
- Der **Kaliumspiegel** wird durch forcierte Diurese und Glukose-Insulin-Infusion gesenkt.
- Weitere Maßnahmen sind Kühlung des Patienten, invasives Monitoring (Arterie, ZVK, Blasenkatheter), Prophylaxe eines akuten Nierenversagens und anschließende Intensivüberwachung.

Laryngo- und Bronchospasmus

Warum gelten akute pulmonale Infekte als Kontraindikation für einen elektiven Eingriff?

Ein akuter respiratorischer Infekt erhöht das Risiko eines Laryngo- oder Bronchospasmus bei einer Allgemeinanästhesie, da die **Schleimhaut sehr empfindlich** und leicht vulnerabel ist. Auch die **Hypersekretion** durch den Infekt stellt ein Problem dar. Insbesondere bei **COPD** steigt das Risiko von postoperativen pulmonalen Problemen exorbitant an. Diese Patienten sind oft postoperativ schwer zu extubieren und brauchen lange Weaning-Zeiten nach der Nachbeatmung auf der Intensivstation.

PLUS

Ausnahme ist eine Adenotomie bei Kindern, da die Operation eine Voraussetzung für das Abheilen darstellt.

Wie reagieren Sie auf einen Laryngospasmus?

Aufgrund der Gefahr der Hypoxämie muss ein Laryngospasmus schnell therapiert werden.

Begonnen wird mit dem **Esmarch-Handgriff** und der **Maskenbeatmung** mit 100 % Sauerstoff und einer Vertiefung der Narkose. Der **auslösende Stimulus,** z. B. ein Guedel-Tubus muss entfernt, Sekret im Mund und Rachenraum muss abgesaugt werden. Kann der Laryngospasmus dadurch nicht durchbrochen werden, muss die quer gestreifte Muskulatur des Kehlkopfes relaxiert (z. B. mit **Succinylcholin**) und der Patient intubiert werden. Meist lässt sich ein Laryngospasmus durch diese Maßnahmen beheben. Nur sehr selten kommt es zu hochdramatischen Situationen, in denen eine Koniotomie bzw. bei Kindern eine Punktion des Lig. cricothyreoideum notwendig ist.

Wie therapieren Sie einen Bronchospasmus?

Zunächst müssen andere Ursachen ausgeschlossen werden, z. B. eine Dislokation des Tubus, ein verlegter oder abgeknickter Tubus. Die Narkose wird vertieft und der Patient manuell mit bis zu 100 % Sauerstoff beatmet. Lässt sich die Symptomatik mit diesen Maßnahmen nicht beheben, wird mit Betamimetika therapiert. Sind Betamimetika nicht ausreichend, kann zusätzlich Theophyllin gegeben werden. Kortikoide sind nur bei schweren Formen indiziert und müssen dann hoch genug dosiert werden, um wirksam zu sein (50–100 mg Prednisolonäquivalent).

Aspiration

Welche Auswirkungen hat eine Aspiration?

Durch eine Aspiration kann es zu einer mechanischen Verlegung von Lungenabschnitten kommen. Als Folge der Aspiration von saurem Magensaft tritt eine **chemische Pneumonitis** auf (Mendelson-Syndrom). Eine weitere Komplikation der Aspiration ist eine sekundäre **Aspirationspneumonie,** d. h. zusätzlich zur chemischen Pneumonitis tritt eine bakterielle Superinfektion auf, die die Prognose des Patienten weiter verschlechtert.

Welche Patienten sind aspirationsgefährdet?

Gefährdet für eine Aspiration sind alle Patienten mit einem vollen Magen, d. h. alle Patienten die eine präoperative Nüchternzeit von 6 Stunden nicht einge-

5

halten haben, Patienten mit einem akuten Abdomen, Patienten mit Hirndruck, traumatisierte Patienten und Schwangere ab dem 2. Trimenon.

Gibt es medikamentöse prophylaktische Maßnahmen?

Vor elektiven Eingriffen werden am Vorabend und Morgen vor der OP **Ranitidin** 150 mg p. o., bei dringlichen Eingriffen ca. 10 Minuten vor der Narkoseeinleitung 20 ml **Natriumzitrat** p. o. gegeben.

PLUS

Von Protonenpumpeninhibitoren wird aufgrund der hohen Zahl von Nonrespondern abgeraten.

Beschreiben Sie Ihr Vorgehen bei der Narkoseeinleitung eines nicht nüchternen Patienten!

Die Narkose bei einem nicht nüchternen Patienten erfolgt als eine Rapid Sequence Induction (RSI), auch **Ileuseinleitung** genannt. Zunächst wird die apparative Überwachung angebracht und ein i. v. Zugang gelegt. Danach wird eine Magensonde gelegt, über die der Mageninhalt abgesaugt wird. Besonders wichtig ist diese Maßnahme bei einem Ileus. Bei Patienten nach Trauma oder bei Sectio wird die Anlage einer Magensonde inzwischen nicht mehr als obligatorisch angesehen. Die Magensonde wird vor Narkosebeginn wieder entfernt.

Der Oberkörper wird **hochgelagert,** um Regurgitationen entgegenzuwirken. Es gibt auch die Möglichkeit, den Patientenkopf tief zu lagern, denn dann sammelt sich Erbrochenes im Rachenraum und kann, ohne primär in die Lunge zu laufen, abgesaugt werden. Diese Methode wird jedoch kaum angewandt.

Für jede RSI muss ein großlumiger laufender Sauger bereitliegen. Der Tubus muss mit einem Führungsstab versehen sein und verschiedene Laryngoskopspatel müssen bereitliegen. Bevor mit der Narkoseeinleitung begonnen wird, sollte der Patient gut präoxygeniert werden, denn zwischen Medikamentengabe und Intubation wird nicht beatmet. Dann werden Hypnotikum und Muskelrelaxans (Succinylcholin oder Rocuronium) zügig nacheinander gegeben und ein Helfer übt einen Krikoiddruck aus. Nach ca. 1 Minute wird intubiert und der Tubus sofort nach Intubation geblockt.

PLUS

Lässt sich ein Patient nicht intubieren, muss trotz fehlender Nüchternheit mit einer Maske zwischenbeatmet werden, da der Oxygenierung des Patienten eine größere Bedeutung zukommt als einer Aspiration. Bei Säuglingen und Kindern wird eine modifizierte Ileuseinleitung mit einer drucklimitierten kontrollierten Zwischenbeatmung mittels Maske durchgeführt.

Nun hat der Patient trotz Ihrer Vorsichtsmaßnahmen aspiriert. Wie sieht Ihre Therapie aus?

Hat ein Patient aspiriert, wird möglichst vor der ersten Beatmung und gezielt bronchoskopisch abgesaugt. Ein Bronchospasmus wird mit Bronchodilatatoren behandelt. Die Beatmung erfolgt mit PEEP und zunächst erhöhter FiO_2, die nach Blutgasanalysen angepasst werden kann. Postoperativ ist eine Überwachung auf einer Intensivstation und ein Röntgen-Thorax zur Einschätzung des Ausmaßes der bronchopulmonalen Infiltrationen zu veranlassen. Falls der Patient die Symptomatik einer Pneumonie zeigt oder abwehrgeschwächt ist, muss eine Antibiotikagabe erfolgen. Auf eine prophylaktische Antibiotikagabe soll jedoch verzichtet werden

Awareness

Was ist Awareness und welche Patienten sind besonders gefährdet?

Awareness kommt aus dem Englischen und bedeutet Bewusstsein. Es bezeichnet die **intraoperative Wachheit** während einer Allgemeinanästhesie. Unterschieden wird dabei die intraoperative Wachheit **ohne, mit unbewusster** oder mit **bewusster Erinnerung.** Für die Patienten besonders dramatisch ist natürlich eine Awareness in Verbindung mit Schmerzen. Gehäuft tritt eine Awareness bei Notfalleingriffen, Sectiones und bei herzchirurgischen Eingriffen auf.

Welche Ursachen gibt es für eine Awareness?

Eine Awareness kann auftreten bei einer zu flachen Narkoseführung unter Verwendung von Muskelrelaxanzien, bei einem erhöhten Narkosebedarf und durch eine Fehlinterpretation der Narkosetiefe. Eine weitere Ursache kann auch ein Gerätedefekt (z. B. Infusiomatendefekt) sein.

Welche Maßnahmen ergreifen Sie zur Vermeidung einer Awareness?

Medikamentös wird der Patient mit **Benzodiazepinen** prämediziert. Zur Narkoseeinleitung wird eine ausreichende Induktionsdosis sowie bei einer prolongierten Intubationsphase Repetitionsdosen des Hypnotikums gegeben. Wenn zur Narkoseeinleitung (bei Larynxmaske) oder für den weiteren OP-Verlauf **keine Relaxanzien** nötig sind, sollte eine Muskelrelaxierung vermieden werden, da sich unter diesen Umständen der Patient meist zuerst bewegt, bevor er wach wird. Um eine Gerätedysfunktion auszuschließen, sollte an dem Infusiomaten ein **Druck- und Volumenalarm** eingestellt werden. Ein Neuromonitoring kann helfen, die Narkosetiefe einzuschätzen.

Lungenembolie

Wie können Sie in einer Allgemeinanästhesie eine Embolie erkennen?

Bei einer massiven Lungenembolie wird der Patient hämodynamisch instabil und der ZVD steigt abrupt an. Das endtidale CO_2 sinkt ab. In der Blutgasanalyse zeigt sich ein paO_2-Abfall und ein erhöhtes $paCO_2$.

Anaphylaxie

In welchem klinischen Bild zeigt sich eine anaphylaktische Reaktion?

Je nach Schweregrad kann eine kutane Reaktion bis zu einer Kreislaufdysregulation, Tachykardie, Kehlkopfödem, Dyspnoe und Bronchospasmus vorliegen. Im ausgeprägtesten Fall kann ein Kreislaufstillstand eintreten.

An welche Katecholamine denken Sie und welche Effekte nutzen Sie damit aus?

Bei einer ausgeprägten anaphylaktischen Reaktion gebe ich **Adrenalin.** Durch die α-Wirkung mit Vasokonstriktion wirkt es der Ödembildung entgegen. Die β_2-Wirkung von Adrenalin hat zusätzlich einen bronchodilatatorischen Effekt.

Zentrales anticholinerges Syndrom

Was ist die Ursache eines zentralen anticholinergen Syndroms?

Das anticholinerge Syndrom wird durch die Blockierung von zentralen muskarin-cholinergen Neuronen bzw. einen Acetylcholinmangel ausgelöst.

Wie können Sie ein ZAS klinisch erkennen?

Bei einem ZAS werden zentrale und periphere Symptome unterschieden.

- Die **zentrale** Symptomatik kann zwei Ausprägungen annehmen: zentrale Erregung und Agitiertheit oder aber zentrale Dämpfung mit Schläfrigkeit.
- **Periphere** Symptome sind Tachykardie, Mydriasis und trockene rote Haut.

Häufig ist das ZAS auch eine **Ausschlussdiagnose,** d. h. wenn andere Ursachen für einen Erregungszustand oder einen postoperativen Überhang überprüft und therapiert wurden.

Nun sind Sie sich der Diagnose eines ZAS sicher, wie therapieren Sie es?

Durch die Gabe von 2–3 mg Physostigmin langsam i. v.

Welche Medikamente können ein ZAS hervorrufen?

Ein ZAS kann durch verschiedenste Medikamente ausgelöst werden. Dazu zählen Anticholinergika (Atropin), Benzodiazepine, Opioide, Injektions- und Inhalationsanästhetika sowie Lokalanästhetika.

PONV

Welche Probleme können sich aus einem postoperativen Erbrechen ergeben?

Eine postoperative Übelkeit und Erbrechen ist für den Patienten extrem unangenehm. Ein ausgeprägtes postoperatives Erbrechen kann eine Dehydratation und Elektrolytstörungen zur Folge haben. Das Erbrechen ist weiterhin mit einer Aspirationsgefahr verbunden und es können Nahtinsuffizienzen auftreten.

Welche Faktoren begünstigen das Auftreten einer postoperativen Übelkeit?

Anästhesiologisch werden die Verwendung von **Lachgas, Opioiden** und **volatilen Anästhetika** beschuldigt, ein PONV zu begünstigen, auch wenn dies nicht in Studien belegt werden konnte. Auch die Art des Eingriffs beeinflusst die Häufigkeit eines PONV. So tritt ein PONV häufiger bei **laparoskopischen** Eingriffen, **gynäkologischen** Operationen, Eingriffen am **Auge** und am **Ohr** auf.

Kennen Sie den Apfel-Score?

Der Apfel-Score dient der Einschätzung des Risikos für das Auftreten von postoperativer Übelkeit und Erbrechen. So erhalten weibliche Patienten, Nichtraucher, Patienten mit einem bekannten PONV und Patienten, die postoperativ Opioide erhalten jeweils 1 Punkt. Je höher die errechnete Punktezahl ist, desto höher ist das Risiko für ein postoperatives Erbrechen. Bei Patienten mit Risikofaktoren ist eine Prophylaxe indiziert.

Welche prophylaktischen Maßnahmen kennen Sie zur Vermeidung eines PONV?

TIPP
Es gibt verschiedene klinikinterne Regelungen zur PONV-Prophylaxe.

Medikamente die ein PONV begünstigen, sollen vermieden werden. **Antiemetische Medikamente** sind:
- Serotoninantagonisten, z. B. Ondansetron
- Glukokortikoide, z. B. Dexamethason
- Dopaminantagonisten, z. B. DHB
- Antihistaminika, z. B. Dimenhydrinat
- Propofol intraoperativ als TIVA

Bei **1–2 Punkten** des Apfel-Scores ist eine einfache Prophylaxe indiziert, z. B. Dexamethason zur Einleitung, bei **3–4 Punkten** eine 2- bis 3-fache Prophylaxe, z. B. TIVA in Kombination mit ein bis zwei Antiemetika. Tritt dennoch PONV auf, so sollte immer mit Substanzen therapiert werden, die in der Prophylaxe noch nicht verwendet wurden.

5.1.8 Aufwachraum

Sie werden in den Aufwachraum zu einem Patienten mit einer schlechten Sättigung gerufen. Welche Ursachen kommen dafür infrage?

Die Gründe für eine schlechte Sättigung sind vielfältig und lassen sich häufig anhand des klinischen Bildes und unter der Kenntnis der durchgeführten Operation, der verabreichten Medikamente sowie der Vorerkrankungen unterscheiden. Hilfreich ist die Kenntnis einer präoperativen Ausgangssättigung, v. a. bei Patienten mit COPD, obstruktivem Schlafapnoesyndrom oder Adipositas.
- Einen **Opioidüberhang** erkennt man an einer langsamen Atmung mit tiefen Atemzügen. Oft hilft es, den Patienten zum Durchatmen aufzufordern.
- Eine **Restrelaxierung** kann man daran erkennen, dass der Patient schnell und flach atmet und gestresst wirkt. Durch Kopfanhebenlassen und Händedruck kann man die grobe Kraft überprü-

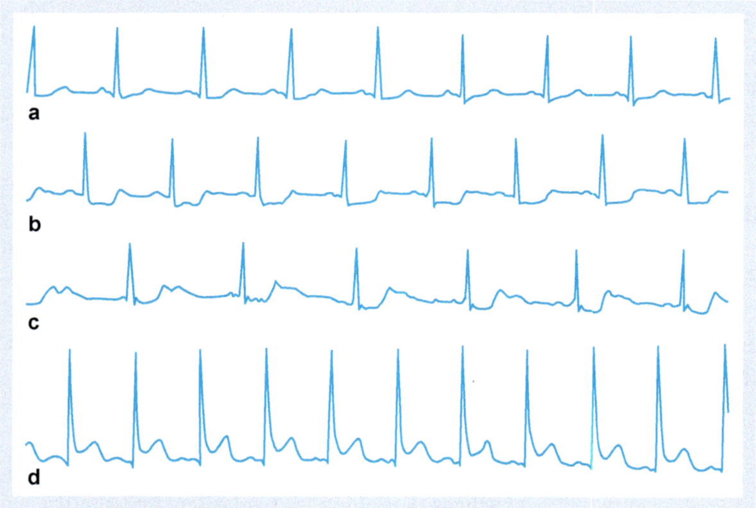

Abb. 5.5a–d EKG bei Myokardischämie [L126]
a) Aszendierende ST-Senkung
b) Horizontale ST-Senkung
c) Deszendierende ST-Senkung
d) ST-Hebung

fen. Die Therapie besteht in einer Antagonisierung oder, wenn diese nicht möglich ist, Narkoseeinleitung und Nachbeatmung.

- Häufig ist auch eine **schmerzbedingte Schonatmung,** die man durch eine intensivierte Schmerztherapie verbessern kann.
- Oft lässt sich die Atmung und damit auch die Sättigung durch die Optimierung einer schlechten **Lagerung** verbessern.
- **Straffe Verbände** sollten gelockert werden.
- Natürlich können auch Komplikationen wie ein Pneumothorax oder eine Lungenembolie Gründe für einen Sättigungsabfall sein. Eine seltene Ursache ist eine Hyperventilation während der Narkose.

Was können Sie gegen postoperatives Shivering tun?

Es muss vor allem für einen guten **Wärmeschutz** gesorgt werden. Hierfür wird der Patient in zusätzliche Decken gehüllt. Der Patient sollte **warme Infusionen** erhalten, um nicht weiter auszukühlen. Die geeignetste Methode zum Wiedererwärmen ist ein **Warmluftgebläse** (Bair Hugger). Neben einer adäquaten Sauerstoffzufuhr kann medikamentös mit Clonidin oder Pethidin behandelt werden.

5.2 Intensivmedizin

Caterina Reuchsel

5.2.1 Überwachung

Herz-Kreislauf-Monitoring

Welche EKG-Ableitung ist für die Überwachung am Monitor am ehesten geeignet?

Der normale Lagetyp des Herzens ist der Mitteltyp. Die Ableitung II der Extremitätenableitungen entspricht am ehesten dieser Herzachse. Bei einem normalen Lagetyp sind in der **Ableitung II** und **V5** alle EKG-Potenziale am besten sichtbar und Veränderungen im Rahmen von anterolateralen oder inferioren Myokardischämien am leichtesten zu erkennen (➤ Abb. 5.5). Im Einzelfall kann auch eine andere Ableitung gewählt werden. Für spezielle Fälle besteht die Möglichkeit, mittels EASY-EKG ein kontinuierliches 12-Kanal-EKG am Monitor abzuleiten.

Wo können Sie für eine invasive Blutdruckmessung punktieren und welche möglichen Komplikationen müssen Sie beachten?

Eine „blutige" Blutdrucküberwachung an den **oberen Extremitäten** ist durch die Punktion der A. radialis, A. ulnaris, A. axillaris oder A. brachialis möglich. An den **unteren Extremitäten** ist für die Anlage einer arteriellen Kanüle die A. femoralis und vor allem bei Kindern die A. dorsalis pedis geeignet. Die Punktion der A. femoralis wird aus hygienischen Gründen nur selten angewandt.

Komplikationen einer arteriellen Punktion sind die Infektion, Nervenschädigung, Gefäßverletzung und Thrombosierung des Gefäßes.

- Bei der Punktion der **A. femoralis** besteht besonders das Risiko einer Gefäßdissektion und Ausbildung einer arteriovenösen Fistel.
- Vor der Punktion der **A. radialis** soll auch aus rein forensischen Gründen ein Allen-Test durchgeführt werden.
- Die Punktion der **A. brachialis** wird überwiegend am Oberarm vorgenommen. Da das Gefäßlumen weiter distal abnimmt, muss bei einer Punktion in der Ellenbeuge die ausreichende Perfusion der Hand überwacht werden.

Vorteile der invasiven Blutdruckmessung sind eine kontinuierliche Blutdrucküberwachung und die Möglichkeit regelmäßiger Blutgaskontrollen. Über den Verlauf der Kurve des Blutdrucks lässt sich weiterhin der Volumenstatus des Patienten einschätzen.

Was ist der Allen-Test?

Der Allen-Test wird vor der Punktion der A. radialis und der A. ulnaris durchgeführt, um eine **Minderperfusion** der Hand auszuschließen. Dabei werden durch feste Kompression im Handgelenk die A. radialis und die A. ulnaris komprimiert, bis die Hand blass wird (mehrfacher Faustschluss unter Kompression möglich). Dann wird die A. ulnaris freigegeben, wobei die A. radialis weiter komprimiert bleibt. Bei einem intakten Arcus palmaris und einer ausreichenden Versorgung durch die A. ulnaris wird die Hand innerhalb weniger Sekunden wieder rosig.

Nennen Sie Indikationen für die Anlage eines ZVK!

Für die Infusion von **hyperosmolaren Lösungen,** z. B. zur parenteralen Ernährung sowie die Gabe von **venenreizenden Medikamenten** ist die Anlage eines ZVK notwendig. Auch die Notwendigkeit einer kontinuierlichen Infusion von Katecholaminen und kardial wirksamen Medikamenten sind eine Indikation für einen ZVK. Der über den ZVK gemessene **ZVD** erlaubt weiterhin eine Aussage über den Volumenstatus sowie eine Beurteilung der rechtsventrikulären Herzfunktion des Patienten. Ein großlumiger ZVK macht eine schnelle Infusion von Flüssigkeiten möglich und ist bei einem Patienten im **Schock** oftmals der einzige intravenöse Zugangsweg. Mittels eines Shaldon-Katheters kann ein Patient dialysiert werden.

Welche Möglichkeiten haben Sie für die Anlage eines ZVK?

Als Punktionsorte für die ZVK-Anlage sind die V. jugularis interna und externa, die V. subclavia und die V. femoralis geeignet. Die Anlage eines peripheren ZVK über die V. cephalica und V. basilica ist ebenfalls möglich.

Nennen Sie Vorteile und Nachteile der Punktion der V. subclavia!

Die Gefahr des **Pneumothorax** ist durch die Nähe zur Lungenspitze bei der Punktion der V. subclavia erhöht. Eine Kompression des Gefäßes nach einer Fehlpunktion der A. subclavia oder mehrfachen Punktion der V. subclavia ist aufgrund der anatomischen Verhältnisse nicht möglich. Deshalb sollte eine Punktion der V. subclavia bei Patienten mit eingeschränkter Gerinnung vermieden werden. Der Vorteil der Punktion der V. subclavia ergibt sich aus der einfachen Punktion auch bei einem zentralisierten Patienten sowie eines höheren Patientenkomforts bei einem wachen Patienten.

Warum vermeiden Sie die beidseitige Punktion der V. jugularis oder V. subclavia?

Da entsprechend aktuellen Empfehlungen eine venöse Punktion zur ZVK-Anlage sonografisch gestützt erfolgen sollte, sind die Gefahren einer ausgeprägten Hämatombildung durch Fehlpunktionen durch die Punktion der V. jugularis reduziert. Jedoch ist weiterhin eine unbemerkte Verletzung der A. carotis mit konsekutiver Hämatombildung im Halsbereich denkbar. Durch ein Hämatom ist eine Kompression der hirnzuführenden Gefäße möglich und somit ist eine beidseitige Punktion der Halsgefäße mit der Gefahr einer **zerebralen Minderperfusion** verbunden. Denkbar ist auch eine hämatombedingte Kompression der **Atemwege.**

Die beidseitige Punktion der **V. subclavia** verbietet sich aufgrund der Gefahr eines beidseitigen **Pneumothorax** durch die Anlagenversuche.

MERKE

Nach jeder Anlage eines ZVK in die V. subclavia ist ein Röntgen zum Ausschluss eines Pneumothorax notwendig. Eine Lageüberprüfung des ZVK mittels Röntgen ist auch bei einem ZVK in der V. jugularis angezeigt, wenn keine eindeutige EKG-Kontrolle möglich ist oder der Verdacht auf einen Pneumothorax besteht.

Wie können Sie denn die Lage des ZVK ohne Röntgenkontrolle feststellen?

Während der Anlage des ZVK kann ein **Alphacard®** verwendet und die Lage der ZVK-Spitze **EKG-kontrolliert** bestimmt werden. Dabei wird der Katheter über den Seldinger-Draht geschoben und der Seldinger-Draht auf eine festgelegte Markierung zurückgezogen. An diese Markierung wird die Alphacard®-Elektrode angebracht und über die rote Elektrode mit dem EKG-Monitor verbunden. Im EKG entspricht die **P-Welle** der elektrischen Erregung im Vorhof und verändert sich daher beim Vorschub der Elektrode zusammen mit dem ZVK und dem Seldinger-Draht. Wichtig ist dabei, dass Draht und ZVK nicht gegeneinander verschoben werden. Die P-Wellen-Amplitude wird in Vorhofnähe größer und die maximale P-Welle entspricht anatomisch dem Übergang der V. cava superior in den Vorhof. Der ZVK wird dann kurz vor der maximalen P-Welle im EKG fixiert.

PLUS

Die gängige Praxis ist das Zurückziehen des ZVK um 2–3 cm nach Erreichen der maximalen P-Welle. Untersuchungen haben jedoch eine geringere Fehllage bei der Fixation des ZVK bei einer maximalen P-Welle gezeigt.

Erläutern Sie das Prinzip der zentralvenösen Sättigung näher!

Zu unterscheiden ist die **zentralvenöse** Sättigung von der gemischtvenösen Sättigung. Während das Blut für die zentralvenöse Sättigung aus dem distalen Schenkel des ZVK abgenommen wird, gewinnt man das Blut für die gemischtvenöse Sättigung aus einem pulmonalarteriellen Katheter. Die **gemischtvenöse** Sättigung erlaubt eine Aussage über die globale Sauerstoffausschöpfung und mittels dem Fick-Prinzip eine Beurteilung des Herzzeitvolumens. Das am ZVK aspirierte Blut stammt aus der oberen Hohlvene und repräsentiert die Sauerstoffsättigung der oberen Körperhälfte. Untersuchungen haben eine ausreichend gute **Korrelation** der gemischtvenösen und zentralvenösen Sättigung gezeigt, sodass auch die zentralvenöse Sättigung zur Beurteilung der Kreislaufsituation genutzt werden kann. Dabei wird eine zentralvenöse Sättigung > 70 % angestrebt. Bei einer hypodynamen Kreislaufsituation nimmt die Sauerstoffausschöpfung im Gewebe zu, die arteriovenöse Sauerstoffdifferenz steigt und die zentralvenöse Sättigung fällt.

Welche Möglichkeiten haben Sie, auf eine niedrige zentralvenöse Sättigung zu reagieren?

Das Sauerstoffangebot des Gesamtorganismus wird beeinflusst vom HZV und dem Sauerstoffgehalt des Blutes, der sich aus Hb-Wert und Sättigung zusammensetzt. Eine niedrige zentralvenöse Sättigung kann angehoben werden durch eine Steigerung des HZV durch **Volumen** oder **Katecholamine** und durch eine **Steigerung des O_2-Gehalts** des Blutes durch Erhöhung des Hb-Gehalts oder eine Anhebung der Sättigung.

Was ist ein PiCCO®?

PiCCO® ist die Abkürzung für Pulse Contour Cardiac Output und ist ein Verfahren, um das Herzzeitvolumen und den Volumenstatus eines Patienten zu bestimmen. Die Berechnungen beruhen auf dem Messprinzip der transpulmonalen Thermodilution. Für den PICCO sind ein ZVK und ein spezieller arterieller Katheter notwendig. Angewandt wird diese Messmethode auf der Intensivstation vor allem zur **Steuerung der Volumen-** und **Katecholamintherapie** bei kritisch kranken Patienten.

Welche Methode zur Beurteilung des HZV kennen Sie noch?

Mittels **transthorakaler** und **transösophagealer Echokardiografie** kann das HZV visuell beurteilt werden. Die echokardiografische Untersuchung des Herzens erlaubt weiterhin eine Beurteilung der Klappenfunktion, der Kontraktilität des Herzens und des kardialen Volumenstatus. Bei einem V. a. eine Endokarditis muss ein transösophageales Echo (TEE) erfolgen. Es gibt weitere neue nichtinvasive Monitoringverfahren (z. B. ClearSight) die eine Messung des HZV ermöglichen. Ein invasives Monitoring mittels PAK (pulmonalarterieller Katheter) ist bei kardial kritisch erkrankten Patienten eine weitere Möglichkeit zur erweiterten hämodynamischen Überwachung.

Atmungsüberwachung

Welche Methoden kennen Sie, um die Effektivität einer Beatmung zu kontrollieren?

Die respiratorische Situation eines Patienten lässt sich neben den apparativen Methoden **klinisch** durch die Färbung der Haut und Schleimhäute, durch Auskultation und Perkussion beurteilen. **Apparativ** zählen die Pulsoxymetrie, die kontinuierliche Messung des endexspiratorischen CO_2 und die Blutgasanalyse zum Beatmungsmonitoring.

Wie sicher ist die Pulsoxymetrie?

Die Pulsoxymetrie ist ein nichtinvasives Verfahren zur Messung der Sauerstoffsättigung und hat bei Werten über 70 % eine geringe Fehlerbreite. Die Messergebnisse können jedoch durch eine sehr dicke Haut, bei Hypothermie, erhöhten Serum-Bilirubin und bei erhöhten CO-Werten verfälscht sein (➤ Kap. 5.1.3).

Durch welche Größen wird der Sauerstoffgehalt des Blutes beeinflusst?

Der Sauerstoffgehalt des Blutes errechnet sich durch folgende Formel:

$$caO_2 = (Hb \times 1{,}36) \times SaO_2 + (paO_2 \times 0{,}003)$$

Daraus ergibt sich die Abhängigkeit des arteriellen Sauerstoffgehalts vorwiegend vom **Hb-Gehalt** und

5

der **arteriellen Sättigung.** Der O_2-Partialdruck (paO_2) ist eher vernachlässigbar.

Was ist die Hüfner-Zahl?

PLUS

Die Hüfner-Zahl wird in der Fachliteratur nicht einheitlich mit zwischen 1,34 und 1,39 ml/g Hb angegeben.

Die Hüfner-Zahl beträgt 1,39 ml/g Hb und beschreibt, dass 1 g Hämoglobin 1,39 ml Sauerstoff binden kann.

Nennen Sie Normalwerte für die Beatmung in der Blutgasanalyse!

Folgende Werte gelten in der Blutgasanalyse (BGA) als Normbereich:

- paO_2: 80–100 mmHg
- $paCO_2$: 35–45 mmHg
- pH: 7,35–7,45

5

Neuromonitoring

Welche Methoden kennen Sie, den intrakraniellen Druck (ICP) zu messen?

Goldstandard ist die Messung des ICP mittels einer **intraventrikulären Sonde.** Weitere Möglichkeiten der Messung des ICP sind eine Parenchymsonde oder eine Sonde im Epiduralraum. Die Sonden zur Messung des ICP müssen **operativ** durch einen Neurochirurgen angelegt werden.

Was ist ein normwertiger ICP?

Der ICP liegt zwischen 5 und 10 mmHg. Durch Husten und Pressen kann der ICP kurzfristig ansteigen.

Welcher Wert wird bei der Überwachung eines Patienten mit Hirndruck neben dem ICP standardgemäß am Monitor angezeigt?

Zusätzlich zum ICP wird bei dem Monitoring eines Patienten mit Hirndruck der (CPP) angezeigt. Er errechnet sich wie folgt:

$$CPP = MAP - ICP$$

Der CPP soll dabei eine Grenze von **50 mmHg** nicht unterschreiten (➤ Kap. 5.1.6).

5.2.2 Behandlung auf der Intensivstation

Kardiovaskuläre Medikamente

Was ist Dobutamin und wozu wird es eingesetzt?

Dobutamin ist ein **synthetisches Katecholamin** mit einer selektiven Wirkung an den β-Rezeptoren. Deshalb wird Dobutamin ausschließlich zur **Steigerung der Inotropie** eingesetzt.

Wann setzen Sie Noradrenalin ein?

Noradrenalin stimuliert vor allem die α-Rezeptoren und nur zu einem geringen Teil die β-Rezeptoren. Deshalb wird Noradrenalin zur **Erhöhung des peripheren Widerstandes** sowie zur **Steigerung der zerebralen Perfusion** eingesetzt.

Welche Nebenwirkungen treten bei der Gabe von Sympathikomimetika häufig auf?

Sympathikomimetika wirken am Herzen positiv inotrop, chronotrop, bathmotrop und dromotrop. Unerwünschte Wirkungen sind der **erhöhte kardiale Sauerstoffverbrauch** und vermehrt auftretende **Arrhythmien.** Eine Therapie mit Sympathikomimetika kann durch die auftretenden Arrhythmien limitiert sein und sich als ungünstig erweisen.

Was ist Akrinor®?

Akrinor® ist eine Mischung aus Theodrenalin und Cafedrin und stimuliert β-Rezeptoren. Es hebt den Blutdruck durch die positive Inotropie und die Mobilisierung von Blutreserven aus dem kapazitiven Venensystem an, ohne eine Erhöhung des peripheren Widerstands zu bewirken.

Mit welchem Medikament behandeln Sie eine Sinustachykardie?

Nach Ausschluss eines Volumenmangels, von Stress oder eines septischen Geschehens als Ursache der Sinustachykardie, werden **β-Rezeptorantagonisten** gegeben. Dabei ist die **negativ inotrope Wirkung** zu beachten, weshalb die β-Rezeptorantagonisten bei Herzinsuffizienz vorsichtig dosiert werden müssen.

Wie behandeln Sie einen Patienten mit einer Tachyarrhythmie?

Bei einer akuten Tachyarrhythmie mit hämodynamischer Instabilität ist eine elektrische **Kardioversion** indiziert. Zur Akuttherapie kann auch ein **Vagusreiz** (Pressen oder Karotisdruck) erfolgreich sein. Die Elektrolyte müssen ausgeglichen und das Kalium in einem eher hochnormalen Bereich liegen. Ein Volumenmangel muss behoben werden. Auch ein medikamentöser Konversionsversuch mit **Amiodaron** ist möglich. Ist der Patient hämodynamisch stabil, kann eine **Magnesium**-Infusion durch seine membranstabilisierenden Effekte eine Konversion in einen Sinusrhythmus erreichen. Zur Frequenzkontrolle können β-Rezeptorantagonisten, Kalziumantagonisten und Digitalis eingesetzt werden.

Sedierung

Welche Medikamente würden Sie zur Sedierung eines Intensivpatienten verwenden?

Für eine kurzzeitige Sedierung z. B. bei einer postoperativen Nachbeatmung verwende ich kurz wirksame und gut steuerbare Medikamente wie **Propofol.** Für eine Langzeitsedierung sind Midazolam und Fentanyl/Sufentanil als Dauerinfusion geeignet.

Was müssen Sie bei der Dauerinfusion von Propofol berücksichtigen?

Propofol darf zur Langzeitsedierung nicht länger als 7 Tage infundiert werden und ist auf eine Maximaldosis von 4 mg/kg KG/h begrenzt. Die Gefahr besteht in der Entwicklung eines **Propofol-Infusionssyndroms,** das durch Rhabdomyolyse, Laktatazidose, Nierenversagen, Herzrhythmusstörungen und Herzinsuffizienz gekennzeichnet ist. Eine Sedierung auf der Intensivstation von Kindern (< 16 Jahre) mit Propofol ist nicht erlaubt. Die Pathophysiologie des Propofol-Infusionssyndroms ist noch nicht in allen Einzelheiten geklärt. Es gibt Hinweise auf eine Störung des mitochondrialen Fettsäurestoffwechsels mit Entkopplung der Atmungskette.

Welches Medikament wird additiv zur Sedierung von Intensivpatienten eingesetzt?

Im Rahmen einer Langzeitsedierung kann **Ketamin** als kontinuierliche Infusion eingesetzt werden. Es hat eine gute analgetische Wirkung, wobei es keine echte Hypnose induziert. Aufgrund der psychomimetischen Nebenwirkungen von Ketamin wird zusätzlich Midazolam gegeben.

Clonidin wird angewandt, um eine Sedierung zu vervollständigen und senkt den Sedativa- und Analgetikabedarf. Es ist auch gut zur Prophylaxe und Behandlung eines Delirs einsetzbar. Ist eine tiefe Langzeitsedierung z. B. im Rahmen eines Schädel-Hirn-Traumas notwendig, ist die zusätzliche Anwendung einer AnaConDa® zur Applikation von Inhalationsanästhetika möglich.

Beatmung

Welche Indikationen kennen Sie für die Beatmung auf der Intensivstation?

Die Indikation für eine Beatmungstherapie ist eine **respiratorische Insuffizienz** mit Hypoxämie und/oder Hyperkapnie. Sie kann durch eine Hypoventilation des Patienten oder eine Gasaustauschstörung bedingt sein. Eine Hypoventilation kann zentrale Ursachen haben, z. B. durch eine Depression des Atemzentrums durch Opioide oder zerebrale Schädigungen durch Traumata. Auch neuromuskuläre Störungen, Muskelerkrankungen, Störungen der Atemmechanik und Verlegung der Atemwege sind mögliche Ursachen. Eine Gasaustauschstörung kann durch ein pathologisches Ventilations-Perfusions-Verhältnis oder eine alveolokapilläre Diffusionsstörung bedingt sein.

Eine Indikation zur maschinellen Beatmung kann weiterhin durch die Operation gegeben sein, z. B. Nachbeatmung nach Operationen im Kopf-Hals-Bereich mit Schwellung im Bereich der Atemwege.

Nennen Sie Komplikationen einer maschinellen Beatmung!

Durch den intrathorakal erhöhten Druck werden die Hämodynamik und die kardiale Füllung negativ beeinflusst. Der renale Venendruck wird gesteigert und das Renin-Angiotensin-Aldosteron-System aktiviert, was eine **Hyperhydratation** zur Folge haben kann. Die Lunge kann bei der Beatmung durch das Volumen und den Druck geschädigt werden. Eine längere Beatmung ist mit einem erhöhten **Pneumonierisiko** verbunden.

Was ist die Compliance der Lunge?

Die Compliance ist ein Maß für die **Dehnbarkeit** von Lunge und Thorax und ist im Rahmen restriktiver Ventilationsstörungen vermindert. Der Normalwert liegt bei 80–100 ml/cmH_2O. Die Compliance (C) wird nach der folgenden Formel errechnet:

$$C = V_T : (p_{PLAT} - PEEP)$$

Ein ARDS, eine Pneumonie, Aspiration oder Lungenödem sind mit einer verminderten Compliance verbunden.

Was ist ein endogener PEEP?

Der endogene PEEP tritt bei **obstruktiven Ventilationsstörungen** auf und baut sich zusätzlich zu dem am Beatmungsgerät eingestellten PEEP auf. Das inkomplette Ausatmen mit Restvolumina in der Lunge wird auch als **Air-Trapping** bezeichnet. Dies zeigt sich in der veränderten Flow-Zeit-Kurve der Beatmung, die nach der Exspiration nicht wieder auf 0 zurückgeht. Das birgt die Gefahr eines **Volumen- und Drucktraumas** der Lunge.

Was ist das „Weaning"?

Das Weaning bezeichnet die **Entwöhnung von der maschinellen Beatmung.** Das Weaning soll bei Patienten mit einer langen Beatmungszeit langsam und schrittweise erfolgen. Die sedierenden Medikamente müssen für das Weaning reduziert werden, die atrophische Atemmuskulatur und auch die Autoregulation des Atemantriebs müssen trainiert werden. Nach einer langen Beatmungszeit wird das Weaning zunächst durch die Umstellung des Respirators auf eine augmentierte Beatmungsform begonnen. Ist eine kontinuierliche unterstützte Eigenatmung am Respirator vorhanden, werden kurze Phasen der nichtassistierten Spontanatmung mit Sauerstoffzufuhr begonnen. Diese Phasen der Spontanatmung werden dann langsam ausgebaut.

PLUS

Der Begriff Weaning wird auch bei der Entwöhnung von anderen apparativen Unterstützungsverfahren (z. B. IABP) verwendet.

Welche Indikationen für eine Trachealkanüle kennen Sie?

Indikationen sind eine zu erwartende **Langzeitbeatmung** und **protrahiertes Weaning.** Weitere Indikationen sind Ulzerationen im oralen Bereich, mehrere erfolglose Weaningversuche und nach chirurgischen Interventionen im Kopf-Hals-Bereich zur Sicherung der Atemwege.

PLUS

Mittels Sprechaufsatz oder Sprechkanüle können sich die Patienten mit einer Trachealkanüle verständigen. Während dieser Zeit ist die Trachealkanüle nicht geblockt und es besteht kein sicherer Aspirationsschutz.

Gibt es eine Möglichkeit einen extubierten Patienten bei der Atmung zu unterstützen?

Die **nichtinvasive Beatmung** (NIV) unterstützt die Atmung des Patienten und ist über eine Mund-Nasen-Maske, Nasenmaske oder einen Beatmungshelm möglich. Sie kann bei einer Schnappatmung oder fehlenden Spontanatmung nicht angewendet werden. Bei der nichtinvasiven Beatmung werden ein **Unterstützungsdruck der Inspiration** und ein **PEEP** eingestellt und die Atemarbeit darüber reduziert. Die Anwendung eines NIV erfordert die Kooperativität des Patienten und bindet darüber das Pflegepersonal mehr (➤ Kap. 5.1.3).

Grundlagen der Infusionstherapie

Wie hoch ist der Flüssigkeitsbedarf eines Erwachsenen?

Für Erwachsene rechnet man einen Basisbedarf von **1,5 ml/kg KG.**

Eine andere Möglichkeit ist die Anwendung der **4–2–1-Regel.** Sie hat den Vorteil, dass sie auch bei Kindern und sehr kleinen Säuglingen angewandt werden kann:

- Für die ersten 1–10 kg: 4 ml/kg KG/h
- 11–20 kg: 2 ml/kg KG/h
- > 20 kg: 1 ml/kg KG/h

Damit ergibt sich für einen Patienten mit 70 kg ein Bedarf von 110 ml/h. Der Flüssigkeitsbedarf kann durch Störungen wie Erbrechen, Fieber oder andere Flüssigkeitsverluste stark gesteigert sein. Deshalb müssen die Flüssigkeitszufuhr und Flüssigkeitsverluste bei einem **Intensivpatienten stündlich bilanziert** und der korrigierte Basisbedarf individuell errechnet werden.

Wie ist das Kalium im Körper verteilt?

Das Kalium liegt zu 98 % intrazellulär vor und stellt mit Magnesium das Hauptkation der Intrazellularflüssigkeit dar. Es dient dabei der Aufrechterhaltung des Membranpotenzials.

Wie wird das Serum-Kalium vom pH-Wert beeinflusst?

Durch einen sinkenden pH-Wert, d. h. durch eine **Azidose,** werden H^+-Ionen in die Zelle aufgenommen und K^+-Ionen kompensatorisch in den Extrazellulärraum abgegeben. Eine Azidose ist demnach mit einem erhöhten Serum-Kalium verbunden. Bei einer **Alkalose** laufen die Vorgänge umgekehrt und der Serum-Kalium-Spiegel ist bei einem normalen Gesamtkörper-Kalium vermindert.

Welche Folgen hat ein Kaliummangel?

Ein Kaliummangel kann sich klinisch in einer Muskelschwäche, Obstipation und einer orthostatischen Dysregulation zeigen. Wichtige kardiale Störungen sind die vermehrten Rhythmusstörungen bis hin zur Asystolie oder Kammerflimmern.

Warum können trotz normalen Serum-Kalziums Zeichen einer Hypokalzämie auftreten?

Das im Labor bestimmte Kalzium entspricht dem Gesamtkalzium. Das Kalzium liegt jedoch in einer ionisierten Form (50 %), nichtionisierten proteingebundenen Form (45 %) und an organische Säuren gebunden (5 %) vor. Biologisch aktiv ist das Kalzium nur in der ionisierten Form. Eine Alkalose vermindert die Ionisation des Kalziums und so kann eine hypokalzämische Tetanie trotz eines normalen Gesamtkalziums vorliegen (z. B. Hyperventilationstetanie).

Welche Puffersysteme kennen Sie für den Säure-Basen-Haushalt?

Es gibt verschiedene Puffersysteme, die über die Niere und die Lunge reguliert werden. Der wichtigste Puffermechanismus ist das **Bikarbonat-System,** das schnell wirkt und durch die Abatmung als CO_2 quasi unbegrenzt zur Verfügung steht. Plasmaproteine haben eine geringe Pufferkapazität und das Phosphat ist ein vorwiegend intrazellulärer Puffer.

Infusionslösungen

Warum ist die Bezeichnung „physiologische Kochsalzlösung" für NaCl 0,9 % nicht korrekt?

NaCl-Lösungen sind plasmaisoton und enthalten unphysiologisch hohe Konzentrationen von Natrium als Kation und Chlorid als Anion. Es besteht bei einer großen Zufuhr oder Niereninsuffizienz die Gefahr einer hyperchlorämischen Azidose.

Welche kristalloide Infusionslösung verwenden Sie dann zum Ausgleich größerer Volumendefizite?

Zum Ausgleich größerer Volumenverluste sollten **balancierte** Lösungen verwendet werden. Diese Lösungen sind isoton, enthalten eine physiologische Chlorid-Konzentration und zusätzlich Basen organischer Säuren, z. B. **Laktat, Azetat** oder **Malat,** die zu Bikarbonat verstoffwechselt werden können. Ringer-Laktat wird aufgrund seiner niedrigen Osmolarität nicht mehr empfohlen. Außerdem ist der O_2-Verbrauch pro Mol gebildetem HCO_3^- bei Laktat höher als bei Azetat und Malat.

Worin sehen Sie das Problem in einer zu großzügigen Volumentherapie?

Durch eine Gabe an zu viel Volumen kommt es zu einer **Volumenbelastung des Herzens,** was bei einer bestehenden Herzinsuffizienz zu einer kardialen Dekompensation führen kann. Ein weiteres Problem der Volumentherapie ist der Austritt von Flüssigkeit und Proteinen in das Interstitium. Neue Studien haben dabei der endothelialen Glykokalyx eine große Bedeutung zugemessen. Danach ist nicht das onkotische Gefälle zwischen Interstitium und intravasalen Bestandteilen ausschlaggebend, sondern der Konzentrationsgradient an der endothelialen Glykokalyx. Eine Zerstörung dieser Glykokalyx hat einen **vermehrten Übertritt von Flüssigkeit und Proteinen in das Interstitium** zur Folge. Welche Faktoren bei der Destruktion der Glykokalyx eine Rolle spielen ist derzeit noch nicht geklärt. Die interstitielle Flüssigkeitsansammlung hat Ödembildungen mit Organdysfunktionen zur Folge. Eine typische Dysfunktion ist die Störung des Gasaustauschs in der Lunge durch ein Lungenödem.

Störungen des Wasser-Säure-Basen-Haushalts

Worin liegt die Gefahr bei der Kaliumsubstitution?

Wenn ausreichend Zeit vorhanden ist, soll Kalium **oral** substituiert werden. Eine **intravenöse** Kaliumsubstitution soll aufgrund der venenreizenden Eigenschaften über einen **zentralen Venenzugang** erfolgen. Schnelle Anstiege des Serum-Kaliums können schwere Herzrhythmusstörungen durch die Beeinflussung des Reizbildungs- und Reizleitungssystems hervorrufen. Deshalb soll eine intravenöse Kaliumsubstitution immer unter **EKG-Überwachung** und regelmäßigen **Laborkontrollen** erfolgen.

Wie stellen Sie eine Störung im Säure-Basen-Haushalt fest?

Mittels **Blutgasanalyse** lassen sich Störungen im Säure-Basen-Haushalt feststellen und nach metabolischer und respiratorischer Ursache unterscheiden.

Wie unterscheidet sich eine respiratorische von einer metabolischen Azidose?

Bei einer respiratorischen und einer metabolischen Azidose ist der pH-Wert erniedrigt. Eine respiratorische Azidose ist gekennzeichnet durch ein **erhöhtes** CO_2 und durch ein **normales** oder kompensatorisch **erhöhtes** HCO_3^-. Die metabolische Azidose ist durch eine Anhäufung von Säuren hervorgerufen und in der Blutgasanalyse gekennzeichnet durch ein **normales** CO_2 und **erniedrigtes** HCO_3^-.

Warum puffern Sie eine respiratorische Azidose nicht mit Natriumbikarbonat?

Generell sollen metabolische Störungen immer metabolisch und respiratorische Störungen immer respiratorisch behandelt werden. Die Gabe von Natriumbikarbonat bei einer respiratorischen Azidose bewirkt einen weiteren Anstieg des bereits erhöhten CO_2 und ist deshalb nicht geeignet. Tritt eine metabolische Azidose in Kombination mit einer CO_2-Erhöhung auf, so kann mit TRIS gepuffert werden.

MERKE

Metabolische Störungen werden immer metabolisch und respiratorische Störungen immer respiratorisch therapiert.

Gerinnungsstörungen und Transfusionstherapie

Welche Laboruntersuchung führen Sie zur Bestimmung einer Gerinnungsstörung durch?

Laborchemisch werden Thrombozytenzahl, Fibrinogenkonzentration, pTT, Quick, INR und AT-3-Konzentration bestimmt.

Was müssen Sie vor einer Transfusion eines Gerinnungs- oder Blutpräparats durchführen?

Vor der Transfusion muss die Indikation gestellt und dokumentiert werden. Die Patienten müssen über die Transfusion und ihre Risiken aufgeklärt werden. Direkt vor der Transfusion von Erythrozytenkonzentraten, FFP und Thrombozytenkonzentraten muss ich die Identität des Patienten prüfen, einen Bedside-Test durchführen und die Präparate kontrollieren. Die Transfusion und der Verlauf müssen ebenfalls dokumentiert werden.

Was ist ein Bedside-Test?

Mittels des Bedside-Tests wird direkt vor der Transfusion am Patienten die **AB0-Blutgruppe** des Patienten bestimmt und mit den zu transfundierenden Präparaten verglichen. Der Bedside-Test wird mit bestimmten Untersuchungskarten mit jeweils einem Feld **Anti-A-** und **Anti-B-Serum** durchgeführt. Er soll Verwechselungen von Patienten vermeiden. Auch vorausgegangene Fehler bei der Blutgruppenbestimmung im Labor können dadurch erkannt werden.

Machen Sie auch einen Bedside-Test bei den Blutkonserven?

Nein, ein Bedside-Test bei den Blutkonserven und Gerinnungspräparaten ist nicht notwendig, denn sie sind als Medikamente anzusehen und das Labor garantiert für die richtige Beschriftung.

Müssen Sie den Bedside-Test selbst durchführen?

Der Bedside-Test muss durch den **transfundierenden Arzt** oder unter seiner direkten Aufsicht durchgeführt werden.

Was verstehen Sie unter einer blutgruppenkompatiblen Transfusion?

Erythrozytenkonzentrate müssen AB0-blutgruppengleich transfundiert werden. Das Universalspenderblut hat die Blutgruppe 0 und lässt sich praktisch reaktionslos auf jeden Empfänger übertragen. Auch **FFP** soll AB0-blutgruppenkompatibel transfundiert werden, der Rhesusfaktor muss dabei nicht berücksichtigt werden. **Plasma** der Blutgruppe **AB** kann im Notfall auf jeden Empfänger ohne Berücksichtigung der Blutgruppe übertragen werden. Auch **Thrombozytenkonzentrate** sollen aufgrund der vorhandenen Kontamination mit Erythrozyten blutgruppengleich transfundiert werden. Ungleiche **Rhesusfaktoren** bewirken keine schweren Transfusionsreaktionen. Bei **Mädchen und Frauen im gebärfähigen Alter** sollte wegen der Möglichkeit der Immunisierung jedoch rhesusgleiches Blut übertragen oder, falls das nicht möglich ist, eine Anti-D-Prophylaxe verabreicht werden.

MERKE

Erythrozytenkonzentrate, FFP und Thrombozytenkonzentrate müssen AB0-blutgruppenkompatibel transfundiert werden.

Um wie viel hebt ein Erythrozytenkonzentrat den Hb-Wert an?

Die Transfusion eines Erythrozytenkonzentrats hebt den Hb-Wert um ca. **1 g/dl** an.

Wann transfundieren Sie Eythrozytenkonzentrate?

Harte Transfusionstrigger sind **Ischämiezeichen** (z. B. ST-Senkungen), eine **vermehrte O_2-Ausschöpfung** (z. B. erkennbar an einer verringerten zentralvenösen Sättigung) oder Hinweise auf **anaeroben Stoffwechsel** (z. B. Laktaterhöhung) beim normovolämen Patienten. Meist wird jedoch auch der Hb-Wert bei der Indikationsstellung einer Transfusion mit berücksichtigt. Es gilt, dass bei einem **Hb** von **< 6 g/dl** oder ein **Hk < 20 %** meistens transfundiert wird, bei einem Hb von > 8 g/dl meistens nicht. Bei schwer vorerkrankten Patienten, z. B. mit KHK, COPD, septischen Patienten, schwer traumatisierten Patienten sowie bei einem fortgesetzten Blutverlust wird meistens schon bei höheren Hb-Werten transfundiert. Generell ist nach aktuellen Studienergebnissen ein restriktives Transfusionsregime von Vorteil für den Patienten.

Welche Bestandteile enthält FFP?

FFP (Fresh Frozen Plasma) enthält Gerinnungsfaktoren, Faktoren der Fibrinolyse, Faktoren des Komplementsystems, Albumin und Immunglobuline.

Wie schätzen Sie ein, wie viel FFP sie transfundieren müssen?

1 ml FFP/kg KG führt zu einem Anstieg der Gerinnungsfaktoren um 1–2 % und somit auch des Quick-Werts um 1 %.

Nennen Sie Indikationen für die Transfusion von FFP!

Indikationen sind die Akutbehandlung komplexer Gerinnungsstörungen z. B. eine Verlust- oder Verdünnungskoagulopathie bei großen Blutverlusten (Massivtransfusion) oder Blutungen bei Leberfunktionsstörungen. Häufig werden sie auch bei der Verbrauchskoagulopathie (DIC) eingesetzt.

Welche Bestandteile enthält ein PPSB?

Ein Prothrombinkomplexpräparat (PPSB) enthält folgende Bestandteile:

- Faktor II (**P**rothrombin)
- Faktor VII (**P**rokonvertin)
- Faktor X (**S**tuart-Power-Faktor)
- Faktor IX (antihämophiler Faktor **B**)
- Protein C, S, Z

PLUS

1 Einheit PPSB/kg KG hebt den Quick-Wert um 1 % an.

Warum müssen Sie einen Patienten in den ersten Minuten während der Transfusion überwachen?
Wird nichtkompatibles Blut transfundiert, sind schwere Transfusionsreaktionen die Folge, deren Ausmaß von der transfundierten Menge abhängig ist. Nach Beginn der Transfusion lassen sich mindestens **Frühkomplikationen** schnell erkennen und die Transfusion stoppen.

Woran erkennen Sie klinisch eine Transfusionsreaktion?
Der Patient zeigt kurz nach Beginn der Transfusion typische Symptome wie Schüttelfrost, kalten Schweiß, Tachypnoe, Tachykardie und Blutdruckabfälle bis hin zum Schock sowie eine hämorrhagische Diathese.

Wie reagieren Sie auf eine Transfusionsreaktion?
Die Gabe der Konserve muss sofort unterbrochen werden. Die Kreislaufreaktion muss durch Volumen und ggf. Katecholamine stabilisiert werden (allgemeine **Schockbehandlung**). Identität von Empfänger und Präparat sind sofort erneut zu überprüfen. Dem Patienten muss zügig Blut entnommen werden, um erneut Blutgruppe, Antikörper, Blutbild, Elektrolyte und Gerinnungsstatus bestimmen zu können. Außerdem sollten Parameter zum Nachweis einer **intravasalen Hämolyse** untersucht werden (freies Hb im Plasma, Haptoglobin-Erniedrigung, indirektes Bilirubin). Weiterhin ist die Prophylaxe bzw. Therapie eines **akuten Nierenversagens** notwendig. Das passiert durch großzügige Volumengabe, Steigerung der Diurese durch Schleifendiuretika und, wenn notwendig, Einleitung einer Nierenersatztherapie. Wichtig ist die anschließende genaue Dokumentation des Transfusionszwischenfalls.

5.2.3 Spezielle Krankheitsbilder

Sepsis

Was verstehen Sie unter einer Sepsis?

TIPP
Die Sepsis ist ein häufig gefragtes Thema in der Intensivmedizin.

Das Wort Sepsis stammt aus dem Griechischen und bedeutet so viel wie „faul machen". Im Deutschen wird sie oftmals als Blutvergiftung bezeichnet. Die Sepsis ist definiert als eine lebensbedrohliche Organdysfunktion, die durch eine dysregulierte Reaktion des Organismus auf eine Infektion hervorgerufen wird.

Was können Sie zur Pathophysiologie der Sepsis sagen?
Die Sepsis ist durch das Ausmaß der Immunantwort des Patienten auf die auslösende Noxe bestimmt. Durch den Infekt kommt es zu einer Aktivierung immunkompetenter Zellen mit Ausschüttung von **inflammatorischen Mediatoren** wie z. B. Tumor-Nekrose-Faktor α und Interleukin 1. Auch **antiinflammatorische Prozesse** werden aktiviert, wobei das genaue Zusammenspiel von pro- und antiinflammatorischen Prozessen noch nicht geklärt ist.

Durch eine Aktivierung des Gerinnungssystems tritt eine disseminierte intravasale Gerinnung **(DIC)** auf. Endothelzellschäden führen des Weiteren zu einer Störung der Mikrozirkulation und zur Ausbildung eines Kapillarlecks mit einer Flüssigkeitsverschiebung in das Interstitium. Die Herz-Kreislauf-Dysfunktion wird neben dem intravasalen Volumenmangel auch durch eine endotheliale NO-Freisetzung getriggert.

Durch die **Gerinnungsstörung, Thrombenbildung** und **Kreislaufinsuffizienz** kommt es zur Schädigung von Organen.

Was weist auf eine Sepsis hin?
Die früheren SIRS Kriterien spiegelten eine Sepsis nicht ausreichend genau wider und wurden in den aktuellem Empfehlungen durch den **SOFA-Score** (Sequential Organ Failure Assessment) ersetzt. Die laut der neuen Sepsisdefinition notwendige Organdysfunktion wird bei einem Anstieg des SOFA-Scores um 2 Punkte erfüllt und die Mortalität steigt um ca. 10 %. Durch den SOFA-Score werden folgende Organsysteme beurteilt: Lunge (Oyxgenierungsindex), Nieren (Kreatinin), Leber (Bilirubin), Herz-Kreislauf-System (Katecholaminbedarf), Blutgerinnung (Thrombozytenzahl) und ZNS (GCS).

Sind die SOFA-Kriterien nicht verfügbar ist prähospital die Anwendung des **qSOFA** (quick SOFA) möglich: Atemfrequenz ≥ 22, Blutdruck systolisch ≤ 100 mmHg, Bewusstseinsveränderung. Sind zwei Kriterien erfüllt, liegt eine Sepsis vor.

Was tun Sie bei V. a. auf eine Sepsis?

Besteht der V. a. eine Sepsis, müssen schnellstmöglich Proben der möglichen Sepsisquellen mikrobiologisch untersucht werden. Eine rasche Fokussanierung ist ein zentraler Bestandteil der Sepsistherapie. Nach der Diagnosestellung muss so früh wie möglich (empfohlen innerhalb 1 h) eine kalkulierte antibiotische Therapie eingeleitet werden. Gleichzeitig muss frühzeitig eine supportive Therapie zur hämodynamischen Stabilisierung des Patienten begonnen werden.

Wann und wie nehmen Sie Blutkulturen ab?

Bei dem V. a. eine Sepsis ist eine Entnahme der Blutkulturen **vor** der ersten Gabe der Antibiotika empfohlen. Steht der Patient bereits unter Antibiose, müssen die Blutkulturen direkt vor der nächsten Gabe der Antibiotika entnommen werden. Für die Entnahme einer Blutkultur verwende ich eine sterile Nadel und punktiere nach ausführlicher Hautdesinfektion eine periphere Vene. Meist bietet sich auch an, die Blutkulturen im Rahmen der Anlage von ZVK und Arterie zu entnehmen, da Patienten mit V. a. beginnende Sepsis i. d. R. sowieso mit neuen invasiven Zugängen ausgestattet werden. Eine Blutkultur besteht aus zwei zu befüllenden Flaschen, jeweils für anaerobe und aerobe Erreger.

Welche Zielkriterien streben Sie zur hämodynamischen Stabilisierung eines septischen Patienten an?

Angestrebt werden sollen folgende Werte:

- ZVD ≥ 8 mmHg (bei einem beatmeten Patienten)
- MAP ≥ 65 mmHg
- Diurese ≥ 0,5 ml/kg KG/h
- Zentralvenöse Sättigung ≥ 70 %
- Laktat ≤ 1,5 mmol/l

Die erste Maßnahme zur hämodynamischen Stabilisierung ist die **Volumengabe.** Lässt sich der Patient trotz Volumengabe nicht stabilisieren, beginnt man eine Therapie mit **Vasopressoren** (Noradrenalin) und bei ausbleibendem Erfolg mit **Inotropika** (Dobutamin).

Sie haben bei einem intubierten Patienten auf der Intensivstation den V. a. eine Sepsis, welche Infektionsorte müssen Sie noch bedenken?

Durch eine längere Beatmung können **ventilatorassoziierte Pneumonien** (VAP) auftreten. Deshalb entnehme ich Sekret aus den tiefen Atemwegen. Ein **ZVK** muss entfernt und die Spitze mikrobiologisch untersucht werden. Zur Vervollständigung der Proben wird auch eine **Urinkultur** des Patienten abgenommen.

Welche Möglichkeiten kennen Sie, eine ventilatorassoziierte Pneumonie zu vermeiden?

Die beste und sicherste Methode, eine ventilatorassoziierte Pneumonie (VAP) zu vermeiden ist, die Beatmungszeit so kurz wie möglich zu halten. Wenn möglich, sollten nichtinvasive Beatmungsmethoden bevorzugt werden. Muss ein Patient intubiert werden, sollte möglichst früh mit dem Weaning begonnen werden. Intubierte Patienten sollten in 30°-Oberkörperhochlage gelagert werden, um eine kontinuierliche Aspiration zu vermeiden. Vor Flachlage sollte die Magensonde abgesaugt werden.

PLUS

Die gründliche Mundpflege eines beatmeten Patienten ist ein wichtiger Bestandteil der Vorbeugung einer ventilatorassoziierten Pneumonie.

Lungenversagen

Nennen Sie Ursachen eines akuten Lungenversagens!

Man unterscheidet das pulmonal bedingte Lungenversagen vom extrapulmonal bedingten Lungenversagen. **Pulmonale** Ursachen können Pneumonie, Aspiration, Inhalation toxischer Gase oder Lungenkontusionen sein. Sepsis, SIRS, Massivtransfusion und Schock sind mögliche **extrapulmonale** Ursachen eines akuten Lungenversagens.

Was ist der Oxygenierungsindex und wie ist ein Lungenversagen definiert?

Der Oxygenierungsindex errechnet sich nach folgender Formel:

$$\text{Oxygenierungsindex} = paO_2\ (\text{mmHg}) : FiO_2$$

Nach der Berlin-Definition liegt ein akutes Lungenversagen (ARDS) vor, wenn folgende Kriterien erfüllt sind:

- Beginn: innerhalb 1 Woche nach dem Akutereignis oder verschlechterten respiratorischen Symptomen
- Bildgebung: bilaterale Verdichtungen radiologisch
- Ausschluss einer kardialen Ursache des Ödems (Herzinsuffizienz, Volumenüberladung)
- Nach Oxygenierung werden drei Schweregrade unterschieden:
  - Mild: Oxygenierungsindex ≤ 300 bis > 200 und PEEP/CPAP ≥ 5 cmH_2O
  - Moderat: Oxygenierungsindex ≤ 200 bis > 100 und PEEP ≥ 5 cmH_2O
  - Schwer: Oxygenierungsindex ≤ 100 und PEEP ≥ 5 cmH_2O

Wie beatmen Sie einen Patienten mit einem akuten Lungenversagen?

PLUS

Die Toleranz der erhöhten CO_2-Werte nennt man permissive Hyperkapnie.

Patienten mit einem akuten Lungenversagen werden lungenprotektiv mit einem erhöhten PEEP und einem reduzierten Tidalvolumen beatmet. Der eingestellte PEEP kann bei schweren Oxygenierungsstörungen > 10 mbar liegen. Eine Studie des ARDS-Netzwerks hat eine Reduktion der Letalität durch ein **reduziertes Atemzugvolumen von 6 ml/kg KG** festgestellt. Im Extremfall spricht man von **Airway-Pressure-Release-Ventilation,** bei der ein kontinuierlicher Atemwegsdruck von ca. 30 cmH_2O eingestellt wird, der für die Atemzüge jeweils abgesenkt wird. Durch den erhöhten PEEP und das verminderte Tidalvolumen ist eine ausreichende CO_2-Elimination nicht gegeben. Dies nimmt man zugunsten der lungenprotektiven Beatmung in Kauf. Der daraus resultierenden respiratorischen Azidose muss mit der Pufferung durch alkalische Valenzen und ggf. einer Reduktion der Kohlenhydratzufuhr zugunsten von Fetten begegnet werden. Aktuell kommt dem Driving Pressure als Δp, d. h. Druckdifferenz zwischen Plateaudruck und PEEP, eine zunehmende Bedeutung zu, wobei ein geringerer Driving Pressure unter 15 cmH_2O von Vorteil scheint.

Welche weiteren Maßnahmen können die Oxygenierung verbessern?

Eine Lagerungstherapie des Patienten mit einer **intermittierenden Bauchlagerung** für mindestens 12 Stunden in mehrfachen Zyklen rekrutiert dorsal gelegene Lungenaneile und verbessert die Oxygenierung. Die Oxygenierung kann durch **Phasen einer unterstützten Spontanatmung** ebenfalls verbessert werden. Patienten mit einem Lungenversagen sollen, wenn möglich, streng negativ bilanziert werden.

Was müssen Sie bei der Versorgung von Patienten mit COVID-19, die mit einer Hypoxie ins Krankenhaus aufgenommen werden, beachten?

Die durch das **Coronavirus SARS-CoV-2** ausgelöste Erkrankung **COVID-19** führt bei der Mehrzahl der Patienten zu leichten Symptomen oder nimmt sogar einen asymptomatischen Verlauf. Dennoch müssen etwa 15% der infizierten Patienten im Krankenhaus behandelt werden, bei 5% ist eine Therapie auf der Intensivstation erforderlich. Anders als bei den meisten respiratorischen Erkrankungen verspüren viele Patienten trotz schwerer Hypoxie keine Dyspnoe. Das klinische Bild kann daher zunächst täuschen. Häufig wird auch eine rapide Verschlechterung des Gesundheitszustands beschrieben. Eine Aufnahme auf die Intensivstation wird empfohlen, bei:

- SpO_2 < 90% trotz O_2-Gabe von 2–4 l und Dyspnoe
- Atemfrequenz > 25–30/Min.

Als Zielwert der Sauerstoffgabe wird eine SpO_2 ≥ 90% bzw. ein paO_2 von > 55 mmHg angestrebt. Sind die Patienten schwerer betroffen (paO_2/FiO_2 100–300 mmHG), wird eine High-Flow-Sauerstofftherapie oder eine nichtinvasive Beatmung empfohlen. Um die Aerosolbildung bei der High-Flow-Sauerstofftherapie zu verringern, sollten die Patienten einen Mund-Nasen-Schutz tragen. Der Patientenzustand muss regelmäßig neu bewertet werden, um eine Verschlechterung nicht zu übersehen und eine zu späte Intubation zu vermeiden. Etwa die Hälfte der Patienten, die intensivmedizinisch behandelt werden müssen, benötigt eine invasive Beatmung. Die Indikation zur Intubation sollte individuell abgewogen werden. In der Regel wird sie aber in folgenden Situationen gestellt:

- paO_2/FiO_2 < 150 mmHg und AF > 30/Min. oder
- paO_2/FiO_2 < 100 mmHg

Die Empfehlungen zur Beatmung entsprechen denen zur Beatmung im ARDS. Allerdings ist bei vielen Patienten in der Frühphase die Lungencompliance hoch, sodass eine niedrigere PEEP-Einstellung sinnvoll sein kann. Durch **Bauchlagerung** verbessert sich die Oxygenierung bei vielen Patienten. Sie wird daher bei beatmeten Patienten für mindestens 16 h pro Tag empfohlen. Wie beim Non-COVID-ARDS kommt bei schweren Verläufen auch eine **extrakoroporale Membranoxygenierung (ECMO)** als Therapie in Betracht.

Zahlreiche medikamentöse Therapieansätze haben sich in der Breite nicht bewährt. Eine positive Wirkung bei schweren Verläufen konnte bislang nur für **Dexamethason** gezeigt werden, das bei Patienten mit Hypoxie oder intensivmedizinischer Behandlung in einer Dosierung von 6 mg pro Tag über 10 d verabreicht werden sollte.

Woran müssen Sie bei Patienten mit COVID-19 außer der Beteiligung des respiratorischen Systems noch denken?

Neben der pulmonalen Manifestation kann es bei COVID-19 zu einer **Beteiligung der Nieren** kommen, die sich als Akutes Nierenversagen äußern kann. Nicht selten ist auch eine **kardiale Beteiligung,** die sich in Herzrhythmusstörungen und deutlich erhöhten Herzenzymen manifestieren kann. Ebenfalls häufig tritt eine **neurologische Beteiligung** auf, die sich neben Riech- und Geschmacksstörungen auch mit lebensbedrohlichen Komplikationen wie einer Enzephalopathie oder einem Schlaganfall äußern kann. Darüber hinaus haben Patienten mit einer COVID-19-Erkrankung ein stark erhöhtes Risiko, **thromboembolische Ereignisse,** wie tiefe Venenthrombosen, Lungenembolien oder (Mikro-) Thrombosierungen in der pulmonalen Endstrombahn zu erleiden. Patienten mit COVID-19 erhalten daher eine **Thromboseprophylaxe** mit einem niedermolekularen Heparin. Bei Patienten, die intensivmedizinisch behandelt werden oder die andere Risikofaktoren wie starkes Übergewicht haben, wird eine intensivierte Thromboseprophylaxe (z.B. mit unfraktioniertem Heparin mit angestrebter PTT-Verlängerung um das 1,5–1,8-Fache der Norm oder eine halbtherapeutische Dosis eines niedermolekularen Heparins) empfohlen.

Was können Sie zur Prognose von Patienten sagen, die wegen COVID-19 intensivmedizinisch behandelt wurden?

Die Sterblichkeit der Patienten, die wegen COVID-19 intensivmedizinisch behandelt werden, beträgt etwa 20%. Diese Zahl gibt jedoch nur einen Durchschnittswert wieder. Die Sterblichkeit ist beispielsweise bei Patienten, die eine Beatmung benötigen, deutlich höher als bei Patienten, deren Zustand ohne Beatmung stabilisiert werden kann. Bei einigen Risikogruppen wie bei älteren Menschen ≥ 80 Jahren, die beatmet werden mussten, zeigten sich Mortalitätsraten bis über 70%.

Darüber hinaus zeigen viele Patienten nach einer Erkrankung mit COVID-19 Langzeitfolgen, die unter der Bezeichnung **„Long COVID"** oder **„Post-COVID-19-Syndrom"** subsummiert werden. Dabei sind das Auftreten und der Schweregrad unabhängig von der Schwere der Ersterkrankung. Häufig berichten Betroffene von einer Fatigue-Symptomatik mit langanhaltender Müdigkeit, Antriebslosigkeit und schneller Erschöpfung sowie von Konzentrationsstörungen. Daneben sind Störungen der Lungenfunktion mit anhaltender Dyspnoe und kardiale Veränderungen bekannt.

Nierenversagen und Nierenersatztherapie

Nennen Sie Ursachen für ein akutes Nierenversagen!

Unterschieden wird das Nierenversagen nach folgenden Ursachen:

- **Prärenales** Nierenversagen mit Störung der renalen Perfusion: Ursächlich für ein prärenales Nierenversagen können vermindertes Herzzeitvolumen, Hypovolämie oder renale Hypoperfusion sein.
- **Renales** Nierenversagen mit Funktionsstörung des Nierenparenchyms: Eine Schädigung des Nierenparenchyms im Sinne eines renalen Nierenversagens kann im Rahmen von Erkrankungen der Nieren oder ischämisch/toxisch bedingt sein.
- **Postrenales** Nierenversagen mit Störung der Harnableitung.

Welche Therapieansätze kennen Sie für die Behandlung eines akuten Nierenversagens?

Ziel der Therapie ist die Beseitigung und gleichzeitige Behandlung der Symptome des Nierenversagens. Eine Verbesserung der hämodynamischen Situation oder Beseitigung der Obstruktion unter Vermeidung zusätzlicher Noxen führt häufig zu einer schnellen Verbesserung der Nierenfunktion. Für die Therapie des Nierenversagens ist eine **Flüssigkeitsbilanzierung** obligat, um eine Überwässerung des Patienten zu vermeiden. Die Diurese kann durch **Diuretika** gesteigert werden. Dabei wird eine kontinuierliche Infusion der Diuretika (Furosemid) der Bolusgabe vorgezogen. Ein Effekt der Diuretikagabe auf die Dauer und die Prognose des Nierenversagens ist jedoch nicht erwiesen. Elektrolytverschiebungen müssen ggf. medikamentös ausgeglichen werden. Bei einem medikamentös nicht therapierbaren akuten Nierenversagen mit Anstieg der harnpflichtigen Substanzen ist eine **Nierenersatztherapie** indiziert.

Erläutern Sie Hämodialyse und Hämofiltration!

Die **Hämodialyse** besteht aus einem Blutkreislauf und einem Dialysatkreislauf, die im Gegenstromprinzip zirkulieren. Aufgrund des Konzentrationsgefälles zwischen Blut und Dialysat diffundieren harnpflichtige Bestandteile im Blut durch eine semipermeable Membran in das Dialysat. Die Diffusion betrifft nur Bestandteile im Blut mit einem kleinen Molekulargewicht. Große Bestandteile wie Eiweiße werden zurückgehalten.

Die **Hämofiltration** entzieht dem Körper Flüssigkeit ohne ein Dialysat. An einer Filtermembran wird durch Druck konvektiv Plasmawasser filtriert. Durch die Hämofiltration können schnelle Volumenänderungen bewirkt werden, die Clearance für kleinmolekulare Bestandteile ist nur gering.

In der Intensivmedizin werden beide Verfahren häufig zu einer **Hämodiafiltration** kombiniert.

Irreversibler Hirnfunktionsausfall

Was bezeichnet der Begriff irreversibler Hirnfunktionsausfall?

Der irreversible Hirnfunktionsausfall, früher Hirntod, ist definiert als endgültiger, nicht behebbarer Ausfall der Gesamtfunktion des Großhirns, Kleinhirns und Hirnstamms. Die Herz- und Kreislauffunktion wird medikamentös und durch eine künstliche Beatmung aufrechterhalten.

Wie erfolgt der Nachweis des irreversiblen Hirnfunktionsausfalls?

Voraussetzungen zur Diagnostik: Im ersten Schritt müssen die Schwere und die Ursache der zum Tod führenden primären oder sekundären Hirnschädigung eindeutig belegt sein, wobei zwischen supra- und infratentoriell unterschieden werden muss. Im zweiten Schritt müssen reversible Ursachen eines Hirnfunktionsausfalls wie z. B. Intoxikation, Hypothermie und metabolische Ursachen ausgeschlossen werden.

Die Prüfung erfolgt anhand folgender **klinischen Symptome:** Bewusstlosigkeit, lichtstarre weite bis maximalweite beidseitige Pupillen, beidseitiges fehlen des okulozephalen oder des vestibulo-okulären Reflexes, beidseitiges Fehlen des Kornealreflexes, Fehlen von Reaktionen auf Schmerzreize im Trigeminusbereich beidseits, Fehlen von Pharyngeal- und Trachealreflex sowie Ausfall der Spontanatmung.

Die Irreversibilität wird bei **supratentoriellem** Schaden in einer Kontrolle nach 12 h oder bei sekundärer Hirnschädigung nach mindestens 72 h nachgewiesen, in der erneut und übereinstimmend der Hirnausfall nach Protokoll bescheinigt wird. Bei einem **infratentoriellen** Hirnschaden kann der Hirnfunktionsausfall abschließend nur mittels isoelektischem EEG oder Nachweis des Perfusionsstillstands erfolgen.

Die Bescheinigung des irreversiblen Hirnfunktionsausfalls erfolgt durch zwei Ärzte mit mehrjähriger Erfahrung in der intensivmedizinischen Behandlung von Patienten mit schweren Hirnschädigungen, von denen mindestens einer Facharzt für Neurologie oder Neurochirurgie sein muss. Beide Ärzte führen die Untersuchung unabhängig voneinander durch.

5.3 Notfallmedizin

Philipp Pfeiffer

5.3.1 Kardiopulmonale Reanimation/ Advanced Life Support (ALS)

Sie kommen als Notarzt zu einer bewusstlosen Person. Schildern Sie mir nun bitte Ihr Vorgehen im Sinne des Advanced Life Supports.

Wird eine bewusstlose Person aufgefunden, so müssen zunächst im Sinne des BLS-Algorithmus **Bewusstsein und Atmung** kontrolliert werden. Bei fehlenden Lebenszeichen wird unverzüglich mit der CPR (30 Thoraxkompressionen : 2 Beatmungen) begonnen. Unter Advanced Life Support (ALS) werden nach den Leitlinien des ERC (European Resusciation Council) die weiterführenden Maßnahmen im Rahmen einer Reanimation verstanden. Sie umfassen unter anderem die periphervenöse Punktion, eine EKG-Analyse, die Defibrillation, die Atemwegssicherung und die Medikamentengabe.

Nach diesen Leitlinien muss **parallel** zu den Reanimationsmaßnahmen eine **EKG-Analyse** stattfinden – entweder durch EKG-Elektroden oder durch Defibrillationselektroden –, um einen **defibrillierbaren Rhythmus** (Kammerflimmern oder pulslose ventrikuläre Tachykardie = PVT) erkennen zu können.

Je nach vorliegendem EKG teilt sich nun der Algorithmus in einen **„Defibrillationsschenkel"** und einen **„Asystolieschenkel"** (siehe ALS-Algorithmus).

Beschreiben Sie nun das Vorgehen in den jeweiligen Schenkeln.

Defibrillationsschenkel: Liegt eine pulslose ventrikuläre Tachykardie oder ein Kammerflimmern vor, so erfolgt unmittelbar eine Defibrillation mit mind. 150 J. Die CPR wird danach sofort wieder aufgenommen. Erst nach 2 Minuten CPR erfolgt eine erneute Rhythmuskontrolle. Ist der EKG-Rhythmus weiterhin defibrillierbar, so erfolgt eine erneute Defibrillation und anschließend die sofortige Wiederaufnahme der CPR. Nach dem dritten erfolglosen Schock sollte 1 mg Adrenalin i.v. gegeben werden. Dies wird alle 3–5 Min. wiederholt. Ebenfalls nach der dritten Defibrillation kann Amiodaron (300 mg) injiziert werden.

Asystolieschenkel: Liegt eine Asystolie oder eine pulslose elektrische Aktivität vor, wird die CPR begonnen und 1 mg Adrenalin verabreicht, sobald ein i.v.- oder i.o.-Zugang vorhanden ist. Die Adrenalin-Gabe wiederholen Sie alle 3–5 Min.

Während der CPR legen Sie einen i.v.-Zugang bzw., wenn nicht möglich, einen i.o.-Zugang an. Den Atemweg sichern Geübte durch Intubation, weniger Erfahrene platzieren eine extraglottische Atemwegshilfe. Versuchen Sie, die Thoraxkompressionen durch diese Maßnahmen so wenig wie möglich zu unterbrechen. Nach gesichertem Atemweg kann eine kontinuierliche Beatmung mit 100% O_2 erfolgen. Parallel zur CPR sollten immer evtl. reversible Ursachen ausgeschlossen werden!

PLUS

Eine endotracheale Medikamentengabe wird nicht empfohlen.

Sie haben reversible Ursachen für einen Herz-Kreislauf-Stillstand angesprochen. Was meinen Sie damit?

Während der CPR sollten frühzeitig Informationen zusammengetragen werden, die Aufschluss über die Situation bzw. den Grund des Kreislaufstillstands geben. Hierzu sollten die Symptome des Patienten vor dem Kreislaufstillstand erfragt, Allergien ausgeschlossen, eine kurze Anamnese erhoben und evtl. verabreichte Medikamente erfragt werden. Zu den potenziell reversiblen Gründen für einen Herzkreislaufstillstand gehören **H**ypoxie, **H**ypovolämie, **H**ypo- oder **H**yperkaliämie, **H**ypothermie, **H**erzbeuteltamponade, **I**ntoxikationen, **T**hrombembolie und ein **S**pannungspneumothorax (**4 Hs** und **HITS**).

MERKE

Merksatz für die Anamnese:
SAMPLE → **S**ymptome, **A**llergie, **M**edikation, **P**atientengeschichte, **l**etzte Mahlzeit, **E**reignis.

Wann brechen Sie eine Reanimation ab?

Eine bestimmte Aussage zu dieser Frage ist nicht möglich. Allgemein sollte eine CPR nicht zu früh unterbrochen werden. Vor allem bei gesunden, unterkühlten Personen gilt der Satz „No one is dead until warm and dead". Jedoch sollte niemand mit **siche-**

ren Todeszeichen reanimiert werden. Eine Entscheidung über die Beendigung der Reanimationsmaßnahmen muss von Fall zu Fall getroffen werden. Falls nach 20 Minuten Reanimation eine Asystolie oder PEA persistiert, sollte an ein Ende der Reanimation gedacht werden. Liegt eine entsprechende **Patientenverfügung** vor, so sollte sich das Vorgehen der Reanimation danach richten.

Was können Sie mir über die Prognose einer CPR sagen?

Der Erfolg einer CPR hängt von verschiedenen Faktoren ab. So verändern patientenbezogene Faktoren wie die Grunderkrankung, zugrunde liegender Herzrhythmus oder das Alter des Patienten entscheidend das Outcome. Bezüglich der Grunderkrankung lässt sich z. B. sagen, dass vor allem bei schweren Traumata und kardiopulmonalen Erkrankungen im Endstadium die Prognose schlecht ist. Ein primäres Kammerflimmern geht im Gegensatz zur Asystolie und PEA mit einer besseren Prognose einher. Darüber hinaus sind die Rahmenbedingungen und die Qualität der Reanimationsmaßnahmen entscheidend. Die größten Auswirkungen auf das Outcome hat hierbei der **Beginn der Reanimationsmaßnahmen** – je länger die Zeit bis zu Reanimationsbeginn, desto schlechter die Prognose! Günstig auf den Erfolg wirkt sich hingegen eine Hypothermie, z. B. nach Beinaheertrinken, aus.

Der neue Notfallsanitäter fragt Sie nach erfolgreicher Intubation während der Reanimation, wie er das Beatmungsgerät einstellen soll. Welche Anweisungen geben Sie ihm?

Eine **Standardeinstellung** bei einem mittelgroßen Erwachsenen könnte wie folgt aussehen:

- Volumenkontrollierte Beatmung
- Atemfrequenz 10–12/Min.
- Tidalvolumen 6–8 ml/kg KG
- FiO_2 100 %
- Verhältnis Inspiration/Exspiration 1 : 2
- P_{max} 30 mbar

Angenommen, Sie haben eine Reanimation bei einem 60-jährigen Patienten erfolgreich durchgeführt, der Patient ist intubiert und hat wieder einen hinreichenden Kreislauf. Was ist nun auf dem Weg ins Krankenhaus zu tun?

Wenn die Herzfrequenz und der Blutdruck des Patienten ausreichen, so sollten die Thoraxkompressionen unterbrochen werden. Wegen der Gefahr eines erneuten Herz-Kreislauf-Stillstands ist eine Extubation im Rettungsdienst nicht sinnvoll. Solange keine Spontanatmung vorliegt, sollte der Patient intubiert bleiben und **kontrolliert beatmet** werden. Dazu ist meist eine **Analgosedierung** notwendig. Während des Transports in die nächste geeignete Klinik liegt die Hauptaufgabe in der Stabilisierung des Patienten. Oft müssen Katecholamine (z. B. Noradrenalin) zur **Blutdruckstabilisierung** eingesetzt werden.

PLUS

Nach den Leitlinien ist eine endotracheale Intubation geübten Notärzten vorbehalten.

Können Sie bitte die Prinzipien der Postreanimationsbehandlung auf einer Intensivstation schildern?

Nach einer CPR ist eine intensivmedizinische Behandlung notwendig. Neben dem frühzeitigen Reanimationsbeginn hat diese Behandlung einen entscheidenden Einfluss auf das neurologische Langzeitergebnis. Primär sind Patienten in der Postreanimationsbehandlung durch Herzrhythmusstörungen, Hypotonie, Hypoglykämie, Störungen des Elektrolythaushalts, Organversagen und Sepsis gefährdet. Das Ziel der intensivmedizinischen Maßnahmen ist die **„Hirnprotektion“.** Durch Normotonie, Normokapnie und Normoglykämie soll eine Stabilisierung des Patienten erreicht werden. Um einen ausreichenden zerebralen und koronaren Perfusionsdruck aufrechtzuerhalten sollte eine **Normotonie mit ausreichender Diurese** angestrebt werden. Ziel der Beatmungstherapie sollten Normalwerte für paO_2, $paCO_2$ und pH sein. Zur Optimierung der neurologischen Erholung sollte der **zerebrale Sauerstoffumsatz reduziert** werden. Der Patient wird analgosediert. Darüber hinaus sollte ein zielgerichtetes Temperaturmanagement erfolgen.

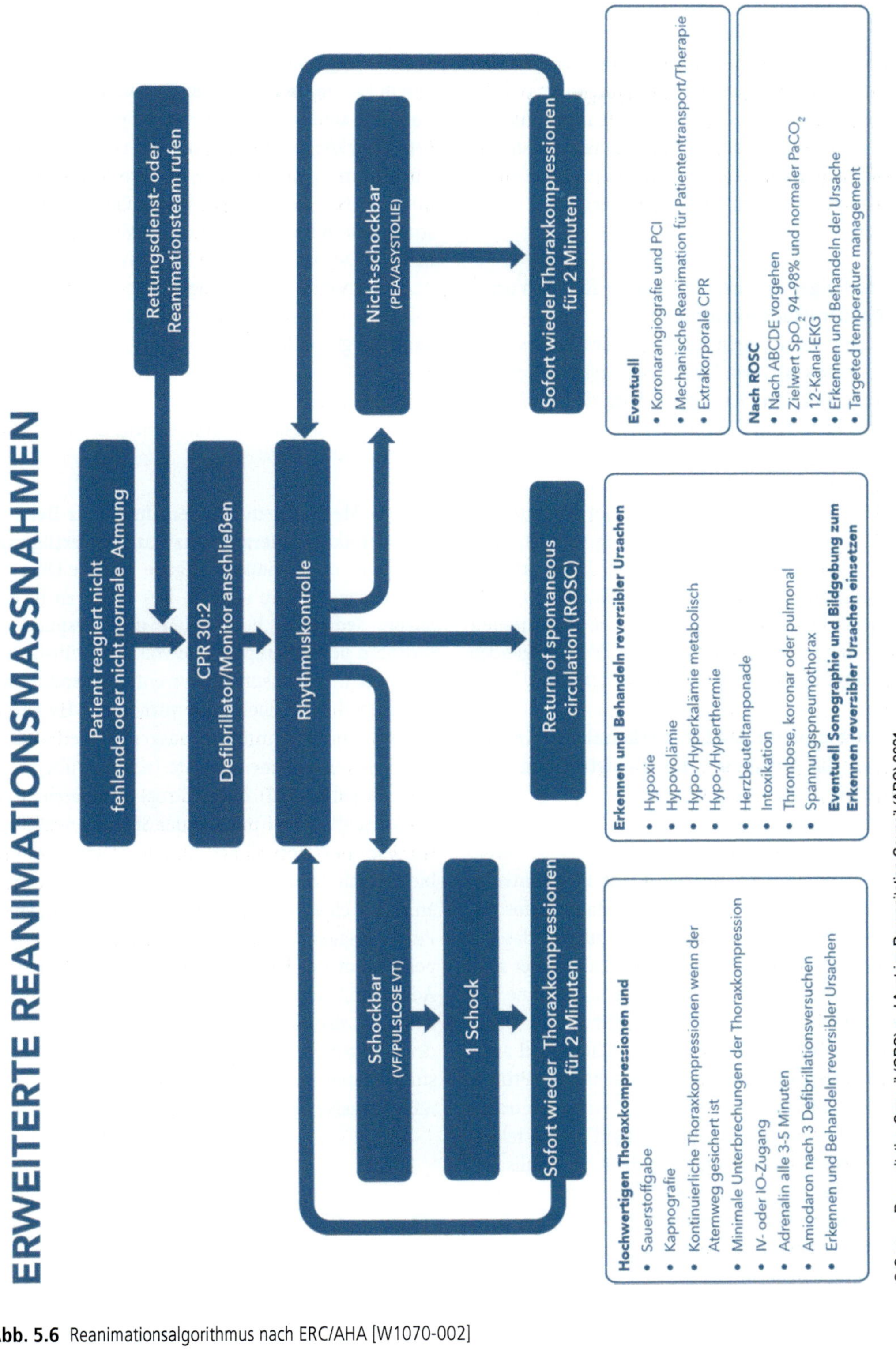

Abb. 5.6 Reanimationsalgorithmus nach ERC/AHA [W1070-002]

5

Welche ätiologischen Unterschiede zwischen Kinder- und Erwachsenenreanimation gibt es?

Der häufigste Grund für einen Kreislaufstillstand bei **Kindern** ist eine **Hypoxie.** Diese kann durch pulmonale Erkrankungen, Atemwegsverlegungen, Aspiration von Gegenständen oder Traumata entstehen. Bei **Erwachsenen** liegt einem nichttraumatischen Kreislaufstillstand zu 80 % eine **kardiale** Erkrankung zugrunde.

Welche Folgen ergeben sich daraus für Ihr Vorgehen bei der Kinderreanimation?

Nach einer vorsichtigen Ansprache des Kindes müssen beim bewusstlosen Kind zuallererst die Atemwege frei gemacht werden. Hierzu wird der Kopf leicht überstreckt und das Kinn leicht angehoben, alternativ kann der Esmarch-Handgriff (➤ Abb. 2.7) angewendet werden. Gleichzeitig wird durch Hören, Fühlen und Beobachten überprüft, ob eine normale Atmung vorliegt. Falls keine normale Atmung vorliegt, prüft man, ob die Atemwege verlegt sind. Dann erfolgen initial 5 Beatmungen. Liegen nach diesen 5 Atemhüben weiter keine Lebenszeichen vor, so wird die CPR mit 15 Thoraxkompressionen und wieder 2 folgenden Beatmungen fortgeführt (➤ Abb. 5.7, ➤ Abb. 5.8).

Kennen Sie ein für den Laien erkennbares Kriterium für die Diagnose „Kreislaufstillstand" bei Kindern?

Für einen Laien ist es oft äußerst schwer, zu erkennen, ob ein Puls vorhanden ist oder nicht. Daher wird für die Basisreanimation **keine Pulskontrolle** für die Diagnose eines Kreislaufstillstands gefordert bzw. es wird sogar empfohlen, sie zu unterlassen, um nicht unnötig Zeit zu verlieren. Laienhelfer sollten deshalb bei komatösen Kindern, die keine Lebenszeichen zeigen und nicht adäquat atmen, **sofort** mit der **CPR** beginnen. Diese Empfehlung gilt auch für die Basisreanimation beim Erwachsenen. Professionelle Helfer sollten versuchen, einen zentralen Puls zu tasten, um einen Stillstand festzustellen. Hierfür werden im Allgemeinen die A. femoralis, bei Kindern die älter als 1 Jahr sind, die A. carotis communis und bei Säuglingen die A. brachialis empfohlen. Diese Maßnahme darf jedoch nicht länger als 10 Sekunden dauern.

5.3.2 Kardiale Notfälle

Welche allgemeinen Maßnahmen treffen Sie bei einem Patienten mit akuter Herzinsuffizienz?

Zunächst sollte der Patient sitzend gelagert werden, d. h. **Oberkörper hoch,** Beine tief um den venösen Rückstrom zu senken. Die nächste Maßnahme ist die Gabe von **Sauerstoff,** 3 l/Min. über eine Nasensonde oder 6 l/Min. über eine O_2-Maske. Eine Intubation bzw. Beatmung ist bei schwerster Hypoxie und Erschöpfung in Erwägung zu ziehen. Zudem sollte der Patient **beruhigt** und ein **peripherer Zugang** gelegt werden.

PLUS

Jeder Patient mit einer chronischen Herzinsuffizienz kann jederzeit dekompensieren!

Welche Medikamente stehen Ihnen zur Behandlung der akuten Herzinsuffizienz zur Verfügung?

Primär ist an die **Sauerstoffgabe** und die Oberkörperhochlagerung zu denken. Des Weiteren ist eine leichte **Sedierung** bei Unruhe und Dyspnoe mit Morphin oder Diazepam sinnvoll. Im Frühstadium der akuten Herzinsuffizienz werden **Vasodilatatoren** empfohlen, jedoch sollte vorher eine Hypotonie (RR syst. mind. 90 mmHg) ausgeschlossen werden! Beispielsweise können Nitrate (z. B. 2 Hübe Nitroglyzerin sublingual) oder Nitroprussidnatrium zur Vorlastsenkung bei pulmonaler Stauung verwendet werden. Bei Überwässerung und Lungenstauung bieten sich **Diuretika** (z. B. 20–40 mg Furosemid) an. Liegt eine periphere Minderperfusion oder ein Pumpversagen vor, muss auf **Katecholamine** bzw. positiv inotrope Substanzen (Dobutamin, Dopamin, Adrenalin, Noradrenalin oder Phosphodiesterasehemmer) zurückgegriffen werden. Bei persistierender Hypoxämie trotz medikamentöser und Sauerstofftherapie im Lungenödem sollte zunächst eine **nichtinvasive Beatmung** begonnen werden.

PLUS

Der Anstieg des SaO_2 zeigt innerhalb von wenigen Minuten ein adäquates Ansprechen auf die Therapie!

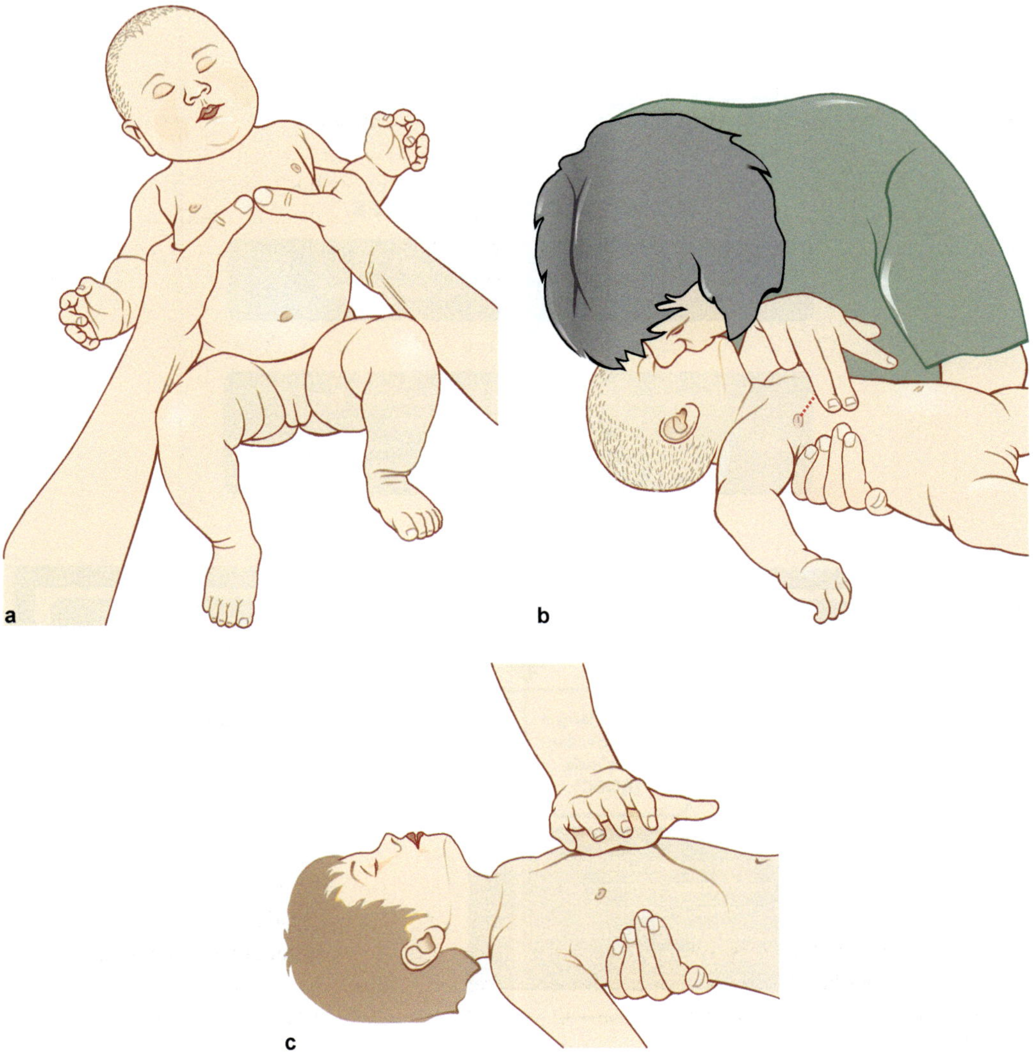

Abb. 5.7a–c Kardiopulmonale Reanimation beim Kind [L126]
a) Thoraxkompression beim Säugling: Die Daumen werden nebeneinander im mittleren Sternumdrittel direkt unterhalb der Intermamillarlinie aufgelegt.
b) Thoraxkompression beim Kleinkind: mit zwei Fingern der einen Hand, die andere Hand als Widerlager im Rücken; die Beatmung erfolgt Mund-zu-Nase/Mund-zu-Mund.
c) Thoraxkompression beim älteren Kind: mit dem Ballen der einen Hand, die andere Hand als Widerlager im Rücken.

Für welches Katecholamin würden Sie sich bei einer akut aufgetretenen Herzinsuffizienz entscheiden?

Dobutamin ist als β_1-Sympathomimetikum das Mittel der ersten Wahl zur Inotropiesteigerung. Es wirkt über die β_1-Rezeptoren **positiv inotrop** ohne den peripheren Widerstand zu erhöhen und ist damit optimal bei ausreichend vorhandenem Kreislauf. Im Gegensatz zu Noradrenalin (Arterenol®) wird die renale Perfusion durch Dobutamin kaum vermindert (➤ Kap. 5.2.2).

Wie äußert sich die Klinik eines Myokardinfarkts?

Leitsymptom ist der linksseitige oder retrosternale **Thoraxschmerz,** häufig begleitet von **Unruhe** und **Dyspnoe.** Der Ischämieschmerz kann in den linken Arm, den Unterkiefer, aber auch in den Oberbauch **ausstrahlen.** Dazu können **Hypotonie, Tachykardie** oder **Bradykardie, Blässe, Kaltschweißigkeit, Nausea** und **Erbrechen** kommen. Zu beachten ist,

ERWEITERTE MASSNAHMEN ZUR REANIMATION VON KINDERN

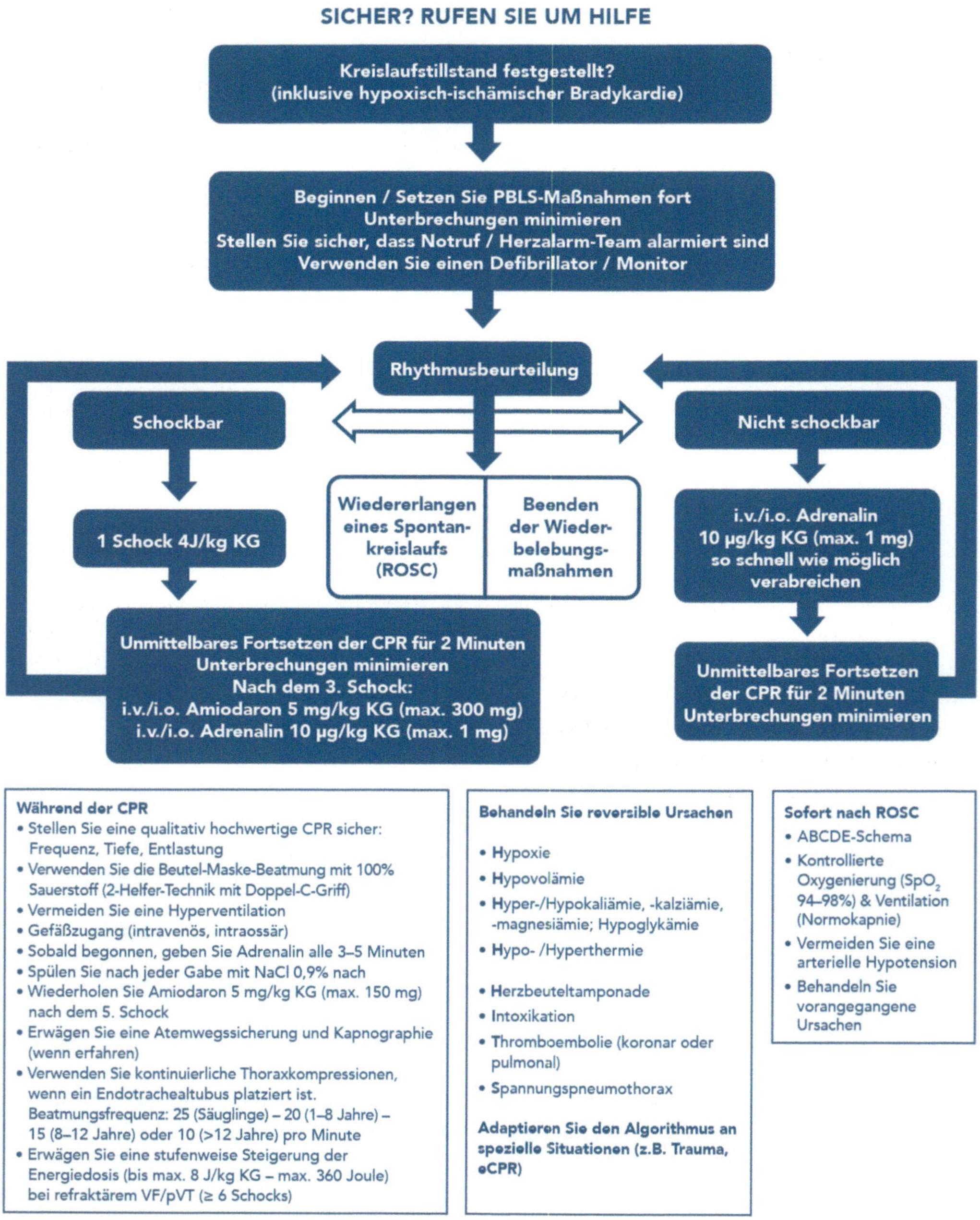

Abb. 5.8 Erweiterete lebensrettende Maßnahmen beim Kind [W1071-001]

dass sich bei Diabetikern (häufig keine Schmerzen) und Frauen häufig eine **atypische Klinik** zeigt.

Sie kommen nun als Notarzt zu einer Patientin mit dem typisch klinischen Bild eines Myokardinfarkts. Im EKG zeigen sich eindeutige Zeichen für einen solchen. Welche sind das?

Im EKG können bei akutem Infarkt folgende Zeichen zu sehen sein:

- ST-Hebungen über den Brustwandableitungen (> 0,2 mV) und über den Extremitätenableitungen (> 0,1 mV) bei transmuralen Infarkten.
- ST-Senkungen oder negative T-Wellen bei einer Innenschichtischämie.
- Neu aufgetretener Linksschenkelblock.

MERKE

Ein unauffälliges EKG schließt keinen Infarkt aus!

Schildern Sie bitte kurz die medikamentöse Basistherapie bei einem akuten Myokardinfarkt.

Zur Basistherapie gehört zunächst die Beruhigung des Patienten, Oberkörperhochlagerung und Sauerstoffzufuhr bei Atemnot oder Hinweisen auf eine Herzinsuffizienz. Ein 12-Kanal-EKG sollte immer geschrieben werden.

Zur medikamentösen Basistherapie gehört die Thrombozytenaggregationshemmung mit **ASS** und eine Heparinisierung entweder mit 5000 IE **Heparin** oder einem niedermolekularen Heparin.

Nach Anlage eines Basismonitorings (EKG, Blutdruck, Pulsoxymetrie) und eines peripher venösen Zugangs besteht die medikamentöse Initialtherapie in 1–2 Hüben **Glyzerolnitrat** s. l. (**cave:** Hypotonie, Sildenafil). Diese Maßnahme kann wiederholt und evtl. auf eine i. v. Gabe von 5–10 µg/Min. übergegangen werden. Bei weiter anhaltenden Beschwerden ist eine Analgesie mit 2–5 mg **Morphin** bis zur Schmerzfreiheit indiziert. Bei fehlenden Kontraindikationen wird eine **Betablockade** (z. B. mit Metoprolol 2–5 mg) empfohlen. Ein Nutzen einer obligaten präklinischen Gabe von Clopidogrel, Prasugrel oder Ticagrelor (präklinisches Loading) im Vergleich zur unmittelbaren intrahospitalen Gabe vor/nach PCI ist bisher nicht belegt und erscheint bislang nicht als zwingend erforderlich.

Wird im 12-Kanal-EKG die Diagnose eines STEMI gestellt, so ist der sofortige Transport in das nächstgelegene Herzkatheterlabor zur PCI anzustreben.

Kennen Sie Komplikationen nach einem Herzinfarkt? Und was ist die häufigste Todesursache in den ersten Stunden nach einem akuten Herzinfarkt?

Der gefährlichste Zeitraum nach einem Herzinfarkt sind die ersten 48 Stunden, die von ca. 40 % der Patienten nicht überlebt werden! Als Frühkomplikationen kommen zum einen **Herzrhythmusstörungen,** allen voran VES, VT, Kammerflimmern, Tachykardien und Bradykardien vor. Darüber hinaus zeigt sich bei ⅓ der Patienten eine **Linksherzinsuffizienz** mit den Folgen eines kardiogenen Schocks oder Lungenödems. Die Folgen einer **abgelaufenen Nekrose** können zu einer Herzwandruptur oder -tamponade oder einem Papillarmuskelabriss mit nachfolgender akuter Mitralinsuffizienz führen.

Die größte Gefahr besteht in malignen Arrhythmien. Das **Kammerflimmern** ist die häufigste, ein Pumpversagen die zweithäufigste Todesursache.

FALLBEISPIEL

Im Nachtdienst werden Sie zu einer Patientin gerufen. Sie hat am Vortag eine Knie-TEP in Vollnarkose bekommen. Sie klagt über plötzlich aufgetretene Dyspnoe und thorakale Schmerzen. Ihnen fällt Tachypnoe, Tachykardie und Hustenreiz bei der Patientin auf.

Wie lautet Ihre Verdachtsdiagnose?

In dieser Situation würde ich zunächst an eine **Lungenembolie** denken.

Welche Differenzialdiagnosen haben Sie im Hinterkopf?

Zu den wichtigen Differenzialdiagnosen bei akuten thorakalen Schmerzen gehören das akute Koronarsyndrom, die Perikarditis, die Pleuritis und die Aortendissektion. Bei akut auftretender Luftnot muss außerdem an ein Lungenödem, eine psychogene Hyperventilation oder, v. a. bei jungen Patienten oder nach ZVK-Anlage, an einen Pneumothorax gedacht werden. Des Weiteren sollte man auch andere Gründe wie die Gallenkolik, Ulkusperforation oder Pankreatitis im Hinterkopf haben.

Wie ist also Ihr weiteres Vorgehen?

PLUS

Der Grund für einen tödlichen Verlauf einer Lungenembolie ist i. d. R. ein irreversibles Rechtsherzversagen!

Zunächst ist eine körperliche Untersuchung, v. a. eine **Auskultation** und **Perkussion** des Thorax durchzuführen, so kann z. B. ein Pneumothorax oder ein Lungenödem ausgeschlossen werden. Es sollten sofort ein **Labor** (D-Dimere, Herzenzyme, Troponin) und Blutgase abgenommen werden. Ein **EKG** gehört mit zur akuten Diagnostik, wobei zu beachten ist, dass nur in 25 % der Fälle typische Veränderungen auftreten! Für eine Lungenembolie sprechen eine Tachykardie, ein S1Q3-Typ, ein inkompletter Rechtsschenkelblock, T-Negativierungen rechtspräkordial und ST-Anhebungen mit terminal negativem T in Ableitung III. Zum Ausschluss anderer Erkrankungen und zur Diagnostik einer akuten Rechtsherzbelastung oder eines Thrombus kann ein **Herzecho** dienen, wobei es zur Diagnose der Lungenembolie nicht sehr sensitiv/spezifisch ist. Ebenso nur unsichere Hinweise gibt ein Röntgen-Thorax. Das Mittel der ersten Wahl zur Diagnose der Lungenembolie ist eine **CT-Angiografie** zur Darstellung der A. pulmonalis.

MERKE

Nur in 25 % der Fälle treten im EKG typische Veränderungen bei Lungenembolie auf!

FALLBEISPIEL

Sie haben nun einen Patienten mit akuter, massiver Lungenembolie. Der Patient zeigt systolische Blutdrücke von unter 100 mmHg, das Troponin ist erhöht.

Wie therapieren Sie?

Die Basistherapie der akuten Lungenembolie beinhaltet eine Immobilisation des Patienten mit Oberkörperhochlagerung und die **Sauerstoffgabe.** Eine leichte **Analgosedierung** mit Diazepam oder Morphin kann hilfreich sein. Bereits bei V. a. auf eine Lungenembolie sollte mit einer **Antikoagulation** begonnen werden. Hierzu wird ein Bolus **Heparin** (80 IE/kg bzw. 5.000 IE) verabreicht. Bei Lungenembolie mit hohem Sterblichkeitsrisiko kann eine systemische **Lysetherapie** mit rt-PA, Streptokinase oder Urokinase notwendig sein. Bei hämodynamischer Instabilität sollte Volumen substituiert werden und evtl. eine Therapie mit Noradrenalin oder Dobutamin erfolgen.

MERKE

Bei vermuteter oder gesicherter Lungenembolie ist eine zügige Antikoagulation mit Heparin in therapeutischer Dosis die wichtigste Maßnahme bezüglich Therapie und Prognose!

Sie kommen als Notarzt zu einem hämodynamisch instabilen Patienten mit Herzrhythmusstörungen. Müssen Sie nun ein 12-Kanal-EKG schreiben?

Zur Differenzierung zwischen verschiedenen Arrhythmien sollte, wenn möglich, ein 12-Kanal-EKG geschrieben werden. Um eine adäquate Therapie einzuleiten, ist das 12-Kanal-EKG ebenfalls erforderlich. Ein weiteres Argument ist die Dokumentation der Herzrhythmusstörung, um für die Langzeittherapie die richtige Entscheidung treffen zu können.

Welche Herzrhythmusstörungen halten Sie aus prognostischer Sicht präklinisch für behandlungsbedürftig?

Alle **hämodynamisch symptomatischen** Herzrhythmusstörungen sollten präklinisch als Notfall therapiert werden. Darüber hinaus sind aus prognostischer Sicht der AV-Block II° Typ Mobitz, der AV-Block III°, WPW-Syndrome bei Patienten mit VHF, ventrikuläre Tachykardien und Kammerflimmern behandlungsbedürftig.

Können Sie mir kurz die präklinischen Therapiegrundzüge bei AV-Blöcken erklären?

Prinzipiell sind die AV-Blöcke **I° und II° Typ Wenckebach nicht behandlungsbedürftig.**

Der AV-Block **II° Typ Mobitz** und der AV-Block **III°** sind jedoch aus prognostischer Sicht behandlungsbedürftig. Die Akuttherapie ist aber nur bei Symptomatik erforderlich. Präklinisch bietet sich Atropinsulfat (0,5 bis max. 3 mg i. v.) oder Adrenalin (2–10 µg/Min.) an. Zudem kann bei kritischen Patienten eine passagere Schrittmacherstimulation in Erwägung gezogen werden. Das Ziel beim AV-Block III° ist es, die Herzfrequenz und damit den ventrikulären Ersatzrhythmus anzuheben. Die Langzeittherapie sollte mittels Implantation eines Schrittmachers (DDD) erfolgen.

PLUS

Externe Schrittmachertherapie nur unter Sedierung.

FALLBEISPIEL

Sie werden als Notarzt zu einem hämodynamisch instabilen Patienten gerufen. Im EKG zeigt sich eine ventrikuläre Tachykardie mit Frequenzen zwischen 100 und 150/Min.

Sollte diese HRST präklinisch behandelt werden?

In der Regel sollten anhaltende ventrikuläre Tachykardien präklinisch therapiert werden, da sie hämodynamisch relevant sind. Unbehandelt kann eine ventrikuläre Tachykardie auf dem Transport in die Klinik schnell in ein **Kammerflimmern** übergehen und der Patient reanimationspflichtig werden. Die Kardioversion einer VT kann medikamentös oder elektrisch mittels Defibrillator erfolgen. Die **elektrische Kardioversion** sollte in kurzer Analgosedierung mit 70–120 J erfolgen. Bei der Kardioversion muss unbedingt darauf geachtet werden, dass R-Zacken-getriggert stimuliert wird! Die **medikamentöse Kardioversion** erfolgt mit Amiodaron (300 mg über 10–20 Min.), wenn drei Kardioversionsversuche erfolglos waren.

5.3.3 Respiratorische Notfälle

Was tun Sie nun als Notarzt bei einem Status asthmaticus?

Unter dem Begriff Status asthmaticus wird ein lang anhaltender, schwerer Asthmaanfall verstanden, der nicht sofort auf β_2-Mimetika anspricht. Heute wird zunehmend der Begriff „akutes schweres Asthma" oder bei besonders schweren Anfällen „lebensbedrohliches Asthma" verwendet.

Bezüglich des Vorgehens als Notarzt ist zu sagen, dass zunächst die gleichen Basismaßnahmen wie o.g. getroffen werden sollten (➤ Kap. 5.3.2). Die erste Maßnahme beim schweren akuten Asthmaanfall ist Sauerstoff mit 2–4 l/Min. Dem Patienten ist ein sicherer venöser Zugang zu legen. Die medikamentöse Therapie sollte anfangs durch **β_2-Mimetika** (z. B. 2 Hübe Fenoterol, Salbutamol) erfolgen, wobei bei mehrmaliger Gabe v. a. bei herzkranken Patienten Vorsicht vor Tachykardien geboten ist! Zusätzlich gibt man **Kortikosteroide,** z. B. Prednisolon 50–100 mg initial i. v. als Bolus. Eine weitere Therapiemöglichkeit besteht in der Gabe von **Magnesiumsulfat** (1–2 mg Mg-5-Sulfat 50 % i. v. über 20 Min.), zur Membranstabilisierung, besonders dann, wenn der Patient nur gering auf β_2-Mimetika anspricht. Die Gabe von Theophyllin i. v. im akuten Asthmaanfall führt verglichen mit β_2-Mimetika zu keinem zusätzlichen bronchodilatatorischen Effekt und wird deshalb nicht mehr empfohlen. Bei wachen, kooperativen Patienten kann eine nichtinvasive CPAP-Beatmung sinnvoll sein. Ultima Ratio bei schwerer Ateminsuffizienz ist die Intubation und Beatmung.

PLUS

Die Angst vor einer CO_2-Narkose bei COPD-Patienten ist im Asthmaanfall unbegründet und kommt nur selten vor!

5

FALLBEISPIEL

In den Schockraum kommt ein junger Patient nach Verkehrsunfall mit multiplen Frakturen. Er klagt über thorakale Schmerzen und bekomme schlecht Luft. Bei der körperlichen Untersuchung fallen Ihnen ein abgeschwächtes Atemgeräusch links und gestaute Halsvenen auf.

Welche Verdachtsdiagnose haben Sie und wie ist Ihr Vorgehen?

Bei einem Polytrauma erleiden etwa 50 % der Patienten ein Thoraxtrauma (Lungenkontusion, Pneumothorax etc.). Die Symptomatik des Patienten lässt am ehesten auf einen Pneumothorax schließen. Die gestauten Halsvenen, das abgeschwächte Atemgeräusch und die instabilen Kreislaufverhältnisse lassen an einen **Spannungspneumothorax** denken. Akut ist es wichtig, den Spannungspneumothorax **sofort zu entlasten.** Dies kann z. B. durch eine großlumige Nadel (2./3. ICR medioklavikular) geschehen, somit wird die Spannung entlastet und es kann dann in Ruhe eine Thoraxdrainage gelegt werden. Die **Thoraxdrainage** kann entweder im **2./3. ICR medioklavikular** (Monaldi) oder im **4./5. ICR der vorderen Axillarlinie** (Bülau) angelegt werden.

Wie ist Ihr Vorgehen bei einem Patienten mit akuter Exazerbation einer COPD und respiratorischer Globalinsuffizienz?

Bei diesem Patienten ist eine Verbesserung der Oxygenierung notwendig. Das passiert durch **Sauerstoffgabe,** medikamentöse Therapie mit **Bronchodilatatoren** und **Kortikosteroiden** und evtl. eine zusätzliche möglichst **nichtinvasive Beatmungstherapie** (NIV).

Meistens kommt es im Rahmen von Atemwegsinfekten zu einer Exazerbation. Daher ist in den meisten Fällen eine kalkulierte Antibiotikatherapie (Aminopenicillin, Makrolid, Cefalosporin) indiziert.

Eine weitergehende Diagnostik mit Notfalllabor (D-Dimere, Troponin, CRP, Prokalzitonin), EKG, Röntgen-Thorax und Herzecho kann andere Ursachen, Komplikationen oder Erkrankungen anzeigen bzw. ausschließen. Je nach Zustand des Patienten kann die Aufnahme auf eine Intensivstation mit Beatmung notwendig sein.

Wann würden Sie einen Patienten mit exazerbierter COPD auf die Intensivstation legen? Und wann würden Sie sich für eine invasive Beatmung entscheiden?

Eine Aufnahme auf Intensivstation sollte auf jeden Fall bei **somnolentem Zustand** erfolgen. Zu der klinischen Einschätzung richtet sich eine Aufnahme auf Intensivstation nach den Blutgasen. Bei **persistierender Hypoxämie** ($paO_2 < 60\,mmHg$), **persistierender Hyperkapnie** ($paCO_2 > 60\,mmHg$) und **respiratorischer Azidose** ($pH < 7{,}35$) trotz adäquater Sauerstofftherapie ist zunächst eine nichtinvasive Beatmung angebracht. Kommt es nach Ausschöpfung der medikamentösen Therapie und trotz nichtinvasiver Beatmung nicht zur Besserung, sollte eine invasive Beatmung erfolgen.

Was ist eine Hyperventilationstetanie und wie kommt sie zustande?

Zur Hyperventilationstetanie kommt es durch eine anfallartig gesteigerte Ventilation, deren Folge zunächst eine **Hypokapnie** mit **respiratorischer Alkalose** ist. Sekundär kommt es zu einem Abfall des Bikarbonats. Darüber hinaus wird die Alkalose dadurch kompensiert, dass Protonen z. B. Kalzium an Proteine binden. Wichtig ist, dass es sich nur um eine **Verminderung des freien Kalziums** handelt, während das Gesamtkalzium normal ist (relative Hypokalzämie). Die resultierende relative Hypokalzämie führt zu einer Übererregbarkeit des Nervensystems, die der Grund für die typischen neuromuskulären Symptome ist. Kennzeichnend für das Hyperventilationssyndrom sind **Parästhesien, periphere Krämpfe, Pfötchenstellung** und **Karpfenmund.** Durch eine zerebrale Vasokonstriktion kann es weiterhin zu Synkopen und zu einer **reduzierten Krampfschwelle** kommen.

Ein 15-jähriges Mädchen wird Ihnen mit Atemnot von einem Rockkonzert gebracht. Sie diagnostizieren ein Hyperventilationssyndrom. Was sind die Therapieprinzipien?

Die **Beruhigung** der Patientin durch Zusprechen, Aufklärung und die Aufforderung, ruhig und normal zu atmen, ist enorm wichtig. Zudem kann durch **Rückatmung von CO_2** mit einer Plastiktüte versucht werden, eine Normokapnie zu erreichen. Bei erreichter Normokapnie normalisieren sich der pH-Wert und die relative Hypokalzämie wieder. Eine Gabe von Kalzium ist vor allem beim reinen psychogenen Hyperventilationssyndrom nicht indiziert!

5.3.4 Neurologische Notfälle

Welche zentrale Frage stellen Sie sich als Notarzt bei einem bewusstseinsgestörten Patienten, falls Sie den V. a. ein neurologisches Geschehen haben?

Bei Bewusstseinsstörungen sollte man sich prinzipiell die Frage stellen, ob **sie mit oder ohne fokalneurologisches Defizit** einhergeht. Liegt eines vor (Nystagmus, Bewegungsstörung, Paresen), so sollte unverzüglich eine Klinik mit Neurologie und Bildgebung angefahren werden. Liegt kein fokalneurologisches Defizit vor, so sollte der Patient in die nächste Notaufnahme zum Ausschluss internistischer Erkrankungen gebracht werden.

Sie treffen als Notarzt einen bewusstseinsgetrübten Patienten an und bereiten sich in Gedanken auf eine Intubation vor. Wofür wären Ihnen die Neurologen in der Klinik dankbar?

Vor der Intubation eines bewusstseinsgetrübten Patienten sollte unbedingt so weit wie möglich ein **grober neurologischer Status** erhoben werden. Eine kurze Untersuchung auf Paresen, Reflexe, Blickwendung, Pupillen und Atmung kann sowohl für die spätere Diagnostik als auch für die Verlaufsentwicklung eines neurologischen Geschehens wertvolle Informationen beinhalten.

Welche Fragen gehen Ihnen als Notarzt durch den Kopf, wenn Sie zu einem Patienten gerufen werden, der über Kopfschmerzen klagt?

Die Ursachen für Kopfschmerzen sind vielfältig. Das wichtigste Ziel ist, **vital bedrohliche Ursachen** für den Kopfschmerz zu erkennen. Dazu gehören z. B. eine **Subarachnoidalblutung,** ein **Subduralhämatom,** eine **Sinusvenenthrombose** oder eine **Meningitis.** Auch Zeichen auf eine intrakranielle Druckerhöhung wie eine **Bewusstseinstrübung, Übelkeit und Erbrechen** oder eine **Pupillendifferenz** sind zu beachten. Die klinische Untersuchung, der Schmerzcharakter, die Lokalisation und die Begleitsymptome können Hinweise geben, z. B. **Nackensteifigkeit** bei einer Meningitis oder Subarachnoidalblutung. Ich würde einen Patienten mit unklarem Kopfschmerz auf jeden Fall in ein Krankenhaus bringen, in dem eine intrakranielle Bildgebung erfolgen kann.

Sie treffen auf einen Patienten mit Kopfschmerzen ohne fokalneurologisches Defizit. An welche Differenzialdiagnosen denken Sie?

Häufige Ursachen für Kopfschmerzen **ohne** ein **fokalneurologisches Defizit** sind **Migräne, Spannungskopfschmerzen, Clusterkopfschmerz** oder die **Trigeminusneuralgie.** Es sollte jedoch immer daran gedacht werden, dass auch eine Subarachnoidalblutung und eine Meningitis ohne fokalneurologisches Defizit einhergehen können!

Angenommen Sie treffen auf einen Patienten mit Kopfschmerzen und einem fokalneurologischen Defizit – welche Differenzialdiagnosen haben Sie im Kopf?

Kopfschmerzen **mit fokalneurologischem Defizit** können unter anderem vaskulären, infektiösen und neurologischen Ursprungs sein. So können eine **hypertensive Krise** mit Enzephalopathie oder Ischämien, **Sinusvenenthrombosen** (z. B. bei Frauen die frisch entbunden haben), vor allem aber auch **intrazerebrale Blutungen** mit Kopfschmerzen und fokalneurologischem Defizit einhergehen. Bei den infektiösen Ursachen muss immer an eine Meningitis oder Herpes-Enzephalitis gedacht werden. Darüber hinaus können auch komplizierte Migräneanfälle mit einem fokalneurologischen Defizit verbunden sein. Kopfschmerzen mit fokalneurologischem Defizit sind immer ein **Einweisungsgrund** in eine neurologische oder neurochirurgische Klinik!

Können Sie mir kurz die Klinik einer Subarachnoidalblutung beschreiben?

Häufig berichten die Patienten über einen **plötzlichen Vernichtungskopfschmerz** einhergehend mit **Übelkeit und Erbrechen.** In der Hälfte der Fälle geht eine SAB mit einer **Bewusstseinseintrübung** einher. Patienten mit einer SAB können darüber hinaus eine Nackensteifigkeit und Hirnnervenausfälle zeigen.

Als Notarzt haben Sie bei einem Patienten den V. a. eine SAB. Beschreiben Sie mir bitte Ihr Vorgehen.

Der Patient sollte unverzüglich unter Monitoring der Vitalfunktionen in ein **Zentrum mit Neurochiurgie/-radiologie** gebracht werden. Man muss darauf gefasst sein, dass sich sein Zustand auf dem Transport verschlechtern kann und er intubiert werden muss. Bewusstseinsgetrübte Patienten sollten großzügig intubiert werden, um eine **Hypoxämie** oder **Hyperkapnie** zu **vermeiden.** Zur Abschirmung eines wachen Patienten kann eine leichte Analgosedierung erfolgen (z. B. 5 mg Diazepam und 15 mg [5-mg-weise titriert] Dipidolor i. v.). Der Blutdruck sollte mit systolischen Werten von 120–150 mmHg im Normbereich gehalten werden. Fieber und eine Hyperglykämie sind unbedingt zu vermeiden.

Sie haben als Hausarzt bei einem Patienten den V. a. eine bakterielle Meningitis. Beschreiben Sie mir bitte ihr Vorgehen.

Zeigt der Patient z. B. eine Trias aus **Fieber, Bewusstseinsstörung** und **Meningismus,** so liegt mit hoher Wahrscheinlichkeit eine bakterielle Meningitis vor. Der Patient sollte unverzüglich in ein Krankenhaus eingewiesen werden. Bei alleinigem klini-

5

schen Verdacht sollte sofort eine **Antibiose** verabreicht (z. B. Cephalosporin 3. Generation + Ampicillin und 10 mg Dexamethason) und ausreichend Flüssigkeit substituiert werden.

Welche bekannten klinischen Zeichen kennen Sie, die für eine Meningoenzephalitis sprechen?

Einen wichtigen Anhalt für eine Meningoenzephalitis können die Zeichen nach Lasègue, Kernig und Brudzinski sein:

- Das **Lasègue-Zeichen** ist positiv, falls der Patient beim Anheben des gestreckten Beines Schmerzen verspürt.
- Beim **Kernig-Zeichen** sind die Knie und die Hüfte des Patienten gebeugt und eine Kniestreckung kann wegen Schmerzen nicht durchgeführt werden.
- Von einem positiven **Brudzinski-Zeichen** spricht man, wenn es bei einem liegenden Patienten, dem der Kopf passiv gebeugt wird, zu einer reflektorischen Beugung der Beine kommt.

5

Was ist häufiger bei einem Schlaganfall anzutreffen – eine zerebrale Ischämie oder eine Blutung?

Insgesamt hat der Schlaganfall in Deutschland eine sehr hohe Prävalenz (500–800/100.000). Die Inzidenz von **zerebralen Ischämien** ist in Deutschland deutlich **höher** als die der Blutungen.

MERKE

Ein CT ist bei einem akuten Schlaganfall zwingend notwendig!

FALLBEISPIEL

Sie kommen als Notarzt zu einem Patienten im Altenheim mit V. a. einen Schlaganfall. Er zeigt eine Halbseitenlähmung links, RR 190/110 mmHg, HF 100/Min., SpO_2 96 %, BZ 170 mg/dl.

Wie gehen Sie vor? Senken Sie den Blutdruck?

Nach einem **Basischeck** der Vitalfunktionen, einer kurzen **Anamnese** und **körperlichen Untersuchung** wird der Patient je nach Bewusstseinslage entweder mit erhöhtem Oberkörper oder in Seitenlage gelagert. Wichtig ist, kurz zu eruieren, ob schon vorher neurologische Defizite vorlagen. Der Patient soll **Sauerstoff** bekommen und einen venösen Zugang an der nichtgelähmten Seite erhalten. Danach erfolgt unter Kontrolle und Sicherung der Vitalfunktionen ein zügiger Transport zur **nächsten Stroke-Unit.** Zeitverluste sollten auf jeden Fall vermieden werden, um eine evtl. notwendige Lysetherapie nicht zu verzögern. Bezüglich des Blutdrucks sollten die notärztlichen Maßnahmen **zurückhaltend** sein! Da die Autoregulation der zerebralen Gefäße gestört ist, kann eine Blutdrucksenkung zur Verschlimmerung der Schädigung führen. Hypertensive Blutdruckwerte behandelt man in der Akutphase des Schlaganfalls nur dann, wenn kritische Werte (> 220 mmHg systolisch, > 120 mmHg diastolisch) überschritten werden oder Organkomplikationen auftreten. **Falls notwendig** muss die medikamentöse **Blutdrucksenkung langsam** erfolgen. Hierzu bietet sich z. B. die vorsichtige Titration von Urapidil (5–15 mg) an. Darüber hinaus sollte auf Hirndruckzeichen geachtet werden, um evtl. eine zügige neurochirurgische Versorgung zu ermöglichen. Blutzuckerwerte < 60 mg/dl oder > 300 mg/dl sollten behandelt werden.

Sie haben einen Patienten mit Schlaganfall erfolgreich und sicher in die Klinik gebracht. Was will der Neurologe in der Notaufnahme nun von Ihnen wissen?

Wegen des Lysezeitfensters von 4,5 h ist der **Beginn der Symptomatik** bei dem Patienten enorm wichtig. Darüber hinaus spielt die **Dauermedikation** des Patienten, vor allem eine eventuelle Antikoagulation, eine wichtige Rolle. Wesentliche **Vorerkrankungen** (Myokardinfarkt, Operationen, Verletzungen, Tumoren) sollten ebenfalls übergeben werden.

Schildern Sie mir bitte die Basismaßnahmen, die Sie als Privatperson bei einem Patienten mit epileptischem Anfall treffen können.

Der Patient muss unbedingt vor Eigenverletzungen bewahrt werden. An eine Polsterung, Entfernen von spitzen Gegenständen (Stühle, Vasen etc.) und evtl. Umlagerung des Patienten sollte gedacht werden. Nach einem Anfall ist ein postiktaler, soporöser Patient in die **stabile Seitenlage** zu bringen. Falls der Patient erbrochen hat, ist die Mundhöhle vorsichtig von Erbrochenem oder Blut zu befreien.

Keine Notfallmaßnahmen sind die Einbringung eines Gummikeils oder eines Beißschutzes! Von einer Fixation der Gliedmaßen ist wegen der Gefahr einer Gelenkluxation ebenfalls abzusehen.

Was ist ein Status epilepticus?

Als Status epilepticus wird ein außergewöhnlich lang anhaltender Anfall bzw. eine Serie von Anfällen bezeichnet. Kennzeichnend ist, dass der Patient zwischen den Anfällen **bewusstlos** bleibt. Früher sprach man erst bei einer Dauer von 30–60 Minuten von einem epileptischen Status. Nun spricht man nach 5 Minuten bei generalisierten tonisch-klonischen Anfällen und bei Absencen und fokalen Anfällen nach 20–30 Minuten von einem Status epilepticus.

FALLBEISPIEL

Sie werden als Notarzt zu einem Notfall in einer Schule gerufen. Ein 18-jähriger Schüler liegt im Klassenzimmer auf dem Boden und krampft. Die Lehrerin schildert, dass er nun mehr seit ca. 10 Minuten nicht ansprechbar sei und Muskelzuckungen in den Armen und Beinen zeige.

Schildern Sie Ihr Vorgehen.

In diesem Fall ist von einem **generalisiert-klonischen Anfall** auszugehen. Es ist unverzüglich ein möglichst krampfungefährdeter Zugang zu legen (Ellenbeuge ist ungeeignet) und gut zu sichern. Ein Basismonitoring sollte parallel angelegt werden, um die Vitalparameter zu messen. Die primäre antikonvulsive Therapie erfolgt mit einem **Benzodiazepin** (z. B. Lorazepam 0,1 mg/kg KG, Diazepam 0,25 mg/kg KG). Bei Kindern oder Erwachsenen, bei denen kein i. v. Zugang gelegt werden kann, kann Diazepam auch rektal (10–20 mg Rektiole Diazepam) oder Midazolam nasal gegeben werden. Bei Unwirksamkeit des Benzodiazepins sollte auf **Phenytoin** 15–20 mg/kg KG zurückgegriffen werden (50 mg/Min. über 5 Min., Rest über 30 min, max. 30 mg/kg KG). Die nächste Stufe wäre die Einleitung einer **Narkose** mit Thiopental (3–5 mg/kg KG) und Midazolam (0,2 mg/kg KG) ohne die Verwendung von Muskelrelaxanzien.

Parallel sollte eine Hypoglykämie mittels Stix ausgeschlossen werden. Bei V. a. einen ethanolassoziierten Anfall wird Thiamin 100 mg i. v. gegeben.

MERKE

Ein generalisiert tonisch-klonischer Anfall ist lebensbedrohlich und benötigt sofort intensivmedizinische Behandlung!

5.3.5 Gastrointestinale Notfälle

Kennen Sie Leitsymptome für das akute Abdomen?

Leitsymptom ist der akute starke bis stärkste **Bauchschmerz.** Bei der klinischen Untersuchung findet man meistens eine deutliche **Abwehrspannung.** Weitere Symptome können **Übelkeit** mit **Erbrechen,** eine **Darmatonie** und im Extremfall eine **Schocksymptomatik** sein. Durch die Schmerzen entsteht oft eine oberflächliche Atmung. Erhöhte Temperatur und Exsikkose sind ebenfalls zu beobachten.

Nennen Sie mir bitte verschiedene Ursachen eines akuten Abdomens.

Zum akuten Abdomen kann es z. B. durch den **Verschluss eines Hohlorgans** kommen (Ileus, inkarzerierte Hernie). Oft liegen akute **Entzündungen** intraabdomineller Organe (Appendizitis, Cholezystitis, Pankreatitis, Divertikulitis, Andexitis) vor. Weitere Ursachen können eine **Organperforation** (Ulkus, Divertikel, Trauma), eine akute **Durchblutungsstörung** (Pfortaderthrombose, Mesenterialinfarkt) oder eine **intraabdominelle** Blutung (Aneurysma-, Milzruptur, Extrauteringravidität) sein. Auch **extraabdominelle Ursachen** können sich unter dem Bild eines akuten Abdomens darstellen. Dazu gehören z. B. ein Hinterwandinfarkt, eine basale Pneumonie, metabolische Entgleisungen oder eine Hodentorsion.

5.3.6 Stoffwechselnotfälle

Wie würden Sie eine Hypoglykämie definieren?

Die Hypoglykämie ist durch die sog. **Whipple-Trias** gekennzeichnet:

- **Plasmaglukose < 50 mg/dl** bzw. 2,8 mmol/l
- Klinische Symptome einer Hypoglykämie
- **Besserung der Klinik durch Gabe von Glukose**

Es gibt also keinen definitiven Wert, ab dem von einer Hypoglykämie gesprochen werden kann.

Wie stellt sich ein Patient mit Hypoglykämie dar?

PLUS

Im Rettungsdienst erfolgt bei jedem Patienten eine Blutzuckermessung.

Der Beginn der Symptomatik ist oft gekennzeichnet durch **Heißhunger, Übelkeit** und **Erbrechen.** Die Symptome sind unter anderem Ausdruck einer sympathoadrenergen Gegenregulation. Es kommt zu **innerer Unruhe, Schwitzen, Tachykardien** und **Tremor.** Durch eine ungenügende Glukoseversorgung des Gehirns kann es auch **Verwirrtheit, Grimassieren, Kopfschmerzen, Schwindel, Sehstörungen, Verhaltensänderungen, Krampfanfällen, Koma** und zur **Hemiplegie** kommen. Wichtig ist, daran zu denken, dass eine Hypoglykämie den Symptomen eines akuten Schlaganfalls sehr ähneln kann.

MERKE

Bei jeder unklaren Bewusstlosigkeit muss eine Blutzuckerbestimmung erfolgen!

Bitte erklären Sie mir kurz die präklinische medikamentöse Therapie bei einer Hypoglykämie.

Zur Therapie bietet sich bei **Erwachsenen** initial **Glukose 40 % i. v.** an (0,5–1 ml/kg KG). Bei **Kindern** sollte Glukose **20 %** verwendet werden (1–2,5 mg/kg KG). Eine Broteinheit entspricht ungefähr 10 g Glukose, dies führt zu einer Blutzuckeranhebung von ca. 30–40 mg/dl.

PLUS

Im Zweifel gilt bei unklarer Bewusstlosigkeit, v. a. bei älteren Menschen, „erst essen dann messen", d. h. Glukosegabe auch ohne BZ-Messung.

Wie behandeln Sie eine Hyperkaliämie?

Zunächst sollte eine **kausale Therapie** erfolgen, also z. B. die Kaliumzufuhr beendet oder kaliumsparende Medikamente abgesetzt bzw. die zugrunde liegende Erkrankung behandelt werden. Für die **Akuttherapie** stehen Natriumbikarbonat, Kationenaustauscher, Glukose-Insulin-Infusionen, Kalziumglukonat und die Hämodialyse zur Verfügung (➤ Kap. 5.2.2).

Eine einfache Möglichkeit, den Kaliumspiegel zügig zu senken ist **Natriumbikarbonat.** Hierfür werden 50–100 ml 8,4 % NaBic langsam über 30 Minuten infundiert. Eine weitere Therapiemöglichkeit besteht in der oralen oder rektalen Gabe von **Kationenaustauschern** (Resonium®), die im Darm Natrium oder Kalzium gegen Kalium austauschen. Zur Förderung des Kaliumeinstroms in die Zellen kann eine **Glukose-Insulin**-Infusion gegeben werden. Hierzu werden 50 ml Glukose 40 % und 10 IE Normalinsulin über 30 Minuten unter engmaschiger Blutzuckerkontrolle verabreicht. Bei akuten Entgleisungen, Kaliumwerten > 7 mmol/l und gleichzeitigen EKG-Veränderungen kann bei fehlenden Kontraindikationen (Hyperkalzämie, Herzglykoside) **Kalziumglukonat** (10 ml 10 %) gegeben werden. Hierdurch werden die hyperkaliämischen Effekte am Myokard neutralisiert, der Kaliumspiegel jedoch nicht gesenkt! Die Therapie mit Kalziumglukonat sollte jedoch nur unter Herz-Kreislauf-Monitoring verabreicht werden. Der Wirkbeginn erfolgt nach 1–3 Minuten und hält 30–60 Minuten an. Bei akutem Nierenversagen, chronischer Niereninsuffizienz oder extrem hohen Kaliumwerten sollte eine **Hämodialyse** erfolgen.

5.3.7 Polytrauma und Unfälle

Wie ist ein Polytrauma definiert?

Unter einem Polytrauma versteht man Verletzungen verschiedener Organe oder Körperregionen, die allein oder in Kombination lebensbedrohlich sind.

Reponieren Sie präklinisch einen offenen Bruch?

Alle Frakturen sollten nach einer adäquaten Schmerzmedikation in der Achse reponiert werden. Dies geschieht durch ein einfaches „Geradeziehen" der Fraktur. Danach sollte die Extremität, z. B. mit einer Vakuumschiene ruhiggestellt werden. Die **Reposition** ist wichtig zur Wiederherstellung der Anatomie. Gefäße und Nerven werden entlastet, man sorgt für „Entspannung" im Gewebe und damit auch für eine Reduktion der Schmerzen. Die Angst, durch eine Reposition etwas zu verletzen, ist unbegründet. Vor einer Reposition sollte der Gefäß- und Nervenstatus dokumentiert werden.

Was versteht man unter ATLS?

ATLS steht für **Avdanced Trauma Life Support,** kommt aus den USA, und ist ein Ausbildungskonzept, das diagnostische und therapeutische Handlungsabläufe bei der Behandlung von Schwerverletzten definiert und standardisiert. Die Grundidee besteht darin Prioritäten zu setzten **(„treat first what kills first")**, also die bedrohlichsten Verletzungen und Störungen der Vitalfunktionen zu erfassen und zu behandeln. Weitere Grundideen sind keinen zusätzlichen Schaden zu verursachen **(„do no further harm“)** und keine Zeit zu verlieren **(„Zeit ist Kreislauf“).**

Wissen Sie wie die Erstuntersuchung und Versorgung nach ATLS-Schema grob abläuft?

Im ATLS werden prinzipiell 2 Untersuchungsschleifen durchgeführt. Zuerst der Primärcheck oder Primary Survey, bei dem der Fokus auf den Vitalfunktionen liegt, danach der Sekundärcheck Secondary Survey, mit Bodycheck und Fokus auf der Anamnese. Die **Erstuntersuchung** läuft nach dem sog. **ABCDE-Schema** ab:

- **A:** Airway/Sicherung des Atemwegs – Atemwege frei machen, evtl. Guedel legen, Intubation, Halskrause anlegen
- **B:** Breathing/Beatmung – falls notwendig Beatmung, Auskultation, Pulsoxymetrie, Spannungspneumothorax ausschließen
- **C:** Circulation/Kreislauf – Kreislaufstabilisierung durch Stoppen von Blutungen und Infusionen, Puls tasten: Frequenz, Rhythmus, Intensität, Nagelbettprobe, i. v. Zugang und Infusion
- **D:** Disability – Bestimmung von GCS, Test der Pupillenreaktion
- **E:** Exposure – Entkleidung und Aufwärmen des Patienten, Behandlung einer Hypothermie

Auf die Erstuntersuchung folgt der sog. **Sekundärcheck.** Dieser beginnt jedoch erst nachdem das ABCDE-Schema und die Erstuntersuchung abgeschlossen, die notwendigen Erstmaßnahmen durchgeführt und die Vitalfunktionen stabilisiert worden sind. Erst dann wird der Unfallmechanismus erhoben und eine kurze Anamnese auf relevante Vorerkrankungen durchgeführt **(AMPLE):**

- **A:** Allergien
- **M:** Medikamente
- **P:** Vorerkrankungen
- **L:** letzte Mahlzeit
- **E:** Ereignisse, die zum Unfall führten

Kennen Sie Einteilungen für Schädel-Hirn-Traumata?

Man klassifiziert Schädel-Hirn-Traumata nach dem **GCS**:

- Leichtes SHT: GCS 13–15
- Mittleres SHT: GCS 9–12
- Schweres SHT: GCS 3–8

Darüber hinaus gibt es die Einteilung in gedecktes SHT und offenes SHT mit Perforation der Kopfhaut, Schädelknochen oder der Dura mater.

Des Weiteren gibt es die etwas ältere Einteilung, die sich nach der Dauer der Bewusstlosigkeit und der Rückbildung der Symptome richtet. Es wird hier unterschieden in:

- SHT **1. Grades:** Commotio cerebri mit kurzer Bewusstlosigkeit, Übelkeit und Erbrechen, in der Bildgebung sind keine morphologischen Schäden zu sehen.
- SHT **2. Grades:** Contusio cerebri mit leichten aber zunächst persistierenden neurologischen Ausfällen. Bewusstlosigkeit länger als 30 Minuten. Im CT sind Kontusionsherde zu sehen.
- SHT **3. Grades:** Compressio cerebri begleitet von schweren Funktionsstörungen. Bewusstlosigkeit länger als 60 Minuten.

PLUS
Für den Primärcheck sollten bei einem schweren Polytrauma nicht mehr als 10 Minuten verwendet werden!

Schildern Sie bitte, welche Erstmaßnahmen Sie am Unfallort bei einem isolierten Schädel-Hirn-Trauma ergreifen.

Zunächst sollte die **Atmung gesichert** und die **Halswirbelsäule** mittels Stiffneck **immobilisiert** werden. Es werden in jedem Fall **100 % O_2** verabreicht. Hat der Patient erbrochen, wird er abgesaugt und bei fehlenden Schutzreflexen intubiert. Patienten mit einem **GCS < 8** sollten bei isoliertem SHT **intubiert** werden, da eine Gefährdung der Atmung durch gestörte Schutzreflexe vorliegt. Nach der Sicherung der Atmung erfolgt die Beurteilung des Kreislaufs und die Anlage eines i. v. Zugangs. Spritzende Kopfplatzwunden müssen mit Druckverband versorgt werden um einen weiteren Blutverlust zu vermeiden. Offene Hirnverletzungen müssen steril und feucht abgedeckt werden.

Welche Maßnahmen treffen Sie auf dem Transport bei einem intubierten Patienten mit isoliertem SHT?

Nach einem Schädel-Hirn-Trauma ist es wichtig, **sekundäre Hirnschäden** durch systemische Faktoren wie Hypoxämie, Hypo- oder Hyperkapnie, Hypotonie und Hyper- oder Hypoglykämie zu **vermeiden.** Früher war es üblich, diese Patienten generell in 30 %-**Oberkörperhochlage** zu lagern, um den ICP nicht zu erhöhen. Dies wurde in den neueren Empfehlungen wegen der möglichen Auswirkungen auf den Blutdruck mit Hypotonie relativiert bzw. nur unter kontinuierlicher Kontrolle von Blutdruck und ICP empfohlen. Als Richtwert für den mittleren arteriellen Druck werden in der Regel **90 mmHg** angegeben. Der Mitteldruck von 90 mmHg sollte auch bei Begleitverletzungen notfalls mit **Katecholaminen** gehalten werden. Es sollte eine **Normoventilation** erfolgen. Von der früher üblichen Empfehlung, die Patienten zumindest mäßig zu hyperventilieren, ist man in den neueren Empfehlungen wegen des Risikos für eine zerebrale Minderdurchblutung abgekommen. Eine Volumentherapie sollte mit balancierten Lösungen durchgeführt werden. **Mannit** zur Senkung des intrakraniellen Drucks kann bei neurologischer Verschlechterung gegeben werden.

5

Beschreiben Sie bitte kurz wie eine Rapid Sequence Induction bei einem aspirationsgefährdeten polytraumatisierten Patienten aussehen könnte.

Bei einem Patienten mit **instabilem Kreislauf** könnte man die Narkose mit **Ketamin** und **Diazepam** einleiten. Die Verwendung eines Muskelrelaxans ist Gegenstand einer immer wiederkehrenden Diskussion. Es kann, muss jedoch nicht verwendet werden. Entscheidet man sich für eine Relaxierung, sollte in jedem Fall Succinylcholin oder Rocuronium in hohen Dosen verwendet werden.

Hat der Patient ein isoliertes Schädel-Hirn-Trauma und ist **kreislaufstabil,** so wäre eine Narkoseeinleitung mit **Thiopental** und **Fentanyl** möglich. Thiopental senkt den Hirndruck. Ketamin wäre ebenso eine Alternative, die oft genannte Erhöhung des Hirndrucks ist bei kontrolliert beatmeten Patienten zu vernachlässigen.

5.3.8 Intoxikationen und Drogennotfälle

Welche Stoffgruppen kommen häufig bei Intoxikationen in Deutschland vor?

Die wahrscheinlich häufigste Intoxikation in Deutschland ist die **Alkoholintoxikation** gefolgt von **Medikamenten** wie Hypnotika, Sedativa und Psychopharmaka. Andere Noxen sind Kohlenwasserstoffe, Alkylphosphate, Kohlenmonoxid, Säuren und Laugen und Schwermetalle. Im **Kindesalter** sind ebenfalls Arzneimittel die häufigste Ursache für Intoxikationen, darüber hinaus kommen hier oft Vergiftungen mit Putzmitteln, Pflanzenschutzmitteln und pflanzlichen Giften vor.

Schildern Sie mir bitte kurz, welche Möglichkeiten der Giftelimination es gibt.

Prinzipiell muss es das Therapieziel sein, die Aufnahme und Resorption von weiterem Gift zu vermindern, die Ausscheidung zu beschleunigen oder das Gift zu antagonisieren. Man unterscheidet die primäre von der sekundären Giftelimination:

- Wenn das Gift eliminiert wird, bevor es resorbiert wird, so spricht man von **primärer Giftelimination** (Magenspülung, Aktivkohle, provoziertes Erbrechen).
- Die **sekundäre Giftelimination** bezeichnet die Elimination des Gifts aus der Blutbahn z. B. durch forcierte Diurese, Alkalisierung oder Ansäuerung des Harns, maschinelle Beatmung, Antagonisierung oder Dialyse.

Schildern Sie bitte die Symptome einer Heroinintoxikation!

Heroin ist ein halbsynthetisches, stark analgetisches Opioid und hat ein ausgeprägtes Abhängigkeitspotenzial. Patienten mit einer Heroinintoxikation zeigen eine **Miosis,** sind **somnolent** bis komatös, **bradykard** und haben eine **Atemdepression** mit **Bradypnoe.** Darüber hinaus sind ihre Eigenreflexe gedämpft, die Haut ist oft **blass** und **kalt.** Zeitversetzt kann sich durch eine Heroinintoxikation ein **Lungenödem** manifestieren. Einstichstellen oder Drogenbesteck können die Verdachtsdiagnose unterstreichen.

Wie therapieren Sie eine Morphin-/Heroinintoxikation?

Die wichtigste Therapie ist die **Behebung der respiratorischen Insuffizienz.** Durch **Maskenbeatmung** oder eventuelle Intubation muss die Atmung gesichert werden. Eine **Antagonisierung** mit **Naloxon** (z. B. Narcanti® 0,4–0,8 mg i. v.) sollte nur erfolgen, wenn es unbedingt nötig ist und auch dann nur sehr vorsichtig.

Was sind die Probleme bei einer Antagonisierung mit Naloxon?

Naloxon ist ein **kompetitiver Antagonist,** durch den die Wirkung von Morphinderivaten aufgehoben werden kann. Das Hauptproblem bei der Antagonisierung ist, dass Naloxon zu schweren **psychomotorischen Entzugserscheinungen** führt. Das heißt, der vorher ruhige und gut zu führende Patient kann zur Gefahr für das Rettungsteam werden. Eine weitere unerwünschte Wirkung des Naloxons sind **Krampfanfälle,** die zur weiteren Eskalation des Geschehens führen können. Zu beachten ist außerdem die **kürzere Wirkdauer** des Naloxons gegenüber den meisten Opioiden mit der **Gefahr eines Rebounds.** Antagonisierte Patienten müssen deshalb mehrere Stunden überwacht werden, um ein erneutes Eintrüben zu verhindern.

FALLBEISPIEL

Sie werden als Notarzt nachts zu einer WG-Party gerufen. Dort werden Sie ins Bad geführt, wo Sie einen komatösen jungen Mann vorfinden. Augenzeugen berichten, dass er seit geraumer Zeit auf Partys koksen würde.

Schildern Sie bitte die Symptome einer Kokainvergiftung.

Kokain ist pharmakologisch ein Wiederaufnahmehemmer von Noradrenalin, Dopamin und Serotonin und führt zu einer Erhöhung des Sympathikotonus. Der Bewusstseinszustand nach Einnahme von Kokain kann zwischen euphorisch, schizoid und komatös schwanken. Typischerweise haben Patienten bei einer Kokainvergiftung eine **Mydriasis,** eine **Tachykardie** und **Tachypnoe.** Oft zeigen sich eine **hypertensive Krise, Herzrhythmusstörungen** und eine **starke psychomotorische Unruhe** mit **Halluzinationen, Paranoia, Aggressivität** und **Parästhesien** (Kokain-Bugs).

Was tun Sie mit Patienten mit Kokainvergiftung?

Wenn die Patienten noch ansprechbar sind, ist es wichtig, eine **vertrauensvolle Atmosphäre** zu schaffen, um den Patienten und die Umgebung zu beruhigen. Da Kokain eine relativ kurze Halbwertszeit besitzt, kann mit einem raschen und spontanen Abklingen der Symptome gerechnet werden. Bei komatösen Patienten werden die Atemwege gesichert und die Vitalfunktionen überwacht. Stark agitierten Patienten können vorsichtig Benzodiazepine verabreicht werden. Bei Tachykardien und gefährlicher Hypertonie können Betablocker verabreicht werden. Bei der Gabe von Betablockern besteht hier die Gefahr von Vasospasmen und der Auslösung von Myokardinfarkten.

Wann und wie kommt es zu Kohlenmonoxidvergiftungen?

Kohlenmonoxid (CO) entsteht bei **unvollständigen Verbrennungen,** die unter Sauerstoffmangel ablaufen. Bei Bränden und bei der Betreuung von Feuerwehrleuten muss immer an eine Kohlenmonoxidvergiftung gedacht werden. Häufig sind auch **Suizidversuche** mit Kohlenmonoxid (Garage + Auto). Das tückische an CO ist, dass es **geruch-** und **farblos** ist, und **300-mal stärker an Hämoglobin** bindet als O_2. Bei der Bindung entsteht **COHb,** das dann kein O_2 mehr transportieren kann. Wegen der Geruch- und Farblosigkeit ist es ungemein wichtig, auf den **Eigenschutz** zu achten!

Schildern Sie bitte die Symptome einer CO-Vergiftung.

Die Symptome einer CO-Vergiftung sind abhängig von der CO-Konzentration im Blut.

- Bei einer CO-Konzentration von **15 %** klagen Patienten über Kopfschmerzen, Sehstörungen, Atemnot und Brustschmerzen. Bei steigenden Konzentrationen kommt es zu Müdigkeit, Halluzinationen, Schwäche und Krämpfen.
- Konzentrationen > **50 %** führen zur Bewusstlosigkeit, Hyperthermie, Atemlähmung und Herzversagen. Bei steigenden Konzentrationen zeigen sich schlaganfallartige Symptome; die Vergiftung hat dann meist einen tödlichen Verlauf.

Oft folgen auf die Kopfschmerzen und Herzklopfen eine gewisse **Kritiklosigkeit** und ein **rauschähnli-**

cher Zustand, der es, z. B. bei Feuerwehrleuten, schwer macht, eine Therapie einzuleiten.

Was zeigt die Pulsoxymetrie bei einer CO-Vergiftung an?

Durch die Pulsoxymetrie wird nicht zwischen oxygeniertem und karboxygeniertem Hämoglobin oder Methämoglobin unterschieden. Bei Kohlenmonoxidvergiftungen ist die Pulsoxymetrie also **nicht verwertbar.** Gleiches gilt für eine Methämoglobinämie, bei der die Pulsoxymetrie den Sauerstoffgehalt des Blutes überschätzt und **falsch hohe Werte** anzeigt.

Welche therapeutischen Möglichkeiten gibt es bei der CO-Vergiftung?

Die Halbwertszeit von COHb ist abhängig von der inspiratorischen O_2-Konzentration. Bei einer CO-Vergiftung muss deshalb dem Patienten möglichst eine **hohe Konzentration O_2** zugeführt werden. Eine **Intubation und Beatmung** mit 100 % O_2 ist ggf. angebracht. Eine weitere Therapiemöglichkeit ist die **hyperbare Oxygenierung** (HBO) in einer **Druckkammer.**

FALLBEISPIEL

Als Notarzt kommen sie zu einem bewusstlosen Patienten, der in seiner Gartenlaube liegt. Der Mann liegt auf dem Boden, es fällt starker Speichelfluss und Schnappatmung auf. Bei einer groben Untersuchung bemerken Sie eine Bradykardie und eine Miosis.

Auf welche Intoxikation tippen Sie und wie gehen Sie vor?

Die geschilderten Symptome weisen auf eine Vergiftung mit einem **Cholinesterasehemmer** (E605, Phosphorsäureester, Pestizide) hin. Durch Hemmung der Cholinesterase kommt es zur massiven Konzentrationserhöhung von Acetylcholin in den Synapsen und dadurch zu den typischen cholinergen Symptomen wie Bradykardie, Miosis, Tränenfluss, Speichelfluss, Schwitzen, Muskelzuckungen, Krämpfen und bis hin zur Atemlähmung.

Bei Intoxikationen mit Phosphorsäureestern kann es schnell zur Atemlähmung kommen. Vor einer **primären Giftentfernung** und nach der Gabe von **Diazepam** sollte der Patient **intubiert** und beatmet werden. Nach Behebung des O_2-Mangels sollte **Atropin** (5 mg i. v.) verabreicht und alle 15 Minuten wiederholt werden. In der Klinik sollte die Giftelimination bei intubiertem Patienten mit Magenspülung, Aktivkohle, Hämoperfusion und forcierter Diurese weitergeführt werden.

Beschreiben Sie mir bitte, ab welcher Dosis es zu einer Paracetamol-Intoxikation kommen kann und wie das Vergiftungsbild aussieht.

Die therapeutische Dosis von Paracetamol sollte bei Erwachsenen 500–1.000 mg alle 6 Stunden, d. h. 4 g/d nicht überschreiten. Die Einzeldosis bei Kindern sollte ca. 15 mg/kg KG nicht überschreiten. Als lebertoxisch gelten bei Erwachsenen Dosen von 7–15 g, **letal** sind Dosen von **15–25 g.** Bei Patienten mit Leberschäden und Glutathionmangel oder bei Zytochrom-P450-Induktion sind die toxischen Dosen jedoch niedriger.

Bei schweren Intoxikationen kommt es spätestens nach 6–12 Stunden zu Übelkeit, Erbrechen, Schwitzen und Lethargie. Wegen der **Latenzzeit** zwischen Einnahme und Beschwerden sollte auch bei Wohlbefinden eine sofortige stationäre Einweisung erfolgen. Oft kommt es dann für 24–48 Stunden zu einer **klinischen Besserung** mit einem gleichzeitigen Anstieg der Transaminasen und beginnenden Gerinnungsstörungen. Nach 3–4 Tagen treten dann klinische Zeichen der Leberschädigung (Ikterus, Blutungsneigung, Oberbauchschmerzen) auf. Bei schweren Intoxikationen kommt es zum **Leberversagen** mit hepatischer Enzephalopathie bis hin zum Koma, häufig begleitet von einer akuten Pankreatitis und Thrombopenie.

Wie therapieren Sie eine akute Paracetamol-Intoxikation?

Auch hier steht die primäre Giftelimination mittels **Aktivkohle** auch noch 4 Stunden nach der Ingestion an erster Stelle. Als spezifisches Antidot steht **N-Acetylcystein** (ACC, Fluimucil®) zur Verfügung. ACC fördert die Regeneration von Glutathion, stellt zudem Sulfat für den nichttoxischen Abbauweg des Paracetamols bereit und wirkt antiphlogistisch. Im Zweifelsfall sollte immer eine Therapie erfolgen.

Was ist ein anticholinerges Syndrom und nach Einnahme welcher Medikamente kann es auftreten?

Durch Blockierung zentraler, muskarinisch-cholinerger Neurone wird ein Acetylcholinmangel im ZNS ausgelöst. Dies geschieht meist durch Überdosierung von Medikamenten. Ein zentral anticholinerges Syndrom kann unter anderem auftreten nach Überdosierung von **Atropin, Scopolamin, Antiparkinson-Mitteln, Psychopharmaka** (besonders trizyklische Antidepressiva), **Neuroleptika** und **H1-Antihistaminika.** Im Aufwachraum ist immer daran zu denken, dass ein anticholinerges Syndrom auch durch Benzodiazepine, Opioide, Inhalations- und Lokalanästhetika auftreten kann!

Beschreiben Sie bitte die Symptome bei einem anticholinergen Syndrom.

Man unterscheidet zentral bedingte Symptome von peripher bedingten Symptomen:

- Zu den **zentral** bedingten Symptomen gehören Unruhe, Angst und Halluzinationen, Verwirrung, gesteigerte Reflexe, aber auch Krämpfe, Koma, Atem- und Kreislaufdepression.
- Die **peripher** bedingten Symptome sind Pupillenerweiterung, Tachykardie, trockene, heiße Haut, trockene Schleimhäute und verminderte Speichelsekretion.

Die Diagnose wird erschwert, da das anticholinerge Syndrom in agitierter und komatöser Form vorkommen kann. Zur Diagnosesicherung werden mindestens ein zentrales Zeichen und zwei periphere Zeichen gefordert.

Wie kann ein anticholinerges Syndrom therapiert werden?

Als Antidot steht **Physostigmin** (Anticholium®) als zentraler Cholinesterasehemmer zur Verfügung. Die Indikation zur Physostigmintherapie sollte jedoch nur bei Vorliegen von Kardinalsymptomen wie ausgeprägten Erregungszuständen, Halluzinationen, Delir, Koma, Krämpfen und kardialen Komplikationen erfolgen. Vor Beginn der Therapie sollten auf jeden Fall andere Gründe für eine Vigilanzminderung bzw. psychische Erregung ausgeschlossen werden. Hierzu gehören neurologische Komplikationen (SHT, Blutungen), psychiatrische Krankheitsbilder, respiratorische Störungen und Elektrolytentgleisungen.

Initial werden bei Erwachsenen 2 mg Physostigmin langsam injiziert. Bei Bradykardien oder starker Hypersalivation sollte die Injektion abgebrochen werden. Physostigmin ist kontraindiziert bei SHT, Glaukom und Muskeldystrophien. Nebenwirkungen können Bradykardien, zerebrale Krampfanfälle, Übelkeit und Erbrechen sowie eine Bronchokonstriktion sein.

5.3.9 Anaphylaxie

Was tun Sie akut bei einer anaphylaktischen Reaktion?

Zunächst muss die **Antigenzufuhr gestoppt** werden (z. B. Infusion stoppen, Entfernung des Stachels). Je nach Situation müssen mehrere i. v. Zugänge gelegt und O_2 verabreicht werden, eine Schocklagerung kann sinnvoll sein. Die medikamentöse Therapie richtet sich nach dem Schweregrad und beinhaltet die Volumensubstitution, Histaminrezeptor-Blocker, Kortikoide und Katecholamine. Mittels Volumensubstitution sollte der relative Volumenmangel bekämpft werden. Bei leichten Unverträglichkeitsreaktionen werden Histaminrezeptor-Blocker verwendet (H_1-Blocker: Dimetinden 4–8 mg i. v., H_2-Blocker: Ranitidin 50–100 mg i. v.). Zur Membranstabilisation und Vermeidung von Spätreaktionen werden Kortikoide verabreicht (z. B. 500 mg Prednisolon i. v.). Um der Vasodilatation und einem Bronchospasmus entgegenzuwirken sollte jedoch frühzeitig Adrenalin verwendet werden. Adrenalin wirkt vasokonstriktorisch, antiödematös, bronchodilatativ, vermindert die Histaminausschüttung und sollte bei pulmonaler Symptomatik bzw. ab dem Stadium 2 verwendet werden (Adrenalin 0,05–0,2 mg i. v.).

MERKE

Die wichtigste Sofortmaßnahme bei schweren anaphylaktischen Reaktionen ist die Volumentherapie und die Adrenalingabe (0,05–0,2 mg i. v.)

5.4 Schmerztherapie

Philipp Pfeiffer

5.4.1 Physiologie des Schmerzes und anatomische Grundlagen

Unterscheiden Sie bitte zwischen akutem und chronischem Schmerz.

Akuter Schmerz hat eine physiologisch sinnvolle oder **lebenserhaltende Funktion.** Durch das akute Schmerzempfinden und das dadurch ausgelöste Abwehrverhalten wird eine weitere Schädigung des Körpers vermieden.

Chronischer Schmerz nimmt hingegen keine Schutz- oder Warnfunktion mehr wahr. Oft kann sich der chronische Schmerz zu einer eigenen Krankheit entwickeln. Von der chronischen Schmerzkrankheit wird gesprochen, wenn ein subjektiv beeinträchtigender Schmerzzustand länger als 3–6 Monate besteht. Chronische Schmerzen sind oft mit einer physischen und psychischen Erschöpfung vergesellschaftet. Bezeichnend sind meist sehr komplexe biologische, psychologische und soziale Interaktionen. Die Behandlung erfolgt i. d. R. multimodal und erfordert physikalische, psychoedukative und motivationale Therapieansätze.

Erklären Sie bitte kurz, wie Schmerzleitung und Schmerzverarbeitung funktionieren.

Zunächst werden potenziell oder tatsächlich gewebeschädigende Reize von spezialisierten freien Nervenendigungen peripherer Axone detektiert. Bei den Axonen handelt es sich um Aδ- und C-Fasern pseudounipolarer Nervenzellen der sensiblen Ganglien. Freie Nervenendigungen befinden sich unter anderem

- in Häuten und Schleimhäuten,
- Periost, Sehnen, Muskeln, Faszien, Zähnen sowie
- Hohlorganen, Mesenterium, Organkapseln.

Es werden also noxische Reize detektiert und über Aδ- und C-Fasern als Aktionspotenzialfolgen codiert. Die Aktionspotenziale gelangen bis zum Hinterhorn des Rückenmarks. Hier erfolgt die synaptische Transmission auf das zweite Neuron, wobei der Transmitter Glutamat ist. Wichtig ist, dass hier die aus der Peripherie kommenden nozizeptiven Reize mit anderen Signalen in Wechselwirkung treten. So erfolgt unter anderem eine Hemmung durch deszendierende, serotonerge und noradrenerge Bahnen aus dem Hirnstamm sowie eine Hemmung durch taktile Afferenzen (Aβ-Fasern) über GABAerge lokale Interneurone. Nach der Umschaltung auf das zweite Neuron kreuzen die Bahnen zum kontralateralen Vorderseitenstrang und steigen im **Tractus spinothalamicus** nach zentral auf. Die Ausgangssignale erreichen nach weiterer Verschaltung im Thalamus die Großhirnrinde (primärer und sekundärer somatosensorischer Kortex, Inselrinde, Gyrus cinguli). Einige Signale gelangen auch ohne thalamische Verschaltung in subkortikale Areale (mehrere Hirnstammkerne, PAG im Mittelhirn, Amygdala).

Im Gehirn werden grob zwei nozizeptive Systeme unterschieden. Man spricht vom **medialen System** (mediale und intralaminare Thalamuskerne, vorderer und mittlerer Gyrus cinguli), sowie vom **lateralen nozizeptiven System** (laterale Thalamuskerne, primarer und sekundarer somatosensorischer Kortex). Das mediale System dient hauptsächlich der affektiv-motivationalen Schmerzkomponente. Dem lateralen System kommt vor allem die sensorisch-diskriminative Schmerzwahrnehmung zu. Zusätzlich gibt es Verbindungen des nozizeptiven Systems zu weiteren Gehirnregionen, unter anderem zu Teilen des präfrontalen Kortex.

5.4.2 Formen des Schmerzes

Definieren Sie bitte Schmerz.

Es gibt eine Definition für Schmerz von der International Association for the Study of Pain (IASP). Hiernach ist Schmerz ein unangenehmes Sinnes- und Gefühlserlebnis, das mit einer tatsächlichen oder potenziellen Gewebeschädigung einhergeht bzw. mit Begriffen einer solchen Schädigung beschrieben wird.

Nach dieser Definition handelt es sich bei Schmerz also um ein subjektives Erlebnis mit affektiv-emotionalen Aspekten. Das Schmerzerlebnis steht hiernach in direktem Zusammenhang mit einem adäquaten Reiz eines spezifischen Sinnessystems (Nozizeption). Nach dieser Definition ist auch unabhängig davon, ob eine Gewebeschädigung besteht, alles was sich wie Schmerz anfühlt als solcher zu werten und zu behandeln. Darüber hinaus bedeutet dies, dass neben pathophysiologischen Veränderungen auf der körperlichen Ebene immer auch emotional-affektive Faktoren mit einbezogen werden müssen. Vom Begriff Schmerz muss also der Begriff Nozizeption klar abgegrenzt werden. Nozizeption ist eine objektivierbare Signalverarbeitung in einem Sinnessystem, während Schmerz eine subjektive Sinnesempfindung ist.

Unterscheiden Sie bitte zwischen nozizeptivem und neuropathischem Schmerz

Wird ein Schmerz durch ein Gewebetrauma ausgelöst, bei dem die peripheren und zentralen Nervenstrukturen intakt sind, so wird er als **nozizeptiver Schmerz** bezeichnet. Er wird ausgelöst durch mechanische, thermische oder chemische Reizung der Nozizeptoren. Nozizeptorschmerzen können unterteilt werden in somatischen und viszeralen Schmerz. Der somatische Schmerz ist eng umschrieben und gut lokalisierbar, vom Charakter her stechend, ziehend oder drückend. Der viszerale Schmerz ist hingegen dumpf drückend oder kolikartik. Klassische **Beispiele** für nozizeptiven Schmerz sind postoperative Schmerzen, Frakturen oder Entzündungen. Beim nozizeptiven Schmerz sind die Schmerzfasern intakt. Pharmakologisch werden nozizeptive Schmerzen häufig mit Analgetika behandelt.

Der **neuropathische** Schmerz hingegen entsteht nach einer primären Schädigung des somatosensorischen Systems. Er ist ein chronischer, nichtmaligner Schmerzzustand und klinisch durch einen Spontanschmerz und sog. **negative** (Sensibilitätsausfälle, -störungen) oder **positive Symptome** (Dysästhesie, Allodynie, Hyperalgesie) gekennzeichnet. Er wird meist als brennend, stechend, „wie Nadelstiche“ oder als elektrisierend bezeichnet. Sie sind mit einem hohen emotionalen Anteil verbunden („nervig“). Klassische **Beispiele** für den neuropathischen Schmerz sind:

- Trigeminusneuralgie.
- Diabetische Neuropathie.
- Durch Strahlen- und Chemotherapie bedingte Schmerzen.
- Schmerzen bei multipler Sklerose, Hirninfarkt oder Herpes Zoster.
- Eine besondere Art des neuropathischen Schmerzes sind Phantomschmerzen nach Amputationen.

Auf pharmakologischer Ebene werden bei neuropathischen Schmerzen oft antihyperalgetische Substanzen (Antidepressiva, Antikonvulsiva) eingesetzt.

Die Unterteilung ist im klinischen Alltag für das differenzialdiagnostische Vorgehen relevant. Meist treten Mischformen im Sinnen eines Mixed-Pain-Syndroms auf.

5.4.3 Schmerzdiagnostik und spezielle Schmerzanamnese

Schildern Sie bitte kurz, welche Fragen für eine Schmerzanamnese besonders wichtig sind?

Ich würde in der Schmerzanamnese möglichst geordnet örtliche, zeitliche, qualitative und quantitative Aspekte eruieren. Hierzu gehören zunächst die **Schmerzlokalisation** und die **Schmerzausstrahlung,** also die Frage „Wo tut es weh?“. Hierbei können die Patienten oft mit dem Finger die schmerzenden Bereiche gut anzeigen.

Der **zeitliche Aspekt** ist wichtig, also „Wann tut es weh?“ bzw. „Was sind Schmerzauslöser?“ (morgens, abends, nach dem Essen ...). Gibt es schmerzfreie Intervalle? Wie lange dauert der Schmerz an? Ist der Schmerz bewegungsabhängig?

Fragen nach den qualitativen Aspekten sollen den **Schmerzcharakter** genauer ergründen. Wie tut es weh? Ist es ein dumpfer, schlecht lokalisierbarer Schmerz oder eher ein heller, schneidender bzw. stechender Schmerz? Ziel ist es, den Schmerz in eine der **Kategorien** nozizeptiver, neuropathischer, sympathisch unterhaltener Schmerz oder eine Mischung der Schmerzarten (Mixed Pain) einzuordnen.

Durch die Frage „Wie stark ist der Schmerz?“ wird die **Schmerzintensität** erfragt. Da die Schmerzempfindung sehr subjektiv ist, muss auf Schmerzskalen zurückgegriffen werden, z. B. die Visuelle Analogskala (VAS, ➤ Abb. 5.9) oder die Numerische Rating-Skala (NRS).

Darüber hinaus sollte die **begleitende Symptomatik** erfragt werden. Hierzu gehören Fragen zu Übelkeit und Erbrechen, Lärm- und Lichtempfindlichkeit, sensible und/oder motorische Ausfälle und Hautveränderungen.

Weitere Fragen zielen auf die **Sozialanamnese** und das **psychische Befinden** ab.

5

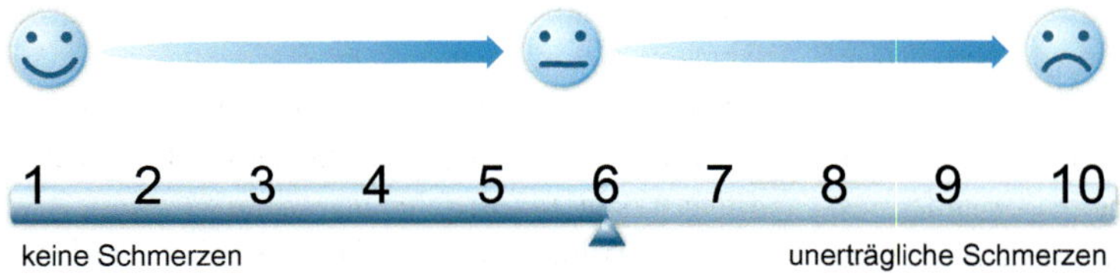

Abb. 5.9 Visuelle Analogskala (VAS) zur Beurteilung der Schmerzintensität [L141]

5.4.4 Therapieverfahren

Pharmakologische Therapie

Welche großen Medikamentengruppen kommen in der Schmerztherapie zur Anwendung?

Man unterscheidet zwischen Opioiden und Nichtopioiden. Die **Opioide** können unterteilt werden in starke Opioide (Morphin, Oxycodon, Buprenorphin, transdermales Fentanyl) und schwache Opioide (Tilidin, Tramadol, Kodeinpräparate).

Die Nichtopioidanalgetika werden unterteilt in **saure** und **nichtsaure** Analgetika. Als saure Analgetika werden die nichtsteroidalen Antirheumatika (NSAR) und die Coxibe bezeichnet. Die **nichtsauren** Antipyretika sind die Anilin-Derivate (Paracetamol) und die Pyrazolon-Derviate (Metamizol).

Welche Medikamente werden in der Schmerztherapie außer den klassischen Analgetika noch eingesetzt?

In der Schmerztherapie haben neben den klassischen Analgetika auch andere Medikamentengruppen einen festen Platz. Hierzu gehören:

- Antikonvulsiva (z. B. Gabapentin, Pregabalin, Carbamazepin)
- Antidepressiva (z. B. Amitriptylin, Duloxetin, Mirtazapin)
- Muskelrelaxanzien (Baclofen)
- Phytotherapeutika (z. B. Teufelskrallenwurzel)
- Bisphosphonate
- Glukokortikoide
- Cannabioide

Darüber hinaus werden häufig Medikamente verordnet, die die Nebenwirkungen der klassischen Analgetika behandeln:

- Laxanzien
- Antazida
- Antiemetika

Bei welchen Schmerzen werden Antidepressiva eingesetzt und was wissen Sie über deren Wirkmechanismus?

Antidepressiva werden ebenfalls zur Behandlung von **neuropathischen** Schmerzen und Tumorschmerzen eingesetzt. Vorzugsweise werden **trizyklische** Antidepressiva, wie Amitriptylin, **tetrazyklische,** wie Mirtazapin und **selektive Serotonin-Noradrenalin Wiederaufnahmehemmer** (SSNRI), wie Duloxetin eingesetzt. Man geht bei den Antidepressiva von einem **indirekten analgetischen Effekt** aus, der schon bei niedrigen Dosen und vor der antidepressiven Wirkung einsetzt. Weitere Theorien gehen von einer Verstärkung der deszendierenden Hemmmechanismen durch eine Erhöhung der Serotonin-Konzentration aus.

Was sind Indikationen für Antikonvulsiva in der Schmerztherapie?

Sie werden insbesondere als **koanalgetische** Therapie bei **chronischen neuropathischen Schmerzen** eingesetzt. Vor allem, wenn die Schmerzen eine einschießende Komponente haben und attackenartig auftreten, wie z. B. bei der Trigeminusneuralgie. Des Weiteren werden sie auch bei hartnäckigen Phantomschmerzen eingesetzt. Bevorzugte Medikamente sind Kalziumkanalblocker wie Gabapentin und Pregabalin. Wobei sich bei Letzterem zusätzlich zur analgetischen Wirkung eine Anxiolyse erreichen lässt. Die Natriumkanal-Antikonvulsiva Carbamazepin und Oxcarbazepin sind bei der Trigeminusneuralgie Wirkstoffe der ersten Wahl. Bei beiden müssen hepatische und hyponatriämische Nebenwirkungen beachtet werden.

Erläutern Sie bitte kurz das WHO-Stufenschema.

Beim WHO-Stufenschema handelt es sich um eine Empfehlung der WHO zum **Einsatz von Analgetika** im Rahmen der **Schmerztherapie.** Es wurde ursprünglich für die Therapie von Tumorschmerzen entwickelt und baut auf drei Stufen auf (➤ Tab. 5.10). Ist die Therapie innerhalb einer Stufe nicht ausreichend, so wird auf die nächste Stufe gewechselt.

Aus dem WHO-Stufenschema geht klar hervor, dass eine Kombination von schwachen Opioiden mit starken Opioiden nicht indiziert ist. Schwache Opioide heben durch eine antagonistische oder teilantagonistische Wirkung den Effekt von starken Opioiden auf.

Nennen Sie bitte ein paar Grundsätze in der medikamentösen Schmerztherapie.

In der medikamentösen Therapie chronischer Schmerzen sind **feste Dosisintervalle** wichtig. Nur für Durchbruchschmerzen sollte eine zusätzliche Bedarfsmedikation mit schnell wirksamen Substanzen eingesetzt werden. Die Basistherapie sollte möglichst **enteral** oder **transdermal** erfolgen. Darüber hinaus ist eine prophylaktische Therapie von Opioidnebenwirkungen z. B. mit Laxanzien und Antiemetika indiziert. Ein weiterer Grundsatz besteht darin, keine Medikamente mit dem gleichen Wirkprinzip zu kombinieren.

Welche Probleme ergeben sich oft in der Langzeittherapie mit Opioiden?

Typische **unerwünschte Wirkungen** betreffen vor allem Sedierung, gastrointestinale Effekte und die Atemdepression. Die **Dämpfung der zentralnervösen Aktivität** ist abhängig von der eingesetzten Substanz, der Dosis, des Applikationsweges und der Begleiterkrankungen. Vor allem bei Behandlungsbeginn ist der sedierende Effekt ein häufiges Phänomen. Die sedierenden Effekte gehen jedoch meist durch Toleranzentwicklung innerhalb einer Woche vorüber.

Die **Atemdepression** ist vor allem ein bei der parenteralen Gabe auftretendes Phänomen. Im Hirnstamm befindet sich eine große Dichte von μ-Rezeptoren. Opioide reduzieren so die Atemfrequenz, verzögern die Exspiration und es entsteht die sog. Opioidatmung. Im klinischen Alltag ist die Atemdepression jedoch selten und meist mit Dosierungsfehlern assoziiert.

Gastrointestinale Effekte werden vor allem über periphere Opioidrezeptoren im Plexus mesentericus sowie im submukösen Plexus vermittelt. Die gastrointestinale Motilität und Mukosasekretion werden reduziert, der Tonus der zirkulären Muskulatur wird erhöht und es wird vermehrt Flüssigkeit zurückresorbiert. Die Folge ist Obstipation. Übelkeit und Erbrechen kommen auch häufig vor, sind jedoch meist nur vorübergehend und durch Antiemetika gut zu kontrollieren. Vor allem die Obstipation kann jedoch in der Dauertherapie zum Problem werden. Deshalb sollten früh und prophylaktisch **Laxanzien** verschrieben werden. Seit einiger Zeit ist auch ein orales Kombinationspräparat aus Oxycodon und Naloxon (Targin®) verfügbar, das nebenwirkungsärmer ist als der reine Agonist. Viele der Nebenwirkungen nehmen im Verlauf der Therapie in ihrer Intensität ab. Die potenziell patientengefährdenden Nebenwirkungen können durch umsichtiges Vorgehen vermieden werden.

Haben Sie denn keine Angst vor Atemdepression bei der Dauertherapie mit Opioiden?

Alle Opiate können dosisabhängig zu einer Atemdepression führen. In der Regel kommt sie in der Langzeittherapie nicht als plötzliches Ereignis vor, sondern kündigt sich langsam durch **Schläfrigkeit** an. Bei Schmerzpatienten bzw. bei Patienten unter chronischer Opioidtherapie ist das Risiko sehr gering, da hier eine **Toleranzentwicklung** eintritt. Solange Patienten Schmerzen haben, ist eine Atemdepression fast nicht zu befürchten. Der Schmerz kann quasi als Antagonist der Atemdepression gesehen werden. Im klinischen Alltag ist die Atemdepression jedoch selten und meist mit Dosierungsfehlern assoziiert.

Tab. 5.10 WHO-Stufenschema zur Schmerztherapie

Stufe 1	Stufe 2	Stufe 3
Mäßige Schmerzen	Starke Schmerzen	Sehr starke Schmerzen
	Schwache Opioide	Starke Opioide
Nichtopioidanalgetika	+ Nichtopioidanalgetika	+ Nichtopioidanalgetika
+ evtl. adjuvante Maßnahmen	+ evtl. adjuvante Maßnahmen	+ evtl. adjuvante Maßnahmen

Welche Patienten sind wann überhaupt gefährdet für eine Atemdepression unter Opioiddauertherapie?

Gefährdet sind **alte** und kranke Menschen in einem **reduzierten Allgemeinzustand.** Bei ihnen können bei Beginn der Therapie auch schon geringe Dosen zu einer Atemdepression führen. Deshalb sollte bei ihnen mit **niedrigen Einstiegsdosen** begonnen werden. Wichtig ist auch zu wissen, dass das Risiko für Atemdepressionen bei s. c. oder i. v. Gabe gegenüber der oralen Gabe stark erhöht ist. Vorsichtig sollte man auch sein bei einer Begleitmedikation mit Sedativa oder Neuroleptika, die die atemdepressive Wirkung verstärken können.

Regionalanästhesien

Erklären Sie bitte kurz, weshalb Sympathikusblockaden in der Schmerztherapie sinnvoll sind.

Bei vielen Schmerzen ist das sympathische Nervensystem an der Entstehung und Aufrechterhaltung beteiligt. Der **sympathisch unterhaltene Schmerz** wird auch als **„SMP"** (Sympathetically Maintained Pain) bezeichnet. Beim SMP liegt eine Kopplung zwischen afferenten nozizeptiven Neuronen mit efferenten sympathischen Neuronen vor. Durch eine ständige Aktivität des Sympathikus kann es somit zur Verstärkung der Schmerzen kommen. Nozizeptive Neurone exprimieren alpha-adrenerge Rezeptoren. Diese werden durch die Noradrenalinfreisetzung bei der tonischen Aktivierung des sympathischen Nervensystems aktiviert, was zu einer Schmerzverstärkung führt. Diese sympathisch-sensorische Kopplung kann durch Sympathikusblockaden unterbrochen werden. Die früher häufig durchgeführten Sympathikus-Blockaden zur Behandlung eines sympathisch vermittelten Schmerzes oder Blockadeserien peripherer Nerven haben in Studien jedoch nur geringe Effekte gezeigt.

Physikalische Therapie

Was versteht man unter dem Begriff TENS?

TENS steht für transkutane elektrische Nervenstimulation und ist eine elektromedizinische Reizstromtherapie, die vor allem zur Behandlung von Schmerzen angewendet wird.

Können Sie mir das Prinzip der TENS näher erläutern?

Bei der TENS werden Parästhesien durch elektrische Stimulation im betreffenden Hautareal ausgelöst. Stimuliert wird über auf die Haut aufgeklebte Elektroden. Dabei kann sowohl nieder- (2–4 Hz) als auch hochfrequenter (80–100 Hz) Reizstrom angewendet werden. Das Ziel der Anwendung besteht darin, afferente Nervenbahnen zu beeinflussen, Hemm-Mechanismen zu aktivieren und die Schmerzschwelle heraufzusetzen. Die Reizströme sorgen für eine **gesteigerte Endorphinausschüttung.** Das Verfahren ist nebenwirkungsarm und kann bei **chronischen Schmerzsyndromen** angewendet werden, die kausal nicht zu beeinflussen sind.

5.4.5 Spezielle Schmerztherapie

Postoperative Schmerztherapie

Welche Schmerzmittel werden postoperativ im Aufwachraum vor allem eingesetzt?

Im Aufwachraum werden Nichtopioidanalgetika und zentral wirkende Opioide eingesetzt. Die Auswahl der Medikamente richtet sich nach der Operation und dem Patienten. Häufig werden Paracetamol und Metamizol i. v. angewandt. Das am häufigsten eingesetzte Opioid ist Piritramid. Eine gute postoperative Therapie beginnt jedoch schon präoperativ durch Auswahl des geeigneten intraoperativen Analgesieverfahrens.

Welche Opioide eignen sich für die Schmerztherapie im Aufwachraum und weshalb?

Im Aufwachraum werden aufgrund ihres schnellen Wirkungseintritts intravenöse Opioide verwendet. Bevorzugtes Medikament ist **Piritramid,** da es eine lange Wirkdauer und insgesamt ein günstiges Nebenwirkungsprofil aufweist. Schwach wirksame Medikamente wie Tramadol sowie das sublingual verfügbare Buprenorphin werden vorwiegend für die postoperative Schmerztherapie auf Station verwendet.

Was verstehen Sie unter einer PCA?

PCA steht für **Patient Controlled Analgesia** oder patientenkontrollierte Analgesie. Sie wird vor allem postoperativ, vorzugsweise mit intravenösen Opioiden eingesetzt. Durch spezielle Spritzenpumpen kann der Patient nach Bedarf die Therapie selbst steuern. Die Pumpen müssen programmiert sein und über ein Sicherheitssystem verfügen. Durch eine Maximaldosis pro Zeiteinheit und eine Sperrzeit des Systems werden Überdosierungen vermieden. Eine Möglichkeit ist z. B. die i. v. PCA mit Piritramid (0,03 mg/kg KG Boli, Sperrzeit 10 Min., max. Dosierung 25 mg/4 h). Häufig wird eine patientenkontrollierte Analgesie auch für eine **postoperative Periduralanalgesie** verwendet. Zusätzlich zu einer kontinuierlichen Hintergrundinfusion wird die PCA-Pumpe so programmiert, dass der Patient sich selbst über einen Handauslöser zusätzliche Boli verabreichen kann.

Kopfschmerz

Geben Sie bitte einen groben Überblick über Kopfschmerzerkrankungen.

Kopfschmerzen lassen sich einteilen in primäre und sekundäre Kopfschmerzen sowie Gesichtsneuralgien und nichtklassifizierbare Typen.

- Den **primären** Kopfschmerzen liegt als eigenständiges Krankheitsbild keine andere organische Störung zugrunde. Zu dieser Gruppe gehören unter anderem der Spannungskopfschmerz, die Migräne und der Clusterkopfschmerz.
- Die **sekundären** Kopfschmerzen sind immer ein Symptom einer organischen Störung. Beispiele sind hier Folgen nach Unfällen, Hirntumoren, intrakranielle Blutungen, Entzug, medikamenteninduzierte Kopfschmerzen oder z. B. lokale Entzündungsprozesse.
- Zu den **Gesichtsneuralgien** zählen neben der Trigeminusneuralgie auch andere attackenförmig auftretende helle Schmerzen z. B. im Gebiet des N. glossopharyngeus.
- Der Rest fällt in die Gruppe der **nichtklassifizierbaren** Typen.

Wann spricht man von einer Migräne? Beschreiben Sie das klinische Bild.

Die Migräne ist ein **primärer** Kopfschmerz, der attackenartig auftritt und von einer vegetativen Symptomatik begleitet wird. Betroffene klagen meist über anfallsweise auftretende pulsierende oder pochende Kopfschmerzen, die immer einseitig auftreten. Die Kopfschmerzen werden immer von **vegetativen Symptomen** wie Brechreiz, Übelkeit, Lärm- und Lichtscheu begleitet. Bei 20 % der Fälle kündigt sich der Kopfschmerz durch eine Aura an. Die Patienten klagen dann meist über **passagere neurologische Ausfälle** (Gefühls-, Seh- und Sprachstörungen, Lähmungen, Flimmersehen).

Wie therapieren Sie Migränepatienten?

Da die Migräne primär nicht heilbar ist, besteht die Therapie in einer **Linderung** der Symptomatik. Im akuten Anfall sollte der Patient sich zurückziehen und möglichst Reize von außen abschirmen (Raum abdunkeln). Die akute medikamentöse Behandlung ist abhängig vom Schweregrad. Medikamente der Wahl sind **Paracetamol, ASS** oder **Ibuprofen.** Weil oft eine Störung der Magenentleerung vorhanden ist, sollte der Patient **Metoclopramid** 20 mg erhalten. Sind die genannten Medikamente wirkungslos oder handelt es sich um besonders schwere Attacken, so werden **Triptane** eingesetzt.

Bei einem Drittel aller Migränepatienten ist eine **Prophylaxe** indiziert. Diese wird zunächst mit nichtmedikamentösen (z.B. Veränderungen am Lebensstil, am Schlafverhalten, an der Nahrungseinnahme, regelmäßiger Ausdauersport und das Erlernen von Entspannungsverfahren), später mit medikamentösen Verfahren (Antiepileptika, Antidepressiva, Flunarizin und Propranolol) durchgeführt.

Sollten alle diese Verfahren nicht zum Erfolg führen oder die Medikamente nicht vertragen werden, besteht seit 2018 die Möglichkeit, monoklonale CGRP-(Rezeptor-)Antikörper zur Migräneprophylaxe zu verwenden.

FALLBEISPIEL

Ein junger, 30-jähriger Mann kommt verzweifelt in Ihre Praxis und berichtet Ihnen, seit ca. 1 Jahr unter unglaublich heftigen, plötzlich auftretenden Kopfschmerzen zu leiden. Sie betreffen meist nur eine Gesichtshälfte, um ein „Auge herum" an der Schläfe. Zusätzlich habe er dann immer ein stark tränendes, gerötetes Auge auf dieser Kopfseite.

An welche Kopfschmerzart denken Sie, und was möchten Sie noch vom Patienten wissen?

Die geschilderte Anamnese lässt an einen **Clusterkopfschmerz** denken. Mich würde interessieren, wie oft und wann die Kopfschmerzen auftreten (Anfallsfrequenz). Darüber hinaus würde ich die Schmerzqualität, Auslöser, evtl. Vorboten und weitere Symptome erfragen.

FALLBEISPIEL

Meist habe er diese Kopfschmerzen im Herbst und Frühjahr, dann aber gehäuft und er mache sich Sorgen, da sie immer wieder auftreten würden und da sein Gesicht dann auch manchmal auf der Seite so rot sei. Die Häufigkeit der Attacken variiert von mehrmals täglich bis wochenlang gar nicht. Die Anfälle dauern beist 15–60 Minuten, die Schmerzen haben meist einen hellen, reißenden Charakter. Manchmal würde auch sein Augenlid komisch nach unten hängen.

Die geschilderten Symptome und die Klinik sprechen sehr für einen **episodischen Clusterkopfschmerz.**

Wie sieht die Therapie einer akuten Clusterattacke aus?

Bei einer akuten Attacke besteht die Therapie in der Inhalation von **100 % O_2** (7–9 l/Min. über 15 Min.). Bei der Mehrheit der Patienten kann durch die O_2-Therapie eine Beendigung der Attacke erreicht werden. Weitere Möglichkeiten bestehen in der subkutanen Applikation von **Sumatriptan** oder der intranasalen Zufuhr von **Lidocain.**

Zur Anfallsprophylaxe kann Verapamil, Lithium oder eine Glukokortikoid-Stoßtherapie versucht werden.

FALLBEISPIEL

Eine 43-jährige Patientin klagt seit Monaten über einen täglichen Dauerkopfschmerz, der meist schon morgens nach dem Aufwachen auftritt. Trotz der Einnahme von Schmerzmitteln käme es nicht zur Besserung, selbst das vom Hausarzt verschriebene Opioid würde nicht mehr helfen. Die Schmerzen seien dumpf, haubenförmig und drückend.

An welchen Kopfschmerz denken Sie und wie wird er therapiert?

Falls die weitere Anamnese und der klinische Befund keine Hinweise auf einen sekundären Kopfschmerz ergeben, so muss an einen **medikamenteninduzierten Kopfschmerz** gedacht werden. Wegweisend ist, dass das Beschwerdebild trotz steigender Einnahme von Analgetika schwerer wird.

Die Therapie der Wahl besteht im **Medikamentenentzug** durch abruptes Absetzen von Nichtopioiden und dem Ausschleichen von Opioiden.

Welche apparativen Untersuchungen würden Sie empfehlen, falls Ihnen sowohl die Anamnese als auch die klinische Untersuchung keine Hinweise auf die Ursache des Kopfschmerzes gibt?

Apparative Untersuchungen sollten immer eine Fragestellung beinhalten, um eine Verdachtsdiagnose auszuschließen. Eine blinde Anordnung von Untersuchungen sollte vermieden werden. Dennoch sind bestimmte Untersuchungen mit der richtigen Fragestellung sinnvoll. So kann z. B. bei Zephalgien ohne ein neurologisches Defizit mit einem **CT** oder einem **MRT** eine intrakranielle Strukturveränderung erkannt werden (Tumor, Blutung, Hydrozephalus).

FALLBEISPIEL

In Ihrer Praxis beschreibt Ihnen eine 60-jährige Patientin immer wieder blitzartig einschießende, heftig elektrisierende, stechende Schmerzen im linken Gesicht. Die Schmerzen würden mehrmals am Tag auftreten und für ein paar Sekunden andauern, jedoch nie länger als 2 Minuten. Ausgelöst würden sie durch Kälte oder Kauen. Bis jetzt hätten keinerlei Schmerzmittel geholfen. Manchmal denke sie schon daran, sich wegen ihrer Kopfschmerzen das Leben zu nehmen.

Können Sie der Patientin helfen?

Die geschilderte Anamnese spricht für eine **Trigeminusneuralgie,** bei der der 2. Trigeminusast betroffen ist. Die beschriebene Schmerzqualität ist typisch (elektrisierend) und sehr heftig (VAS 7–10) bei einer Dauer von Sekunden bis Minuten. Betroffen sind meist Patienten zwischen dem 40. und 70. Lebensjahr, Frauen häufiger als Männer. Typisch ist auch ein Trigger wie Berührung, Kälte, Essen, Zähneputzen oder Rasieren.

Differenzialdiagnostisch muss v. a. bei jüngeren Patienten immer an eine multiple Sklerose und ansonsten an eine durch Tumoren, Hydrozephalus oder Herpes zoster bedingte symptomatische Trigeminusneuralgie gedacht werden.

Die Therapie der ersten Wahl erfolgt bei der klassischen Trigeminusneuralgie primär konservativ mit **Carbamazepin.** Alternativen sind Oxacarbazepin, Phenytoin oder Baclofen. Die genannten Pharmaka dienen wegen der kurzen Attackendauer der **Prophylaxe.** Sie verhindern eine Entstehung ektoper Aktionspotenziale.

Bei Versagen der pharmakologischen Therapie besteht die Möglichkeit der Ganglion-stellatum-Blockade, einer GLOA (ganglionären lokalen Opioidanalgesie des Ganglion cervicale superior), einer Thermokoagulation des Ganglion Gasseri oder einer mikrovaskulären Dekompression nach Janetta.

Komplexes regionales Schmerzsyndrom

Wie bezeichnet man heute die früher als Morbus Sudeck oder als Kausalgie bezeichneten Krankheitsbilder?

Man spricht heute vom **„komplexen regionalen Schmerzsyndrom"** auch **CRPS** (Complex Regional Pain Syndrome) genannt. Das CRPS wird unterteilt in Typ I (ehemals Morbus Sudeck) und Typ II (ehemals Kausalgie). Es handelt sich um eine chronische neurologische Erkrankung, die nach einer Weichteil- oder Nervenverletzung oft im Zusammenhang mit Extremitätenfrakturen auftritt.

Können Sie die beiden Typen genauer definieren?

- Vom **CRPS Typ I** spricht man, wenn es nach einer initialen Gewebeschädigung ohne periphere Schädigung eines Nervs zu einem neuropathischen Schmerzsyndrom kommt. Es beinhaltet sensible, motorische sowie sympathische Störungen, die nach der Schädigung auftreten und nicht unbedingt vom Ausmaß der Verletzung abhängen. Häufigster Grund ist z. B. eine **distale Radiusfraktur.**
- Das **CRPS Typ II** tritt hingegen nach einer Nervenverletzung auf, ist aber nicht notwendigerweise auf den Ort der Verletzung beschränkt.

Tritt ein CRPS denn häufig auf?

Das CRPS ist eine häufige Krankheit! Es tritt nach Frakturen bei ca. 1–2 % der Fälle auf, bei Verletzungen mit Nervenschäden sogar noch häufiger.

Erklären Sie bitte nochmals die Symptome und den Untersuchungsbefund bei einem CRPS Typ II.

Die Patienten klagen meist nach einer Verletzung über **ständige,** vorwiegend **„brennende"** **Schmerzen.** Je nach Stadium zeigen sich bei der körperlichen Untersuchung **Störungen der Motorik, Sensibilität** und des **Vegetativums.** Die Beweglichkeit und grobe Kraft sind vermindert. Die betroffene Haut zeigt eine **Hyperalgesie** bis **Allodynie.** Der betroffene Körperteil zeigt distal eine generalisierte **Schwellung, Überwärmung,** livide Hautverfärbung und veränderte Schweißsekretion.

Gibt es eine grobe Stadieneinteilung für das CRPS?

Man teilt das CRPS in 3 Stadien ein:

- **Akutstadium/Stadium I:** „Infektionssymptome": überwärmte, geschwollene Extremität mit glänzender Haut, Ruheschmerz und Ödemen
- **Stadium der Dystrophie/Stadium II:** fleckige Knochenentkalkungen, beginnende Fibrose der periartikulären Regionen, Belastungs- und Bewegungsschmerz
- **Atrophiestadium/Stadium III:** generalisierte Atrophie von Haut, Subkutis, Muskeln und Skelett, Funktionseinschränkung

Schildern Sie bitte kurz die therapeutischen Möglichkeiten beim CRPS Typ I.

Die Therapie des CRPS Typ I ist multimodal und beinhaltet die systemische und lokale medikamentöse Therapie, Regionalanästhesien und zusätzliche Maßnahmen. Realistische Therapieziele sind Schmerzkontrolle und weitgehende Wiedererlangung der Funktion. Die Wiedereingliederung vor allem in körperlich anstrengende Berufe ist schwer. In der Akutphase sind eine konsequente **Analgesie, Ruhigstellung** und **Hochlagerung** wichtig. Die Therapie sollte immer eine Kombinationstherapie sein, wobei die aktive Mitarbeit des Patienten enorm wichtig ist.

Die medikamentöse Analgesie sollte möglichst mit Retard-Präparaten nach dem **WHO-Schema** erfolgen. Als Basismaßnahmen sollten Physiotherapie und Pharmakotherapie der neuropathischen Schmerzen erfolgen. Das heißt es werden **trizyklische Antidepressiva** und **Antikonvulsiva** wie Gabapentin und Pregabalin verwendet. Bei entzündlichen

5

Reaktionen werden Bisphosphonate oder Kortikosteroide empfohlen. Des Weiteren ist eine intensive Evaluierung psychischer Komorbiditäten und deren Therapie wichtig. Die Sympathikolyse durch **interventionelle Regionalanästhesien** erfolgt erst, nachdem alle medikamentösen, physikalischen und physiotherapeutischen Strategien ausgeschöpft sind. Ziel ist es, durch die Beseitigung des pathologischen Schmerzzustands eine Erholung des Nervenstoffwechsels zu erlangen. Die möglichen Techniken richten sich nach der betroffenen Extremität. Es kommen z. B. die axilläre Plexusblockade oder die Blockade des N. ischiadicus bzw. N. femoralis infrage. Bei Therapieresistenz kann im Einzelfall eine Ketamindauerinfusion erwogen werden.

KAPITEL

6 Dosierungen

Lars Töpfer und André Remus

In den folgenden Übersichten sind die Dosierungen für die in der Allgemeinanästhesie und Schmerztherapie üblicherweise verwendeten Medikamente angegeben. Die Dosisempfehlungen gelten dabei für gesunde Erwachsene. Bei älteren Patienten, Patienten mit Organinsuffizienzen oder anderen Besonderheiten muss die Dosierung oft angepasst (d.h. meist reduziert) werden.

Die Dosisangaben sind bei vielen Medikamenten in einer Dosiseinheit pro kg Körpergewicht (KG) angegeben. Das ist auch die Angabe, die Anästhesisten in der Prüfung hören wollen! Für die meisten Medikamente sind außerdem typische Dosisbereiche angegeben. Da diese aber beim Lernen oft verwirrend sind, haben wir auch eine **„Merkdosis"** angegeben. Damit liegen Sie in der Prüfung auf jeden Fall richtig und den meisten Prüfern wird diese Angabe ausreichen.

Außerdem haben wir für die Anästhesie eine sinnvolle Gesamtdosierung für die Narkoseeinleitung für einen Patienten mit einem Körpergewicht von 80 kg angegeben, um Ihnen einen Eindruck der üblicherweise verwendeten Dosis zu vermitteln. Diese entspricht zwar nicht immer dem Rechenergebnis, aber Dosierungen von beispielsweise 48 mg sind in der Praxis nicht sinnvoll zu applizieren, sondern werden in der Regel gerundet.

6.1 Medikamente in der Anästhesie

Lars Töpfer

Tab. 6.1 Intravenöse Hypnotika: Dosierungsempfehlungen und wichtige pharmakokinetische Kenngrößen

Wirkstoff	Dosierung zur Narkoseeinleitung			Wirkdauer [Min]	Dosierung zur Narkoseaufrechterhaltung bei kontinuierlicher Applikation [mg/kg KG/h]
	„Merkdosis" [mg/kg KG]	Typische Dosierung für einen Erwachsenen	Dosisbereich [mg/kg KG]		
Thiopental	5	400 mg	3,0–5,0	6–8	–[1]
Propofol	2	160 mg	1,0–2,5	5–8	4–8
Etomidat	0,2	16 mg	0,15–0,3	4–5	–[1]
Esketamin[2, 3]	1	80 mg	0,5–1,0	5–10	0,5–3,0

[1] Kontinuierliche Gabe wird nicht empfohlen.
[2] Dosierungsangaben gelten für das rechtsdrehende Enantiomer S-Ketamin. Wenn das Razemat (Ketamin) appliziert wird, muss die Dosis verdoppelt werden.
[3] Zur reinen Analgesie oder Supplementierung einer Regionalanästhesie ein Viertel der Dosis applizieren.

Tab. 6.2 Inhalationsanästhetika: wichtige Kenngrößen

Wirkstoff	Blut-Gas-Verteilungskoeffizient[1]	MAC_{50}[2] [Vol.-%]
Desfluran	0,4	6,0
Isofluran	1,4	1,2
Sevofluran	0,7	2,0
Lachgas (N_2O)	0,5	104[3]
Xenon	0,14	70

[1] Maß für die Löslichkeit eines Inhalationsanästhetikums und damit für die Geschwindigkeit des An- und Abflutens. Je höher der Blut-Gas-Verteilungskoeffizient, desto mehr Gas wird im Blut gelöst und schwerer an das Gehirn abgegeben.
[2] MAC_{50} (minimale alveoläre Konzentration) = Konzentration eines Inhalationsanästhetikums, bei der 50% der Patienten nicht mehr auf einen Hautschnitt reagieren; gilt als Maß für die Wirkstärke. Verabreichung in einer Mischung mit 60% N_2O führt zu einer Reduktion des MAC um ca. 50%; MAC wird außerdem durch zahlreiche andere Faktoren beeinflusst.
[3] Nur theoretischer Wert, da 104 Vol.-% nicht nur nicht erreichbar wären, sondern auch kein Sauerstoff mehr zur Verfügung stehen würde. Dies erklärt, warum N_2O nicht als Monoanästhetikum verwendbar ist.

Tab. 6.3 Opioide: Dosierungsempfehlungen und wichtige pharmakokinetische Kenngrößen

Wirkstoff	Dosierung zur Narkoseeinleitung			Wirkdauer [Min]	Wiederholungsdosis zur Narkoseaufrechterhaltung bei Bolusgabe [µg/kg KG]	Dosierung zur Narkoseaufrechterhaltung bei kontinuierlicher Applikation [µg/kg KG/h]
	„Merkdosis" [µg/kg KG]	Typische Dosierung für einen Erwachsenen	Dosisbereich [µg/kg KG]			
Alfentanil[1]	20	1,5 mg	15–30	10	15	20–80
Fentanyl[1]	2	0,15 mg	1,5–3	30	0,5–1,5	2–10
Remifentanil	–[2]	–[2]	0,5–1 µg/kg KG/Min[2]	5	–[2]	0,05–0,5 µg/kg KG/Min
Sufentanil[1]	0,2	15 µg	0,2–0,4	20	0,15–0,3	0,5

[1] Fentanyl ist etwa 10× potenter als Alfentanil und Sufentanil wiederum etwa 10× potenter als Fentanyl. Die Dosierungen unterscheiden sich daher etwa um den Faktor 10. Sie müssen also für diese Opioide nur eine Zahl im Kopf behalten und können sich die Dosis der drei Opioide leicht errechnen.
[2] Keine Angabe, da Remifentanil in der Regel nicht als Bolus appliziert wird. In der Praxis wird zur Narkoseeinleitung häufig eine hohe kontinuierliche Dosisrate verabreicht, die dann bei Einsetzen der Wirkung auf die Erhaltungsdosis reduziert wird.

Tab. 6.4 Muskelrelaxanzien: Dosierungsempfehlungen und wichtige pharmakokinetische Kenngrößen

Einteilung	Wirkstoff	Dosierung zur Intubation			Anschlagszeit [Min]	Wirkdauer [Min]	Wiederholungsdosis [mg/kg KG]
		„Merkdosis" [mg/kg KG]	Typische Dosierung für einen Erwachsenen	Dosisbereich [mg/kg KG]			
Depolarisierend	Succinylcholin	1	80 mg	1,0–1,5	¾–1	5–8	–[2]
Nichtdepolarisierende Benzylisochinoline[1]	Atracurium	0,6	50 mg	0,5–0,6	2–4	30–40	0,1–0,2
	Cis-Atracurium	0,1	8 mg	0,1–0,15	3–5	45	0,03
	Mivacurium	0,2	16 mg	0,2	2–3	20	0,1

Tab. 6.4 Muskelrelaxanzien: Dosierungsempfehlungen und wichtige pharmakokinetische Kenngrößen *(Forts.)*

Einteilung	Wirkstoff	Dosierung zur Intubation			Anschlagszeit [Min]	Wirkdauer [Min]	Wiederholungsdosis [mg/kg KG]
		„Merkdosis" [µg/kg KG]	Typische Dosierung für einen Erwachsenen	Dosisbereich [µg/kg KG]			
Nichtdepolarisierende Aminosteroide[1]	Rocuronium[3]	0,6	50 mg	0,6	1,5–3	30–40	0,15
	Vecuronium	0,1	8 mg	0,08–0,1	3–4	30–40	0,02–0,03

[1] Die nichtdepolarisierenden Muskelrelaxanzien werden in Benzylisochinoline (= „-acurium") und Aminosteroide (= „-uronium") eingeteilt. Die Unterschiede sind u.a. pharmakokinetisch wichtig, da Aminosteroide meist in der Leber metabolisiert und renal ausgeschieden werden, während Benzylisochinoline weitgehend organunabhängig abgebaut werden und daher bei Patienten mit Leber- oder Niereninsuffizienz in der Regel besser steuerbar sind.
[2] Eine Wiederholungsdosis wird bei Succinylcholin nicht empfohlen, da dies zu einem sog. Phase-II-Block mit langer Wirkdauer führen kann.
[3] Bei hoher Dosierung (1 mg/kg KG) kann Rocuronium als Alternative zu Succinylcholin für die RSI eingesetzt werden. Die Anschlagszeit beträgt dann nur etwa 60 s, die Wirkdauer ist jedoch auf 45–75 Min verlängert.

Tab. 6.5 Antagonisten von Muskelrelaxanzien: Dosierungsempfehlungen, Wirkmechanismen und wichtige pharmakokinetische Kenngrößen

Wirkstoff	Wirkmechanismus und Besonderheiten	Dosierung		Zeit bis Wirkmaximum [Min]	Wirkdauer [Min]
		Dosisbereich [mg/kg KG]	Typische Dosierung für einen Erwachsenen		
Neostigmin[1]	Hemmen die Acetylcholin-Esterase- → ACh-Konzentration im synaptischen Spalt ↑ → Muskelrelaxans wird verdrängt	0,01–0,04 plus 0,01 mg/kg KG Atropin[2]	0,5–1,0 mg plus 0,5 mg Atropin[2]	10	60
Pyridostigmin[1]		0,1 plus 0,01 mg/kg KG Atropin[2]	5 mg plus 0,5 mg Atropin[2]	15	90
Sugammadex[3]	Ringförmiges Zuckermolekül schließt die freien Relaxans-Moleküle aus der Blutbahn irreversibel in seinen zentralen Hohlraum ein	2–16	200 mg	2	Stunden[4]

[1] Nur einsetzbar, wenn in der Relaxometrie mittels TOF mindestens zwei Reizantworten nachweisbar sind
[2] Alternativ zu Atropin kann auch Glycopyrrolat eingesetzt werden
[3] Auch bei tiefer neuromuskulärer Blockade einsetzbar; nur wirksam bei den Muskelrelaxanzien Rocuronium und Vecuronium
[4] Wirkdauer nicht sicher vorhersehbar, aber teilweise bis 24 h beschrieben → bei erneut erforderlicher Muskelrelaxation (z.B. operative Revision) muss in diesem Zeitraum ein anderes Relaxans als Rocuronium oder Vecuronium eingesetzt werden

Tab. 6.6 Hämodynamisch wirksame Pharmaka zur symptomatischen Behandlung[1]

Indikation	Wirkstoff	Wirkmechanismus	Dosierung [mg][2]
Bradykardie	Atropin	Parasympatholytikum	0,5
Tachykardie	Esmolol	β_1-Antagonist	10
	Metoprolol	β_1-Antagonist	1–2

6

Tab. 6.6 Hämodynamisch wirksame Pharmaka zur symptomatischen Behandlung[1] *(Forts.)*

Indikation	Wirkstoff	Wirkmechanismus	Dosierung [mg][2]
Hypotonie	Cafedrin/Theodrenalin[3]	β_1- und β_2-Agonist	20/1
	Ephedrin	Unspezifischer α- und β-Agonist	10–25
	Phenylephrin	α_1-Agonist	0,05–0,1
Hypertonie	Clevidipin	Ca^{2+}-Antagonist	2 mg/h[4]
	Clonidin	α_2-Agonist	0,075
	Urapidil	α_1-Antagonist	10

[1] Stark vereinfachte Darstellung; rein zur symptomatischen Behandlung, d.h., eine kausale Ursache (z.B. Hypertonie durch unzureichende Narkosetiefe oder Hypotonie durch Volumenmangel) muss zuvor immer ausgeschlossen sein; bei ausgeprägter Bradykardie oder Hypotonie kommen in der Regel Katecholamine (➤ Tab. 6.7) zum Einsatz.
[2] Dosierungsangaben für eine typische Erstdosis, Gabe in der Regel langsam nach Wirkung. Die Dosis kann bei Ausbleiben der Wirkung in der Regel wiederholt werden.
[3] Mischpräparat mit fester Kombination
[4] Keine Bolusgabe empfohlen, sondern kontinuierliche Applikation

Tab. 6.7 Katecholamine: Rezeptorwirkung bei typischen Dosierungen und Indikationen

Wirkstoff	Dosierung [µg/kg KG/Min] und Rezeptorwirkung			Indikationen
Adrenalin	< 0,02 → β_2	0,02–0,05→ β_1/β_2	> 0,05–1,0→ α und β	• CPR • Anaphylaktischer Schock • Kardiales Pumpversagen • Bei lokaler Anwendung als Vasokonstriktor zusammen mit Lokalanästhetika
Dobutamin	2,5–10 → β_1 (weniger β_2, α_1)			• Kardiogener Schock • Akute Herzinsuffizienz
Noradrenalin	0,01–1,0 → α_1 und β_1			• Septischer Schock • Andere Schockformen, die mit einer Vasodilatation einhergehen • Kurzzeitige Blutdruckstabilisierung bei Hypovolämie

Tab. 6.8 Intravenös verfügbare Analgetika zur postoperativen Analgesie: Dosierungsempfehlungen und wichtige pharmakokinetische Kenngrößen

Einteilung	Wirkstoff	Dosierung zur postoperativen Analgesie			Wirkdauer [h]
		Dosisbereich [mg/kg KG]	Typische Dosierung für einen Erwachsenen/„Merkdosis"	Tageshöchstdosis	
Opioid-analgetika	Morphin	0,05–0,1	5 mg	–[1]	4
	Piritramid	0,05–0,1	5 mg	–[1]	4–6
	Tramadol	0,5–1	100 mg	400	2–4
Nichtopio-idanalgetika	Metamizol	8–16	1.000 mg	4.000	4–6
	Paracetamol	15[2]	1.000 mg	4.000[3]	6
	Parecoxib	–[4]	20–40 mg	80	12–24

[1] Für hochpotente Opioide werden üblicherweise keine Tageshöchstdosierungen angegeben. In den meisten Fällen lässt sich das Schmerzniveau nach 2–3 Bolusgaben auf ein für den Patienten erträgliches Maß reduzieren. Ist dies nicht der Fall, sollte nach möglichen behebbaren Ursachen gesucht werden. Gibt es hierfür keinen Anhalt, können Opioide längerfristig beispielsweise als patientenkontrollierte intravenöse Analgesie (PCIA) verabreicht werden.
[2] Maximale Einzeldosis aber 1.000 mg
[3] Bei Patienten mit Risikofaktoren für Hepatotoxizität maximal 3.000 mg/d
[4] Wird für Parecoxib nicht angegeben

6

Tab. 6.9 Antiemetika: häufig zur Prophylaxe und Therapie von PONV eingesetzte Präparate

Substanzklasse	Wirkstoff	Dosierung [mg]
$5\text{-}HT_3$-Antagonisten (Serotoninantagonisten, („Setrone")	Granisetron	1
	Ondansetron	4
Antihistaminika	Dimenhydrinat	62
Kortikoide[1]	Dexamethason	4
Neuroleptika	Droperidol	0,625–1,25
NK_1-Antagonisten (Neurokininantagonisten)[2]	Aprepitant	40[3]
	Fosaprepitant	50–150[4]

[1] Werden nur zur Prophylaxe eingesetzt, da lange Zeit bis zum Wirkeintritt
[2] Im Moment noch sehr hochpreisig, daher nur als Reservemedikamente oder bei Patienten mit einem sehr hohen Risiko für PONV
[3] Nur in Tablettenform verfügbar, daher in der Regel nur für Prophylaxe
[4] Cave: nicht für PONV zugelassen

Tab. 6.10 Beispielhafte Dosierungen für die Spinalanästhesie

Lokalanästhetikum	Dosierung (mg)	Wirkdauer (Min.)
Bupivacain 0,5 % (z.B. Carbostesin®)	10–20 (≙ 2–4 ml)	90–180
Chloroprocain 1 % (z.B. Ampres®)	40–50 (≙ 4–5 ml)	80–100
Prilocain 2 % (z.B. Takipril®)	40–60 (≙ 2–3 ml)	100–130
Ropivacain 0,5 % (z.B. Naropin®)	15–25 (≙ 3–5 ml)	120–360

6

6.2 Medikamente der Schmerztherapie

André Remus

Tab. 6.11 Nichtsaure Analgetika zur Behandlung nichtentzündlicher Schmerzen (Muskel- und Weichteilschmerz, Bauchschmerzen, Koliken und Kopfschmerz)

Wirkstoff	Dosierung Einzeldosis (ED), Tagesmaximaldosis (TMD)	Eigenschaften/Besonderheiten
Paracetamol	ED 500–1.000 mg, TMD 4 g	• Schwach analgetisch, gut antipyretisch, aber nicht antiphlogistisch • Bei Intoxikation von über 6 g droht eine Lebernekrose mit Leberversagen und Multiorganversagen. • Antidot: N-Acetylcystein • Kontraindiziert bei Patienten mit bestehenden Leberschäden und Niereninsuffizienz • Relativ kontraindiziert bei Alkoholismus, Mangelernährung
Metamizol	ED: 500–1.000 mg, TMD 4 g	• Hohe analgetische und antipyretische Potenz, nicht antiphlogistisch • Gute spasmolytische Wirksamkeit, bei viszeralen Schmerzen und Koliken indiziert • Blutdruckabfall und anaphylaktoide Reaktion bei zu schneller i.v.-Applikation • Leukopenie, sehr selten lebensgefährliche Agranulozytose (< 0,01%)

Tab. 6.12 Saure Analgetika: tNSAR und Coxibe zur Behandlung von Akutschmerzen des Bewegungsapparats und bei rheumatischen Erkrankungen

Wirkstoff	Dosierung Einzeldosis (ED), Tagesmaximaldosis (TMD)	Eigenschaften/Besonderheiten
Acetylsalicylsäure	ED: 500–1.000 mg, TMD: 3 g	Als möglicher Auslöser für das Reye-Syndrom bei Kindern und Jugendlichen kontraindiziert
Ibuprofen	ED: 200–800 mg, TMD: 2,4 g	Geringste Rate an gastrointestinalen Nebenwirkungen
Diclofenac	ED: 25–100 mg, TMD: 200 mg	• Etwas besser analgetisch wirksam als Ibuprofen • Auch als Salben und Gels gebräuchlich
Naproxen	ED: 150–200 mg, TMD 600 mg	Niedriges kardiovaskuläres, aber hohes gastrointestinales Risiko
Indometacin	ED: 25–100 mg, TMD: 200 mg	Erste Wahl bei akutem Gichtanfall
Celecoxib	ED: 100–200 mg, TMD: 400 mg	Kontraindiziert bei Sulfonamidallergie
Etoricoxib	ED: 30–120 mg, TMD: 120 mg	Lang wirksam, Dosisintervall 24 h
Gruppennebenwirkungen der NSAR: gastrointestinale Ulzera und Blutungen (mit Protonenpumpenhemmern kombinieren), Verminderung der renalen Perfusion mit Wasser- und Natriumretention (Nierenschädigung bei Langzeitanwendung), thromboembolische Ereignisse, Thrombozytenaggregationshemmung (irreversibel durch ASS, reversibel durch die Übrigen), selten zentralnervöse Nebenwirkungen wie Schwindel, Hör- und Sehstörungen, Cave: bei Schwangeren wegen vorzeitigen Verschluss des Ductus arteriosus des Ungeborenen		

Tab. 6.13 Niedrigpotente Opioide

Wirkstoff	Dosierung Einzeldosis (ED), Tagesmaximaldosis (TMD)	Eigenschaften/Besonderheiten
Tramadol	ED: 50–200 mg, TMD: 600 mg	• 0,1- bis 0,2-fache analgetische Potenz von Morphin • Häufig ausgeprägte Übelkeit und Erbrechen in der Initialphase • Zusätzlich analgetisch wirksam durch zentrale Noradrenalinwiederaufnahmehemmung
Tilidin	ED: 50–200 mg, TMD: 600 mg	• 0,1- bis 0,2-fache analgetische Potenz von Morphin • Wird nur in Kombination mit dem Opioidantagonisten Naloxon zur oralen Applikation angeboten • Naloxon wird durch First-pass-Effekt in der Leber metabolisiert • Bei i.v.-Applikation antagonisiert Naloxon sofort die Tilidinwirkung
Codein	ED: 30–50 mg, TMD: 300 mg	• 0,2-fache analgetische Potenz von Morphin • Zu 10% Metabolisierung zu Morphin • Meist als Kombinationspräparat mit Paracetamol oder Diclofenac (z.B. Voltaren Plus®) • Auch als Antitussivum bei Reizhusten
Ceiling-Effekt der niedrigpotenten Opioide: keine Steigerung der analgetische Wirkung nach Erreichen der Maximaldosis		

Tab. 6.14 Hochpotente Opioide

Wirkstoff	Dosierung Einzeldosis (ED)	Eigenschaften/Besonderheiten
Morphin	ED: 10–200 mg retardiert, 10–20 mg nicht retardiert	• Hoher First-pass-Effekt bei oraler Aufnahme, i.v.-Applikation 3-fach stärker wirksam • **Cave:** Akkumulation wirksamer Metaboliten bei Leberinsuffizienz
Hydromorphon	ED: 4–24 mg retardiert, 1,3–2,6 mg nicht retardiert	• 5- bis 7-fache analgetische Potenz von Morphin • Keine analgetisch wirksamen Metaboliten, Vorteil bei Leber- und Niereninsuffizienz • Geringere sedierende Wirkung • Geringe Plasmaeiweißbindung, Vorteil bei Multimorbidität und Polypharmazie
Oxycodon	ED: 10–80 mg retardiert, 5–20 mg nicht retardiert	• 1,2- bis 2-fache analgetische Potenz von Morphin • Hohe Bioverfügbarkeit (60–85%), schneller Wirkeintritt • Keine aktiven Metaboliten, geringere Nebenwirkungen, v.a. Übelkeit und Verwirrtheit
Oxycodon/ Naloxon	ED: 5–40 mg, nur als Retardform erhältlich	• Geringere Obstipation durch antagonistische Naloxonwirkung • Tageshöchstdosis 80 mg, bei höheren Dosierungen systemischer antagonistischer Effekt des Naloxons
Tapentadol	ED: 50–250 mg retardiert, unretardiert als Lösung oder Filmtabletten	• 0,3- bis 0,5-fache analgetische Potenz von Morphin • µ-Rezeptor-Agonismus und Noradrenalin-Reuptake-Inhibition stärker als bei Tramadol • Durch Noradrenalinrezeptorwirkung zusätzliche Wirksamkeit bei neuropathischen Schmerzen
Buprenorphin	5–70 µg/h als Pflaster 0,2–0,4 mg als Sublingualtablette	• 30- bis 40-fache analgetische Potenz von Morphin • Partialagonist: Agonist am µ-Rezeptor mit hoher Affinität: wird weder von Agonisten noch Antagonisten aus der Rezeptorbindung verdrängt. Ateminsuffizienz nicht adäquat durch Naloxon antagonisierbar. • Antagonist am κ-Rezeptor: geringere Sedierung und Dysphorie, geringeres Abhängigkeitspotenzial, milderer Entzug • Ceiling-Effekt ab 140 µg/h oder 3,2 mg/d
Fentanyl	12–150 µg/h als Pflaster 100–800 µg als Bukkaltablette 50–200 µg als Nasenspray 200–1600 µg als Lutschtablette	• 100-fache analgetische Potenz von Morphin • Als Pflaster für die chronische Schmerztherapie • Schnellwirksame Präparate zur Applikation über die oralen oder nasalen Schleimhäute für Durchbruchschmerzen bei Tumorschmerzen
Nebenwirkungen aller Opioide: Atemdepression, Sedierung, Benommenheit, Verwirrtheit, Euphorie, Hemmung der Darmperistaltik, Übelkeit und Erbrechen, Obstipation, Tonuserhöhung intestinaler Sphinkteren, Miktionsstörungen, Tonuserniedrigung der Blutgefäße (Orthostase, Nachlastsenkung), Histaminfreisetzung, Juckreiz, Kopfschmerzen, Asthma, hohes Potenzial physischer und psychischer Abhängigkeit		

Tab. 6.15 Koanalgetika: Antidepressiva zur Behandlung von brennenden Nervenschmerzen

Wirkstoff	Dosierung Einzeldosis (ED), Tagesmaximaldosis (TMD)	Eigenschaften/Besonderheiten
Amitriptylin	ED: 10–75 mg 1×/d abends, TMD 75 mg	Dämpfende Wirkung, bei Schlafstörungen gewünscht
Doxepin	ED: 10–25 mg 1–2×/d, TMD: 75 mg	Weniger dämpfend als Amitriptylin
Venlafaxin	ED: 2 × 75 mg – 1 × 300 mg/d, TMD: 375 mg	Antriebssteigernde Wirkung
Duloxetin	ED: 30–60 mg, TMD: 120 mg	• Antriebssteigernd • Zur Schmerztherapie bei diabetischer Polyneuropathie zugelassen
Anticholinerge Nebenwirkungen der Antidepressiva: Reizleitungsstörungen am Herzen (EKG-Kontrolle), Mundtrockenheit, Obstipation, Harnretention, Potenzstörungen, Müdigkeit, Schwindel, Appetitsteigerung		

Tab. 6.16 Koanalgetika: Antikonvulsiva zur Behandlung von einschießenden, neuralgieformen Schmerzen

Wirkstoff	Dosierung Einzeldosis (ED), Tagesmaximaldosis (TMD)	Eigenschaften/Besonderheiten
Carbamazepin	Initial 200–400 mg/d, Steigerung auf 800 mg/d	• Nebenwirkungen: Somnolenz, Sedierung, Schläfrigkeit, Schwindel, Ataxie, Verwirrtheit, Unruhe, Blutbildveränderungen, anticholinerge Nebenwirkungen • Medikament der Wahl bei Trigeminusneuralgie
Gabapentin	Initial 1–3 × 300 mg/d, Zieldosis 1800–2400 mg/d	• Nebenwirkungen: Müdigkeit, Schwindel, Gangunsicherheit, Ataxie • Kontraindikation: Pankreatitis
Pregabalin	Initial 1–2 ×75 mg/d, Zieldosis: 150–600 mg/d	• Nebenwirkungen wie bei Gabapentin • Führt nicht zur Erhöhung der Pankreasparameter • Bessere Verträglichkeit als Gabapentin
Kontraindikationen: kardiale Reizleitungsstörungen, hepatische Funktionsstörungen, Schwangerschaft		

Register